Practical Handbook of
Advanced Interventional Cardiology
Tips and Tricks
Fourth Edition

介入心脏病学高级教程
要点与技巧
（第 4 版）

主　编　〔美〕撒奇·阮 等

主　译　周玉杰　杨士伟

U0324970

天津出版传媒集团

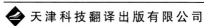

天津科技翻译出版有限公司

著作权合同登记号：图字：02-2013-228

图书在版编目（CIP）数据

介入心脏病学高级教程：要点与技巧/（美）撒奇
·阮（Thach Nguyen）等主编；周玉杰，杨士伟主译.
—天津：天津科技翻译出版有限公司，2018.8
书名原文：Practical Handbook of Advanced
Interventional Cardiology：Tips and Tricks
ISBN 978-7-5433-3876-0

Ⅰ．①介…　Ⅱ．①撒…②周…③杨…　Ⅲ．①心脏病
－介入性治疗　Ⅳ．①R541.05

中国版本图书馆 CIP 数据核字（2018）第 179284 号

中文简体字版权属天津科技翻译出版有限公司。

授权单位：John Wiley & Sons Limited.
出　　版：天津科技翻译出版有限公司
出 版 人：刘 庆
地　　址：天津市南开区白堤路 244 号
邮政编码：300192
电　　话：(022)87894896
传　　真：(022)87895650
网　　址：www.tsttpc.com
印　　刷：高教社（天津）印务有限公司
发　　行：全国新华书店
版本记录：889mm×1194mm　32 开本　22.5 印张　600 千字
　　　　　2018 年 8 月第 1 版　2018 年 8 月第 1 次印刷
　　　　　定价：98.00 元

（如发现印装问题，可与出版社调换）

译者名单

主 译 周玉杰 杨士伟

译 者 (按姓氏汉语拼音排序)

卜聪亚	柴 萌	成万钧	程宇婧	董丽莎	杜 侯
方 哲	傅明洁	高 霏	葛海龙	耿 雨	郭永和
韩 伟	韩红亚	郝一丹	侯方杰	胡 宾	胡成平
吉庆伟	贾 硕	贾德安	李月平	梁 静	刘 放
刘 巍	刘 妍	刘连丰	刘睿方	刘晓丽	刘宇扬
吕 塞	马 茜	马 越	马涵英	马晓腾	聂 斌
聂晓敏	彭萍安	齐 静	秦 政	任新宇	申 华
史冬梅	孙 岩	孙佳音	仝 珊	王 乐	王德广
王建龙	王志坚	王志强	吴思静	吴小滢	许晓晗
闫振娴	杨 杰	杨佳奇	杨丽霞	雍婧雯	于 淼
于 一	翟光耀	张 黛	张 鸥	张 宇	张建维
张敬林	张琳琳	赵敏捷	赵迎新	赵子威	周杨威
周志明	Bright Eric King				

秘 书 韩红亚 郝一丹

主编名单

Thach Nguyen, MD
Director of Cardiology
Community Healthcare System
St. Mary Medical Center
Hobart, IN, USA

Dayi Hu, FACC, FESC
Director of the Intervention Center at
Peking University People's
Hospital Beijing, Dean of Clinical
Research Institute at Shanghai's Fudan
University, Shanghai, China

Shao Liang Chen, MD, FACC
Vice President & Chief of Cardiology,
Nanjing First Hospital;
Professor of Internal Medicine &
Cardiology,
Nanjing Medical University;
President of Nanjing Heart Center,
Nanjing, China

Moo-Hyun Kim, MD, FACC, FSCAI
Director, Regional Clinical Trial Center
Professor, Department of Cardiology
Dong-A University Hospital
Busan, Korea

Shigeru Saito, MD, FACC, FSCAI, FJCC
Chief, Division of Cardiology and
Catheterization Laboratories
Heart Center, Shonan Kamakura
General Hospital
Kanagawa, Japan

Cindy Grines, MD
Vice President of Academic and Clinical
Affairs, Detroit Medical Center
Cardiovascular Institute
Professor of Medicine, Wayne State
University School of Medicine
Detroit, MI, USA

C. Michael Gibson, MD
Chief of Clinical Research
Division of Cardiology
Beth Israel Deaconess Medical Center
Boston, MA, USA

Steven R. Bailey, MD, FSCAI, FACC
Janey Briscoe Distinguished Professor of
Medicine and Radiology
Chief, Janey and Dolph Briscoe Division
of Cardiology
University of Texas Health Science Center
San Antonio, TX, USA

编者名单

ROSLI MOHD ALI, MD
Head, Department of Cardiology
National Heart Institute, Kuala Lumpur, Malaysia

STEVEN R. BAILEY, MD, FACC, FSCAI
Chief of Cardiology
University of Texas Health Center
San Antonio, TX, USA

NIKOLA BAKRACESKI, MD
Head of Interventional Cardiology Department
Director, Institute of Cardiovascular Disease
Ohrid, Macedonia

YADAV BHATTA, MD
Professor and Head Department of Cardiology
Sahid Gangalal National Heart Institute
Kathmandu, Nepal

BO XU, MD
Director
Catheterization Laboratories
Fu Wai Hospital, Beijing, China
National Center for Cardiovascular Diseases, Beijing, China

HUYNH TRUNG CANG, MD
Director of Interventional Cardiology Unit
Vice Chief of Department of Cardiology
Kien Giang General Hospital, Rạch Gia, Vietnam

PAOLO CARDAIOLI, MD
Head, Cardiovascular Diagnosis and Endoluminal Interventions Unit
Rovigo General Hospital, Rovigo, Italy

TAN HUAY CHEEM, MD
Singapore National Hospital
Singapore

JACK P. CHEN, MD, FACC, FSCAI, FCCP
Medical Director of Cardiology
Northside Hospital-Atlanta, GA, USA

SHAO LIANG CHEN, MD, FACC
Vice President of Nanjing First Hospital, Nanjing Medical University
Professor of Internal Medicine & Cardiology, Nanjing Medical University
Chief of Cardiology, Nanjing First Hospital, Nanjing Medical University
President of Nanjing Heart Center, Nanjing, China

GIM HOOI CHOO, MD, FACC, FSCAI, FNHAM, FAsCC
Sime Darby Medical Centre, Subang Jaya, Malaysia
National Heart Institute, Kuala Lumpur, Malaysia

ZHANG SHUANG CHUAN, MD
Director and Professor of Pediatrics
Pediatric Department Peking University Shenzhen Hospital
Guest Professor of Shenzhen Children's Hospital
National Member of Pediatric Cardiology of Chinese Medical
Association
Shenzhen Guangdong, China

NGUYEN DUC CONG, MD, PhD
Director, Thong Nhat Hospital
Deputy Chairman of Geriatric Department-University of
Medicine and Pharmacy, Ho Chi Minh City, Vice President of
Vietnam Internal Medicine Association
Vice President of Hochiminh City Geriatric Association
Ho Chi Minh City, Vietnam

RAMESH DAGGUBATI, MD
Program Director of Interventional Cardiology
Clinical Associate Professor
Department of Cardiovascular Sciences
Brody School of Medicine at East Carolina University
Director of Cardiac Catheterization Laboratories
East Carolina Heart Institute at Pitt County Memorial Hospital
Greenville, NC, USA

DEBABRATA DASH, MD, DM, FICC, FCCP, FAPSC, FSCAI
Head & Senior Interventional Cardiologist, Fortis Raheja Hospital,
Mumbai, India
Visiting Consultant and Interventional Cardiologist, Cumballa
Hill Hospital, Mumbai, India

VIJAY DAVE, MD
Director of Medical Education
St Mary Medical Center
Community Healthcare System
Hobart, IN, USA

ROBERT S. DIETER, MD, RVT
Associate Professor
Vascular & Endovascular Medicine
Interventional Cardiology
Loyola University Medical Center
Chief of Vascular Medicine and Cardiovascular Interventions
Medical Director, Cardiovascular Collaborative
Hines VA Hospital, Hines, IL, USA

HUAN QUANG DO, MD, PhD
Chief of Cardiology
The Heart Institute
Ho Chi Minh City, Vietnam

HO THUONG DUNG, MD, PhD, FSCAI
Vice Director of Thong Nhat Hospital, Ho Chi Minh City
Vice Chairman of Interventional Cardiology Association
Ho Chi Minh City, Vietnam

TIMOTHY DY, MD
Head, Peripheral Vascular Intervention
Division of Invasive Cardiology
Philippine Heart Center
Quezon City, Philippines

TED FELDMAN, MD, FSCAI, FACC, FESC
Director Cardiac Catheterization Laboratory, Evanston
Hospital
Clinical Professor of Medicine, University of Chicago
Cardiology Division,
Evanston, IL, USA

RUN LIN GAO, MD, FACC, FSCAI
Professor of Medicine
Chief Cardiologist
Fu Wai Hospital
National Center for Cardiovascular Diseases, Beijing,
China

KIRK N. GARRATT, MD
Associate Director, Division of Cardiac Interventions,
Lenox Hill Hospital, New York, NY, USA

C. MICHAEL GIBSON, MD
Director, TIMI Data Coordinating Center; *and* Associate
Professor, Harvard Medical School;
Chief of Clinical Research, Division of Cardiology, Beth Israel
Deaconess Medical Center, Boston MA, USA

JASRAI GILL, MD
Interventional Cardiology Fellow
Loyola University Medical Center
Maywood, IL, USA

CINDY GRINES, MD
Vice President of Academic and Clinical Affairs
Detroit Medical Center Cardiovascular Institute
Professor of Medicine, Wayne State University School of
Medicine
Detroit, Michigan USA

YALING HAN, MD
Professor of Medicine
Director, Cardiovascular Department
Shenyang Northern Hospital, Shenyang, China

SIM KUI HIAN, MD
Visiting Senior Consultant Cardiologist, Dept of Cardiology and
Visiting Senior Researcher, Clinical Research Centre (CRC)
Sarawak General Hospital Heart Centre, Kota Samarahan,
Malaysia,
Adjunct Professor, Faculty of Medicine & Health Sciences
University Malaysia Sarawak (UNIMAS), Kuching, Malaysia

NGUYEN LAN HIEU, MD, PhD
Vice-Director, Cardiac Catheterization Laboratories
Vietnam Heart Institute, Bach Mai General Hospital
Hanoi, Vietnam

DAYI HU, MD, FACC, FESC
Director of the Intervention Center at Peking University People's
Hospital Beijing, China
Dean of Clinical Research Institute at Shanghai's Fudan
University Shanghai, China
Immediate past President of the Chinese Society of Cardiology
(CSC)
President of the China Committee of Cardio-Cerebral-Vascular
Diseases of GSC
Past president of the Chinese College of Cardiovascular
Physicians (CCCP)
Member of The International Academy of Sciences for Europe
and Asia (IASEA).
Beijing, China

PHAM MANH HUNG, MD, PhD, FACC, FESC
Associate Professor of Medicine, Hanoi Medical University
Secretary General, Vietnam National Heart Association
Director, Cardiac Catheterization Laboratory
Vietnam Heart Institute, Hanoi, Vietnam

PHAN NAM HUNG, MD
Chief, Cardiovascular Medicine Department, Binh Dinh General
Hospital
Vice President, The Internal Medicine Society of Binh Dinh
Province
General Secretary, The Internal Medicine Society of Vietnam

PHAM NHU HUNG, MD, PhD, FACC, FsACC
Consultant of Cardiology and Electrophysiology
Bach Mai Hospital (Affiliated with Hanoi Medical University)
Guest Faculty of Hanoi University of Pharmacy, Hanoi, Vietnam

JUI-SUNG HUNG, MD, FACC, FAHA
Professor of Medicine, China Medical University
Taichung, Taiwan

DINH DUC HUY, MD
Deputy Director
Chief, Department of Interventional Cardiology
Tam Duc Cardiology Hospital
Ho Chi Minh City, Vietnam

HUNG D. HUYNH
Senior Research Associate, Community Healthcare System, St Mary
Medical Center, Hobart, IN; *and* Webmaster, Riverside, CA, USA,

YUJI IKARI, MD, PhD, FACC
Professor, Department of Cardiovascular Medicine,
Tokai University, Japan

PHAM QUOC KHANH, MD, PhD
Director Cardiac Electrophysiology Lab of Vietnam Heart Institute
Vice President Vietnamese Interventional Cardiology Society
President Vietnamese Society of Cardiac Electrophysiology and
Pacing
Vice director Vietnam Heart Institute,
Hanoi, Vietnam

NGUYEN HUYNH KHUONG, MD, PhD
Chief of Vascular Disease
Tam Duc Heart Hospital
Ho Chi Minh City, Vietnam

MOO-HYUN KIM, MD, FACC, FSCAI
Director, Regional Clinical Trial Center
Professor, Dept. of Cardiology, Dong-A University Hospital
Busan, Korea

TAK KWAN, MD
Professor of Medicine, Albert Einstein College of Medicine
Executive Chief, Asian Service Center
Senior Associate Director of Cardiac Catheterization Laboratory
and Interventional Cardiology, Beth Israel Medical Center, NY, USA

KEAN-WAH LAU MBBS, FRCP, FACC
Consultant Cardiologist
Gleneagles Medical Center
Singapore

DAN D.LE, MD
Fellow, Heart Failure and Transplant, Division of Cardiovascular
Disease
University of Alabama at Birmingham, Birmingham, Alabama, USA

XIAN KAI LI, MD, PhD
Cardiology Department, Shanghai Tenth People's Hospital of
Tongji University, Shanghai, China

JOHN LOPEZ, MD
Director, Interventional Cardiology Research
Co-Director, Acute MI Program
Professor, Department of Medicine
Loyola University Stritch School of Medicine Maywood, IL, USA

TUNG DINH MAI, BS
Class of 2014, College of Osteopathic Medicine
Michigan State University
Lansing, MI, USA

PRAKASH MAKHAM, MD
Community Health System
Community Hospital
Munster, IN, USA

MUHAMMAD MUNAWAR, MD, PhD
Bina Waluya Cardiac Center/Department of Cardiology and
Vascular Medicine, Faculty of Medicine, University of Indonesia,
Jakarta, Indonesia.

ARAVINDA NANJUNDAPPA, MD, FACC, FSCAI, RVT
Associate Professor of Medicine and Surgery
West Virginia University, Charleston, WV, USA

RAJASEKHAR NEKKANTI, MD, FACC, FASE, CCDS
Assistant Professor of Medicine
Director of Echocardiography
Program Director of Cardiology Fellowship
East Carolina Heart Institute
East Carolina University-The Brody School of Medicine. Greenville,
NC, USA

NGUYEN THUONG NGHIA, MD, FSCAI
Co Director of Interventional Cardiology and Cardiac
Catherization Laboratory, Cho Ray Hospital,
Ho Chi Minh City, Vietnam

HUNG MINH NGO, MD, MMed, FSCAI
Consultant Cardiologist, Department of Interventional Cardiology
Cho Ray Hospital, Ho Chi Minh City, Vietnam

NHUYEN HUU KHOA NGUYEN, MD
University of Medicine and Pharmacy, Ho Chi Minh City,
Vietnam
Chief of Interventional Cardiology Division
Trung Vuong Emergency Hospital
Ho Chi Minh City, Vietnam

DOMINIC NGUYEN
Undergraduate Program,
The University of California at Riverside
Riverside, CA, USA

JAMES NGUYEN, MD
Cardiology fellow, The University of Arizona Medical Center
Tucson, AZ, USA

KATRINA NGUYEN
Undergraduate Program, University of California at San Diego,
San Diego, CA, USA

QUOC NGUYEN, BS
University of Indianapolis, Indianapolis, IN, USA

THACH NGUYEN, MD, FACC, FSCAI
Associate-editor-in-chief, Journal of Geriatric Cardiology; *and*
Editorial Consultant,
Journal of Interventional Cardiology; Hoboken, NJ, *and* Chinese
Medical Journal, Beijing, China *and* Honorary Professor of
Medicine, Hanoi Medical University, Hanoi, Vietnam, *and*
Capital University of Medical Sciences, Beijing, China; *and* The
Institute of Geriatric Cardiology, 301 General Hospital of the
Chinese People's Liberation Army, Beijing, China *and* Friendship
Hospital, Beijing, *and* Visiting Professor, Nanjing First Hospital,
Nanjing Medical University, Nanjing, China; *and* Clinical
Assistant Professor of Medicine, Indiana University, Indianapolis,
IN, USA; *and* Director of Cardiology, Community Healthcare
System, St Mary Medical Center, Hobart, IN, USA

TUAN D. NGUYEN, MD
Staff Research Associate,
School of Public Health, University of California at Los Angeles,
Los Angeles, CA, USA

VO THANH NHAN, MD, PhD, FACC
Associate Professor of Clinical Cardiology, University of
Medicine and Pharmacy; and Director of Interventional
Cardiology and Cardiac Catheterization Laboratory,
Cho Ray Hospital, Ho Chi Minh City, Vietnam

MARKO NOC, MD, PhD
University of Indianapolis, Indianapolis, IN, USA
Center for Intensive Internal Medicine, University Medical Center,
Zaloska Ljubljana, Slovenia

ALI OTO, MD, FESC, FACC, FHRS
Professor of Medicine and Cardiology
Hacettepe University Faculty of Medicine
Ankara, Turkey

TEJAS PATEL, MD, FACC, FSCAI
Professor and Head, Department of Cardiology, Sheth V.S.
General Hospital, Ahmedabad, India

PHAN DINH PHONG, MD
Fellow of Electrophysiology, Vietnam Heart Institute
Hanoi, Vietnam
Lecturer of Cardiology Department, Hanoi Medical University
Hanoi, Vietnam

NGUYEN NGOC QUANG, MD, PhD, FASCC
Consultant of Interventional Cardiology
Department of Cardiology, Hanoi Medical University
Coronary Intensive Care Unit, Vietnam National Heart
Institute
Bach Mai Hospital, Hanoi, Vietnam

GIANLUCA RIGATELLI, MD, PhD, EBIR, FACP, FACC, FESC, FSCAI,
Cardiovascular Diagnosis and Endoluminal Interventions Unit,
Rovigo General Hospital, Rovigo, Italy

AINOL SHAREHA SAHAR, MD, FACC
Director of Invasive Cardiac Catheterization Laboratory
Department of Cardiology, Penang Hospital
Penang, Malaysia

**ASHOK SETH MD, FRCP (London), FRCP (Edinburgh), FRCP
(Ireland), FACC, FSCAI (USA), FIMSA, FCSI, D.Sc. (Honoris Causa),
Awarded 'Padma Shri',** Chairman, Fortis Escorts Heart Institute,
Chief of Cardiology, Chairman, Cardiology Council, Fortis
Group of Hospitals President – Cardiological Society of India
Fortis Escorts Heart Institute, New Delhi, India

SHIGERU SAITO, MD, FACC, FSCAI, FJCC
Chief, Division of Cardiology and Catheterization Laboratories
Heart Center, Shonan Kamakura General Hospital
Kanagawa, Japan,

HORST SIEVERT, MD
Professor of Medicine, CardioVascular Center Frankfurt,
Frankfurt, Germany

SATORU SUMITSUJI, MD
Associate Professor of Advanced Cardiovascular Therapeutics
Osaka University, Osaka, Japan

SZABOLCS SZABO, MD, FACC
Attending Cardiologist, Cardiology Associates,
South Bend, IN ,USA

STEFAN TOGGWEILER, MD
Fellow in Interventional Cardiology and Structural Heart Disease,
St Paul's Hospital, Vancouver, British Columbia, Canada

HAU TRAN, MD
Interventional Cardiology Unit
Hoan My Cuu Long Hospital
Cantho ,Vietnam

DAMRAS TRESUKOSOL, MD
Associate Professor
Division of Cardiology
Department of Medicine
Faculty of Medicine Siriraj Hospital
Bangkok, Thailand

HOANG TRONG MINH TUAN, PhD CANDIDATE
Bioinformatics and Computational Biology
George Mason University, Fairfax, VA, USA

NGUYEN QUANG TUAN, MD, PhD
Interventional Cardiology Vietnam National Heart Institute
Hanoi, Vietnam

DOBRIN VASSILEV, MD, PhD
Assistant Professor of Cardiology
Cardiac Catheterization Laboratory, National Heart Hospital
Sofia, Bulgaria

PHAM NGUYEN VINH, MD, PhD, FACC
Associate Professor of Medicine
Deputy Chief of Department of Internal Medicine
Pham Ngoc Thach University of Medicine
Medical Director Tam Duc Heart Hospital
Ho Chi Minh City, Vietnam

LEFENG WANG, MD, PhD
Professor of Medicine,
Deputy Director of Heart Center
Director of Cardiac Catheter Laboratory
Beijing Chaoyang Hospital, Affiliate of Capital Medical
University
Beijing, China

JOHN G WEBB, MD
McLeod Professor in Valvular Heart Disease Intervention
Director, Interventional Cardiology, St. Paul's Hospital,
Vancouver, British Columbia, Canada

YIDONG WEI, MD, FACC
Professor, Chief, Department of Cardiology
Shanghai Tenth People's Hospital of Tongji Unversity
Shanghai, China

HAI YUN WU, MD
Clinical Professor, Institute of Geriatric Cardiology
Chinese PLA General Hospital
Beijing, China

TIMOTHY-YEE
Class of 2016, University of Michigan, School of Medicine
Ann Arbor, MI, USA

**AUNG KYAW ZAW, MD, MBBS, M.Med.Sc.(Int.Med),Dr.Med.
Sc.(Cardiology), FACC, FSCAI, FAPSIC, FESC, FASCC**
Senior Consultant, Clinical and Interventional Cardiology
Pun Hlaing Hospital,Hlaing-Thar-Yar
Yangon, Myanmar

JUNJIE ZHANG, MD, FSCAI
Cardiovascular Department
Nanjing Medical University affiliated Nanjing First Hospital
Nanjing, China

中文版前言

　　1929 年，刚刚大学毕业并通过执业医师资格考试、年仅 25 岁的德国医生 Werner Forssmann 亲手将一根导尿管从自己的左肘前静脉送入了右心房，开启了人类心导管检查的序幕。1977 年，另一位德国医生 Gruentzig 完成了医学史上具有划时代意义的首例经皮腔内冠状动脉成形术（PTCA），成为介入心脏病学的奠基人，开辟了冠心病非外科手术治疗的新纪元。1987 年，瑞士医生 Ulrich Sigwart 首次在冠状动脉内植入支架治疗。1978 年 Thach Nguyen 教授从医学院毕业后即参与了介入心脏病学的早期完善与发展，他还致力于技术的普及与推广，为我国介入心脏病学的发展做出了杰出贡献。

　　《介入心脏病学高级教程：要点与技巧》是 Thach Nguyen 教授呕心沥血之作，迄今已完成了 4 版的编著与修订，每一版都凝聚了当代介入心脏病学领域最杰出的专家与术者的宝贵经验。与其他介入心脏病学专著不同，该书少了理论的阐述与证据的罗列，多了技术与技巧的剖析和讲解，图文并茂，注重临床实用性与针对性，涵盖了介入操作过程中几乎所有的问题与环节，针对每个难点和挑战都提供了不少于 3 种应对方法与策略。本书即可作为初级介入心脏病学术者的进阶宝典，也可作为高级术者的案头之书，我们每隔一段时间翻阅此书都深感收获满满。尽管该书英文版已连续出版 4 版，但一直没有中文版刊印，使众多国内的读者和术者不能一窥其要。天津科技翻译出版有限公司努力争取到了 Wiley-Blackwell 公司对该书的授权，并交由我们完成本书最新版（第 4 版）的中文翻译工作。我们深感责任重大，迅速组织了在临床介入一线工作的中青年医生进行翻译，并由资深介入工作者进行全文校对。尽管如此，由于水平、能力所限，时间紧迫，书中缺点、错误依然难免，恳请读者提出宝贵意见，以利再版时修订。

周玉杰

前　言

介入心脏病学是科学与艺术的完美结合

尽管起步蹒跚,但在30多年后的今天,介入心脏病学已成为治疗复杂心血管疾病的成熟并占主导地位的重要参与者。作为现代显微技术和纳米工程的产物,设备的微型化带来了介入心脏病学技术的巨大飞跃,使其更为有效并极具人性化。对于这些技术的论述已经发展成为系统化、严谨的理论体系,便于授权和学习,甚至用于机器人教学。

从物理、化学、生物学及工程学方面理解和解释这些技术是门科学,而以人性化的方式并兼顾成本和时间效益完成手术操作则是门艺术。在任何一个介入实验室,资深的术者抑或是初学者都可以通过对导管、导丝、球囊或支架等一系列装置的操作使得狭窄解除。此时科学与艺术得到了完美的结合。

真实环境中应用的最佳选择是什么?

操作时每位术者都有权利(和责任)来选择或改变所应用的装置、药物及治疗策略;或当其他方法不可行时被迫使用某种方法。这些选择频繁在印刷品和电子媒体中出现并被讨论,令人生厌。但主要问题依然存在:在任何给定的实际状况下,并且设备均可选时,怎样才是最佳选择?

在本书第4版中,作者运用自己在心脏介入生涯中得到的宝贵经验试图回答这个问题,并给予实用的建议。

在"策略"框中,操作者对即将采用的操作的总体架构进行了形象化的描述以期取得成功。还包括预防和纠正措施来应对诸如意外并发症或不容乐观的结果等危机状况。

在"策略变化"框中,作者将整个策略分解成为具有有限目标的详细操作顺序。在开始时,是关于如何选择适当的设备装置,例如导管,以帮助在首次尝试中取得成功。如果未达预期的有效结果,仍然有很多简单的技巧来纠正或扭转局面。在任何情况下,术者都会首先尝试使用设备所有的潜在功能,而不是过早浪费地丢弃它。

然而当同时存在其他众多的类似性竞争策略时,在给定情况下如何客观地选择出最佳方案?批判性思维的作用是:策略上某个主观的改变可以拯救整个过程,并最终获得成功,或与之相反的——最糟糕的噩梦——失败。在本书中,每种方法根据所花费的时间、需要额外设备的成本及并发症风险进行分级。每额外花费 10 分钟,就意味着还需要增加一个小时。每个美元符号意味着额外再消费 100 美元。一滴血代表中度复杂,而两滴则提示高风险。

在“注意事项”框中,我们告诫读者要谨防任何虚假信号或危险错误的举动,因为这将预示着灾难的发生。这些信息包括术者本人在过去的失败经验、患者的濒死经历以及出现危机时成功的(通常是奇迹般的)解决方法。总之,它们组成了有关如何避免失败和取得成功的共同记忆,即我们所说的经验!如果这些宝贵的经验教训在现实生活中能得以应用,手术成功率会更高,而并发症的发生率则会低得多。

并发症的发生率取决于操作者的技能、可行的技术和患者的选择。从共同记忆(即经验)中衍生出的严格的预防措施有助于减少并发症的出现。(虽然要避免每一种并发症的最佳方法之一是不进行手术操作!)通过使用目前的小外径球囊和高扭转型导丝,大部分“简单”的狭窄病变在即使是经验相对缺乏的术者操作下也会取得很好的效果。但是,当患者的解剖结构较为复杂,或当简单的情况变得复杂时,有经验的术者更可能取得好的结果,这也是为什么我们如此重视经验的价值[1]。

作为各位的朋友和同事,作者和编者们每天都和大家一样在心脏介入实验室辛勤工作,并且从自己有限的主观经验出发用心写作。该手册包含了针对读者以及本书作者和编者们自身的非常实用的建议,我们也同时践行着自己的主张。这些建议不是空中楼阁,而是由经验丰富的术者以及初学者们(年轻的和年老的、男性和女性、专业术者和兼职者)进行过实践,因此,没有等级、年龄、性别或种族之分。

在本书中,我们试图强调这些实用的建议,包括所有戏剧性的起伏——让人想起意大利歌剧——每天都在介入心脏病学实验室中发生。我们希望结果是令人高兴的,正如中国武术电影的结局一样。底线是,我们以负责任的态度实践介入心脏病学:既有着成本和时间效益性,同时又不造成更多的伤害。在追求最佳操作及临床的成功方面,所有人都是平等的。这是本手册的唯一目标。

参考文献

1. Ellis S. Elective coronary angioplasty: Techniques and complications. In Topol EJ, editor. *Textbook of Interventional Cardiology*, 3rd edition. Lippincott-Raven Publishers. pp. 147–62, 1998.

第 1 版序言

从 Dotter 使用粗糙的方法打开股动脉开始,介入心血管病学已经逐步发展为具有丰富知识的领域,并由美国内科医学委员会进行监督管理。从 Andreas Gruentzig 发明非顺应性球囊开始,生物工程技术呈现爆炸式的发展。与其他医学学科相比,介入心血管病医学学科启动了更多的注册和临床试验。事实上,在介入心脏病学时代对于循证医学的重视也在逐步发展和完善。在介入心脏病学取得的巨大进步以及新技术应用导致的新问题和并发症的双重刺激下,许多基础科学也得到了新的突破。

然而,无论科学变得多么先进,应用介入技术成功解决患者问题通常都取决于术者的技能水平。这种能力来自术者在处理普通以及复杂罕见问题时积累的丰富经验。由于介入心脏病学医师数量众多,且可进行的手术操作数量迅速增加,所以许多心脏病学医师难以体验到有助于建立相关数据库的所有状况。

Thach N. Nguyen 教授编写了这本了不起的书,其中包括了很多关于心血管介入医学手术操作时的要点和技巧。他征集了大量心血管介入医学各方面的权威专家在各自擅长的专业领域进行阐述并分享他们自己珍藏的实用技巧,而非仅仅列举那些随处可见的注册和试验的证据。Nguyen 教授试图模拟心脏病学新学员或资历尚浅术者在导管室中会遇到的非常常见的各种情景。他也经常以这种形式帮助发展中国家的心脏病学医师应用介入技术应对这些国家中迅速增加的新威胁,即血管疾病。由于新技术的不断出现,所有的术者,无论经验丰富与否,都可以从这些技巧中受益。尽管每位术者对于某一问题或并发症的处理方法可能不会完全赞同,但也能帮助他们了解许多潜在的方法,从而有所启发。本书不仅收集了作者的自身经验,还包括那些公开发表的文献、大量的深造课程以及世界范围的一对一演示资料。

这本书无论对于在美国和其他国家开展的正式课程的实习生，还是在另外一些国家中担任着培训主角的导师而言，都是宝贵的资源。此外，不同经验水平的术者都能从中找到许多至理名言。祝贺编写这本实用指南类书籍的 Nguyen 教授和他的同事们！

Spencer B. King Ⅲ, MD

亚特兰大,佐治亚州

致　谢

在本书即将完稿之际,谨向我们的老师、朋友、同事、家人、员工和患者表达衷心的感谢。感谢为本书撰写序言的Spencer King Ⅲ博士,他给予了我宝贵的鼓励、中肯的建议和意见。感谢为本书出版做出杰出工作的所有编辑和撰稿人,感谢来自加拿大温哥华的 Thien C. Tran 提供的热心帮助。感谢我的父母 Sau N. Nguyen 和 Hanh T.H. Tran,感谢我在美国加利福尼亚州尔湾的家人的理解与支持(本书编写期间我把大量时间用在了工作上而不能陪伴他们)。并向以下提供帮助的人员表示感谢:越南西贡法越医院(Franco-Vietnamese Hospital, Saigon, Vietnam)的 Le Dinh Phuong 博士,美国加利福尼亚州河滨市(Webmaster Riverside, CA)的 Huynh Duong Hung 博士,美国印第安纳州霍巴特圣玛丽医学中心(St Mary Medical Center, Hobart, IN)图书馆的 Cindy Macko,以及中国北京首都医科大学心血管疾病研究所(Institute of Cardiovascular Disease, Capital University of Medical Sciences, Beijing, China)的尹荣秀。特别感谢霍巴特圣玛丽医学中心心脏导管室工作人员提供的帮助与服务。

最后,向我们的患者表示衷心感谢——他们既是我们医疗服务的对象,也是我们研究与探索的源泉,更为我们日常工作提供了灵感。在此一并表示衷心的感谢。

符号说明

* 基础;**先进;***少见,研究阶段

$, 小于 100 美元;$$, 大于 100 美元

☒,小于 10 分钟;☒☒,大于 10 分钟

♦,并发症风险较低;♦♦,并发症风险较高

目　录

第 1 章

血管入路

Thach N. Nguyen, Quoc Nguyen, Pham Quoc Khanh, Tuan D. Nguyen

---

难点

　　在诊断性冠状动脉造影或介入治疗中避免穿刺血管的早期或晚期出血是个难题。

股动脉路径

　　通常情况下,股动脉在腹股沟韧带(从髂前上棘至耻骨联合)下方可以触及搏动。腹股沟韧带的准确位置在髂前上棘与耻骨联合连线的下方 1~2cm。

技术操作标准

　　理想的股动脉穿刺部位:理想的股动脉穿刺部位应位于股动脉分叉以上,腹壁下动脉(IEA)走行最低点下方的数厘米。IEA 先向腹股沟韧带远端走行,但不穿过腹股沟韧带,然后再上行供应腹壁。因此穿刺点位于 IEA 以上被公认为穿刺点过高[1]。

　　股动脉穿刺可采用后前位 X 线透视下以股骨头位置指导穿刺,将股骨头下缘水平作为皮肤进针点,在股骨头中 1/3 处穿刺进入动脉血管腔。然而,尽管使用了透视技术,仍有可能穿刺到股总动脉(cFA)的分叉处以下。因为根据股骨头定位的股动

脉分叉位置存在变异性。据统计,大约77%的股动脉分叉位置低于股骨头水平,但是仍有大约23%的患者股动脉分叉部位高于股骨头水平。97%的患者的股动脉位于股骨头内1/3处上方。只有3%的患者股动脉完全位于股骨头内侧。因此透视引导下微穿刺股动脉是避免股动脉穿刺并发症的最好的方法之一[2](图1.1)。

技术:透视引导下微穿刺股动脉

微血管穿刺需要用21G穿刺针和0.018英寸(1英寸=2.54cm)的导丝。在股动脉穿刺中,穿刺针长度多为7cm。穿刺针的外径为0.8mm,而大多数操作者使用的18G穿刺针(与21G穿刺针相比)直径增加了56%,因此,误穿透血管后壁或未能成功置入鞘管导致的血管破损处血流速度增加了6倍。

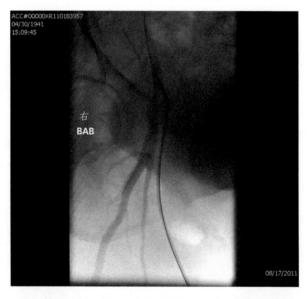

图1.1 股动脉的最佳穿刺位置为股动脉分叉上方和腹壁下动脉起始部下方。在该髂股动脉造影中可以看到经股动脉穿刺点送入动脉鞘管的位置在腹壁下动脉边缘的上方。这是不能接受的高位穿刺。(Courtesy of Dr Aravinda Nanjundappa.)

　　X 线透视下最精确的穿刺方法是以股骨头中线下方的一个点作为进针位置，但我们也可以股骨头中 1/3 的位置来引导进针。在对股骨头进行的最初定位后，穿刺针穿刺进入组织但是还未穿刺入股动脉之前，再次进行透视下定位以获得最佳的穿刺位置。穿刺针在通过皮下软组织的过程中，如果有需要可以进行方向的调整[1]。

　　穿刺针进入血管，有血液回喷后，部分术者经穿刺针给予3mL 造影剂进行股动脉造影。如果造影显示股总动脉穿刺点位置正确，术者会经穿刺针送入 0.018 英寸导丝至血管中。术者继续沿导丝送入 4F 穿刺鞘管，然后更换为 0.035 英寸导丝以支撑更大直径的穿刺鞘管。有些穿刺鞘管虽然直径更大，但是被设计成锥形，因此可以直接通过微穿刺导丝进鞘。这种设计能够在穿刺位置不理想时拔除穿刺针或穿刺鞘管更安全，拔除后在再次穿刺前用手压迫穿刺点 3~5 分钟。

操作要点

** 经扩张器进行股动脉造影确定股动脉进口的位置

　　因为经穿刺针造影可增加额外的辐射，同时穿刺针引起血管夹层时造影不能明确夹层在管腔内的具体位置，所以有些术者不愿意采用经穿刺针造影的方法。另一种可采用的方法是沿穿刺针送入 0.018 英寸导丝，然后沿导丝送入穿刺鞘内的小直径的血管扩张器来进行血管内造影，而不是直接经穿刺针造影或使用较大的外鞘如 4F 穿刺鞘。

肥胖患者的准备

　　通过在腹股沟皱褶处触及的股动脉搏动来定位股总动脉进行穿刺是不准确的，尤其是肥胖或者高龄患者，这部分人群的皱褶位置显著低于腹股沟韧带。垂下的腹部和脂肪皱褶应该被推回，并用 3~4 英寸的胶带将过多的脂肪与胸部固定在一起，同时绑定在导管床上以防止术中再次下垂。动脉上方的组织应尽量薄并拉紧以防止穿刺针的角度和方向发生偏移。

* 穿刺针的定位

　　当穿刺针靠近动脉附近时，可以感到针的跳动，除了部分穿刺部位有严重瘢痕(既往多次行经股动脉穿刺术、全髋关节置换术、严重钙化的病变等)的患者。如果管腔在穿刺针的右侧,可先把穿刺针回撤1cm,然后再将穿刺针的针尖向右侧调整后重新穿刺。如果管腔在穿刺针的左侧,则把穿刺针的针尖向左侧调整后重新穿刺。如果穿刺针正好位于股动脉搏动的上方,只要继续沿该方向向深处穿刺即可。

* 如果导丝无法进入血管

这种情况大多因为穿刺针顶在了对侧血管壁上。这时候只需要稍微回撤或旋转穿刺针后重新送入导丝就可以了,一般都可以顺利送入血管。如果仍然不能送入血管,最好回撤穿刺针并重新穿刺血管,而不是使用超滑导丝盲目送入血管,这样有可能导致血管夹层。如果动脉穿刺鞘管送入管腔后血液回喷很好,但是导丝无法穿越迂曲的髂动脉时可以稍微回撤动脉鞘管(可能鞘管顶在了血管的附壁斑块上),同时轻柔地经鞘管注射造影剂观察解剖结构,并分析导丝无法通过的原因。如果血液回喷不好,则鞘管未在动脉血管腔内。如果髂动脉严重迂曲,可以通过送入 Judkins Right(JR)导引导管来帮助导丝头端固定方向,动作一定要轻柔。JR 导引导管中注射造影剂也有助于发现导丝不能进入管腔的原因。

* 动脉及静脉的穿刺顺序

动脉及静脉的穿刺顺序因人而异。我们更倾向于先穿刺静脉,成功后在静脉管腔内置入导丝保证静脉通路。因为静脉内只有一根导丝,因此引起动脉穿刺点移位的可能性非常小。更多见的是因为静脉内置入鞘管引起的动脉穿刺点解剖移位。动脉穿刺成功后,我们将在几秒钟内将鞘管送入动脉及静脉内。但是1分钟之内没有置入鞘管也不会在静脉穿刺点处引起血肿。如果不是特意先穿刺动脉,我们会在动脉中置入动脉鞘管,成功后注射造影剂进行造影。然后在透视下行静脉穿刺,穿刺针位于动脉内侧并与造影剂显影的动脉鞘管方向平行。

我们不建议先置入股静脉鞘管再穿刺股动脉,因为一旦静脉鞘管误入血管腔外,单纯压迫无法止血。

** 导丝打结

有时导丝通过血管很顺畅,但是沿导丝送入扩张器时导丝打结的现象也并不少见。这种情况不一定需要更换导丝,如果导丝不是特别弯曲,可以先尝试把导丝继续前送,于是扩张器就可以在导丝上一段较直且硬的位置进行动脉穿刺入口的扩张。如果因为导丝太软,可以选择更换一根相对硬些的导丝并使用 4F 扩张器。

** 未触及股动脉搏动时如何穿刺

通常情况下股动脉的穿刺点定位于股骨头内 1/3 的中部。通过 X 线透视把皮肤的穿刺点固定在股骨头下缘的下方,这样可以避免高位穿刺(腹壁下动脉最下缘的上方)。然而这种定位方法只能在后前位透视时采用,因为内旋或外旋股骨头会改变股动脉和股骨头之间的位置关系。另一种穿刺股动脉的方法是使用智能穿刺针在多普勒的引导下进行穿刺。这是一种动脉切开时用的穿刺针,可以把连续的多普勒超声汇聚在一起,通过对连续超声波的听觉反馈来鉴别动脉血管及静脉血管。这种技术对于穿刺搏动极其微弱或无法触及搏动的动脉非常有效,特别是血管出现大血肿改变了正常解剖结构,或是人工股骨头置换术后出现了严重瘢痕的患者[3]。

方法与技巧

股动脉旁路移植血管的穿刺

股动脉旁路移植血管的穿刺问题包括:由于旁路移植血管缺乏正常的管壁结构导致不能控制的出血和血肿形成;血管壁损伤导致的假性动脉瘤形成;旁路移植血管吻合口处感染;导管损坏、打结、腹股沟区瘢痕组织或坚实的旁路移植血管材料导致的导管折断等。如果操作不慎,导管进入到自身的动脉中可能无法通过股总动脉或髂动脉。

技术:旁路移植血管的穿刺

因为旁路移植血管的确切缝合位置不清楚,因此为了避免穿刺到吻合口位置,最好在腹股沟切口近心端进行穿刺,或是尽可能靠近腹股沟韧带。穿刺时穿刺针与旁路移植血管长轴呈 30°~

45°进行穿刺以避免导管在穿刺点处打结。如果瘢痕十分严重，血管穿刺入口处还需要使用扩张器来进行顺序扩张，从外径较小的扩张器逐渐增大到外径比造影检查选择的动脉鞘管大 1F 的血管扩张器。

方法与技巧

*** 平行导丝技术

如果穿刺时不慎进入自身血管，导丝无法通过血管盲端，此时不要拔除 4F 动脉鞘管，继续留在管腔内作为定位标志。再次触诊动脉搏动，可以触及留置 4F 鞘管的自身血管的搏动，如果旁路移植血管位置浅显也可以同时触及旁路移植血管的搏动，有些旁路移植血管因为血管壁较厚可能会导致触诊不佳。仔细触摸动脉搏动后，根据留置的动脉鞘管定位后开始穿刺旁路移植血管，注意避开自身动脉。操作者也可以在透视引导下穿刺以避开留置动脉鞘管的自身动脉。

*** 如何在存在狭窄病变的髂动脉中置入主动脉内球囊反搏（IABP）

准备经髂动脉置入主动脉内球囊反搏时，如果髂动脉存在狭窄病变，应该先对髂动脉病变进行扩张。然后送入主动脉内球囊反搏，在拔除 IABP 后可以于病变处植入支架治疗。如果髂动脉既往曾植入支架，应在透视下送入球囊以保证球囊顺利通过支架，不会被支架网眼卡住。支架的网状结构被内皮细胞覆盖时可以减少这种情况的发生。

*** 如何从同一穿刺点置入两根导引导管

这种技术多用于慢性闭塞性病变行支架植入术时在对侧进行造影。通常第二个穿刺点应该高于或低于第一个穿刺点，或者在对侧动脉进行穿刺。如果不需要再次穿刺，可以把动脉鞘管更换为 8F 鞘管，然后用两根 4F 导引导管同时送入 8F 动脉鞘管并分开造影[4]。

前向性穿刺

如果股动脉与皮肤之间的软组织非常薄，前向性股动脉穿刺相对简单,而且成功率高。体型肥胖的患者,穿刺位置的脂肪层非常厚并且下垂,低于穿刺位置,可以尝试在穿刺前用胶带将下垂的脂肪层固定于腹壁上[5]。关于股动脉前向性穿刺技术我们将在第 26 章进行详细讲解。

技术:股总动脉前向性穿刺

首先第一步是透视下确定股总动脉及分叉的位置。通常股总动脉位于股骨头内 1/3 的上方,分叉处位于股骨头下缘的下方。确定好标记后,在透视下穿刺针正对着股骨头的方向进针。这样做的好处是避免不小心穿刺到股深或股浅动脉。穿刺股动脉时切记尽可能高于分叉部位穿刺,尽可能使穿刺点与分叉部位留有足够的距离,以利于导管的更换以及导管进入股浅动脉的操作。透视下可以明确准备进行股动脉穿刺的位置(股骨头中上 1/3 处)。在股骨头处触及股动脉搏动后,在准备穿刺的地方,皮下 2~3cm 给予局部麻醉剂浸润骨膜。然后使用 18G 穿刺针倾斜 45°~60°朝着准备穿刺的地方进针。一旦血液回喷,可于股浅动脉中置入软头导丝,导丝应顺着管腔进入股浅动脉。在送导丝入股浅动脉的过程中,导丝可以回撤,穿刺针针尖可以向一侧偏移从而引导导丝进入股浅动脉[5](图 26.1)。

操作要点

** 导丝的操控

如果导丝进入股深动脉,可以采用以下几个方法:①先将导丝回撤然后调整穿刺针的方向, 使尖端朝向股浅动脉穿刺从而调整导丝方向;②改用尖端有弧度的导丝,旋转导丝,使导丝尖端朝向股浅动脉;③穿刺针更换为尖端有弯度的短扩张器,扩张器可以直接指向股浅动脉, 如果造影剂显示该扩张器在股深动脉,可以缓慢地回撤扩张器。一旦透视下证实扩张器开口于股浅动脉,可以选择性地插入导管或是置入导丝[5]。

** 高位分叉股总动脉的穿刺

高位分叉股总动脉穿刺时, 有可能误穿刺入股深动脉或是股浅动脉。如果穿刺后血液喷射出来,往往提示为股深动脉。这时不要把穿刺针全部撤除，可以缓慢回撤。一旦再次出现血液回喷，穿刺针可能位于股浅动脉，通过注射造影剂可以证实。对于一些极少见的高分叉病例，由于股总动脉位于盆腔内而很难穿刺[5]。股总动脉分叉处越靠近近心端，穿刺越困难，特别是肥胖患者。对于这样的患者，如果股浅动脉没有严重的动脉硬化性疾病而且管腔足够大的话，建议穿刺股浅动脉，并从股浅动脉插入导管进行操作[5]。

** 下肢外旋外展位进行动脉穿刺

可以选择大腿外旋外展位进行股浅动脉置管，这个体位方便在大腿中外侧进行股总动脉的穿刺。通常前向性穿刺时，穿刺针多指向股浅动脉外侧的股深动脉。而在外旋外展位时，穿刺针多指向股浅动脉，股深动脉位于股浅动脉的内侧。在将导丝送入股浅动脉的过程中，这个解剖关系非常重要。如果患者是采取这种外旋外展体位进行穿刺的，手术结束后，穿刺处压迫止血时也应该采取这个体位，因为与常用体位相比，这个穿刺位置更靠近中外侧[5]。

肱动脉途径

桡动脉目前是介入治疗时上肢入路的首选动脉，但是当进行锁骨下动脉支架、肾动脉支架或者主动脉瘤支架术时，需要使用大尺径鞘管，因此肱动脉仍是选择的入路之一。桡动脉入路将在第 7 章进行讨论。

腋动脉途径

从解剖上看，腋动脉远心端 1/3 处有三个分支：肩胛下动脉、旋肱前动脉和旋肱后动脉。肩胛下动脉、旋肱前动脉和旋肱后动脉的起源点是穿刺的最佳位置(图 1.2)。与锁骨下动脉相比，腋动脉位于胸壁的外面，如果血管缝合失败可以方便人工压迫止血，因此选择腋动脉进行穿刺。与肱动脉相比，腋动脉内径大，侧支循环丰富，降低了介入治疗术后发生肢体缺血的风险[6]。

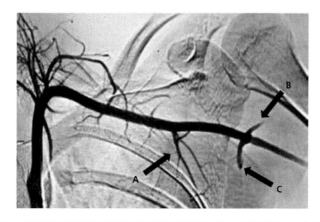

图 1.2　正常锁骨下动脉和腋动脉的造影图像。腋动脉远端 1/3 处肩胛下动脉(A)、旋肱前动脉(B)和旋肱后动脉(C)[6]。

　　穿刺腋动脉束缚压迫止血时应注意在这一路径可能发生的并发症。在腋动脉的前方走行的是内侧正中神经和前臂内侧皮神经。腋动脉的内侧是腋静脉。在腋动脉和腋静脉的中间走行的是尺神经。前臂内侧皮神经位于腋静脉的内侧。在外侧有正中神经的侧支和肌皮神经。腋动脉的后面是腋神经和桡神经[6]。

　　所有的操作都在芬太尼和咪达唑仑局部麻醉的情况下进行。在穿刺左侧腋动脉之前，分别于右侧及左侧桡动脉内置入7F 鞘管。进行右侧桡动脉造影以确保经这一路径进行冠状动脉介入治疗没有禁忌证，是可行的。左侧上肢造影可以显示腋动脉途径是通畅的，并对腋动脉 1/3 处的最佳穿刺处进行定位，位置大约在旋肱前动脉、旋肱后动脉的起始处和肩胛下动脉的远段。从左侧桡动脉的鞘管中送入 0.038 英寸 J 形导丝至腋动脉。透视下显示 J 形导丝，通过导丝定位后，穿刺针穿刺腋动脉，使用 Seldinger 穿刺技术把 6F 鞘管送入腋动脉(图 1.3)。

房间隔途径

　　经皮介入治疗多采用股动脉或桡动脉路径。然而，部分患者

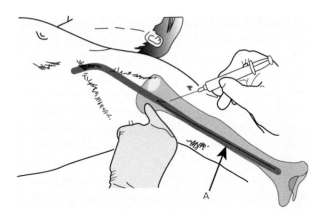

图 1.3　患者平卧位，左上肢外展。透视下可见通过 7F 左桡动脉鞘管送入的 J 形导丝，可在肩胛下动脉与旋肱前、后动脉起始处定位最佳穿刺点[6]。

四肢动脉搏动无法触及（如 Takayasu 大动脉炎），经皮介入治疗只能通过股静脉途径。穿刺房间隔的方法和技巧将在第 18 章进行详细的说明和讨论。

血管闭合器

　　血管闭合器可以在以下这些介入治疗术后使用，如经皮冠状动脉介入治疗、经皮瓣膜成形术、主动脉内球囊反搏或动脉误穿刺后（如导管置入锁骨下动脉）。血管闭合器分为胶原型和缝线缝合型，究竟选择哪种血管闭合器依据术者个人的喜好和经验。

胶原型血管闭合器：Mynx

　　Mynx 血管闭合器（AccessClosure, Inc, Mountain View CA. USA）的原理是把球囊置于动脉切开位置并使用聚乙二醇水凝胶封闭血管。Mynx 血管闭合器通过术中鞘管被送入血管，扩张小的半顺应性球囊，将其顶在血管壁上，就像锚一样，以确定封闭血管的准确位置。然后将水凝胶注入血管穿刺处，其逐渐进行膨胀止血。最后，解除球囊内压力并回撤球囊，膨胀的水凝胶留在血管穿刺处起到止血的作用[7]。

夹闭型血管闭合器：Starclose

　　血管闭合器 Starclose（Abbott Vascular，Redwood City，CA，USA）是通过植入 4mm 镍钛合金的夹子进行止血的。缝合器进入管腔后，一种类似"翅膀"的装置会打开，回撤缝合器时，当翅膀卡在动脉的血管壁上不动时则提示此处为缝合位置。然后将夹子在动脉血管壁的外侧展开。夹子抓住动脉切开处的血管边缘，使之聚拢就可以闭合血管了。Starclose 血管闭合器被注明应用于使用 5F 到 6F 鞘管穿刺进行的介入性诊断或治疗操作，但是也有术者将其用于使用 7F 到 8F 鞘管进行的动脉穿刺[7]。

Perclose 血管闭合器（Abbott Vascular，Redwood city，CA，USA）

技术：使用大直径穿刺鞘的动脉如何缝合

　　有些手术需要使用直径较大的穿刺鞘管（如主动脉瓣成形术），在置入直径较大的穿刺鞘管之前可以先把 Perclose 血管闭合器缝合输送系统的缝线结打开。股总动脉穿刺处缝合之前可以先用 5F 至 6F 的穿刺鞘管进行动脉造影以确定闭合器最佳的缝合解剖位置（即没有钙化，远离病变），然后将闭合器放置在未打结的缝线处。最后，闭合器中原来设置的闭合缝线装置在穿刺点周围闭合从而缝合血管[8]。

技术：使用大直径穿刺鞘的静脉如何缝合

　　经皮主动脉瓣成形术时先把 6F 或 8F 扩张器送入股静脉，然后置入 6F Perclose 闭合器，之后再送入 14F 静脉穿刺鞘。Perclose 闭合器在静脉内的缝合位置可以根据标记点回喷的血液或者从标记点注射造影剂来定位。此时回撤穿刺针，剪断缝线，展开闭合器，沿 Perclose 闭合器送导丝入股静脉血管内。闭合器贴近穿刺部位，用碘酊纱布覆盖后沿导丝更换 14F 鞘管送入股静脉。在完成主动脉瓣成形术之前，为防止缝合器缝合失败，可沿 14F 穿刺鞘管送导丝进入股静脉。不需要重复给予普通肝素。此时可以沿已经放置在血管中的闭合器装置撤除鞘管，同时在导丝周围打结缝合血管。如果闭合器止血成功,此时可以轻柔地撤除导丝,把闭合器内的绳结向近心端推送形成死结完成血管缝合[8]。

操作要点

***Perclose 在静脉缝合中使用技巧的不同

静脉与动脉相比,血管壁较薄,因此在回撤 Perclose 闭合器时应给予较小的张力。当给闭合器施加稳定的张力时,可以用闭合器的尾端小心地接触血管壁, 施加的张力应小于动脉缝合时需要的张力。因为静脉压力低于动脉,因此在静脉血液回喷并不明显,但是在大多数病例都可以看到从闭合器标记孔处回喷的血液。一般情况下,可以注意到从标记孔处滴出的血液。由于静脉压力低,回喷血液可能会有延迟。在患者深吸气或是做 Valsalva 动作时,血液延迟回喷现象可能会更明显[8]。

*** 如何在使用 10F 动脉鞘管的血管中同时使用两个 Angio-Seal 血管闭合器

尽管 Angio-Seal (St. Jude Medical,Inc. St Paul MN USA)的说明书建议其适用于 8F 及以下直径的穿刺鞘管, 但是也可以通过双导丝技术成功缝合使用 10F 穿刺鞘管的动脉。在手术即将结束时应用双导丝技术, 将 Angio-Seal 的导丝和第二根导丝通过鞘管送入血管腔内。把 Angio-Seal 闭合器通过 Angio-Seal 导丝放置在标准的位置,第二根导丝放置一边。如果成功止血,可以一边维持闭合器胶原栓子的压力,一边小心地回撤第二根导丝。如果止血不成功,可以在第一个 Angio-Seal 闭合器旁边沿第二根导丝送入第二个 Angio-Seal 闭合器进行缝合[9]。

*** 如何在使用 14F 动脉鞘管的血管中同时使用两个 Mynx 血管闭合器

两个 Mynx 血管闭合器可以同时送入一个 14F 的动脉鞘管内,两个闭合器远端的半顺应性球囊均按照生理盐水与造影剂 3:1 比例填充以使球囊显影。透视下,两个 Mynx 闭合器的球囊均回撤到 14F 穿刺鞘管的远端,然后同时回撤球囊及穿刺鞘管尖端至先前造影显示的血管穿刺部位。两个 Mynx 闭合器中的聚乙二醇水凝胶顺序注入 14F 穿刺鞘管中,然后回撤穿刺鞘管,水凝胶在动脉穿刺处的血管壁外侧通过水合作用膨胀,从而发挥止血作用。2 分钟后,回抽球囊内气体,回撤 Mynx 闭合器输送导管,人工继续压迫 2 分钟。用 14F 穿刺鞘管进行的动脉穿刺可以使用 Mynx 闭合器止血,在后期的检查中未见出血、血管损伤或者血肿等表现[10]。

鉴别差异

怎样依据患者的不同选择合适的血管闭合器?

　　血管闭合器并不适合所有的患者,对于患有外周血管疾病的患者,尤其是肥胖患者,股动脉直径较小的患者(直径<4~5mm),或者动脉穿刺点在分叉处或是低于分叉的患者,应谨慎考虑血管闭合器的使用。除了上述患者和血管的特殊情况,血管闭合器的闭合作用原理也应该认真考虑,即,存在于血管闭合器血管内部分[11]。

　　有明显血管内部分的闭合器,如 Angio-Seal,因有导致小分支血管阻塞的风险,因此在分叉部位穿刺时不建议使用。而且,由于分叉位置的角度很复杂,很难对 Angio-Seal 闭合器血管内部分进行精确定位。另外,血管内注入胶原进行血管闭合也存在风险(图 1.4)。因此,对股动脉分叉处的穿刺血管进行缝合是个很大的挑战。因此对这类人群适合使用不含血管内部分的血管闭合器(如 Starclose 或者 Mynx)。

　　动脉穿刺位置较高时,不要使用血管闭合器,因为有可能出现腹膜后出血,这一比例可高达 17:1[11]。

注意事项

高度警惕血管内植入胶原物质

　　血管内送入 Angio-Seal 血管闭合器时,血管内植入的胶原可以引起闭合处的张力不足,过度的填充,闭合器进入血管过深以致在血管后壁形成锚状物等。当闭合器进行胶原填塞行程较长或是出现持续出血时,应考虑可能出现了问题[12]。

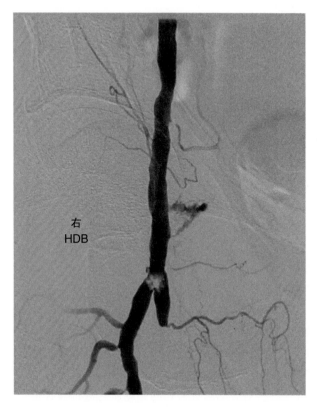

图 1.4   急诊股动脉造影显示股浅动脉完全闭塞，造影剂从穿刺点外渗。在股深动脉和股浅动脉的分叉处可见血管内异物显影。（Courtesy of Dr Aravinda Nanjundappa.）

方法与技巧

*** *动脉内注入胶原后栓塞血管如何解决*

　　一项关于 Angio-Seal 的个案报道发现，在进行动脉内胶原栓塞时，填塞导管送入血管中的深度显著高于平时。术后患者持续出血，因此术者像平时一样放置了弹簧圈。同时，在缝合处，Angio-Seal 上方使用止血加压器压迫止血。4 小时后，由可吸收的聚合材料组成的类似锚状的物质开始软化并变得柔韧。在皮肤相对应的血管缝合处放置止血器。如果缝线由于牵拉而断裂，止血器可以防止锚状物和胶原填塞物移位成为栓子。然后，在垂直于股动脉的方向，对缝合处施加稳定的牵引力。注意压力应适中，不能过大。20分钟后，移除胶原填塞物。再次将止血加压器 FemoStop 放置在穿刺处并成功止血[12]。处理技巧总结见框 1.1。

并发症

血肿

血肿的发生率在以下情况明显增多：①穿刺鞘管直径的增加；②抗凝水平增加；③肥胖患者。一般情况下，即使是大血肿也不需要外科切开取出，除非大血肿压迫邻近的组织结构且压力过大，或者确实是非常巨大的血肿。如果触摸血肿时有搏动感同时不断扩大，则提示在血肿与股动脉之间存在通路或存在假性动脉瘤，此时应进行外科切除及动脉修复。

框 1.1　当胶原填塞物被注入动脉血管内时怎么办[11]

1. 防止发生问题：时刻保持缝合线的张力，同时填塞时避免用力过度
2. 发现问题：在胶原填塞时阻力消失或是不充分的止血都提示出现了问题
3. 二维超声可以证实动脉内胶原的存在
4. 按照正常操作方法，给予缝线适当压力，保证带有止血剂的缝线位于皮肤水平以增加安全性
5. 不要切断缝合线：有可能出现锚状物或胶原填塞物栓塞现象
6. 如果出现了栓塞和血栓形成的症状，请咨询血管外科
7. 至少等待 4 小时以使锚状物软化
8. 缝合处给予持续稳定的垂直牵引力，大约为 10lb(4.5kg)
9. 如果成功地移除了血管闭合器，应继续徒手压迫止血
10. 将血管闭合器从血管内移除后，应迅速放置止血加压器进行止血
11. 通过血管内斑块旋切术移除胶原填塞物(不需要)

动静脉瘘

这种情况偶尔可见（>0.4%），多发生于穿刺时动脉位于静脉的上方。大多数动静脉瘘（AVF）是无症状的并能够自然闭合。有症状的大的动静脉瘘往往需要外科治疗。

急性动脉内血栓形成

股动脉闭塞可能是由于血栓或局部动脉损伤引起的，多见于股动脉较细的女性，在介入治疗过程中因为导管造成股动脉的完全阻塞。或者当导管在股浅动脉而不是股总动脉操作时，也可能发生急性动脉内血栓形成。

技术：急性血栓的机械血栓切除术

如果股动脉发现血栓形成，可在对侧血管进行穿刺并给予5000 单位普通肝素。沿着 0.035 英寸 Amplatz 导引导丝把 6F 交换鞘管送入髂外动脉。在形成血管闭塞/血栓形成/栓子栓塞的动脉段穿过一根 0.014 英寸或 0.018 英寸的导丝。然后通过导丝引入血栓切除装置去除血栓。如果血管远端血流通畅，没有残余狭窄，可结束手术。如果仍然存在残留的血栓，可使用外周球囊扩张病变部位，如果经皮腔内血管成形术（PTA）结果不理想，可以植入自膨胀式支架[13]（图 1.5）。

如果机械血栓切除术后血栓形成仍然持续存在，可通过多孔的输送导管（如 5F Mewissen）给予组织纤溶酶原激活物 0.05mg/kg 溶栓治疗，同时给予普通肝素。4 小时后复查血管造影观察疗效，如果仍然有血栓，可继续给予溶栓治疗 12~18h[13]。

肢体缺血

如果患者经股动脉导管置入术后出现了急性肢体缺血表现，必须立刻行二维超声检查认真评估病情。此时应该立刻行血管造影检查不能耽误病情。血管造影的目的是明确栓塞部位（主动脉髂动脉流入循环，腹股沟下血流流出循环）和缺血原因（动脉夹层、血栓形成、动脉远端栓塞、动脉鞘管/血管直径不匹

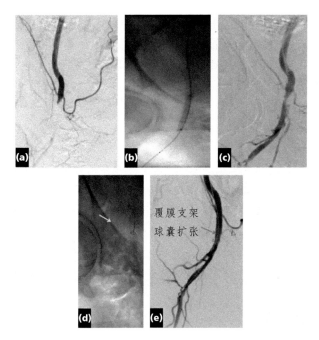

图 1.5　(a)急诊血管造影发现股总动脉穿刺处使用含有血管内部分的血管闭合器缝合后完全闭塞。(b)把球囊送入股总动脉闭塞处并扩张。(c)闭塞处重新出现血流,但是病变狭窄明显。(d)抓捕圈未能成功移除血管内的锚状物。(e)于病变处成功植入覆膜支架并停止出血。(Courtesy of Dr Aravinda Nanjundappa.)

配),从而制订治疗方案(血管外科手术,经皮血管重建,血栓切除术,动脉内溶栓治疗)。对于大多数的病例,最好使用数字减影血管造影术,因为血管荧光电影照相术不可能使血流循环充分显影[14]。

方法与技巧

*** 医源性肢体缺血的临时缓解方法:经皮体内股动脉旁路技术

对于经皮腔内血管成形术的高风险人群,如果在股动脉导管插入过程中出现急性肢体缺血,一侧前向性动脉鞘管保留在股动脉,逆向性动脉鞘管从另一侧股总动脉置入,通过标准 12 英寸的压力导管可以互相连接。这个技术可以临时恢复血流,缓解新陈代谢引起的酸中毒,最小化肌肉坏死的程度,允许介入治疗或外科手术重建血管,允许侵入性血流动力学装置的使用,如果是由于这些装置导致的肢体缺血,那么可能没有其他可选择的治疗方法了[14]。

注意事项

防止肢体缺血

　　防止肢体缺血的步骤包括:①导管介入治疗之前应仔细检查股动脉搏动和有无杂音;②置入各种血流动力学支持装置前应进行血管造影;③置入血流动力学支持装置前先对腹主-髂动脉的狭窄病变行血管成形术和支架植入术;④对腹主-髂动脉弥漫病变或小血管的患者使用无鞘管的IABP装置,可能减少缺血并发症发生的风险[14]。

腹膜后血肿

　　以下临床表现可能提示出现腹膜后血肿(RPH):没有原因的低血压、没有原因的失血、腹股沟上饱满和压痛、侧腹不适。小血肿不会引起任何血流动力学的紊乱,也不会导致腹膜后腔的压力增加引起的神经症状(图1.6)。

　　若腹膜后血肿与髂腰肌位置非常贴近,可以引起严重的肌肉痉挛,导致腹股沟处或臀部剧烈疼痛,在挪动臀部时,疼痛可放射至后腰部及大腿前面。如果血肿继续扩大,在髂腰肌沟可出现典型的股神经压迫,伴大腿前内侧疼痛。通常情况下,腹膜后的出血可以自行止血,除非患者接受了抗凝治疗。

腹膜后血肿临床表现的机制

　　股神经从第2~4腰神经根发出,为股四头肌、缝匠肌、耻骨肌和髂腰肌提供运动神经。为大腿前内侧和小腿内侧提供感觉神经。股神经走行于髂肌与腰大肌之间。髂腰肌处血肿压迫股神经是导致股神经麻痹的最可能的原因。明显的查体表现为股四头肌收缩无力、膝反射减弱[15]。

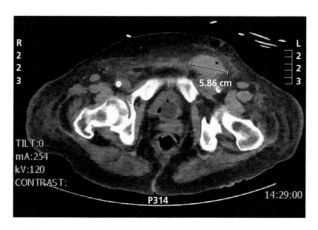

图 1.6 高位股动脉穿刺导致的腹膜后出血(箭头所示)。(Courtesy of Dr Aravinda Nanjundappa.)

治疗方法包括停止使用肝素,给予鱼精蛋白中和抗凝药物,迅速补充液体纠正低血容量状态。必要时进行输血治疗。目前关于出现持续出血表现时,何时进行有效的干预仍然存在争议,建议在出现症状的早期阶段应咨询血管外科医师如何处理病情。腹膜后血肿对于持续出血部位经常具有填塞作用。外科手术可能减少填塞作用,带来灾难性后果。因此术者更倾向于采用如血管内植入覆膜支架或血管内栓塞止血等技术。如果使用上述方法仍然不能成功止血,患者血流动力学持续不稳定,应该考虑外科手术[16]。

鉴别差异

腹膜后出血的内科和外科治疗

经皮冠状动脉介入治疗术后,如果出现腹膜后血肿,可以引起介入治疗术后心血管相关并发症的发生率升高,包括心肌梗死和心力衰竭,同时腹膜后血肿还可以引起感染和(或)败血症、胃肠道出血以及造影剂肾病的发生率升高。出现腹膜后血肿的患者,92.3%采取内科治疗,7.7%采取外科手术治疗。研究发现,采取外科手术治疗的腹膜后血肿的患者院内死亡率高于采取内科治疗的患者,可能因为采取外科手术治疗的患者多为经补液和输血治疗仍不能够恢复稳定血流动力学状态的患者[17]。

操作要点

** 怎样在第 1 秒就发现腹膜后血肿？

前后位透视骨盆时可以发现腹膜后血肿的早期征象。正常情况下，膀胱充满造影剂，在透视下显示为圆形。如果不透光的膀胱位置发生改变，同时形态改变，出现凹陷，多提示出现了腹膜后血肿（图 1.7）。

技术：如何使用球囊封堵动脉穿孔？

最初的血管造影显示腹壁下动脉从右股总动脉起源处开始撕裂。6F 交通鞘管置于右髂外动脉，然后沿交通鞘管送入 6F 右 Judkins-4 导管寻找腹壁下动脉的撕裂开口。接着送入 0.014 英寸 BMW 导丝至腹壁下动脉，导丝尖端置于撕裂处的远端。再沿 BMW 导丝送入 2mm×10mm 球囊至动脉撕裂处以 1atm（1atm= $1.013×10^5$ Pa）顺序扩张 3 次，时间共 20 分钟。透视下注射造影

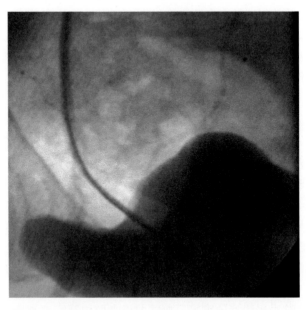

图 1.7　腹膜后血肿压迫膀胱引起膀胱形态改变，出现凹陷。它与膀胱正常的圆形形态不同。（Courtesy of Cardiac Catheterization Laboratories of Community Healthcare System，St Mary Medical Center.）

剂证实球囊封堵是否完全。如果血管造影发现每次球囊扩张后都出现持续严重的出血，应该尝试通过使撕裂的血管处形成血栓来达到止血的目的。

技术：如何使用微弹簧圈或注射凝血酶来封堵动脉穿孔

小动脉可以考虑使用微弹簧圈进行封堵。如果没有微弹簧圈，可以尝试通过扩张的球囊注射凝血酶。小心定位，一定要通过导管和球囊管腔注射造影剂证实血管密封，保证没有造影剂外渗到股总动脉。凝血酶需要使用 0.9% 的生理盐水稀释至浓度为 50IU/mL。接着，经球囊管腔连续 3 次给予凝血酶止血，总量 100IU。每一次注射完凝血酶后都可以经球囊导管注射造影剂观察疗效。当动脉撕裂口没有再出现血流也没有造影剂外渗时，可以把扩张球囊中的气体排出[18]（图 1.8 至图 1.11）。

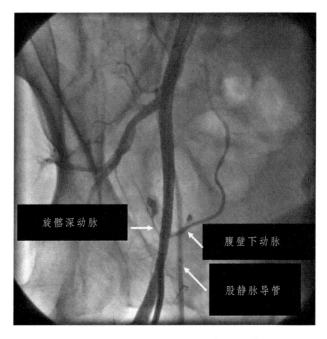

图 1.8　髂股动脉造影显示血液外渗到旋髂深动脉和腹壁下动脉。(Courtesy of Dr Aravinda Nanjundappa.)

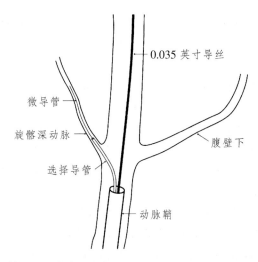

0.035 英寸导丝

微导管

旋髂深动脉

选择导管

腹壁下

动脉鞘

图 1.9 微导管被送入旋髂深动脉。(Courtesy of Dr Aravinda Nanjundappa.)

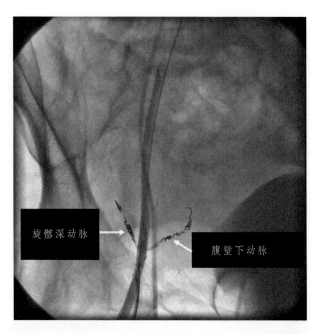

旋髂深动脉

腹壁下动脉

图 1.10 对于扩大的腹直肌鞘血肿,通过弹簧圈成功地栓塞了腹壁下动脉,使出血停止,对于扩大的对侧腹壁血肿,通过弹簧圈成功地栓塞了旋髂深动脉而使出血停止。(Courtesy of Dr Aravinda Nanjundappa.)

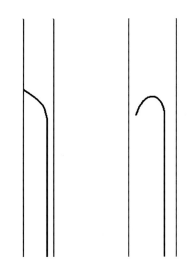

图 1.11　髂股动脉的分支血管发生穿孔的原因可能是因为患者的股总动脉直径较小并使用了大的 J 形导丝。管腔内径较小时 J 形导丝的头端不能弯成 J 形,而使尖端朝向对侧,引导导丝进入主动脉的分支而引起穿孔。因此,对于瘦小、低体重的患者,送导丝进入股动脉时需要谨慎小心。(Courtesy of Dr Aravinda Nanjundappa.)

穿孔

在腹股沟韧带下面的外周血管里,如果球囊破裂,可能引起外周血管穿孔,直接压迫止血可以控制局部出血。如果是高位穿孔,应该在血管穿孔的位置或穿孔位置的上方扩张大直径的外周球囊来止血,并封堵血管穿刺处[18]。

技术:如何用覆膜支架封堵动脉穿孔

从左股动脉逆行至右髂股动脉行血管造影。沿 0.035 英寸导引导丝送入 6F 乳内动脉导管,导丝被用来穿过右股浅动脉。把该导丝更换为 0.035 英寸 Amplatz 硬导丝,透视下送入 8F×65cm 长的超柔软鞘管,通过腹主动脉和髂动脉分叉处在右髂外动脉提供有力的支撑。出现持续的造影剂外渗时,可将球囊在穿孔处以 2atm 扩张 5 分钟行球囊填塞术。如果仍然持续出现造影剂外渗,可使用小尺寸、自膨胀式覆膜支架覆盖穿孔位置。然后使用后扩张球囊以 8atm 扩张覆膜支架以完全止血,防止造影剂进入腹膜后腔。

假性动脉瘤

假性动脉瘤形成的主要原因是穿刺时不小心穿刺了股浅动脉。如果穿刺后穿刺点没有闭合,穿刺点有持续的血流进入周围狭小的空间,并被周围的纤维组织和血肿包围,就形成了假性动脉瘤。若在穿刺处旁边触及搏动的肿块,闻及血管杂音,并有压痛,则怀疑存在假性动脉瘤。假性动脉瘤可以通过超声检查明确诊断,彩色多普勒下表现为低回声区,可见流过假性动脉瘤蒂部的血流, 在收缩期和舒张期脉冲多普勒显示瘤腔和血管腔内有血流往复[20]。血肿在彩色多普勒检查时也表现为低回声区,但是没有血流。

需要积极治疗的假性动脉瘤:大直径的假性动脉瘤,不管是直径已经增大,还是需要持续抗凝治疗的假性动脉瘤。正常情况下,小直径的假性动脉瘤(<3cm)多会自发闭合,可能是因为血栓形成。术后1~2周超声波随访可以证实自发的血栓形成,此时不需要进行外科修复。直径>3cm的假性动脉瘤很少能够自行闭合。如果假性动脉瘤持续超过2周或持续扩大,股动脉就有破裂的风险, 需要积极处理。最简单的方法是使用机械压迫装置(FemoStop St. Jude Medical, Inc. St Paul MN USA)进行压迫来闭合假性动脉瘤。平均压迫33分钟的成功率是74%[20]。若没有成功,可以在超声引导下进行压迫。

机械性压迫的禁忌证见框1.2。最常采用的方法为超声引导下的压迫,因为可以看到假性动脉瘤并压迫,因此在使用抗凝药的情况下也能成功闭合假性动脉瘤[20]。另外,最好的治疗方法是

框 1.2　机械压迫假性动脉瘤的禁忌证

1.局部感染
2.严重的肢体缺血
3.巨大血肿,同时皮肤坏死
4.腹股沟韧带上方损伤

在假性动脉瘤中注射凝血酶。该技术简单,迅速,而且无痛。除非上述方法无效,一般很少建议外科治疗。有时凝血酶可能脱入外周循环引起动脉内血栓,但是非常少见(发生率<2%),通常都可以经保守治疗纠正。

策略变化

治疗股动脉假性动脉瘤的最好选择

　　1.第一种方法:如果没有凝血酶,可以进行机械压迫。

　　2.第二种方法:如果患者通过经验性的机械压迫失败了,可以在超声引导下进行压迫。

　　3.对于正在进行抗凝治疗的患者或是有机械压迫禁忌证的患者:经皮假性动脉瘤内注射凝血酶。

股动脉夹层

　　股动脉夹层是 Perclose 或其他血管闭合器的血管并发症之一,同时如果穿刺针置入过早并穿刺到血管壁的后壁,或者穿刺针穿过血管壁前壁的斑块时也可以导致股动脉夹层。穿刺动脉及输送导丝时, 小心谨慎并操作轻柔可能降低穿刺点发生夹层的风险。经皮置入心脏导管时常规进行股动脉造影,不仅可以早期诊断动脉夹层,还可以发现其他的并发症,如腹壁下动脉撕裂导致的出血。

　　既往曾有外科手术修复限制血流的股动脉穿刺处夹层,但是现在已经发展为应用经皮穿刺技术来治疗这些血管损伤。不推荐行股总动脉支架植入术,因为支架折断的风险很高。如果有股动脉造影结果, 股总动脉经皮腔内球囊成形术或经皮腔内斑块旋切术也许是替代支架植入术的最好选择。

　　髂动脉夹层时,如果患者髂动脉没有血流限制,可以进行保守治疗,因为血流更倾向于聚集在因为逆向插入导管、导丝或其他装置时引起的髂动脉夹层内。没有血流限制的动脉夹层的保守治疗方法包括卧床休息,并采取非侵入性的影像检查和临床检查进行随访。如果动脉夹层需要限制血流,可以考虑行支架植入术(在髂外动脉使用自膨胀式支架,在髂总动脉可以使用自膨胀式或球囊扩张式支架)。

病例分析

从髂动脉逆向至腹主动脉和胸主动脉的动脉夹层

对一名怀疑冠状动脉疾病的患者准备经股动脉行心脏导管置入术。行标准的右股动脉穿刺,将导丝顺利送达主动脉中部。然而,在主动脉之外推进导丝和导管有困难,手术被迫停止。半小时后,患者诉后背剧烈疼痛,并出现低血压。CT扫描发现主动脉夹层,入口处在髂动脉,一直延伸到主动脉弓。最初的治疗方案是保守治疗,但是患者反复出现一过性剧烈背痛,并伴随短暂低血压(75/40mmHg)。于是,在透视引导下,通过对侧股动脉,在右髂总动脉植入1cm×4cm支架一枚。新植入的支架封闭了主动脉夹层在髂动脉的入口。随后进行的CT扫描显示,病变管腔血栓形成,夹层皮瓣封堵。该患者预后良好主要有两个因素:①该患者的主动脉夹层为逆向性,而通常情况下,主动脉夹层为顺向性;②没有再次送入导丝,有助于病变血管血流停止,从而可以形成血栓,迅速使逆向性夹层闭合消失[21]。

参考文献

1. Cilingiroglu M, Feldman T, Salinger MH, et al. Fluoroscopically-guided micropuncture femoral artery access for large-caliber sheath insertion. *J Invasive Cardiol* 2011;**23**:157–61.
2. Bangalore S, Vidi VD, Liu CB, et al. Efficacy and safety of the nitinol clip-based vascular closure device (StarClose) for closure of common femoral arterial cannulation at or near the bifurcation: A propensity score-adjusted analysis. *J Invasive Cardiol* 2011;**23**:194–9.
3. Mehan VK. Doubtful arterial puncture during cardiac catheterization in cyanotics. *Catheter Cardiovasc Diagn* 1990;**19**:148–9.
4. Nicholson WJ, Rab T. Simultaneous diagnostic coronary angiography utilizing a single arterial access technique. *Catheter Cardiovasc Interv* 2006;**68**:718.

5. Biondi-Zoccai GG, Agostoni P, Sangiorgi G, et al. Mastering the ante-grade femoral artery access in patients with symptomatic lower limb ischemia: Learning curve, complications, and technical tips and tricks. *Catheter Cardiovasc Interv* 2006;**68**:835–42.

6. Lotun K, Shetty R, Patel M, Arain SA. Percutaneous left axillary artery approach for Impella 2.5 liter circulatory support for patients with severe aortoiliac arterial disease undergoing high risk percutaneous coronary intervention. *J interven Cardiol* 2012;**25**:210–13.

7. Schwartz B, Burstein S, Economides C, et al. Review of vascular closure devices. *J Invasive Cardiol* 2010;**22**:599–607.

8. Feldman T. Femoral arterial preclosure: Finishing a procedure before it begins. *Catheter Cardiovasc Interv* 2001;**53**:448.

9. Bui QT, Kolansky DM, Bannan A, Herrmann HC. "Double wire" Angio-Seal closure technique after balloon aortic valvuloplasty. *Catheter Cardiovasc Interv* 2010;**75**:488–92.

10. Korngold EC, Inglessis I, Garasic JM. A novel technique for 14 French arteriotomy closure after percutaneous aortic valvuloplasty using two Mynx closure devices. *J Interven Cardiol* 2009;**22**:179–83.

11. Bangalore S, Vidi VD, Liu CB, et al. Efficacy and safety of the nitinol clip-based vascular closure device (Starclose) for closure of common femoral arterial cannulation at or near the bifurcation: A propensity score-adjusted analysis. *J Invasive Cardiol* 2011;**23**:194–99.

12. Stein B, Terstein P. Non-surgical removal of Angio-Seal device after intraarterial deposition of collagen plug. *Catheter Cardiovasc Interv* 2000;**50**:340–2.

13. Samal A, White C. Percutaneous management of access site complica-tions. *Catheter Cardiovasc Interv* 2002;**57**:12–23.

14. Merhi WM, Turi ZG, Dixon S, et al. Percutaneous ex-vivo femoral arte-rial bypass: A novel approach for treatment of acute limb ischemia as a complication of femoral arterial catheterization. *Catheter Cardiovasc Interv* 2006;**68**:435–40.

15. Raja Y, Lo TS, Townend JN. Don't rule out retroperitoneal bleeding just because the angiogram was done from the radial artery. *J Invasive Cardiol* 2010;**21**:E3–E4.

16. Frank JJ, Kamalakannan D, Kodenchery M, Savoy-Moore RT, Rosman H. Retroperitoneal hematoma in patients undergoing cardiac catheteri-zation. *J Interven Cardiol* 2010;**23**:569–74.

17. Trimarchi S, Smith DE, Share D, et al. Retroperitoneal hematoma after percutaneous coronary intervention: Prevalence, risk factors, manage-ment, outcomes, and predictors of mortality a report from the BMC2 (Blue Cross Blue Shield of Michigan Cardiovascular Consortium) Reg-istry. *J Am Coll Cardiol Interv* 2010;**3**:845–50.

18. Silva JA, Stant J, Ramee SR. Endovascular treatment of a massive ret-roperitoneal bleeding: Successful balloon-catheter delivery of intra-arterial thrombin. *Catheter Cardiovasc Interv* 2004;**64**:218–22.

19. Chambers CE, Griffin DC, Omarzai RK. The "dented bladder": Diag-nosis of a retroperitoneal hematoma. *Catheter Cardiovasc Diagn* 1993;**34**:224–6.

20. Zahn R, Thoma S, Fromm E, et al. Pseudoaneurysm after cardiac cath-eterization: Therapeutic interventions and the sequelae: Experience in 86 patients. *Catheter Cardiovasc Diagn* 1997;**40**:9–15.

21. Prasad A, Compton PA, Prasad A, et al. Incidence and treatment of arterial access dissections occurring during cardiac catheterization. *J Interven Cardiol* 2008;**21**:61–6.

第 2 章
冠状动脉造影

Thach N. Nguyen, Sim Kui Hian, Timothy J. Yee, Aung Kyaw Zaw, Hoang Trong Minh Tuan, Pham Nhu Hung, Hung D. Huynh, Dan Le

冠状动脉造影(简称冠脉造影)的目的是通过两个垂直的影像清晰地显示出病变,从而准确评估病变的形态,客观对比介入治疗的结果,及早发现并发症。冠状动脉准确、及时的介入治疗需要的影像应涵盖冠状动脉的开口、靶病变近段及其走行等。

难点

评价复杂偏心斑块时,需进行多角度造影。然而,当血管迁曲超过一个平面时,单个角度造影不能避免造影短缩的问题。所以术者需依照病变情况选择最佳的投照角度。

技术操作标准

冠状动脉造影的艺术在于在最少的冠状动脉短缩角度充分暴露血管,使术者的射线暴露降至最低,并使所需的 X 线片数量降至最低。

影像增强器移动指南

移动影像增强器(管球)调整动脉成像是有些规律的。第一,回旋支(LCX)跟着影像增强器转动,前降支(LAD)则向相反的方向。换言之,影像增强器向左前斜(LAO)移动时,回旋支位于屏幕的左侧,而前降支则位于右侧(规律 1);如影像增强器向头侧

(CRA)移动,则回旋支上移,前降支下移。这个规律同样应用在膈肌和脊柱的投照上(表2.1)。第二,为了拉直迂曲的病变,影像增强器应在当前角度转动90°左右,这样可拉直病变(规律2)。这样做可以在两个垂直的投照角度观察血管,最大程度减少短缩效应。

表 2.1　依据管球方向血管和躯体标志的运动

同一方向	相反方向
LCX	LAD
脊柱	对角支
膈肌	

策略

冠状动脉造影的顺序

　　冠状动脉造影有许多开始方法:前后位,右前斜位或左前斜位。在第一个影像后,接下来的影像应显示病变或主支血管的情况。在左冠状动脉造影中有些部位需仔细检查:左主干,前降支的近段、中段和远段,回旋支近段和远段,钝缘支和对角支。在右冠状动脉造影中需要观察:右冠状动脉的开口,近段、中段和远段,后降支,后侧支,窦房结支。

前后位

　　前后位是我们推荐的第一个体位,在这个体位,我们可以总体评估左主干、回旋支近段、回旋支与前降支的关系。前后位时,左主干远段、前降支近段、回旋支可能出现重叠,所以这个部位仍需其他体位充分暴露。

右前斜足位和正足位

　　全面评估左主干后,在后前位确定无左主干病变。接下来,只需在右前斜加足位或正足位一个体位便可迅速判断是否存在回旋支严重病变。多数情况下,只需两个体位就可排除严重左主干和回旋支病变,后续要进一步评价左主干远段和前降支近段。

操作要点

** 如何充分暴露回旋支（1）

在第一常规体位前后位之后，下一个投照角度需清晰地判别左主干和回旋支。如果前后位时，回旋支与前降支在同一水平或低于前降支，下一个体位需选择足位或让回旋支更向下延展。深吸气可使回旋支进一步拉直，从而避免近段短缩或与前降支重叠（图 2.1）。有两个体位可暴露回旋支，右前斜加足位和正足位。如果在正足位回旋支近段非常迂曲，那么右前斜加足位可使回旋支近段拉直拉长（规律 2）。如果前后位回旋支近段只是短缩没有迂曲，那么下一个影像应是前后位并深吸气，通过吸气拉长心脏，膈肌下降，进一步拉长回旋支（规律 1）。这两个体位可以充分暴露回旋支。多数情况下，两个体位造影完成后，已充分评估左主干和回旋支情况。

** 如何充分暴露回旋支（2）

如果在前后位，回旋支高于前降支，调整方法仍是右前斜加足位或正足位，将回旋支向下拉伸。然后通过左前斜加头位或加足位投照回旋支近段，由于脊柱的影响，这个体位略显模糊。左前斜加足位可以清晰地显示回旋支开口，这有助于手术时导丝进入前降支、回旋支和第一钝缘支（表 2.2）。

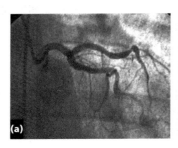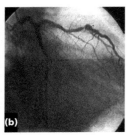

图 2.1　左回旋支位于左前降支下方时成角：(a) 在正头位时，左回旋支位于左前降支下方，它也是迂曲的，因此下一个投影体位应是右前斜加足位。(b) 在右前斜加足位，左回旋支被拉长得以充分暴露。(Courtesy of the Cardiac Catheterization Laboratories of Community Healthcare System, St Mary Medical Center, Hobart, IN.)

表 2.2 如何暴露回旋支

回旋支位置	下一个最佳体位
如果前后位时回旋支低于前降支或与前降支在同一水平	右前斜加足位或正足位
如果前后位时回旋支高于前降支	右前斜加足位或正足位 左前斜加足位(优选体位) 左前斜加头位(优选体位)

** **如何避开回旋支充分暴露前降支**

如果前后位清晰显示回旋支在前降支下面,那么下一体位应是任意足位,将回旋支向下拉伸,避免回旋支和前降支近段重叠(规律1)。这个体位可以同时暴露前降支和回旋支。如果回旋支和前降支在同一水平上,下一个投照角度应是足位伴深吸气,使回旋支更低,从而显露与回旋支重叠的前降支。通常情况下,上述角度已可以让我们充分了解前降支或回旋支中段或远段的情况。

** **左主干病变的两个投照体位**

左主干病变时,过多的造影并不安全。外科医生只需要了解前降支中远段和钝缘支,以便于进行搭桥。所以对于搭桥患者只需要两个体位便可显示左冠状动脉(左主干、前降支和回旋支):正足位和正头位。如果患者需要进行 PCI 治疗,则需要更多的体位投照前降支和回旋支远段。

** **如何有效显露前降支**

如果前降支在右前斜加足位非常迂曲(这通常在造影的第二或第三个影像),下一个影像应是在右前斜加头位拉直前降支(规律2)。如果回旋支高于前降支,为了移开与前降支重叠的回旋支,可以通过深吸气让回旋支更高。如果在前后位回旋支低于前降支,则不需要深吸气,否则,回旋支将被抬高与前降支近段重叠。这些操作可在正头位充分进行。

** **为了更全面地观察前降支,我们是否需要左前斜加头位?**

一般需要在左前斜加头位充分显露前降支,将前降支和对角支分开,显露对角支开口病变或对角支分叉病变(图 2.2)。在腹部突出的患者,正头位加深吸气可将回旋支抬高(规律 1),膈肌下降,从而显露整个前降支。

** 将前降支和对角支分开的角度

在右前斜位,如果第一对角支高于前降支并与前降支近段重叠,加头位可将对角支和前降支分开。然而,回旋支可能会被抬高,与前降支近段重叠。如果在右前斜位,对角支低于前降支,则加足位可帮助分开前降支和对角支(表 2.3)。

左主干

左主干长度不等(1~10mm)且没有边支,向下分出前降支和

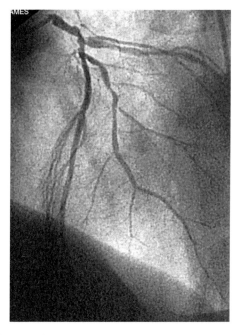

图 2.2 左前斜加头位的边界:由膈肌、脊柱和增强器的边缘构成三角形。左前降支应位于这个三角形的顶端以便充分显示。对角支在右边,间隔支在左边。(Courtesy of the Cardiac Catheterization Laboratories of Community Healthcare System, St Mary Medical Center, Hobart, IN.)

表 2.3   如何暴露前降支和对角支

暴露前降支	
第一个前后位影像	**下一影像并深吸气**
如果回旋支低于前降支	右前斜加头位或正头位
如果回旋支与前降支在同一水平	右前斜加头位或正头位
如果回旋支高于前降支	右前斜加头位或正头位并深吸气
分开前降支和对角支	
第一个右前斜影像	**下一个影像**
如果第一对角支高于前降支	右前斜位加头位
如果第一对角支低于前降支	右前斜位加足位

回旋支。有时,可能会出现无功能或非常短小的左主干,前降支和回旋支起源于独立开口。在显露前降支和回旋支的所有体位中均可观察左主干。左主干非常重要,因为该处病变与死亡率密切相关。观察左主干最主要的体位是前后位和右前斜位,如果这两个体位不能清楚地显示左主干,可依据心脏水平或垂直位置和左主干的长度选择其他体位。

操作要点

** 当心脏横位时,如何暴露左主干

当左主干短小,前降支近段向头侧时,左前斜加足位好于左前斜加头位。左前斜加足位可显示左主干长度,前降支或回旋支分叉的方向(图2.3)。为得到更好的左前斜加足位的影像,造影导管头端应位于从 12 点到 6 点的半圆的中心,该半圆由心脏轮廓的阴影形成。如果角度太小,可能造成左主干短缩,并与膈肌和脊柱重叠。

** 当左主干长并向下走行时,如何暴露左主干

当心脏垂位时,左前斜加头位可更好地显露左主干和前降支及回旋支的分叉。如果左前斜加头位角度过小,左主干进一步短缩,加之吸气不良,可能由于膈肌重叠造成成像模糊。如果上述体位不能清晰显示左主干,需尝试不同角度体位(表2.4)。

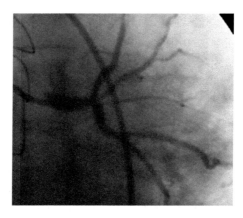

图 2.3　左主干的左前斜加足位：在这个投影体位中，位于左前降支和左回旋支分叉处的左主干清晰可见。(Courtesy of the Cardiac Catheterization Laboratories of Community Healthcare System, St Mary Medical Center, Hobart, IN.)

左前降支

前降支近段定义为前降支开口至第一间隔支起始处，前降支中段与远段的分界无明确定义，一般是指右前斜位中前降支向下走行处。

正头位

这是显示前降支开口、中段和远段的最佳体位之一。在长左主干患者中，如需要进行前降支近段和中段的 PCI 治疗，这个体

表 2.4　显示左主干的其他可能角度

血管部分	常规体位	调整体位
开口	左前斜+足位	正足位
体部	右前斜+足位	正足位
	右前斜+头位	
远段	左前斜+足位	左前斜+头位
		右前斜+足位

位有助于将导丝送入前降支远段,避免对角支和间隔支的干扰。如果需要使回旋支高于前降支近段,可嘱患者在正头位时深吸气。如果回旋支低于前降支,吸气只会使回旋支与前降支重叠。

左前斜加头位

这个体位可清晰地显示前降支全程,从起始到末端,以及与间隔支和对角支的关系。在这个体位,如果导管头端位于脊柱、膈肌和影像增强器边缘构成的三角中,前降支可得到充分显现。可以通过移动管球到左侧,使脊柱移动到左侧,从而将脊柱移出中心(规律1)。如果显影结果欠佳,可通过调整头部投照角度和深呼吸,降低膈肌,使心脏更垂直,从而更好地定义前降支近段。左前斜加头位可帮助显示前降支病变,特别是与对角支和间隔支分叉处,以便于导丝的进入。然而,这个体位可使前降支近段短缩,不能准确评价前降支近段造影和支架的情况。

关键点

如何识别前降支、对角支和间隔支

左前斜加头位是识别和确认前降支的最佳体位,对角支在屏幕的左侧,间隔支自前降支右侧发出。前降支几乎都有间隔支。这个体位可确认由于前降支慢性闭塞而代偿性增大的对角支。对角支更多地指向左侧,左心室明显扩张时较长的前降支末端也指向左侧。区别对角支和间隔支的另一个方法是心肌收缩时对角支弯曲,而间隔支较直,且很少随着心肌收缩运动。间隔支的存在可帮助确认前降支。

正头位

如果回旋支可被移至前降支上面,正头位可清楚地显示前降支开口和近段。仅这一个体位就可很好地观察前降支中段和远段,术者在PCI术中经常应用这个体位调整导管位置,观察近段器械操作,以及血管远段导丝头的位置。

(待续)

> **侧位**
>
> 在处理前降支与对角支分叉病变时，侧位可帮助突出病变的位置和评价病变的严重程度。这个体位在造影时更有用，因长时间的抬举上臂会使患者疲劳和不适。

操作要点

** 显露高对角支

通常右前斜位加头位不能清楚地显示高对角支开口，因为这个部位会与回旋支重叠，所以可以尝试左前斜位加大角度头位(LAO 10，头位 40)。然而，好的蜘蛛位加大角度足位可更好地显示高对角支(图 2.3)。

** 心脏横位或短左主干时观察前降支开口和近段的最佳体位

当心脏横位时，左主干短小，前降支近段沿头位走行，因为与回旋支重叠，所以左前斜位加足位比左前斜位加头位更佳。在前降支开口行 PCI 治疗时，足位可更好地帮助前降支近段的支架定位。然而，在这个体位时前降支短缩，不利于观察支架植入后的情况和新发夹层。

** 对于有长左主干的患者，观察前降支开口和近段的最佳体位

如果左主干较长，特别是回旋支可移至前降支上方时，正头位应为首选体位。如果该体位不能评价前降支，另一个体位是右前斜位加头位，该体位可较好地显示左主干及前降支和回旋支开口。所以观察左主干远段或前降支开口较好的体位有前后位、右前斜位、左前斜位加头位。如果仍显示不佳，可尝试左前斜位加足位。

左回旋支

回旋支的近段是从回旋支开口到第一钝缘支开口，回旋支自第一钝缘支开口以远是回旋支远段。观察回旋支时，标准右前斜位加足位可提供许多所需的信息。小的投照角度有两个不足：①回旋支近段短缩，不能准确评估病变形态，忽略血管的方向或迂曲程度；②开口部分重叠，显示不清。越靠近足侧的体位，回旋

支近段显示得越清楚。为弥补右前斜小足位的不足,正足位和左前斜足位可帮助确认回旋支开口和回旋支近段的病变的情况。在这个投照体位,患者深呼吸可使膈肌下降,让视野更清晰。

在对回旋支钝缘支中远段进行介入治疗时,右前斜位加足位可使回旋支近段短缩, 可能会掩盖左主干起始角的严重病变以及回旋支近段阻塞性病变的迂曲和严重程度。通常,当球囊和支架不能通过严重狭窄病变时应用这个体位。恰当地应用正足位和左前斜位加足位(蜘蛛位),可清晰显示回旋支开口和近段,使导丝顺畅地进入血管。

右冠状动脉

右冠状动脉近段是自开口至第一个弯曲处;中段是第一个和第二个弯曲之间,右前斜体位中这个部位较直;远段是第二个弯曲以远。右冠状动脉起始处变异较多, 有的从主动脉垂直发出,有的垂直向足侧发出,有的起始处形似牧羊杖。在右窦底用力推注造影剂,有助于观察右冠状动脉的起源。如果仍未找到,有可能起源于前壁或左窦,或高于窦缘。

左前斜位

在左前斜位,右冠状动脉看上去像字母 C,而在右前斜位,其看上去像字母 L。观察导管在右冠状动脉开口的位置,最佳体位是右前斜位加小角度头侧投照。在这个位置,导管头端从正面看像圆形(图 2.4a)。如果导管尖端与右冠状动脉近段存在角度,则导管同轴不佳(图 2.4b)。这一角度会产生阻力,从而阻碍导丝通过病变。

观察开口病变时,应将导管置于右冠状动脉开口处,推注大量造影剂,以确定动脉壁上病变的范围和位置。在右冠状动脉开口植入支架时,这个体位特别重要。角度较大的左前斜位(>50°)或左前斜位加足位是观察右冠状动脉开口位置的最佳体位。左前斜位加足位同样可较好地显示右冠状动脉开口及其近段部分。左前斜位加头位配合深吸气,可观察后降支远段及其分叉,深吸气可使膈肌移出屏幕。正头位配合深吸气同样可较好地显示右冠状动脉远段。

右前斜位

左前斜位时,因右冠状动脉中段与右室分支重叠,不能被很好地显示。右前斜位可使右冠状动脉中段与右室分支分开(图 2.4a)。左前斜位有助于将导丝送入右冠状动脉近段,右前斜位可使导丝不进入边支,顺利进入右冠状动脉远段。

大隐静脉桥血管

显示动脉或静脉桥血管的最佳体位是垂直桥血管的方向。在对钝缘支大隐静脉桥血管(SVG)进行造影时,静脉桥的方向是从上到下(或从头位到足位),最佳体位是右前斜位加足位,因为右前斜位加足位可使静脉桥在垂直位而钝缘支在水平位。显示前降支和对角支静脉桥血管开口和体部的最佳体位是左前斜位。对大隐静脉桥血管的详细讨论可见第 13 章。

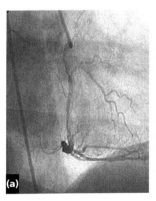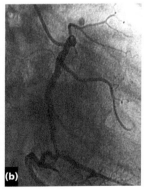

图 2.4　右冠状动脉的右前斜位:在这个投影体位中,指引导管实现真正的同轴,因此指引导管的尖端呈圆形。(b)右前斜位时正常右冠状动脉的开口位于前部:由于这种情况下冠状动脉开口的位置异常,所以指引导管的尖端指向左侧。(Courtesy of the Cardiac Catheterization Laboratories of Community Healthcare System, St Mary Medical Center, Hobart, IN.)

内乳动脉

通常情况下,左内乳动脉(LIMA)桥血管搭在前降支,显示前降支和吻合口的基本体位是左前斜位加头位或右前斜位加头位。侧位也可观察吻合口,因为在这个体位内乳动脉桥血管远段吻合口在垂直位,前降支在水平位。

虽然我们都是选择前后位放置在内乳动脉导管,但观察导管头端和开口的最佳体位是左前斜位 60°或右前斜位 45°。这些角度可拉长主动脉弓,将锁骨下动脉分开,更好地识别内乳动脉桥的开口。

操作要点

*** 非选择性内乳动脉造影

在一些罕见情况下,左右内乳动脉导管很难到位,在锁骨下动脉近开口处可进行非选择性内乳动脉造影。完成锁骨下动脉及其分支造影,需推注 10mL 造影剂,使同侧收缩压上升10mmHg(1mmHg=0.133kPa)[1]。

> **注意事项**
>
> **造影中的假象**
>
> 　一些造影体位可能无法全面反映成角血管段或病变的严重程度。通常情况下,观察回旋支近段病变时,右前斜位加足位可出现这样的情况,这个体位可使回旋支近段短缩,致使回旋支开口和近段病变被漏掉。
>
> 　在右前斜位加头位或左前斜位加头位,左主干远段病变可能被漏掉,在器械前送困难或介入操作后观察是否有血栓形成,都需要了解病变严重程度。在左前斜位加头位时,前降支近段因短缩被漏掉,右前斜位加头位、正头位或足位更好一些。
>
> 　在右冠状动脉进行介入治疗时,左前斜位显示导引导管同轴,而当前送器械或撤出器械困难时,右前斜位显示导引导管并不同轴(表 2.5)。

表 2.5 如何选择成像角度

问题	解决方法
左前斜位加头位时前降支不居中	进一步左前斜
左前斜位加头位时前降支迂曲或短缩	增大或减小头侧角度
右前斜位加头位时回旋支与前降支重叠	向头侧移动后深呼吸或改为正头位
前后位回旋支明显低于前降支	右前斜位加足位配合深呼吸
前后位回旋支近段明显迂曲	深呼吸并取右前斜位加足位
前后位回旋支近段短缩	增大足侧角度并深呼吸
右冠状动脉导管不易到位	右前斜位检查导引导管是否同轴

放大球囊和支架型号的假象

在右前斜位加足位,导管头端看上去要比回旋支、钝缘支、右冠状动脉远段要小,这是因为回旋支、钝缘支和右冠状动脉远段在影像增强器后面,右冠状动脉血管被放大了。在右前斜位加头位评价前降支远段大小时我们也遇到同样的问题。在这些情况下,影像增强器离患者胸部越近越好。表 2.6 显示的是测量血管大小时应注意的情况。

表 2.6 易引起误判的体位

1. 右前斜位加足位观察回旋支开口和近段
   更优体位:正足位配合深呼吸
2. 左前斜位观察右冠状动脉近段和开口
   更优体位:左前斜位加足位可更好显示开口,右前斜位加检查是否同轴
3. 左前斜位观察后降支起始部
   更优体位:左前斜位加头位或正头位伴深吸气,使膈肌更低
4. 前后位观察左主干远段
   更优体位:左前斜位加足位,或头位
5. 左前斜位加头位观察前降支近段
   更优体位:正头位

注意事项

遗漏的病变

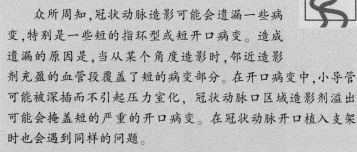

众所周知,冠状动脉造影可能会遗漏一些病变,特别是一些短的指环型或短开口病变。造成遗漏的原因是,当从某个角度造影时,邻近造影剂充盈的血管段覆盖了短的病变部分。在开口病变中,小导管可能被深插而不引起压力室化,冠状动脉口区域造影剂溢出可能会掩盖短的严重的开口病变。在冠状动脉开口植入支架时也会遇到同样的问题。

血管中段和远段部分被高估

在许多进行回旋支 PCI 的患者中,右前斜位加足位可评估回旋支中段的大小。在这个体位,导引导管头端在左主干开口靠前,回旋支中段靠后,所以造影时回旋支中段的成像较大。这就是为什么通过定量冠状动脉造影(QCA)测量回旋支的大小具有很大的欺骗性,常常是造成回旋支支架型号选择偏大的原因。在正头位显示右冠状动脉远段和在右前斜位加头位显示前降支中段或远段时也会遇到同样的问题(表 2.7 和图 2.5)。

低估血管

在左前斜位加头位,因为导管头端靠后,动脉靠近影像增强器,所以前降支中段看上去较小,导管看上去较大。这导致球囊或支架比实际偏小。

辐射

术者在应用 X 线发生器时应小心,以保护自己和工作人员免受辐射。

辐射量最大的投射角度

术者应用右股骨入路时,小左前斜位加头位可造成最大的辐射。辐射主要来自操作台下的 X 线发生器和患者对 X 线的散射。散射会因电压增加而增大[2]。在为肥胖患者进行 PCI 时,为保证足

表 2.7　选择球囊或支架型号的最佳体位

血管部位	最佳体位
前降支	
近段或中段	右前斜位或正头位
前降支远段	右前斜位加头位(注意放大假象)
回旋支	
回旋支近段	右前斜位加足位和正足位
回旋支远段或钝缘支	右前斜位加足位(注意放大假象)
右冠状动脉	
右冠状动脉近段,中段	右前斜位,左前斜位
右冠状动脉远段,后降支,后侧支	前后位,左前斜位加头位(注意放大假象)

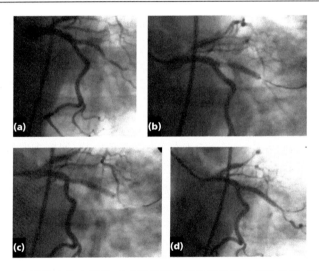

图 2.5　左回旋支放大假象:(a)以指引导管头端的尺寸作为参考,钝缘支近病变处为 3.8mm,远病变处为 3.3mm,因此选择 3.25mm 的球囊进行预扩张。(b)扩张过程中,血管造影显示动脉完全闭塞,即球囊适应良好。(c)指引导管体部看起来比头端大得多,因此选择 3mm 的支架植入。扩张过程中的血管造影亦显示近段与支架尺寸相同。(d)植入支架后血管造影显示,支架区域的管腔直径与其近段无差异,动脉实际直径大约为 3mm,而不是以指引导管的头端尺寸作为参考所测得的 3.8mm。(Courtesy of the Cardiac Catheterization Laboratories of Community Healthcare System, St Mary Medical Center, Hobart, IN.)

够的射线透过,尽量避免大角度造影,特别是足位时。影像的放大倍数应减小,从而减少患者和术者的射线暴露;操作坐台的运动幅度应减小,以减少伪影。对可疑部位,可用高倍数重新成影。

冠状动脉异常

最常见的冠状动脉异常是冠状动脉起源于主动脉的异常。一般情况下,冠状动脉起源异常无明显的临床表现,除非前降支起源于右窦或右冠状动脉起源于左窦, 造成冠状动脉受压,引起缺血和猝死[3]。当回旋支起源于右冠状动脉或右窦,向侧壁供血,是良性变异。左冠状动脉或右冠状动脉可以起源于后窦(极少见)或升主动脉,类似于桥血管[4]。除了起源异常外,冠状动脉的解剖功能都是正常的。这些是良性的冠状动脉异常。当左冠状动脉或右冠状动脉起源于相反窦时,有 4 个走行方式,最罕见的是在两条动脉之间走行,最常见的是间隔内走行。另外两种方式是在主动脉后方和前方走行。在两条动脉之间走行是最严重的类型,可引起缺血而致猝死。

在右前斜位造影时,间隔支看上去像鱼钩状。这是由于冠状动脉血管自左主干向下至心外膜,形成鱼钩状。回旋支向后弯曲形成"眼睛"状,并构成"眼睛"的上边界[5]。在前(路径)中左主干位于肺动脉前方。此路径下可见由左主干构成上边界,左回旋支构成下边界的"眼睛"状图形(图 2.6)。

操作要点

**"点"与"眼"

在右斜前位 30°左心室造影时行非选择性冠状动脉造影可见异常冠状动脉走行路径。此时可见一个代表动脉端的 "小圆点"。最严重的情况是,异常的左主干穿行于主动脉和肺动脉之间的动脉间路径,此时可见"小圆点"在主动脉前方。若"小圆点"在主动脉后方,则为主动脉后路径[5](图 2.6)。

单一冠状动脉

单一冠状动脉(SCA)起源于冠状动脉主干,向整个心肌供血,单一冠状动脉非常少见。

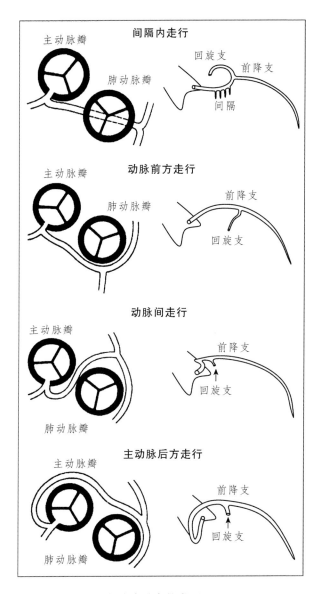

图 2.6 冠状动脉起源于主动脉异常的类型。(Adapted from Serota et al. with permission from Elsevier[5].)

回旋支起源于右窦

第二种常见的冠状动脉异常是回旋支起源于右冠状动脉近段,这种变异是良性的。当回旋支起源于右冠状动脉尖或其近段时,回旋支将从主动脉后侧走行至正常位置。前降支是一个大血管,没有回旋支。在右前斜位 30°,回旋支走行在主动脉后侧[5](图 2.7)。当回旋支起源于右冠状动脉近段,靠近开口时,若导管深插,可能会略过回旋支的异常开口,漏掉回旋支。

右冠状动脉异常

开口向前

如果右冠状动脉起源于前壁,右 Judkins 导管不能到位,则在左前斜位导管短缩。在左前斜位,将导管头端指向右侧可易于将导管置于右冠口。在右前斜位,导管头端与右冠口存在角度,导管头端指向左侧。

右冠状动脉异常起源于左窦

在右前斜位,右冠状动脉起源于左窦或左主干近段,右冠状动脉在主动脉前[5]。图 2.8 显示的是一位患急性心肌梗死的中年护士的造影图,2 年后她儿子的冠状动脉造影显示同样的冠状动脉异常。

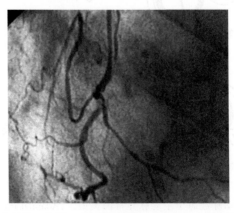

图 2.7   在右前斜位,起源于右冠状动脉的左回旋支为主动脉后走行,可见"小圆点"位于主动脉后方,动脉在后方弯曲。(Courtesy of the Cardiac Catheterization Laboratories of Community Healthcare System, St Mary Medical Center, Hobart, IN.)

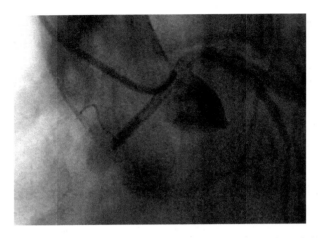

图 2.8　在左冠状动脉注射后,可见异常起源于左窦的右冠状动脉。因急性心肌梗死而闭塞,然后被成功打开。(Courtesy of the Cardiac Catheterization Laboratories of Community Healthcare System, St Mary Medical Center, Hobart, IN.)

前降支异常

前降支起源于右冠状动脉或右窦前壁

前降支跨过肺动脉前的右室前壁,而后在中段向心尖走行。在右前斜位 30°,前降支在走向心尖之前将向左向上走行。这个冠状动脉变异是良性的[5]。

前降支起源于右冠状动脉或在右窦间隔走行

前降支在心肌内走行,穿过室间隔,沿右室流出道走行。它在间隔中部走行至表面,转行至心尖。在右前斜位,走行至心尖前并向左向下。这类异常是良性的,不会引起缺血[5]。

左主干异常

左主干起源于右窦的发生率非常低(1.3%)。在右前斜位,冠状动脉可走行在肺动脉之前(前方走行),穿过室间隔(间隔内走行),走行于主动脉和肺动脉之间(动脉间走行),或走行于主动脉后(主动脉后走行)(图 2.6)。准确地诊断走行变异对预后非常重要,因为动脉间走行常伴随致死性事件。

间隔内走行

左主干沿右室流出道走行在室间隔内,在室间隔中部行至表面,分出前降支和回旋支。随着左主干在室间隔中段发出分支,回旋支向着主动脉方向走行于左主干之上,与左主干构成椭圆形(类似于眼睛的形状,左主干是下边界),此影像在右前斜位30°观察最为清楚。前降支看上去相对较短,因为只有前降支中段和远段显露出来。一支或更多的间隔支从左主干发出。这一类型的冠状动脉异常是良性的,不伴随缺血出现[5](图 2.9)。

前侧游离壁走行

在前壁走行,左主干穿过右室游离壁,在肺动脉之前,在室间隔中部分为前降支和回旋支。回旋支向主动脉走行(前降支为正常位置)。在右前斜位 30°,回旋支与左主干构成椭圆形,左主干是上边界。这类型冠状动脉异常不引起冠状动脉缺血[5]。

主动脉后走行

在这种类型,左主干在主动脉根部绕到心脏前侧面(其正常位置),分为前降支和回旋支,所以前降支和回旋支有正常的长度和正常的走行。在右前斜位,左主干在主动脉后形成一个圆

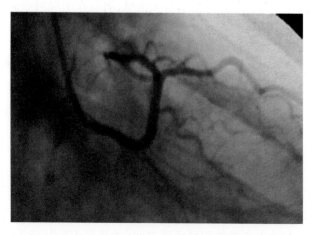

图 2.9　左主干从右窦发出行经隔膜/室上嵴:左主干构成"眼睛"的下边界而左回旋支构成上边界。(Courtesy of the Cardiac Catheterization Laboratories of Community Healthcare System, St Mary Medical Center, Hobart, IN.)

形。这是极少见的被报道有冠状动脉缺血的类型[5]。

动脉间的走行

左主干走行于主动脉和肺动脉之间至心脏前侧的表面。在右前斜位,左主干正面向前,在主动脉之前。这种类型的患者在年轻时即可出现劳力性心绞痛、晕厥和猝死[5](图 2.10)。

开口部分的解剖学注意要点

不是所有的冠状动脉异常都有导管头端可钩住的大开口或需放置支架的狭窄。相关文献报道,当右冠状动脉异常起源于左冠状动脉时,主动脉显示不清,冠状动脉口由主动脉瓣和冠状动脉组织形成细缝状。在运动过程中,主动脉瓣扩张,使冠状动脉口进一步狭窄从而引起缺血[6]。

异常通路引起缺血的机制

如果主动脉和肺动脉之间存在异常通路,运动时主动脉扩张,可

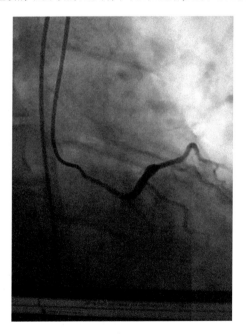

图 2.10 前后位可见从右窦发出的左主干走行于主动脉和肺动脉之间(动脉间路径)。(Courtesy of the Cardiac Catheterization Laboratories of Community Healthcare System, St Mary Medical Center, Hobart, IN.)

致中段狭窄,引起缺血。若在年轻患者中发现此异常,应进行外科手术纠正。若在症状不典型的老年患者中发现,仅在出现缺血症状时进行外科手术。这是因为老年患者主动脉缺乏弹性,变得较硬,不会像在年轻患者中那样引起缺血。有些在主动脉壁内走行的异常冠状动脉可能贴附在主动脉壁上,其与主动脉共享内膜,而不累及外膜[7]。

左主干起源于后窦

在前后位,无冠状动脉瓣在右侧,在左窦下方。最佳观察体位是右前斜位,导管头端在后侧。在窦内造影,可显示动脉和主动脉后壁[8]。

右冠状动脉起源于肺动脉主干

这种异常非常少见,由于肺动脉低阻力,完全氧合的血由正常血管流至异常冠状动脉,造成肺动脉窃血,导致心肌缺血。治疗方法包括右冠状动脉外科结扎和搭桥或右冠状动脉再移植[9]。

参考文献

1. Bhatt S, Jorgensen MB, Aharonian VJ, et al. Nonselective angiography of IMA: A fast, reliable and safe technique. *Catheter Cardiovasc Diagn* 1995;**36**:194–8.
2. Wagner L. Operational radiation management for patients and staff. In: King S, Yeung A (eds), *Interventional Cardiology*. New York: McGraw Hill, 2007: 121–44.
3. Barth CW III, Robert WC. Left main coronary artery originating from the right sinus of Valsava and coursing between the aorta and pulmonary trunk. *J Am Coll Cardiol* 1986;**7**:366–73.
4. Santucci P, Bredikis A, Kavinsky C, et al. Congenital origin of the LMCA from the inominate artery in a 37 year old man with syncope and right ventricular dysplasia. *Catheter Cardiovasc Interv* 2001;**52**:378–81.
5. Serota H, Barth III CW, Seuc CA, et al. Rapid identification of the course of anomalous coronary arteries in adults: The "dot and eye" method. *Am J Cardiol* 1990;**65**:891–8.
6. Cheitlin MD, DeCastro CM, McAllister HA. Sudden death as a complication of anomalous left coronary origin from the anterior sinus of Valsava: A not so-minor congenital anomaly. *Circulation* 1974;**50**:780–7.
7. Topaz O, Edwards JE. Pathologic features of sudden death in children, adolescents and young adults. *Chest* 1985;**87**:476–82.
8. Lawson MA, Dailey SM, Soto B. Selective injection of a left coronary artery arising anomalously from the posterior aortic sinus. *Catheter Cardiovasc Diagn* 1993;**30**:300–2.
9. Vijitbenjaronk P, Glancy L, Ferguson B, et al. RCA arising from the pulmonary trunk in 63-year-old man. *Catheter Cardiovasc Interv* 2002;**57**:545–7.

第 3 章
指引导管

Dobrin Vassilev, Thach N. Nguyen, Yidong Wei

难点

　　理想的指引导管可以为术者提供一个输送器械成功通过迂曲动脉和坚硬病变的稳定平台。

技术操作标准

　　指引导管一旦到位,头端应与血管保持同轴以避免损伤。所谓同轴,是指透视下继续推送指引导管应有深插而不是从冠状动脉开口脱出的趋势。理想的指引导管需在前送时保持头端和体部的相对稳定,不移位。

　　指引导管的选择主要根据升主动脉的大小、插管口的位置、靠近靶病变的冠状动脉段的迂曲程度和钙化程度。

　　对于简单病变,Judkins 指引导管,即使头端刚好对准冠状动脉开口,不深插,也可为输送器械提供足够的支撑。这是开口病变支架植入时指引导管的理想位置。对于复杂病变,会遇到更大的阻力,所选择的任何指引导管,其第二弯曲部应稳定贴靠在对侧主动脉壁上,才能为器械前送提供强大和稳定的支撑。本章将讨论经股动脉入路介入治疗的指引导管的选择和操作。经桡动脉入路的指引导管的选择与操作将在第 7 章和第 8 章讨论。

指引导管的设计

　　最常用的指引导管包括 Judkins、Amplatz 和 EBU 指引导管。其他指引导管适用于不同情况：多功能指引导管适用于右冠状动脉桥血管或高位左主干开口，左内乳动脉(LIMA)指引导管适用于开口向上的桥血管、右冠状动脉和左冠状动脉桥血管。

　　本文将讨论主动支持和被动支持。被动支持是通过指引导管生产材料和自身设计贴靠对侧主动脉壁或下方主动脉窦提供强支撑力。一般不需要额外操作。主动支持通常是通过对指引导管的操作使其形状适合主动脉根部或通过深插进入冠状动脉血管来实现[1]。

Judkins 指引导管

　　左 Judkins 指引导管(JL)通过第一、第二和第三弯曲适应主动脉根部解剖，无须太多操作就可以到达左主干开口。除非术者操作不当(经股动脉途径)，否则它可以自然到达冠状动脉开口。然而，如果通过桡动脉途径送入导管，则需要更多的操作。由于头端存在 90°弯曲，JL 导管不能很好同轴。在许多情况下，即使第二弯曲不能很好地贴靠在对侧主动脉壁或冠状动脉窦上，在 PCI 过程中不能为输送器械提供足够的支持力，仍可以顺利完成诊断性冠状动脉造影[1]。

Amplatz 指引导管

　　左 Amplatz 指引导管(AL)以第二弯曲贴靠无冠窦，而右 Amplatz 指引导管以第二弯曲紧靠左窦。这种指引导管可为器械的输送提供强支撑力，最适用于长左主干、回旋支向下走行或左主干开口向上的患者。然而，由于这种指引导管的头端指向略向下，因此发生可引起夹层的开口损伤的风险较高。目前有短头的 Amplatz 指引导管，可以提供同样的支撑力，同时可减少冠状动脉开口损伤的风险。

多功能指引导管

　　这种指引导管较直，头端有一个单弯。除了少数高位左主干开口或右冠状动脉开口向下的患者外，多功能指引导管适用于绝大多数病例。但这种指引导管并不常用于原位冠状动脉介入治疗。

EBU 指引导管

生产商不同,EBU 指引导管的命名不同(如 Voda 或 XB,EBU,C,Q,或者几何曲线指引导管)。这种类型的指引导管在设计上有一个共同的特点,即头端长且直,与左主干或右冠状动脉近口同轴。这样的设计可以缩小指引导管头端与血管的夹角,减少器械输送时的阻力。这种指引导管的第二弯曲很长,可以紧靠在对侧的主动脉壁上,其头端在冠状动脉内不易发生移位,因此可以提供非常稳定的支撑[2]。

指引导管的操作

安全措施

在任何情况下操作指引导管,都应该严格执行基本的安全措施。见框 3.1。

操作要点

* 通过迂曲的髂动脉前送导管

由于髂动脉过于迂曲,导管近段的旋转不能以同样的幅度传到远段。如果不密切监视,导管自身会打折弯曲。轻柔地、小幅度地推送导管,可以把扭力传递到头端[3]。在这种情况下,一个 23cm 的长鞘有助于克服髂动脉迂曲的问题。一种简单的方法是,通过 Y 阀将一个 0.38 英寸的硬导丝插入指引导管。当指引导管靠近开口时,撤除硬导丝,冲洗导管,然后将导管头端送入开口[3]。

框 3.1　标准的安全操作技术

1. 进入升主动脉后用力回抽导管,防止任何血栓或动脉斑块碎屑进入导管
2. 通过 Y 阀导入器械后持续回抽血液,避免空气栓塞
3. 经常冲洗导管,避免血液瘀滞和血栓形成
4. 从冠状动脉撤出介入器械时,密切注视导管头端,尤其是冠状动脉开口或近端存在斑块时
5. 密切注视压力曲线,防止导管深插造成压力嵌顿
6. 在推注造影剂时,保持注射器头端向下,避免气泡进入冠状动脉系统

** 操作进入左主干开口

　　将 JL 导管置入左窦后,轻轻推送并配合轻微逆时针旋转,便可插入左冠状动脉。如果导管不能到达左主干开口,则在冠状动脉窦内推注少量造影剂,有助于找到左主干开口。如果左主干在导管头端的上方,可以提拉导管同时逆时针旋转导管。如果左主干位于指引导管的前方,可以轻微逆时针旋转导管,使导管头端指向前方。如果左主干位于导管头端的后方,可以轻微顺时针旋转,使导管头端指向后方。当造影导管或指引导管不能直接进入冠状动脉时,这是一种可适用于任何导管的通用操作方法。

* 动脉血压下降

　　导管会导致舒张压(室化)或收缩压和舒张压同时下降(压力衰减)。其原因主要有:开口存在严重病变、冠状动脉痉挛、导管不同轴或导管直径与冠状动脉管腔不匹配。当主动脉压力衰减由小冠状动脉引起时,可换用带侧孔的导管,其可以使血液被动地流入冠状动脉远端。其缺点包括冠状动脉显影不清楚,原因是造影剂通过侧孔溢出,少数情况下是由于过度操作导管造成导管支撑力下降和侧孔处导管打结。然而,压力室化最常见的原因是存在开口病变。如果压力衰减,不是由开口病变造成,此时如果球囊、支架或者导丝已经进入冠状动脉,那么前送任何器械都可能使导管后撤并恢复正常的压力曲线。

** 保持同轴还是主动支持?

　　保持指引导管与冠状动脉开口同轴比主动支撑重要,因为同轴的情况下术者可以根据需要轻松地推送和后撤导管,以使支架准确定位和造影剂显影。几乎所有的介入器械(支架、切割球囊、旋切、旋磨、血栓抽吸、远端保护装置等)都是坚硬的并且外形偏大,与指引导管的不同轴可能造成损伤、内皮剥脱而致血栓形成,或者冠状动脉开口的夹层。导管深插可以防止支架在冠状动脉开口病变处脱载[1]。

** 指引导管外径在开口阻塞中多么重要?

　　指引导管的外径可以造成冠状动脉血流的显著阻塞。7F 或者 8F 的指引导管更是如此,尤其是当冠状动脉较小或者开口

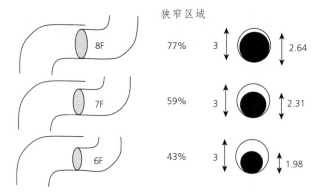

狭窄区域

图 3.1 冠状动脉血流随导管直径的增加而减少。(Modified from De Bruyne et al.[4], with permission from Wiley.)

存在病变时。这可造成围术期缺血[4](图 3.1)。

*** **如果指引导管太长**

在通过长大隐静脉桥血管或内乳动脉桥血管进行介入治疗时,使用加长球囊导管(145cm)或短指引导管(80cm)以确保指引导管足够,可到达远端,或通过尾端接小一号的短鞘使指引导管缩短。

先进技术:如何使指引导管缩短

首选用刀片切断指引导管的尾端。当指引导管仍在冠状动脉内而导丝跨过病变时,操作时应使用止血钳夹闭指引导管。必须确保刀片不能损伤导丝。接下来使用一种比指引导管小 1F 的标准鞘管,切断远端,截取 2cm 鞘管做连接管备用,然后使用比鞘管大 1F 的血管扩张器扩张截取下来的 2cm 长备用鞘管,使其两端均呈喇叭口状。这通过使用扩张器锥形尖端逆向插入鞘管两端来实现。撤除扩张器,重新通过正向方法将扩张器插入短鞘,使导丝通过扩张器穿过鞘管。最后,呈喇叭口状扩张的鞘管末端与被切断的指引导管紧密连接在一起。移除止血钳,将鞘管尾端侧口与多通控制阀连接,使用前需反复回抽以确保新组装的系统内没有空气[5](图 3.2)。

在复杂的介入操作过程中,如果需要双球囊技术,所需的最

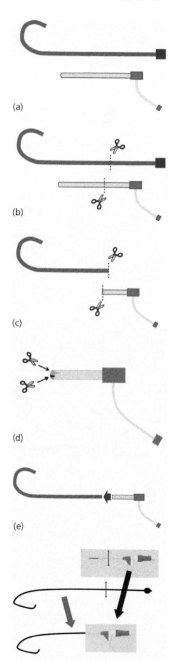

图 3.2　如何使指引导管缩短：(a) 需要一个指引导管和小一号的鞘管。(b,c)把指引导管切成需要的长度。鞘管也需要切开。(d) 使用剪刀将鞘管剪出两个缺口，或者使用血管扩张器的头端逆向扩张鞘管残端。(e)将鞘管插入指引导管的尾端。(f)过程总结。(待续)

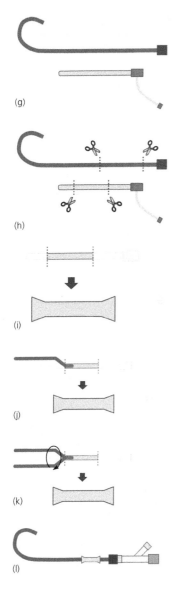

图 3.2(续) (g)使用比指引导管小一号的鞘管（例如，6F 的指引导管用 5F 的鞘管，7F 的指引导管用 6F 的鞘管）。(h)切断指引导管和鞘管。为了确定我们需要切除的长度，前送指引导管至冠状动脉开口并确定鞘管外指引导管多出的长度。指引导管尾端的长度应当小于 2cm。切断的鞘管远端呈锥形不再使用。(i)使用比鞘管大一号血管扩张器扩张截取下来的 2cm 长备用鞘管，使其两端均呈喇叭口状。(j,k)轻轻地、缓慢地连接指引导管和鞘管残端，否则连接管易于损坏。(l)新的短指引导管制备就绪并与 Y 阀连接。(Courtesy of Dr Satoru Sumitsuji.)

小管腔内径等于两个球囊导管的最大直径之和再加 0.006 英寸。随着器械制造工艺的革新，指引导管的管腔内径已经变大，任何指引导管的选择取决于管腔的大小和容纳能力（表 3.1）。一

表 3.1 管腔内径和容纳能力

大小（英寸）	容纳能力
5F（0.058~0.059）	球囊血管成形术
5F 指引导管（大腔）	某些支架和小于 2.5mm 的切割球囊
6F（0.070~0.073）	标准的球囊成形术和支架植入术，AngioJet 导管
6F 指引导管（大腔）	某些分叉病变球囊成形术（包括对吻球囊），血管内超声导管
7F（0.078~0.081）	2.0mm 的旋磨头，两个快速交换式球囊导管
8F（0.080~0.090）	两个整体交换式（OTW）球囊导管，2.25mm 的旋磨头，冠状动脉定向旋切术
9F（0.098~0.101）	最大的旋磨头：2.5mm

IVUS，血管内超声。

般来说，现在使用的 6F 内径的指引导管（主要是 Launcher）可以容纳大多数两个 3.5mm 的球囊进行对吻扩张，或者一个 4.0mm 和一个 3.0mm 的球囊。经典的 Crush 技术需要 7F 的指引导管，而 Step-Crush 技术需要 6F 的指引导管。做对照造影时，可移除一个球囊以求获得良好的动脉显影。如果处理慢性完全阻塞性（CTO）病变需要两个微导管，则使用 7F 的指引导管。如果需要同时使用微导管和血管内超声，则必须使用 8F 的指引导管。不同指引导管的内径见表 3.2。

操作要点

** 什么时候使用带侧孔的指引导管？

当主动脉压力室化或衰减，通过使用带侧孔的指引导管的纠

表 3.2 指引导管的内径

	Vista Brite Tip（英寸）	Mach 1（英寸）	Launcher（英寸）
5F	0.056	N/A	0.058
6F	0.070	0.070	0.071
7F	0.078	0.081	0.081
8F	0.088	0.089	0.091

正措施可能带来虚假的安全提示,因为指引导管的头端可能定位于斑块下面,操作导管或者注射造影剂可能引起严重的夹层。在处理具有前向血流的右冠状动脉慢性阻塞性病变时,带侧孔的指引导管是理想的选择。这样即使在深插导管时也可以保证前向血流,在推注造影剂时允许远端显影,以避免可能的缺血。

先进技术:如何在常规指引导管上做侧孔?

将诊断用的 0.035 英寸的导丝插入指引导管,并用一个 12~14G 的普通针在离导管头端 3~5cm 处穿孔。旋转针形成一个侧孔,仔细去除指引导管壁上的物质。

*** 升主动脉异常增宽时指引导管的选择

由于长期主动脉瓣关闭不全或者高血压,主动脉极度扩张,常规的指引导管不适合异常增宽的主动脉,需要进行塑形。如果指引导管具有 Judkins 形状,则第一弯曲在长度上可延长到 7cm、8cm 或者 9cm。对于 Amplatz 导管,它类似于 AL-5 或者 AL-6。然而,随着曲率半径增加,导管头端变得更低。具有 EBU 导管外形的指引导管,导管远端的头端长度可延长到足以适应异常增宽的主动脉窦。

先进技术:指引导管的塑形

不锈钢导丝(0.035 英寸)被调整到所需的形状并在无菌状态保持塑形。在 6F 多功能指引导管内预置导丝并使用电吹风进行加热。然后将指引导管浸入冷盐水中,撤除导丝。最好是使用聚乙烯导管进行塑形,但如今这种导管已经很少使用[6]。

操作要点

** 在曾经植入过支架的开口病变如何稳定指引导管?

在开口病变发生支架内再狭窄时,指引导管往往很难选择性地插入冠状动脉开口。开口处的支架能够延伸到主动脉窦内并发生不同程度的再狭窄。并不是每种指引导管都能够插入冠状动脉开口,第一根导丝能够由低位支架梁通过支架并为指引导管提供支撑力,使得指引导管与植入支架的冠状动脉开口更加同轴。第二根工作导丝能够通过中心腔到达血管远端。Amplatz 指引导管可能更适用于这种病例,这主要是因为在推送导管过程中,导管头端能够翘起。这样就可以使导管头端置于植入支架的冠状动脉开口的中心腔内（使用 Judkins 导管几乎是不可能的）。通过导丝在导管头端塑形成大环,导丝最终可成功地进入支架的主腔[7]。

** 使用大腔指引导管的安全性

在使用大腔指引导管时,导管和导丝之间常存在明显的空隙。在导管前送的过程中,这种空隙可能发挥铲雪效应,损伤血管内皮并蓄积斑块碎屑。在指引导管中置入稍小的诊断性导管能够缩小这种空隙(如将 4F 造影导管置入 6F 的指引导管中,或者将 5F 造影导管置入 7F 的指引导管中)。一旦进入冠状动脉开口,诊断性导管就可以撤除[8]。

*** 复杂介入时使用双指引导管

在冠状动脉开口较大的血管内进行复杂介入操作时,如果需要两个指引导管,那么可以使用两个较小的指引导管。其缺点是存在两个穿刺点并且同时使用两套指引导管。然而,使用两个指引导管可为造影剂的注入提供更多的空间, 因此在介入操作时冠状动脉显影将更加清晰（相比塞满很多器械的一个大腔指引导管）。使用两个指引导管时,介入器械(支架、球囊)、诊断性器械(血管内超声)或者远端保护装置(滤网)的移动将更加顺畅。如果将鞘管更换成大号鞘管,那么两个诊断性导管可以插入 8F 的鞘管内, 或者一个指引导管和一个诊断性导管可以插入 9F 或者 10F 鞘管内,而不需要进行新的穿刺[8]。

** 指引导管的支撑力

良好的指引导管支撑力能够显著优化每步介入操作步骤,包括导丝、球囊和支架的输送。这可以通过以下几方面实现:①使用大腔指引导管(7F 或者 8F);②使用更具有支撑力的导管(例如 Amplatz 或者 EBU); ③确保指引导管与冠状动脉开口同轴; ④使用导管深插技术。导管深插有降低血压、阻断血流、造成缺血和引起冠状动脉夹层的风险。

指引导管的选择

Judkins 指引导管

根据主动脉根部的宽度、冠状动脉开口的位置和邻近靶病变的冠状动脉段的方向选择 Judkins 指引导管。JL 导管第一弯曲和第二弯曲之间的长度应与升主动脉的宽度相适应:3.5cm,4cm,4.5cm,5cm,6cm 等。冠状动脉开口的位置可能是低位的、高位的、向前的或者向后的。开口或近段可朝上、朝下或处于水平位置。对于普通的美国患者，在通过股动脉途径进行介入操作时,JL 4.0 常常是足够的。在选择经桡动脉途径时,常选择小半号的指引导管,即 JL 3.5 是第一选择。对于亚洲患者,JL 3.5 通常非常合适。对于前降支指向向上或者主动脉根部较窄的患者而言,头端向前的更小号的指引导管可能更加易于同轴。对于主动脉根部水平或者较宽的患者（例如，慢性主动脉功能不全或者血压控制不佳）,第二弯曲较长的 JL 导管(5 号或者 6 号)将会更加适合升主动脉的宽度(图 3.3)。一旦进入左窦内,轻轻逆时针旋转指引导管,常常可以使导管头端指向前并进入左主干。

操作要点

** 小号 Judkins 指引导管的不同轴位置

如果选择小号的 JL 指引导管,其头端与左主干不同轴,将指向左主干开口的上方。在这种情况下,即使没有主动脉压力的衰减,在年轻患者中推注造影剂也不会引起夹层,但是对于存在许多可疑斑块的老年患者,可引起局部的小夹层。

* 指引导管太大

JL 导管头端指向头部方向，依赖于第一弯曲和第二弯曲之间的长度,以及导管第二弯曲进入主动脉根部的深度。如果当指引导管进入主动脉窦内,其头端仍然与升主动脉垂直并且不弯向左冠窦开口,则指引导管就太大了,应当选择更小号的指引导管(图 3.3)。

* 指引导管太小

如果选择的 JL 导管太小,或者第一弯曲和第二弯曲之间的

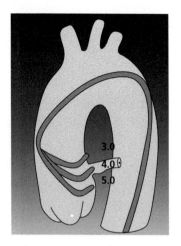

图 3.3 导管大小对于导管头端与冠状动脉开口位置同轴的重要性。小号指引导管自身会发生弯曲，大号指引导管会充分伸展，脱垂到左窦内，低于冠状动脉开口。(Illustrated by Quoc Nguyen.)

长度太短，导管将会过多地进入主动脉根部。导管本身在 Valsalva 窦内将会对折(图 3.3)。

右 Judkins 指引导管的操作

基本的右冠状动脉插管方法是前送导管进入主动脉根部，然后在轻轻上提时顺时针旋转导管，导管头端就会选择性地进入右冠状动脉开口。当右冠状动脉开口更加向前或者在右冠状动脉窦上方时，右 Judkins 指引导管将不能与右冠状动脉开口保持同轴。这种同轴位置关系可以通过在右前斜位 30°观察到导管头端呈环状来确认(图 3.4 和图 2.4a)。

Amplatz 指引导管

选择尺寸合适的 Amplatz 指引导管是重要的。型号 1 适用于最小的主动脉根部，型号 2 适用于正常的主动脉根部，型号 3 适用于较宽的主动脉根部。试图通过不适合特定主动脉、主动脉根部或者主动脉窦的预置 Amplatz 导管来进行插管只是浪费时间，并且存在增加并发症的风险。如果头端不能到达开口位置

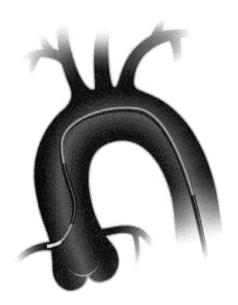

图 3.4　右 Judkins 导管的头端易于插入右冠状动脉口;然而,由于右 Judkins 导管体部不容易贴靠在对侧主动脉壁,所以右 Judkins 导管的被动支持力较低。(Illustrated by Quoc Nguyen.)

并且位置保持在开口下面,说明指引导管太小。如果头端位于开口上面,或者导管环不能打开,说明指引导管太大。当右冠状动脉开口位置很高时,通常选用左 Amplatz 导管。

　对于位于右窦中间位置或者更低位置的右冠状动脉,应当选用头端钩较小的右导管。指引导管沿着导丝进入升主动脉后,调整指引导管头端指向左侧,第二弯曲部"坐"在后窦或无冠窦上。最佳的投照体位是右前斜位 30°。这个体位可以清晰地区分心脏的前后方向。而且,这个投照体位可以很清楚地显示导管是否与冠状动脉同轴。在回抽和冲洗导管后,缓慢推送指引导管并保持头端指向上和指向前。当导管头端指向前方时,应该逆时针旋转导管,以便在推送导管时导管头端更加指向前方。导管头端保持旋转和回撤,直至进入左主干开口。如果指引导管指向无冠窦,应该轻轻推送导管并顺时针方向旋转导

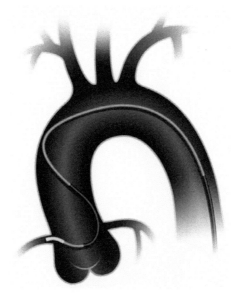

图 3.5　左 Amplatz 导管进入右冠状动脉：由于来自对侧主动脉壁的额外支撑力，左 Amplatz 导管为支架/器械输送提供了一个稳定的支撑。(Illustrated by Quoc Nguyen.)

管进入左主干,逆时针方向旋转导管进入右冠状动脉(图 3.5)。

操作要点

**Amplatz 指引导管的理想位置

一旦 Amplatz 进入左主干或者右冠状动脉开口,第一弯曲和第二弯曲应该与血管近段形成闭合的环状以保持导管头端与冠状动脉开口段同轴。这是导管正确的位置。如果回撤导管,它的头端可能会深插入左主干并且增加左主干夹层的风险。透视下,当导管未进入冠状动脉开口时, 若导管处于无张力的松弛状态并且导管头端指向开口段的下壁,则提示位置不良。

* 回撤 Amplatz 指引导管

必须小心从冠状动脉中撤出 Amplatz 导管。若采取与 Judkins 导管类似的简单拔管方式,会引起导管头端深插冠状动脉,从而引起夹层。为了撤出 Amplatz 导管,首先在透视下轻轻地前送导管使导管头端脱出冠状动脉开口，然后在撤出导管前旋转导管使其头端远离冠状动脉开口，这叫作"推送-旋转"法。

** 球囊充盈后撤出 Amplatz 导管

在球囊成形术后或者释放支架后，球囊处于放气状态。如果撤出球囊，Amplatz 导管（或者任何指引导管）的头端都有深插的趋势。这是一种应当避免的情况。最好的方法是在撤出球囊的同时也使指引导管脱垂出来。这种操作必须在透视下进行以监视导管头端的移动。如果以上操作失败了，可用第二种技术。应该将处于放气状态的球囊缓慢撤出指引导管。当不需要指引导管支持时，缓慢地回撤导管，同时注视导管头端以防止划伤开口段下方。一旦感觉到导管头端指向开口段下方不安全时，应当前送球囊使导管头端抬起并远离指引导管。重复这个动作直至指引导管完全脱出冠状动脉开口。然后根据需要回撤指引导管和介入器械。如果通过球囊导管的杆部进行回撤，则导管头端不太可能引起损伤。

多功能指引导管

在右前斜位 30°多数术者开始将多功能导管的头端放置在后窦或无冠窦内。前送指引导管，使其头端指向脊柱，直至导管开始变弯（或者高于靶血管开口的水平）。一旦成环，轻轻顺时针旋转，使导管头端转到左窦。在快速旋转导管时回撤导管以保持正确的位置。如果导管头端不能直接进入左冠状动脉，则通过轻轻逆时针旋转导管来前送头端，从而使其进入左主干开口。

导管在左前斜位 45°进入右冠状动脉，导管头端直接从左窦前方指向患者的右侧（在右冠状动脉开口以上的水平）。然后顺时针旋转并轻轻回撤导管进入右冠状动脉开口。多功能导管在主动脉扩张或者使用其他导管不能获得稳定位置的情况下是非常有用的。简单的推拉动作可以调节导管弯曲的长度。

如何定位导管远端

关键是如何使导管第二弯曲足够长以贴靠主动脉窦，然后使导管头端处于高于靶血管开口的位置，因此当回撤导管时，导管头端将会下降并进入开口。

EBU 指引导管

多数术者主张通过沿着送入升主动脉的导丝前送导管至主动脉窦内,低于冠状动脉开口的水平。然后回撤导丝。轻轻地冲洗、前送或回撤导管,同时顺时针旋转导管使其指向上方,此后顺时针旋转导管使其头端指向后方或者逆时针旋转导管使其指向前方,类似于 Amplatz 导管的操作,直至导管进入左主干或者右冠状动脉(图 3.6)。当右冠状动脉需要强支撑力或开口呈牧羊杖样时,EBU 导管非常适合。

适用于左主干病变的指引导管

当出现下列情况时,怀疑左主干存在明显病变:①在轻微体力活动或者运动试验时具有典型的心绞痛;②典型的静息性心绞痛;③饱餐后具有典型的心绞痛;④在低水平运动试验时存在显

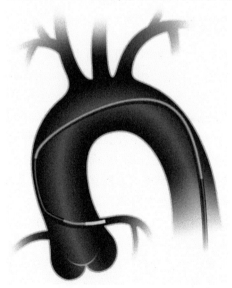

图 3.6 适用于左冠状动脉的 EBU;EBU 导管以长段杆部稳定地贴靠在对侧主动脉壁上,因此 EBU 导管可以为器械的输送提供最强的支撑力。EBU 导管的头端与冠状动脉开口同轴。在长左主干需要深插导管和当回旋支与左主干形成 90°的夹角时,EBU 导管非常适合。(Illustrated by Quoc Nguyen.)

著的广泛的 ST–T 段压低;⑤运动试验时血压不升高或者下降。

操作要点

* **怀疑左主干病变时导管的位置**

一旦怀疑存在左主干病变,应当在前后位上选择短头 JL 导管。将导管置于左主干开口水平以下,窦缘以下,推注 10mL 造影剂可以清楚地显示窦缘并能大体评估左主干病变。然后缓慢操作,使导管头端进入左主干开口,避免其突然跳入左主干。如果主动脉压没有室化或者衰减,就可以在前后位、小右前斜位或者小左前斜位加足位(蜘蛛位)推注 2~3mL 造影剂,以评估左主干病变的严重程度。

** **显示左主干病变时需要多少投照体位?**

一旦明确存在左主干病变,只需要 2 个投照体位:正头位和正足位。这两个角度可为需要搭桥的前降支和回旋支提供足够的信息。如果考虑行左主干介入治疗时,需要从更多角度显示前降支和回旋支,尤其是两个分支的开口部位。

** **压力衰减**

主动脉压力衰减可能是由于存在左主干病变,更为常见的是大腔导管和小冠状动脉开口的尺寸大小不匹配。逐步地定位和回撤导管可以消除压力衰减。在压力衰减的情况下,注射造影剂,即使是小剂量,也可能损伤斑块并引起灾难性的血管夹层。

适用于前降支病变的指引导管

为了到达前降支病变处,指引导管必须进入左主干开口。左主干位于向前、向上的位置,因此任何头端朝上的指引导管,例如 JL 导管,将会提供稳定的支撑并保持同轴。对于左主干开口位置向上或者主动脉根部偏小的病例,小一号的指引导管将使导管头端更易指向前方,或者 EBU 导管能提供更强的支撑力。在左主干开口位置较高的情况下,多功能导管或者 Amplatz 导管会非常容易进入左主干开口。如果左主干位置较平或者主动脉根部较宽,第二弯曲较长的 Judkins 导管(5 号或者 6 号)或者左 Amplatz 类的导管能够满足需要。

适用于回旋支病变的指引导管

需要在回旋支病变处进行介入治疗时,如果左主干较短,JL导管通常能够成功地进入左主干。如果冠状动脉开口位置较高,多功能或者 Amplatz 导管能够满足需要。如果冠状动脉位置较平或者主动脉根部较宽,第二弯曲较长的 Judkins 导管(5 号或者 6 号)或者左 Amplatz 类的导管能够满足需要。当 Judkins 导管指向上时,使用 Amplatz 或者 EBU 导管可使回旋支病变处获得更好的同轴支持。

操作要点

* 指向回旋支

在左主干较短或者回旋支存在独立开口时,如果首选的 Judkins 指引导管头端不能指向回旋支,轻轻地回撤导管并顺时针旋转导管。导管头端将会指向后方,朝向回旋支。如果这种操作不能获得满意的结果,换用大一号的 Judkins 导管或者头端指向下的 Amplatz 类的导管。如果左主干很短,则选用 JL 导管。Amplatz 1.5 导管可获得可接受的插管深度而不过多地进入冠状动脉。小心头端插入过深而引起夹层(框 3.2)。

** 选择适合介入治疗的指引导管

如果左主干较短并且回旋支与左主干之间没有锐角,JL 指引导管是首选。如果左主干较长并且左主干和回旋支之间为锐角,应当选择 EBU 导管。这样选择的理由是 EBU 导管头端更接近回旋支的开口,因此左主干和回旋支之间的角度会被消除掉,使得左主干和回旋支之间的过渡更加顺畅(图 3.7)。

*** 旋转 Amplatz 导管的操作

为了提高 JL 导管的支撑力(主动支持或者调整到同轴性更

框 3.2　深插导管时导管的选择方向

1. 指向前降支　逆时针方向旋转
2. 指向回旋支　顺时针方向旋转
3. 在右冠状动脉中　顺时针方向旋转

好的位置），如果指引导管已经到位且长度合适，则继续轻柔地推送导管直至导管整个弯曲部坐在左窦内，并顺时针旋转导管使头端指向左主干，整个导管的曲线类似于 Amplatz 导管。操作过程中必须有器械（支架、球囊或 IVUS 等）杆部在指引导管内，这种方法被称为"旋转成 Amplatz 法"。术者在尝试这种操作时不应感到有任何阻力。在介入器械前送和到位后，通过旋转释放导管张力后，逐渐从冠状动脉内回撤导管：在缓慢回撤导管时，轻柔顺时针旋转导管可以解除导管扭曲。

当冠状动脉内径足够大，可以容纳导管，并且导管具有软头时，可采用这种技术。左主干的开口或者近段或者远段应该没有病变。大多数情况下，选择比需要插入冠状动脉时大半号的 Judkins 导管，例如插管时需要 JL 3.5 导管，在多数情况下不适合进行 Amplatz 操作，JL 4.0 导管会更适合。然而，将 JL 导管更换为 Amplatz 或者 EBU 导管时，能够提供更强的支撑力（被动），使左主干和回旋支分叉处的摩擦力更小，无须更多的操作可以更安全地前送介入器械，导致导管头端不经意地脱出左主干[10]。

适合右冠状动脉病变的指引导管

右冠状动脉通常起源于右冠窦的前侧。多数情况下，右冠状动脉近段位置较平，与主动脉侧缘形成 90° 的夹角。当起始处角

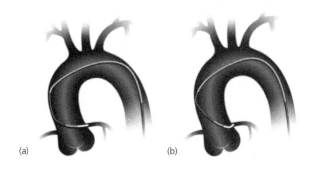

(a)   (b)

图 3.7 EBU 导管和 Judkins 导管弯曲之间的比较。EBU 导管长段杆部贴靠在对侧主动脉壁上，而左 Judkins 导管只有很短的一部分杆部贴靠在对侧主动脉壁上。这解释了 EBU 导管的强支撑力。（Illustrated by Quoc Nguyen.）

度小于 90°时,呈"牧羊杖样"。当右冠状动脉指向足侧时,向下的角度超过 90°。然而,还有其他一些小的变化,包括开口向前或者向后,或者异常起源,可使导管的插管或者同轴变得困难。

操作要点

** 选择适合右冠状动脉开口较平的指引导管

多数情况下,右冠状动脉开口较平,JR 4.0 能够非常容易地进入右冠状动脉开口。当 JR 导管未能插入右冠状动脉开口时,右 Amplatz 导管将是下一个选择。如果右 Amplatz 导管插管失败,则能够从对侧主动脉壁上提供支撑力的左 Amplatz 导管通常能够成功插入冠状动脉开口并提供所需的支撑力。

** 选择适合右冠状动脉开口向上的指引导管

当遇到起始处像牧羊杖样或者右冠状动脉开口非常向上时,导管头端必须朝上。虽然 JR 导管在诊断性冠状动脉造影时非常有效,但其不能提供足够的支撑力,因此通常选择 AL 导管。其他头端朝上的导管,例如 hockey stick 导管,适用于左静脉桥的导管,适用于左内乳动脉桥的导管或者 EBU 导管,能够插入冠状动脉,但支撑力较差。这些预成型的导管无须大幅度地旋转,在老年患者或者髂动脉非常迂曲的患者中非常有用,因为在这些患者中导管的操作非常困难。

** 选择适合右冠状动脉开口向下的指引导管

右冠状动脉的近段指向足侧,使用 JR 导管进行插管可使导管头端靠近主动脉侧壁引起夹层。头端朝下的指引导管,例如适用于右侧静脉桥的指引导管、MP 和 Amplatz 导管,可以有效地与右冠状动脉近端同轴。

** 避免超选圆锥支

如果导管进入圆锥支,则进行下列之一操作:①更换大一号的指引导管;②从后方进入右冠状动脉,使导管定位在窦上方,逆时针方向旋转导管首先进入右冠状动脉。

** 深插右冠状动脉的指引导管

在不同轴的情况下,导管将不足以为器械的输送提供足够的支撑力。因此,额外地顺时针旋转导管,使导管头端深插入冠状动脉开口,可以使导管更好地同轴。这个动作是在左前斜角度下进行的。当通过右手前送介入器械时,左手应牢牢放在患者的腿部,靠近股动脉鞘,对指引导管施加额外的压力,避免指引导管撤出。当前送导管时,助手应缓慢地回撤导丝以降低导管内阻力,从而有利于导管的前送。当指引导管需要深坐时,在顺时针旋转导管时通过介入器械(支架、球囊等)前送导管。一旦指引导管深坐,需要前送和定位介入器械。一旦器械定位后,轻轻逆时针旋转导管,使导管脱出冠状动脉开口。只有在动脉足够大能够容纳指引导管,冠状动脉开口或者近段没有病变,并且导管的头端柔软时,才应该尝试这种操作。

*** 旋转 Amplatz 导管进入右冠状动脉的方法

为了提高 Judkins 指引导管的支撑力(主动支撑),应该逆时针旋转导管,同时轻轻地推送以使导管在冠状动脉窦内呈环状,与其杆部呈 90°的弯曲。因此,导管的第二弯曲消失,同时导管近端能够获得来自对侧主动脉瓣的直接支撑。这可以通过小号和柔软的导管完成(6F)。如果导管坚硬或者弯度太小,导管将会脱入心室同时导丝回撤到主动脉。在进行这种操作时,密切监测导管形状和位置能够避免这种风险。在前送导管时逆时针旋转导管,对于导管远端平行于主动脉瓣平面非常重要。如果导管朝着主动脉瓣方向向下移位,则继续前送导管将使导管脱入心室。此时,应当轻轻回撤导管并在前送前进一步逆时针旋转导管。如果导管再次脱入心室,应当放弃这种操作[10]。过度旋转导管会使导管打结和阻塞支架输送通路,因此应避免。当右冠状动脉开口存在病变时,JR 导管不能进入右冠状动脉,这种操作也是无效的。然而,Amplatz 或者 EBU 导管能够提供同样的支撑力而无须太多的操作,也不会引起意想不到的并发症。

* 为什么主动支持方法有效?

通常顺时针旋转导管能够深插导管,逆时针旋转导管能够使导管形成 Amplatz 形状(无论是左冠状动脉还是右冠状动脉)。原因在于,顺时针旋转导管时,主动脉左窦和右窦能够限制导管的自由移动,旋转能够被线性传导,从而能够使导管深插冠状动脉。相反,逆时针旋转导管时,因为无冠窦有足够的空间,导管杆部能够在无冠窦内扭曲并获得来自对侧主动脉壁的支撑。

适用于静脉桥的指引导管

关于静脉桥血管和内乳动脉桥血管指引导管的选择和操作将在第 13 章中详细讨论。

适用于主动脉动脉瘤和夹层的导管

当在升主动脉存在动脉瘤的患者身上进行操作时,相关的技术问题是导管控制力消失或者导管长度不足以到达冠状动脉。在存在主动脉夹层的情况下,所选择的动脉入路可能不允许导管进入血管真腔。其他的风险包括前送导管或者导丝进入假腔使夹层平面延伸,在假腔内操作或者注射造影剂使主动脉穿孔,或者使动脉瘤内血栓物质移位[11]。对于这些原因,应当和外科医生讨论行造影检查的目的。主动脉造影的作用是明确冠状动脉的起源和流向。当多层螺旋 CT 或者磁共振血管成像能够明确主动脉夹层的大小和程度时,许多外科医生就不需要太多血管造影,血管造影就可以避免。

操作要点

＊＊ 简单操作以明确弓上动脉是否受累

当计划对疑似升主动脉夹层的患者行血管造影时,双上肢血压存在差异能够明确主动脉弓上血管受累。如果右侧血压高于左侧,则夹层很可能累及左锁骨下动脉,并没有累及无名动脉(或者远段),因此股动脉、右桡动脉或者肱动脉是最好的入路。

＊＊ 哪种方法最好和最安全?

是桡动脉还是股动脉?当动脉瘤或夹层局限于胸腹主动脉时,桡动脉或者肱动脉是更好的入路。当 CT 扫描提示大血管或者颈动脉受累时,应当避免桡动脉或者肱动脉入路。当累及肢体末端时,应当避免受累肢体入路。当存在广泛的升主动脉和胸腹动脉瘤疾患时,应当选择股动脉入路,因为其交换和操作导管非常方便[11]。

＊＊导管是否在真腔内？

当主动脉夹层的患者需要进行升主动脉造影时,首先应尝试用猪尾导管直接进入左心室。在测定完压力后,撤回导管,进行升主动脉造影。采用这种方法可能明确导管是否在血管真腔。试图克服阻力跨过升主动脉瓣是很危险的。在已知或者疑似有主动脉夹层时应当谨慎使用诸如 Sones 或者 MP 类的直头导管,因为可能导致该类导管在假腔内前行[11]。由于多数的夹层出现在主动脉侧壁上,所以猪尾导管能够在真腔内前行,在浅前后位上,导管紧靠主动脉弓的内侧。在真腔内,选择性进入冠状动脉是可行的,因为导管直接进入左心室。

＊＊升主动脉造影

升主动脉造影是在左前斜位上以 15~20mL/s 的速度推注45~60mL 造影剂来完成的。升主动脉造影有助于确定主动脉的外形和大小,明确冠状动脉开口的位置和方向,并选择合适的冠状动脉导管。如果主动脉压力衰减或者导管内血液回流不畅,就不要推注造影剂。如果试验性推注造影剂显示造影剂显影延迟或者造影剂呈涡流,应当考虑导管在假腔内。在 0.035 英寸高扭矩的软导丝的指引下,撤回导管并重新进入真腔[11]。

＊＊插入冠状动脉导管

当主动脉根部是水平的,JL-6 导管常能够成功地进入左冠状动脉。最常见的是在左主干开口下前送导管,同时回撤蜷缩在左窦内的导丝,使导管被拉入左主干。由于导管频繁脱出,所以在成功进入左主干前这种方法需要被重复多次。因此,将一根0.038 英寸的导丝通过 Y 阀插入并留置在导管内备用,以便在需要时可以快速重复上述操作。当主动脉根部是垂直的,AL-4常常能够成功地进入左主干。通过将导丝卷曲到左窦上,并沿左主干正下方追踪导管,可成功地进行插管。回撤导丝,轻轻地前送导管进入左主干[11]。进入右冠状动脉常常是有问题的,因为右冠状动脉的起源常常是扭曲的。右冠状动脉通常起源于右窦底部较低位置(特别是当主动脉根部为水平时),但是右冠状动脉的起源位置有时非常高。在许多情况下,解剖平面位于右冠状动脉上面。当通过使用标准的 JR-4 或者 JR-5 能够非常容易进入右冠状动脉时,提示主动脉直径是正常的[11]。与存在动脉瘤的患者相比,由于血肿压迫真腔,有主动脉夹层的主动脉直径可能更窄。一个特别的问题是 Judkins 导管缺乏来自夹层主动脉壁的支撑。Amplata 导管需要通过操作获得来自主动脉瓣环的支撑,由于夹层削弱了主动脉装置的作用,导管操作会更加困难,经常脱垂入左心室[11]。

适用于冠状动脉起源异常的指引导管

无论多么罕见,经验丰富的介入医生在血管不是发自于正常位置时,应意识到所有类型的冠状动脉解剖异常,并且在其他主动脉窦内寻找。在进行介入治疗时,异常冠状动脉的开口位置和近段的几何形状是选择特殊指引导管的主要决定因素。左前斜位提示具有很长水平段的右冠状动脉近段血管朝向角度可能有利于使用 Judkins 导管,但是这一长段通常代表着异位起源,在右前斜位投影中更加容易被识别。插管时与这种冠状动脉同轴可能更加困难,需要大量的操作。为了插入起源于右窦的异常冠状动脉,最好的指引导管是左 Amplatz、右 Amplatz 和 MP 导管。对于起源于左窦的右冠状动脉,最好的指引导管是大号 JL、AL 和 MP 导管。对于一些非常罕见的异常,选择“试错”指引导管和对指引导管重新塑形可能是必需的[12]。采用经桡动脉入路可能增加成功的机会。

注意事项

开口段的解剖异常

并不是每种异常都有可被指引导管勾到的很宽的开口,或者需要植入支架的很窄的开口。起源于左窦的异位右冠状动脉或者起源于右窦的左主干以倾斜的方式从主动脉分出,因此开口有由主动脉瓣和冠状动脉组织形成的狭缝状结构。在运动过程中,主动脉可能伸展其扁平部,引起狭缝样开口进一步狭窄而导致缺血[13]。一般建议在介入前,先进行左前斜和右前斜位的主动脉造影,以获得开口的清晰定位,这样可以节省时间和降低一些不必要的插管操作的风险。

操作要点

*** 适用于右主动脉弓的指引导管

对于具有右主动脉弓、右位心或者纠正内脏错位的患者,一种左侧的冠状动脉导管可用于插入任何起源于右窦内的冠状动脉。右冠状动脉导管可用于任何起源于左窦内的冠状动脉。逆时针旋转导管而不是通常的顺时针旋转,这是基于镜像的角度。

*** 适用于起源于升主动脉窦管脊以上异位冠状动脉的指引导管

患者的冠状动脉可能起源于窦管界脊以上。在这种情况下,最好的指引导管是 Amplatz 类指引导管。如果冠状动脉开口位置不是太高,MP 导管也适合[14]。

*** 适用于起源于左窦异位冠状动脉的指引导管

当右冠状动脉起源于左冠窦,通常其位于前侧正对着左主干,所以原则上,通常通过 JL 导管就可以插入右冠状动脉,但是这种 JL 导管的第二弯曲比通常插入左主干的 JL 导管大一号。这种大号的 Judkins 导管应被推到左窦底,同时轻轻逆时针旋转,使导管头端呈向前、向头侧的 U 形弯曲。因为其预成结构,EBU 导管也是非常有用的。这种大弯可防止导管进入左主干[15]。基于同样的原理,在轻轻推送的同时逆时针旋转导管,头端指向前的 AL-2 导管更有助于插入此种动脉[15]。另有报道,有术者使用头端偏心的 JL-4 导管成功插入起源于左窦的右冠状动脉。这类 G 型导管的第一弯曲偏离平面,导管的其余部分在前面,从而避免进入正常左冠状动脉开口[15]。

*** 适用于起源于右窦内异位冠状动脉的指引导管

这种动脉通常起源于右冠状动脉极近端或者右窦内的单独开口。最常见的变异是回旋支起源于右冠状动脉或者右窦。它常出现在前下方。AL 导管通常非常适合此类血管的插管,而且是有选择地进入血管而不进入右冠状动脉。当 JR 导管不能为器械的输送提供稳定的平台时, 右 Amplatz 导管能够非常容易地进入开口[16]。当冠状动脉起源于主动脉窦底时,深插导管是关键。由于开口方向向下,所以对侧壁的支撑并不总是可行的。在这种情况下,应当使用 MP 导管或者 AL-1 或者 AL-0.75。对于这种"前向异位的右冠状动脉",传统的右冠状动脉导管不能使其显影。选择性使用 AL 0.75~1.0 的导管能够使 80%的这种患者成功成像,使用右 Amplatz 2 导管能够使 20%的这种患者成功成像[17]。

*** 适用于起源于后窦异位冠状动脉的指引导管

最常见的异常是异位回旋支起源于右窦。通过在右前斜位上顺时针旋转 JR-4 导管,使导管头端更加指向后方,能够使其成功进入冠状动脉开口。顺时针旋转 AL 导管,使导管头端指向后方,能够使其成功地插入异位回旋支的开口[17]。

** 适用于缺失冠状动脉的情况下的指引导管

当回旋支或者右冠状动脉缺失时, 表 3.3 列出了可能的异常位置。一些指引导管选择的原则可能有助于确定缺失冠状动脉的位置和在什么位置可以插管(见表 3.1)。一个好的做法是在左前斜位和右前斜位上行主动脉造影,这样可以节省时间、减少 X 线透视和造影剂的剂量。

*** 适用于起源于左窦前半部分的异位右冠状动脉的指引导管

在所有的这些情况下,异位右冠状动脉可能起源于左窦的前半部分,位于左主干开口的前方或者上方。各种诊断和介入性导管,包括 MP1~2(50%)、EBU(37.5%)和 AL2~3(12.5%)可以选择性地使这些动脉显影。

步骤 1

当使用传统的右冠状动脉诊断导管未能成功地使右冠状动脉选择性地显影时,在左前斜位 30°~40°的角度下(或者双平面成像可用时),在右窦内推注造影剂。造影剂可以使起源于右窦后 2/3 部的右冠状动脉显影, 可以提供关于右冠状动脉的起源和走向的信息。如果右冠状动脉不能显影,进行第 2 步。

表 3.3 适用于缺失冠状动脉情况下的指引导管

缺失动脉	指引导管的选择
由于左主干过短导致回旋支缺失	使用短头大腔指引导管并顺时针方向旋转,使头端指向后方
回旋支缺失	使用短头指引导管
起源于右冠状动脉	左 Amplatz 指向右冠状动脉开口的前上方
右窦内无右冠状动脉	大一号的左 Judkins 指向左主干开口的前上方
无左主干	右窦内左 Amplatz 指向右冠状动脉开口的前上方

步骤 2

使用 AL0.75~1(依赖于主动脉的大小),在右前斜位 30°~40°,导管的头端指向前方并轻度偏向足侧,尝试使起源于右窦前 1/3 的右冠状动脉显影(也被称为"前方缺失的右冠状脉")。如果超选择造影未能使右冠状动脉在这个位置上显影,右冠状动脉很可能起源于左窦的前半部。

步骤 3

在前后位上使用 AL-1,找到左主干。逆时针方向旋转导管,使导管头端弯曲指向前方,然后前送导管,使导管头端抬高。右冠状动脉的开口被怀疑在左主干开口的正前方。

步骤 4

如果右冠状动脉未能显影,在左冠状动脉开口上方重复注射造影剂,以使高位左窦起源的右冠状动脉显影[16]。

经皮介入治疗过程中指引导管的操作

策略

构成指引导管支撑力的因素

为了使介入器械能够到达病变位置,指引导管需要提供足够的支撑力。有三个因素与指引导管支撑力的增加有关。

• 第一个因素是指引导管的大小,即指引导管的直径

(直径越大支撑力越强,如果构成导管轴的材质一样)。

• 第二个因素是升主动脉壁和指引导管跨越主动脉根部节段之间的角度。这个节段指的是 EBU 导管、MP 导管和Amplatz导管的长头,或者 JL 导管第一弯曲和第二弯曲之间的部分。最大角度是 90°(垂直于对侧升主动脉)。处于正常位置时,JL 导管的支撑力很弱。然而,当导管深坐后,角度变大,支撑力也就变大。

• 第三个因素是指引导管第二弯曲所依靠的主动脉壁(面积越大,支撑力越大)(上限 25cm)。

EBU 指引导管最能满足这三个标准。Amplatz 指引导管之所以具有强支撑力,源于其与升主动脉对侧壁有很长的接触面积。总之,指引导管的大小,指引导管和升主动脉之间的角度,以及指引导管与升主动脉壁的接触面积,均与指引导管支撑力的增加有关。

操作要点

*** 指引导管难以插管但造影导管容易插管

有时诊断性造影导管能够非常容易地进行插管,但介入导管很难进行插管。在造影导管成功插管后,一个长 0.014 英寸的导丝被前送至冠状动脉内,然后以指引导管取代导丝。类似的情况下,当指引导管很难进行深插时,前送一根 0.014 英寸的导丝至冠状动脉内,可作为前送指引导管的轨道。应选择头端逐渐过渡的导丝,以避免其在过渡点和脱离指引导管时脱垂。

** 深坐的方法

为了能给介入器械通过坚硬病变提供更强的支撑力, 一些术者建议在冠状动脉口内深插指引导管。对于右冠状动脉,当沿着导丝前送和轻轻逆时针旋转指引导管时,后撤介入器械。对于前降支,前送指引导管时逆时针旋转导管最有利于深坐。为了使指引导管指向回旋支,应当顺时针旋转导管(框 3.2)。

** 使用双导丝技术固定指引导管

当指引导管的位置不稳定,未能成功将器械前送时,可以将第二根导丝前送入冠状动脉内,平行于第一根导丝。这样可使弯曲的冠状动脉拉直,为器械的前送提供更强的支撑力。置于边支内的第二根导丝可以很好地"锚定"指引导管(例如,在扩张前降支病变时将第二根导丝置于回旋支内)。这样可以提供更强的"支撑力",在需要的时候后撤指引导管,而不会脱位。而且,在支架释放后或者后扩张后,当回撤外形大、回抱能力差的球囊导管时,双导丝技术可以避免指引导管深插入左主干。然而,置于无病变的分支内的第二根导丝能够使血管内皮发生不必要的剥脱。

如果一根平行导丝不能发挥作用,可能两根或三根平行导丝有利于器械的前送。

*** 使用锚定球囊固定导管

当指引导管的位置不稳定时,可将第二个小球囊(直径1.5~2.5mm)插入到冠状动脉近端小分支内,以 2~5 个大气压充盈,能够锚定指引导管(不让指引导管撤出)。

*** 使用长鞘固定指引导管

当指引导管的位置不稳定时, 长鞘可以加强和支撑指引导管,这主要取决于它与指引导管头端的距离。距离越小,提供的支撑力也就越强。首先,将长鞘头端定位在升主动脉的上方。如果需要更强的支撑力,可进一步前送鞘管。当沿着指引导管前送鞘管时,它可以使指引导管的第二弯曲和第三弯曲变直,同时使导管的头端向前方移动。因此,具有相对简单弯曲的指引导管(Amplatz, MP, EBU)可能更安全,更适合于这项技术。为了避免近端冠状动脉夹层,并不是在前送鞘管时固定指引导管,而是根据推荐轻轻回撤,以便导管头端不会向前移动。在进行这项操作时,术者应当在透视下密切注视导管头端,确保导管在两个正交位上同轴。同时,只能当固定指引导管鞘管回撤,可能进入降主动脉以后,指引导管才能脱离冠状动脉开口。在介入治疗后,通过回撤鞘管脱离冠状动脉开口,由于指引导管弯曲重现,导管会脱离冠状动脉开口。如果需要更强的支撑力,可以使用大直径鞘管。鞘管的选择取决于所需支撑力的大小(鞘管越大,支撑力越强)和患者的高度(患者越高,所需鞘管越长)[8]。

*** 如何延长指引导管的头端

在主动脉非常宽时,在导管的支持下,指引导管的头端可以被延长。通常前送 AL 指引导管(具有大弯的冠状动脉指引导管)到达升主动脉。6F 大小的指引导管是足够的,因为导管的内径是 0.070 英寸(1.78mm)。将更长的(125cm)5F MP 导管(内径是 0.058 英寸)前送到指引导管内。5F 的导管比指引导管长,可以延长 6F 指引导管的头端。内置的导管能够独立于指引导管被进行旋转,因此其能够调整整个系统的方向而且也能够深插冠状动脉[8]。

*** 使用另一根指引导管加强指引导管支撑

为了稳定导管,可将一根 120cm 长的 5F Heartrail 直导管插入到 6F 指引导管内(100cm 长)。5F Heartrail 导管具有一个非常柔软的 13cm 长的端部。这柔软的端部能够以最小的损伤拉直迂曲的冠状动脉,并能深插入冠状动脉内。5F Heartrail 导管的内径是 0.059 英寸,它能够容纳正常的球囊或者直径小于 4mm 的支架输送系统。外面 6F 指引导管的内径需要超过 0.071 英寸以容纳 5F Heartrail 导管[18]。

五进六指引导管加强技术

当球囊或者支架在 6F 系统内无法通过病变时,可尝试五进六技术("子母技术")。首先,将球囊或者支架从 6F 指引导管内撤出,同时将导丝和 6F 指引导管保留在原位。接着通过导丝将 5F 导管插入 6F 指引导管内, 此时,5F 指引导管不能突出到 6F 指引导管的头端外。最终,将 Y 连接器连接到 5F 指引导管,重新开始介入治疗。在 5F 指引导管到达靶血管前,前送球囊导管到冠状动脉靶病变附近。保持球囊导管处于一定的紧张度,轻轻推送 5F 指引导管以避免导管头端对冠状动脉造成损伤[18](图 3.8)。

器械

GuideLiner 是一个灵活的导管,尺寸比指引导管小 1 英寸,能够通过指引导管进行输送。该导管具有一个快速交换的设计,其单轨长度是 20cm,工作长度是 135cm,能够通过标准长

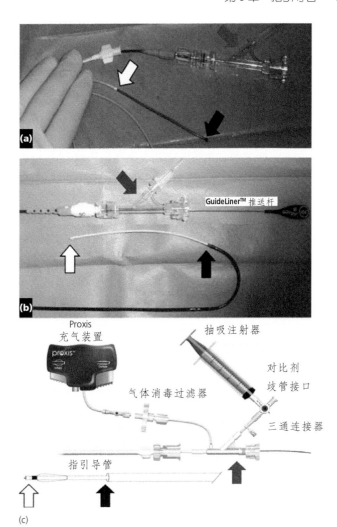

图 3.8　(a)Heartrail, (b)GuideLiner 和 (c)Proxis 导管延长系统的图示。如图所示, Heartrail 和 Proxis 导管包含一个沿导丝的交换系统, 而 Guideliner 系统包含了一个单轨快速交换系统, 该系统使用推杆来导入器械通过母管。黑色的箭头代表指引导管头端位置, 白色箭头代表延伸导管尾端。浅灰色箭头代表(a)Heartrail 和 (b)GuideLiner 延伸导管使用的标准 Y 连接器和已经连接到(c)Proxis 装置的改进的 Y 连接器。

度的导丝前送。GuideLiner 能够从指引导管延伸出来并能深插入冠状动脉,为介入过程中导丝、球囊和支架的前送提供支撑和保持同轴。当指引导管难以插入异常冠状动脉的开口时,它能够使导管与冠状动脉开口保持同轴。虽然延长长度为20cm,但是建议在导管头端以上最多延长 10cm,并且使用硅涂层进行润滑。GuideLiner 具有三种型号:6F (5F GuideLiner 能够进入 6F 指引导管,因此被称为 "五进六"系统)、7F 和 8F。大多数器械和冠状动脉支架能够通过五进六系统。由于尺寸限制,在直径小于 2.5mm 的血管内不能使用GuideLiner(图 3.8b 和图 3.9)。

　　GuideLiner 具有线圈骨架,能够在维持径向支撑力的同时提供极好的灵活性,与指引导管相比,能够在主动脉坐得更深。这将使器械通过近端迂曲、成角或者钙化的冠状动脉成为可能,而不增加冠状动脉壁的摩擦力[19]。

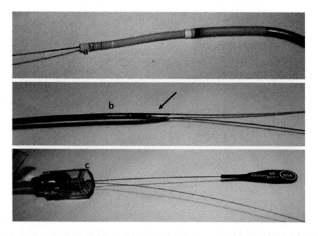

图 3.9　5F Guideliner 导管:(a)GuideLiner 20cm 长的柔软末端,指引导管的延长部分,由内聚四氟乙烯衬里,中间由一根不锈钢丝线圈构成,在聚合突出物(Pebax)(与指引导管相同的材质)之间外聚醚块,在保持径向支撑力的同时提供最大的灵活性。(b)使用 115cm 长的不锈钢丝杆连接导管柔软延长部分和近段定位标签的 GuideLiner 金属环(箭头所示)。(c)在指引导管内使用的通过止血阀的 Guideliner 近端,像一个常规球囊。

操作要点

** 指引导管插入变得容易

当 GuideLiner 插入到指引导管内时,应当将平推管定位在侧壁,进一步前送而无须旋转以避免与导丝相缠绕。

通过 GuideLiner 进行深插,能够促进球囊导管沿着原位导丝前送到血管远端,随后是低压球囊扩张。这将起到锚定的作用,能够促进 GuideLiner 轻轻前送[20]。

应当通过 GuideLiner 沿着原位导丝前送支架, 因为第二根导丝可能会在 GuideLiner 周围发生缠绕,阻碍支架的插入。

在通过 GuideLiner 插入导丝或者支架时遇到阻力的情况下,在再次前送之前,应当检查导丝或者支架与 GuideLiner 金属环的位置关系, 以及支架是否有毁损迹象。为了纠正在金属环(或者近段)遇到的任何阻力:

• 如果正在使用第二根导丝,检查导丝是否在 GuideLiner 周围发生缠绕。如果导丝缠绕严重,考虑撤回第二根导丝重新进入。另外,如果第一根导丝仍在原位,可以考虑通过原位导丝前送支架[20]。

• 如果支架在金属环遇到阻力,撤回支架和导丝 3~5cm,重新尝试前送支架和导丝通过金属环。如果再次遇到阻力,检查支架是否有毁损迹象,或者选择外形小的支架或者更换导丝。

优势与局限性:通过 GuideLiner 前送支架

局限性之一是大支架进入环时存在受损的风险,因此推荐小外形的支架用于该系统,避免直径大于 4mm 的支架。通过 GuideLiner 导管插入支架,在遇到阻力的情况下,应当检查器械与金属环的相对位置关系以及支架是否受损。即使是外形小的 2.25mm 的支架也可能受损。原因在于,如果支架与导管具有一致的弯曲,支架可能会卡在金属环上。轻轻撤回 GuideLiner 以使金属环处在指引导管内更直的位置,以便促进支架进入导管的延伸处[21-22]。

*** 使用两个其他指引导管或者导管加强指引导管的极端措施

为了进一步稳定导管，可将工作指引导管插入到两个指引导管或者导管内，例如小指引导管和一个 GuideLiner。这被称为"祖孙技术"。这已被一位日本的作者成功尝试过。

专用设备

Heartrail 导管

这种导管有 120cm 长，直径为 5F，具有柔软和直的头端，能够在标准的 6F 冠状动脉导管内输送。这种 5F 导管的最大长度可达 13cm，超出冠状动脉导管，可以无创伤的方式深插冠状动脉。这非常有利于输送冠状动脉器械，尤其是支架，在冠状动脉迂曲的情况下特别有用。

Heartrail"五进六"系统由加长的 5F 软头导管和标准的 6F 指引导管构成，5F 导管的头端能够延长达 16cm，超出 6F 导管的头端。一旦指引导管和导丝到位，止血阀门与指引导管断开[18]。

优势与局限性

最初的设置可能需要花费很长时间，而且可能引起冠状动脉显影欠佳。这强调了在前送 Heartrail 2 导管前通过详细的造影全面显示靶病变的重要性。术者应当充分意识到输送 5F 导管所致的可能冠状动脉解剖迂曲，这类似于硬导丝所产生的作用。另外的风险是夹带空气，导致空气栓塞，因此在推注造影剂前应当小心回血。最后，需要特别小心的是，前送 Heartrail 时避免夹层的发生[20]。

策略变化

加强指引导管的最佳方法

1.$ 第一种方法：另外加用一个更硬的导丝。

2.$ 第二种方法：换一个支撑力更强的指引导管。

3.$$ 第三种方法：前送一个小球囊进入边支，并充盈球

囊以防止指引导管后撤。

4.$⊠换用一个更长的鞘管。

5.$⊠双指引导管技术:在现用的指引导管中插入一个更小的指引导管。

操作要点

** 更换导丝已通过病变的指引导管

如果导丝已经通过病变,更换指引导管非常困难。如果导丝很难通过病变,最好不要再次通过病变。目前已经开发了通过常规长度的球囊成形术导丝交换指引导管的技术。使用具有不透光的长头交换导丝有助于完成这一操作,并且将不能在主动脉根部发现透亮线环的机会降到最低。

技术:无须移动导丝交换指引导管

如果术者正在使用常规长度的导丝,插入一个微导管或者整体交换式(OTW)球囊,并且用一根 300cm 长的导丝进行更换。接下来,撤出微导管或者球囊,以确保提供足够的空间进行自由连续移动。首先将导管撤出数厘米而不使导丝脱出病变。当指引导管的头端遇到导丝的头端时,将一个充满液体的注射器连接到指引导管上。在透视下,通过注射器向导管内持续注射液体,在保持导丝固定不动的情况下取出导管。通过这种操作,导管被缓慢移出。一旦导管出了鞘管,新的导管可以沿着两个导丝插入:通过病变的球囊成形术导丝和一根 0.035 英寸的导丝。当指引导管到达升主动脉时,撤出 0.035 英寸的导丝。将小型号(1.25mm×10mm 或者 1.5mm×10mm)的球囊导管插入得尽可能远,以便为指引导管的插入提供良好的轨道。一旦球囊导管到达冠状动脉的开口,新的指引导管可以沿着球囊导管的杆部前送,与仅沿着导丝相比,这可以为指引导管的前送提供更好的轨道[23]。

策略变化

导丝通过病变后更换指引导管的最好技术

1.$▨美国术者的首选:通过正在使用的球囊成形术导丝的延长更换导管

2.无额外的费用。亚洲和欧洲术者的首选:在通过注射器注射造影剂时,撤出指引导管,保持球囊成形术导丝通过病变时固定不动,同时通过另外一根0.035英寸的导丝插入新的指引导管[23]。通过球囊导管重新插入指引导管。

3.$▨▨第三种选择:撤出整个系统,更换指引导管并重新通过病变。

操作要点

** 如何解开扭曲的指引导管

当髂动脉非常迂曲时,一个旋转动作可能使导管在近段发生扭曲。通常压力曲线会在屏幕上消失。患者可能主诉下腹疼痛,因为当指引导管扭曲时会形成一个指向侧壁的尖锐的弯曲,进而引起穿孔。当发现指引导管扭曲时,要做的第一件事情是将导管前送到主动脉内,使扭曲段到达一个宽阔的区域,而不是将导管留置在髂动脉内。然后,将一根0.035英寸的导丝插入到指引导管内,使其头端靠近扭曲区域。接着通过向相反的方向旋转,尽可能解开扭曲的导管。如果术者在最后几分钟内顺时针方向旋转导管,那么可以尝试逆时针方向旋转导管(反之亦然)。然而,当你旋转导管时,缓慢前送导丝直到通过扭曲段,这时正好解开扭曲。如果你在透视下看到指引导管更加扭曲,这意味着情况变得更糟。试着向相反的方向操作。旋转导管的同时轻轻前送导丝。在不到1分钟或者2分钟内,受损的指引导管将会被缠绕、拉直,并撤出。

参考文献

1. Tenaglia A, Tcheng J, Phillips III HR. Coronary angioplasty: Femoral approach. In: Stack R, Roubin G, O'Neill W (eds), *Interventional Cardiovascular Medicine, Principles and Practice*, 2nd edn. Edinburgh: Churchill Livingstone, 2002: 477–89.

2. Voda J. Long tip catheter: Successful and safe for left coronary angioplasty. *Catheter Cardiovasc Diagn* 1992;**27**:234–42.

3. Hill JA, Lambert CR, Vlietstra RE, Pepine CJ. Review of general catheterization techniques. In: Pepine CJ, Hill JA, Lambert CR (eds), *Diagnostic and Therapeutic Cardiac Catheterization*, 3rd edn. Baltimore, MA: Williams & Wilkins, 1998: 107.

4. De Bruyne B, Stockbroeckx J, Demoor D, et al. Role of side holes in guide catheters: Observations on coronary pressure and flow. *Catheter Cardiovasc Diagn* 1994;**33**:145–52.

5. Stratienko AA, Ginsberg R, Schatz RA, et al. Technique of shortening angioplasty guide catheter length when therapeutic catheter fails to reach target stenosis. *Catheter Cardiovasc Diagn* 1993;**30**:331–3.

6. Abhyankar AD. Modified catheter shapes for engaging left coronary ostium in unusually wide ascending aorta. *Catheter Cardiovasc Diagn* 1996;**39**:327.

7. Chetcuti SJ, Moscucci M. Double-wire technique for access into a protruding aorto-ostial stent for treatment of in-stent restenosis. *Catheter Cardiovasc Interv* 2004;**62**:214–17.

8. Takahashi S, Saito S, Tanaka S, et al. New method to increase a backup support of a 6 French guiding coronary catheter. *Catheter Cardiovasc Interv* 2004;**63**:452–6.

9. Farooq V, Mamas MA, Fath-Ordoubadi F, Fraser DG. The use of a guide catheter extension system as an aid during transradial percutaneous coronary intervention of coronary artery bypass grafts. *Catheter Cardiovasc Interv* 2011;**78**:847–63.

10. Abhaichand RK, Lefevre T, Louvard D, et al. Amplatzing a 6Fr JR guiding catheter for increased success in complex RCA anatomy. *Catheter Cardiovasc Interv* 2001;**53**:405–9.

11. Israel DH, Sharma SK, Ambrose JA, et al. Cardiac catheterization and selective coronary angiography in ascending aortic aneurysm or dissection. *Catheter Cardiovasc Diagn* 1994;**32**:232–7.

12. Topaz O, DiSciascio G, Goudreau E, et al. Coronary angioplasty of anomalous coronary arteries: Notes on technical aspects. *Catheter Cardiovasc Diagn* 1990;**21**:106–11.

13. Cheitlin MD, DeCastro CM, McAllister HA. Sudden death as a complication of anomalous left coronary origin from the anterior sinus of Valsava: A not-so-minor congenital anomaly. *Circulation* 1974;**50**: 780–7.

14. Lee BI, Gist HC, Morris EI. Percutaneous coronary artery stenting of an anomalous right coronary artery with high anterior takeoff using standard size 7 French left Judkins guiding catheters. *J Invasive Cardiol* 2004;**15**:682–4.

15. Lawson MA, Dailey SM, Soto B. Selective injection of a left coronary artery arising anomalously from the posterior aortic sinus. *Catheter*

Cardiovasc Diagn 1993;**30**:300–2.

16. Solanki P, Gerula C, Randhawa P, et al. Right coronary artery anatomical variants: Where and how? *J Invasive Cardiol* 2010;**22**:103–6.

17. Sarkar K, Sharma SK, Kini AS. Catheter selection for coronary angiography and intervention in anomalous right coronary arteries. *J Interven Cardiol* 2009;**22**:234–39.

18. Hynes B, Dollard J, Murphy G, et al. Enhancing back-up support during difficult coronary stent delivery: single center case series of experience with the Heartrail II catheter. *J Invasive Cardiol* 2011;**23**:E43–6.

19. Cola C, Miranda F, Vaquerizo B, Fantuzzi A, Bruguera J. The Guide-Liner™ catheter for stent delivery in difficult cases: Tips and tricks. *J Interven Cardiol* 2011;**24**:450–61.

20. Hanna H, Dasari TW, Hennebry TA. Use of the guideliner catheter for the treatment of a bifurcational total occlusion of the native left anterior descending artery through a tortuous composite venous graft. *J Invasive Cardiol* 2011;**23**:E40–2.

21. Saeed B, Banerjee S, Brilakis ES. Percutaneous Coronary intervention in tortuous coronary arteries: associated complications and strategies to improve success. *J Interven Cardiol* 2008;**21**:504–11.

22. Kumar S, Gorog DA, Secco GG, et al. The GuideLiner "child" catheter for percutaneous coronary intervention – early clinical experience. *J Invasive Cardiol* 2010;**22**:495–8.

23. Azrin MA, Fram DB, Hirst JA. Maintenance of coronary wire position during guide catheter exchange. *Cathet Cardiovasc Diagn* 1996;**37**: 453–4.

第 4 章

导丝

Dobrin Vassilev, Satoru Sumitsuji, Thach N.Nguyen, Hai Yun Wu

难点

　　介入操作时前送导丝穿过病变并及时地固定在远端是一个巨大挑战。

技术操作标准

　　导丝能够轻轻地前送,平滑地通过血管近段和狭窄病变。导丝的头端应当放在尽可能远的位置,因此导丝的刚性部分能够通过病变,这样支架或者其他介入设备能够成功地被跟踪。

　　导丝由两部分构成:①不锈钢或镍钛合金中心杆;②导丝柔软远段由铂或者钨制成的弹簧线圈。核心材料和焊丝端部的直径影响导丝的灵活性和支持力。较长的和逐渐变细的核心有利于跟踪,但提供的支撑力较差。相反,具有较短的锥形核心的导丝支撑力较大,但是其容易脱出。在一般情况下,柔软导丝不易操控而较硬导丝提供更多的扭控能力[1]。

鉴别差异

镍钛合金和不锈钢导丝

　　具有镍钛合金核心的导丝具有抗扭能力,而具有不锈钢核心的导丝更易弯曲。延伸到远段的核心能够提供更好的扭矩传递和触觉反馈能力。镍钛合金核心增加导丝的跟踪性,包括穿越急拐角而不脱出(所谓"平衡力传递")。与具有不锈钢核心的导丝相比,镍钛合金导丝更易进入向后弯曲的冠状动脉。具有镍钛合金核心的导丝其局限性是扭矩易蓄积,而不易传递[1]。

亲水性导丝

亲水性导丝是抗扭的,亲水性柔软导丝覆盖亲水性聚氨酯涂料。其核心由超弹性镍钛合金构成,这提供了极强的灵活性和抗扭矩能力,从而优化推送性。亲水性聚合物涂层在变湿时其致血栓性变得极低,并且超滑[1]。亲水性聚合物涂层导丝,例如选择 PT、Asahi Prowater、Whisper 以及 Runthrough 导丝具有极低的摩擦力,能够非常容易地通过弯曲,但是在进入小边支时,具有极高的夹层或者穿孔风险。软输送导管,例如运输导管或者双腔双通导管,可通过降低近段的摩擦力改善导丝的操控性。Venture 偏头导管有助于导丝通过冠状动脉的迂曲段,但是在大冠状动脉中作用更大,类似于调控偏头导管。

硬导丝

硬导丝可使弯曲部变直,改变血管的形态和引起皱褶或者假病变。在使透光的柔软末端通过假病变的同时,移去导丝的坚硬段,换成更柔软的导丝或者柔软的交换导管或者使导丝完全撤出,将使假病变消失。硬导丝的其他弊端包括难以跟踪支架,由于导丝偏离诱导血管痉挛,血管打折使血流受阻,以及由于快速交换使导丝变形。这种情况下,应当交换导丝,由于过度的导丝偏离避免使用旋磨器械(图 4.1)。

策略

应当轻轻地前送导丝,不要用力或者盲目拥塞,因为这样可能造成斑块的破裂,引起血栓形成,最终导致急性闭塞。当导丝变形时,必须撤出导丝并使导丝重新定位。导丝的任何弯曲将不能引起一比一(1:1)的头端弯曲。只在开通慢性闭塞性病变时进行更加有力但谨慎的推送。以 180° 在顺时针和逆时针方向重复旋转也似乎能有助于导丝的前行和减少进入小的非靶血管[1]。

旋转导丝不要超过 360°。这样可能引起与第二根导丝相互缠绕或者被卡在分支里而引起导丝头端断裂。导丝头端弯曲的半径应比通过血管的直径稍大，尤其是打算进入边支时。如果需要通过两个不同角度的弯曲,双弯或者三个弯是有用的[1]。

术者应当记住分支的空间位置和以最小的操作、最小的内皮损伤调控导丝头端。

进入前降支

通常前降支弯曲度不大，因此在柔软头端和刚性体之间的转折点通常不是主要问题。

进入回旋支

在回旋支行介入治疗时，导丝需要通过左主干，进入回旋支，并且前行通过病变。需要多次成功地以第二弯曲进入回旋支并且以小的第一弯曲通过钝缘支。从导丝体到头端逐渐变细的导丝能够避免脱入前降支,优选这种导丝[1](图 4.2)。

进入右冠状动脉

当右冠状动脉起源相对正常时，通常可以选择传统的具有良好操控性的软导丝以避免进入边支。当右冠状动脉起源位置靠前时，有时候需要导丝引导进行开口插管。这种情况下，可以选择具有改善导丝过渡点的导丝,或者软的亲水性导丝,以防止

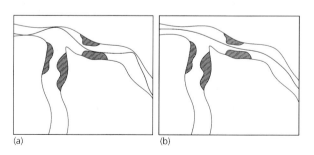

(a)　　　　　　　　　(b)

图 4.1　不同硬度导丝的作用:(a)硬导丝入路;(b)硬度降低导丝的入路。
Illustrated by Quoc Nguyen.

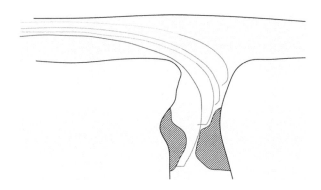

图 4.2   逐渐弯曲的导丝。Illustrated by Quoc Nguyen.

在过渡点脱垂和脱离导管[1]。

前送导丝

为了进入迂曲的前降支近段，最好的投照体位是左前斜位+足位(蜘蛛位)。一旦进入前降支足够远，角度就可以转换成右前斜位+头位，这样导丝就可以进入中段，然后进入前降支的远段。

操作要点

** 调控导丝在前降支中前行

当在左前斜位导丝进入前降支时，导丝应当指向屏幕的右侧。左侧是对角支。一旦进入冠状动脉近段，更好的投照角度是左前斜头位。这时导丝应当向下前行。任何向左侧偏离都将指向对角支，向右侧偏离都将指向间隔支。如果在右前斜头位上进入前降支并且导丝指向下，很有可能进入回旋支。如果导丝活动范围很大，导丝就有可能进入中间支，此时，导丝在左心室的收缩下会变弯，类似于对角支。通常值得的做法是在导丝头端做一个小弯，因为在右前斜位上投照前降支明显有更大的角度。

** 进入回旋支导丝没有脱出

因为第二主支直径很短，有时很难给导丝做一个弯进入一个大的分支血管(例如，从左主干进入回旋支然后进入钝缘支)。

尽管持续调控,但导丝在压力下会持续变形而脱垂入主支(前降支)。原因在于在导丝短头和主杆之间存在突然的过渡(回旋支锐利的分叉)。有许多方法可以解决这一问题。

首选是深坐指引导管, 使导管头端和回旋支开口之间的距离变短。第二种选择是要求患者深呼吸,因此心脏变长,左主干和回旋支之间的角度变小。这一短暂的机会出现时,前送导丝。

另一种选择是将目前的导丝换成一个导丝中心逐渐变细的导丝,在头端深入时,它能够固定导丝,坚硬的导丝杆能够使角度变小,而不脱垂到非靶血管(或者前降支)[1]。一旦导丝头端柔软区段通过急性转角,在前送导丝的同时轻轻地旋转导丝。旋转的力量能够使导丝进入远段。导丝为了在进入回旋支时符合左主干的直径,其头端需要塑形(图 4.2)。

另外一个选择是前送一个输送导管进入回旋支的近段。新的导管能够避免导丝弯曲, 通过缩短导管头端和病变之间的距离,缩小左主干和回旋支之间的角度,这种新的导管能够避免导丝弯曲,并且有助于导丝通过坚硬的病变[1]。

策略变化

进入回旋支而不脱出的最佳方法

1.第一种方法:深插指引导管。

2.\$\$ 第二种方法:把导丝换成头端逐渐变细的导丝。

3.第三种方法:嘱患者深呼吸。

4.\$\$ 第四种方法:使用输送导管。

** 通过合并狭窄的冠状动脉瘤

狭缝样的狭窄合并冠状动脉瘤有时很难通过。具有良好扭控性的软导丝(BMW,Prowater,或者 Runthrough)或者亲水性软导丝(Whisper)应当是首选,其头端第一弯曲能够进入狭缝样狭窄,其第二弯曲能够在动脉瘤腔内前行(图 4.3)。

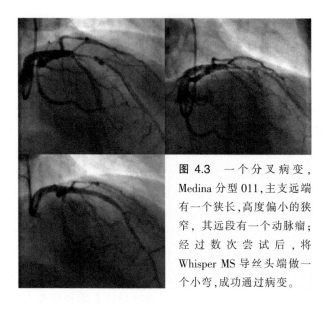

图 4.3　一个分叉病变，Medina 分型 011，主支远端有一个狭长，高度偏小的狭窄，其远段有一个动脉瘤；经过数次尝试后，将 Whisper MS 导丝头端做一个小弯，成功通过病变。

使用导丝测量病变的长度

如果血管迂曲，很难准确猜测病变节段的长度。当血管不止在一个平面上弯曲时，不能仅在一个角度克服多重短缩。大多数透线的导丝具有 20~30mm 的不透线的末端。使不透线的导丝段通过病变便能够估测病变的长度。另外一种估测病变长度的方法是使用两端带有标记球囊或者使用带有标记的导丝。

假病变

使用硬导丝能够潜在地使血管弯曲变直，促进支架的输送，但是偶尔可能导致血管过度扭绞，造成冠状动脉"假病变"，使得输送支架更加困难。此时可用软导丝进行交换或者送入一个软输送导管，例如输送导管，以解决假病变的问题。

使用双腔导管有助于置入另一根导丝：双通导管具有快速交换远段管腔和 OTW 腔，非常柔软而且具有延展性，可以用来导入另外一个伴行导丝或者交换现有导丝而不改变远段导丝位置。有时，使用柔软的导丝或者 0.012 英寸的导丝很少引起血管变形。尽管不能广泛应用，但磁导丝能够显著促进导丝通过迂曲血管,尤其是有经验的术者操作时[2]。

通过迂曲血管前送导丝

在导丝通过太多弯曲后,导丝的操控变得困难。有许多选择可解决这一问题。第一选择是使用亲水性导丝,其非常光滑和抗扭。然而,由于亲水性导丝如此光滑,术者没有触觉反馈,如果不经意进入短小分支,导丝能够非常容易地进入内膜下或者引起远段穿孔。因此,当操控亲水性导丝时,需要密切注视导丝头端,避免无意间进入分支和引起穿孔。最好的办法是使用具有疏水末端(远端 1~3mm)和由镍钛合金–不锈钢丝构成核心的亲水体部的混合导丝(Runthrough,BMW 导丝)。另外一个办法是前送一个球囊导管至导丝的头端附件以增加导丝的支撑力、扭控能力和调控能力。另外的选择(更好,但是较贵)是使用软的微导管(Transit,Progreat 或者 Finecross,Corsair),其具有非常柔软的短头(易于前行),能够改善导丝的支撑力、扭控能力和可操作性。微导管也可以进行导丝交换。

策略变化

通过迂曲血管段前送导丝的最佳方法

1.第一种方法:选择亲水性导丝。

2.第二种方法:前送球囊至导丝头端附近。

3.第三种方法:前送微导管至导丝头端附近。

进入边支

调控和前送导丝进入严重成角的边支

在罕见的情况下,导丝必须进入成角非常大的边支。第一个动作是在头端做一个大弯,有时像一个大钩子,同时在其后(1~2cm)做成一个小弯。送入微导管可以降低导丝近段的摩擦力并促进其前送。使用更硬的导丝或者亲水性导丝是有帮助的。如果导丝不能送入远段,可以在边支开口附近交换微导管。然后,进入导丝交换成软导丝(Whisper,Prowater,或者

Runthrough)。

　　另外的方法是使用双腔导管(Crusade,Kaneka)支持和控制导丝方向。耗时更多和技术要求更高的方法是使用反向导丝技术。最昂贵的方法是使用 Venture 控制导管或者具有转向头端的 Steerit 导管,其可使导丝准确地定位在边支开口。

策略变化

进入边支的最佳方法

　　1.第一种方法:在导管头端做一个超过 90°的大弯,在其后 1.5~2cm(导丝头端的长度等于边支开口附近主支的直径)做一个小弯(15°~30°)。

　　2.$$ 第二种方法:前送球囊或者微导管至导丝头端附近。

　　3.第三种方法:使用亲水性导丝。

　　4.$$ 第四种方法:使用具有偏转头端的导丝。

　　5.$$ 第五种方法:使用双腔导管将头端指向边支。

　　6.第六种方法:使用反向导丝技术。

　　7.第七种方法:使用远段球囊扩张和导丝偏转技术。

　　8.第八种方法:使球囊对着边支开口以便导丝头端偏转。

操作要点

** 反向边支导丝技术

　　导丝头端形成一个 3~5cm 长的发卡样结构,头端具有 3~5mm 的弯曲并且指向发卡相反的方向(图 4.4a)。建议在一种柔软的覆膜导丝上使用这种技术(Fielder FC)。导丝插入靶边支血管的远段。然后后撤导丝使头端脱垂靶边支血管。旋转导丝指向主腔,如果导丝指向患者的左侧,则顺时针方向旋转;如果导丝指向患者右侧,则逆时针旋转导丝。当有足够的硬段导丝进入边支时(不仅仅是柔软的导丝头端),进一步前送导丝,而不脱出来。通过缓慢地退出和前送导丝进入边支(图 4.4b)。在拉导丝的同时轻轻旋转,可以插入得更深。另外,导丝可以发卡样的外形插入指引导管中,通过病变后,把导丝拉回来(图 4.4c)。

*** 高级的反向边支导丝技术

像往常一样在导丝头端做一个弯曲。①在导丝的柔软段做一个 30°~45° 的"反向弯曲"，或者 3~4 个轻度弯曲点更加平滑的弯曲(Dr Kato's 评论)；②使用 Crusade 微导管(Kaneka,双腔微导管)，此时一个导丝已经通过单轨腔进入主支；③反向导丝

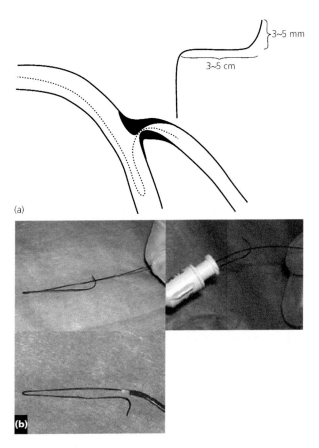

图 4.4 反向导丝技术：(a)准备好导丝后。(Illustrated by Quoc Nguyen)(b)跨过边支分叉部。(c)回撤导丝使头端脱垂入靶血管。然后旋转导丝指向主腔，如果导丝指向患者的左侧，则顺时针旋转导丝，如果导丝指向患者的右侧，则逆时针旋转导丝。当有足够的硬段导丝进入边支时(不仅仅是柔软的导丝头端)，进一步前送导丝，而不脱出来。(待续)

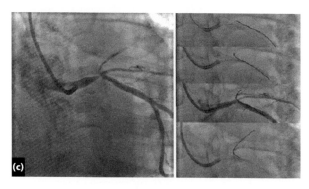

图 4.4(续)

插入到第二管腔内，前送已经连接到 Y 连接器上反向导丝系统；④反向导丝的弯曲点必须定位在第二管腔外在部位的头端（图 4.5a）。

前送整个"反向导丝系统"超越分叉点。

固定反向导丝，撤回 Crusade 微导管。然后小心地撤回反向的导丝（图 4.5b–d）。有时需要旋转导丝才能使导丝头端指向边支开口。一旦导丝头端正对边支开口方向，轻轻地回撤导丝使导丝脱垂入边支。进一步前送导丝。如果反向导丝弯曲部卡在分叉处，仔细旋转能够解开（图 4.5 e~h）。在使弯曲的导丝变直以后，前送并轻轻旋转导丝使其进入远段。在导丝弯曲点通过分叉部以后，导丝可以轻松地前送到边支的远段。

然而，上述两种方法仅适用于近段病变。远段病变需要使用双腔的 Venture 控制导管[3,4]。

专用设备

Venture 控制导管（图 4.6）

E

Venture 控制导管是具有相容性、灵活性和可扭转支持的 6F 导管，具有一个可机械活化、可偏转、非创伤性锥形的头端。近段旋转中心通过顺时针方向旋转使导管头端偏转 90°。旋转 90°后，8mm 不透光的头端能

（待续）

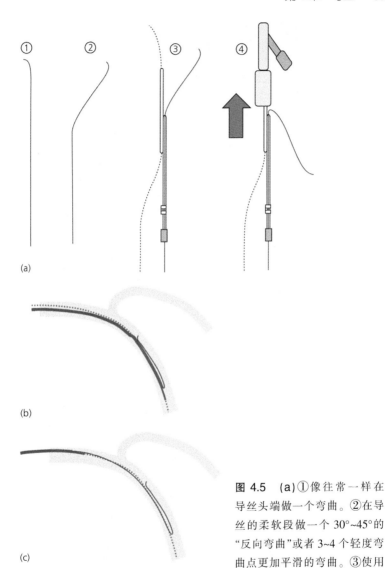

图 4.5 (a)①像往常一样在导丝头端做一个弯曲。②在导丝的柔软段做一个 30°~45°的"反向弯曲"或者 3~4 个轻度弯曲点更加平滑的弯曲。③使用 Crusade 微导管(Kaneka,双腔微导管),此时一个导丝已经通过单轨腔进入主支。④反向导丝插入到第二管腔内。前送已经连接到 Y 连接器上的反向导丝系统。反向导丝的弯曲点必须定位在第二管腔外在部位的头端。(b) 前送整个"反向导丝系统"超越分叉点。(c)固定反向导丝,撤回 Crusade 微导管。(待续)

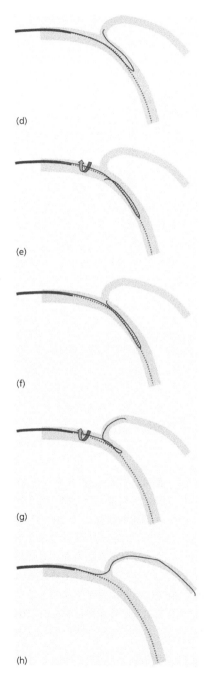

图 4.5 (续)　(d) 回撤反向导丝。(e) 有时需要旋转导丝才能使导丝头端指向边支开口。(f) 导丝头端正对边支开口方向，谨慎地使导丝进一步回撤。(g) 当反向导丝弯曲部卡在分叉处时，仔细旋转能够解开。(h) 在导丝弯曲点通过分叉部以后，导丝可以轻松地前送到边支的远段。

够形成 2.5mm 弯曲。导管目前可以提供 140cm 长度的 OTW 和快速交换版本。这种导管能够和所有认证 0.014 英寸的导丝相兼容。首先通过导丝远端进入目标病变或分支，然后使导丝头端弯曲成所需外形，然后回撤导管使其对着分支开口。通过精确的定位于分支开口和提供牢固的支撑，导丝可以非常容易地进入边支，即使是非常困难的角度(图 4.6)[5]。

操作要点

*** 通过远段扩张的球囊使导丝头端偏转

有时，在分叉角度极其大时，很难使导丝弯曲进入边支。在开口存在严重病变的情况下以极其大的角度起源于回旋支的钝缘支，因为导丝极易脱垂入回旋支主支，导丝进入钝缘支很难。然后小球囊进入回旋支远段，充盈球囊使其近段刚好超越病变

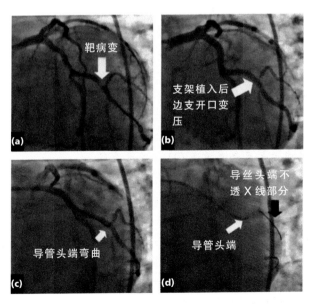

图 4.6 Venture 可调弯导管：能够通过调节导管头弯度控制导丝推送方向，并提供额外支撑力。(a)边支血管从钝缘支垂直发出。(b)植入支架后，边支开口严重受压。(c,d)使用 Venture 导管将导丝推送到边支血管[5]。

钝缘支的开口。插入新导丝,能够成功地进入钝缘支的开口,调整导丝指向边支的开口。这种情况下,充盈的球囊能够避免导丝持续地脱垂入主支,使导丝头端转向所需的逆行方向[6]。

*** 通过支架网眼进入边支

通常,可以单用或联合使用上述进入边支的技术。如果支架需要再次通过,导丝的头端需要弯曲成一个宽 J 形,在旋转导丝的同时前送导丝。这种操作可以避免导丝的头端不经意地进入支架梁下,以及使整个导丝方向转向支架外侧。如果有轻微的阻力,应当怀疑导丝在支架后面穿行。如果存在支架内再狭窄并且弯曲的头端未能穿过支架, 操控中等硬度的导丝使其头端形成轻度的弯曲穿过支架。试着在两个垂直的角度显示血管段,导丝能够尽可能在血管腔内前行。使用短球囊在支架的近段以高压力进行后扩张,能够打开额外的支架网眼,去除边支侧壁,为导丝的进入提供空间。有时,这些方法是无效的,"关闭"导丝并不能提供帮助,尤其是边支完全闭塞时。此时,将血管超声(IVUS)探头插入支架内,精确地定位边支开口。血管内超声到位后,用中等硬度导丝指向边支 (血管内超声能够为导丝提供额外的支撑力并且确认真腔的位置)。

交换球囊导管

操作要点

** 通过固定长度导丝前送 OTW 球囊导管

插入常规长度的球囊成形术导丝,并操控导丝通过病变。确定导丝的头端定位在冠状动脉的最远段。然后通过导丝而无须调控前送 OTW 球囊导管。这是在透视下完成的,直到导丝的近段通过球囊导管的导丝部位再次出现。在球囊导管通过的过程中,确保移动过程尽可能顺畅,没有感觉到任何障碍。如果感觉到任何阻力, 绝对要避免任何在导丝上球囊导管用力的向前运动。这一措施将限制导丝的任何前移。任何阻力或者心室异位的证据应当在透视下及时评估导丝、球囊导管以及指引导管的位置。目前还没有由于不经意地前送导丝导致冠状动脉损伤的报道。随着球囊导管的向前移动,导丝上压力增加使指引导管向后移动,因此需要密切监测导管的头端。这个技术是有效的,因为只使用了一个导丝,节约了成本。当导丝的近段受到损害后,导丝不能扩展,这也是其价值所在。

*** 通过固定长度导丝交换球囊导管

球囊导管沿着导丝撤回直到导丝的刚性段恰恰在球囊导管的中心内。然后第二根导丝的刚性头端引入导管的中心在导管内与第一导丝头头相连。通过使用 20G 静脉套管在中心腔与头端相连有利于导丝的引入。然后,球囊导管逐渐沿着导丝撤回,同时保持第二根导丝向前推送。确定导丝能够与球囊导管的管腔相兼容。

** 使用第二个球囊固定导丝

送入一个 2.5mm×15mm 的球囊并定位在离指引导管头端 1cm 的位置。当 OTW 球囊撤到指引导管内第二个球囊远段,以 12atm 充盈球囊,锚定导丝,使 OTW 球囊轻松撤出(图 4.7)。

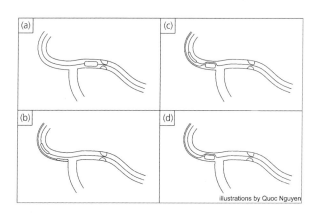

图 4.7 交换导管(a)。插入第二根球囊并定位在离指引导管头端 1cm 的位置(b)。当 OTW 球囊撤到指引导管内第二个球囊远端,充盈第二个球囊,固定导丝(c)。在 OTW 球囊撤出时(d)。

策略变化

沿着固定导丝交换球囊导管的最佳方法

　　1.不增加费用的第一种方法:使用常规导丝的尾端。

　　2.不增加费用的第二种方法:回撤导管的过程中,球囊和扩张设备(充满盐水)相连接,通过中心腔注入0.9%盐水,保证回撤过程中压力维持在14~15atm。

　　3.$第三种方法:使用延伸导丝。

　　4.增加费用的方法:使用第二个球囊固定导丝。

未能通过病变

　　当导丝似乎不能通过病变时,最恰当的做法是在第二个垂直的角度明确导丝的位置。导丝头端可能在边支内或者已撤出到真腔外。一旦确定导丝在血管真腔内,其他的方法包括更换更硬的导丝、小导丝或者亲水性导丝,或者送一个球囊至导丝头端附近以增加导丝的支撑力。

注意事项

导丝与血管内超声导管相缠绕

　　在复杂介入过程中,当使用压力导丝和血管内超声进行高级生理或者显像研究时,有可能与导丝相缠绕。在704名患者行血管内超声检查时,0.5%的患者出现与球囊成形术导丝相缠绕,13%的患者与压力导丝(拉迪医疗系统,乌普萨拉,瑞典)相缠绕。造成导丝相缠绕的易患因素可能是由于血管内超声导管短单轨段。为了避免与导丝相缠绕,应确保导丝的短单轨段位于压力导丝或者球囊成形术导丝的刚性段。如果注意到发生缠绕,可尝试进一步前送压力导丝或者球囊成形术导丝以使打结部与相应的血管超声头端相分离。另一种选择是沿着打结的导丝滑送血管内超声导管到远段。然而,过度操作是有害的,而且易于形成导丝环,进一步使压力导丝打结。移除整个系统可能是唯一也可能是最后、最务实的选择。

避免导丝与血管内超声导管相缠绕

当要通过的血管近段太迂曲,钙化严重时,前送血管内超声导管就不会太顺利。如果前送血管内超声导管不经意地需要太大力量,可能需要从导丝上撤出导管,导丝可能会发生扭曲。如果这个问题早期未被认识到, 前送扭曲的导丝可能引起穿孔或者夹层。由于血管内超声导管是在短单轨末端滑行,因此,旋转运动不能很好地被传到头端。这就限制了其消除远段血管迂曲或者通过严重扭曲、病变或者严重成角的能力。

注意事项

不经意地卡住导丝

不要忘记在使用 Crush 技术释放支架前从边支拉回导丝。导丝的不透光段是不能看见的,在操作的过程中可能会忘记撤出,因此导丝可能会被困在支架下。

高级技术:如何与血管成形术导丝同步?

在指引导管插入冠状动脉开口以后, 将 300cm 长的 0.014 英寸球囊成形术导丝置入冠状动脉的远段。外面使用一个自适应夹(美敦力 5833SL)连接一个外部脉冲发生器(美敦力 5348)。脉冲发生器在保持固定脉冲宽度的同时提供变频电流。负电极(阴极)连接到球囊成形术导丝的末端,正电极(阳极)与患者相连接,使球囊成形术导丝作为一个单极导联。最初,对阳极的夹使用一个大的皮肤表面电极连接到皮肤上。然而, 使用皮肤电极,所需的电流可能特别高,因此,为了改善组织接触,将阴极连接到锚定在股动脉穿刺部位皮下组织中的钢丝缝合线上(3/0 外科钢单丝 B&S 30)。这种钢性单丝缝合线被心脏外科医生常规用于心脏手术后固定心外膜临时起搏导线上，可以使起搏器捕获阈值降低[7]。

参考文献

1. King SB, Warren RJ. Equipment selection and techniques of balloon angioplasty In: King SB, Douglas JS (eds), *Atlas of Heart Diseases: Interventional cardiology.* St Louis, MO: Mosby, 1997: 3.1–3.15.
2. Saeed B, Banerjee S, Brilakis ES. Percutaneous coronary intervention in tortuous coronary arteries: Associated complications and strategies to improve success. *J Interven Cardiol* 2008;**21**:504–11.
3. Kawasaki T, Koga H, Serikawa T. New bifurcation guidewire technique: a reversed guidewire technique for extremely angulated bifurcation – a case report. *Catheter Cardiovasc Interv* 2008;**71**:73-6.
4. Nakhjavan FK, Najmi M. Exit block: A new technique for difficult side branch angioplasty. *Catheter Cardiovasc Diagn* 1990;**20**:43–5.
5. Violaris AG, Tsikaderis D. Tracker tricks: Applications of a novel infusion catheter in coronary intervention. *Catheter Cardiovasc Diagn* 1993;**28**:250–1.
6. Gershony G, Hussain H, Rowan W. Coronary angioplasty of branch vessels associated with an extreme angle take-off. *Catheter Cardiovasc Diagn* 1995;**36**:356–9.
7. Mixon TA, Cross DS, Lawrence ME. Temporary coronary guidewire pacing during percutaneous coronary intervention. *Catheter Cardiovasc Interv* 2003;**61**:494–500.

第 5 章
经皮冠状动脉球囊成形术

Thach N. Nguyen, Tung Mai, Dominic Nguyen, Hau Tran, Ainol Shareha Sahar

难点

普通球囊血管成形术(POBA)是冠状动脉介入治疗的基本程序。如何打破和重塑斑块,改善远段冠状动脉流量而不引起夹层和早期急性闭塞,并保持急性血流动力学的收益是当前介入心脏病学的巨大挑战。

球囊的直径不一,材料各异,比如聚乙烯(PE)、聚对苯二甲酸乙二酯(PET),材料决定着球囊的硬度和拉伸能力,从而在加压扩张时获得精确或超大直径。

球囊导管大致可分为 OTW 球囊(可穿越整个轴)、快速交换球囊(仅位于远段)和固定导丝球囊。切割球囊的特别之处在于沿着球囊的长轴排列小型刀片,球囊扩张同时完成对斑块的切割。

对于纤维性斑块而言,常规球囊扩张后的即刻管腔获得在于斑块的压缩和血管的扩张。对于钙化病变而言,即刻管腔获得在于扩张局部的有限夹层。最为理想的是,非工作状态下球囊有着非常小的外径。事实上,对于大多数的病变来说,球囊的跟踪性和推送性远较外径更为紧要。跟踪性指的是推送球囊经导丝通过冠状动脉成角段的能力。推送性指的是推送球囊通过扭曲冠状动脉或病变的能力。因其良好的可视性并可减少透视时间,小内径指引导管有助于快速交换球囊的推进和定位。但是,未退出则导丝不能交换、不能再塑形是其缺点,有时只能放弃或使用输送导管。OTW 球囊的跟踪性较优,而固定导丝球囊具有更小的外径,扭曲血管和极度狭窄病变是其适应证。

> **技术操作标准**
>
> 　　扩张后残余狭窄<10%且无夹层是普通球囊血管成形术的理想结果,同时远段血流应为 TIMI 3 级(心肌梗死 3 级溶栓)。5 分钟后再次造影,如无血管回缩或远段血流变差即应视为成功。

球囊

　　操作者的水平,包括扩张球囊的技术、所选球囊系统的了解程度、并发症的处理能力,其重要性远大于球囊、导丝的精确选择[1]。球囊与血管直径比以 1:1 为宜,如超过此值将显著增加夹层和急性闭塞的发生。

鉴别差异

顺应性球囊

　　因外形小,减压后易于回卷,顺应性球囊被常规使用。血管管径大小不明确,譬如慢性低血流或完全闭塞使得血管内径在影像上显得较小,则可选择顺应性球囊。一旦病变打开或冠状动脉内注入硝酸甘油后,血管直径明显增大;然后以较高压力再次扩张顺应性球囊(尺寸大 20%)。同样地,如需处理不同大小血管的多处病变,选择顺应性球囊会更符合成本效益理念。其原则为首先扩张小管径处的病变,然后置入大管径血管以较大的压力扩张获得满意的直径。顺应性球囊由聚烯烃共聚物(POC)材质制作。

非顺应性球囊

　　非顺应性球囊由 PET 制成,适于不同需要。使用短的非顺应性球囊后扩支架,不仅可以使支架充分膨胀贴壁,还可有效减少支架边缘血管的拉伸。处理长病变时,非顺应性球囊通常不会造成血管远段的拉伸,一般而言,远段管径要显著小于近段。处理坚硬和钙化病变时,顺应性球囊会优先过度扩张正常段血管,却无法挤破钙化段斑块。由于正常段血管得到被动拉伸,使得血管直径在影像上看上去已达理想。事实上,随着时间推移血管会再度回缩。选择非顺应性球囊则不会出现上述结果。非顺应性球囊会更直接地集中力量于坚硬和钙化病变局部,并不造成毗邻正常段血管的拉伸。高压扩张下,非顺应性球囊挤破动脉粥样硬化斑块,沿着血管纵轴调整斑块负荷,重构一个更大和更稳定的血管内腔。半顺应性球囊主要采用聚醚-聚酰胺嵌段共聚物、尼龙或聚氨基甲酸乙酯弹性体等材料制作。

球囊标记

严重狭窄病变建议先选择中央标记球囊,较易于通过病变。当标记位于病变中部,即可开始扩张。当经皮冠状动脉介入治疗(PCI)长病变时,需要用到双标记球囊,确保病变完全覆盖。

长球囊和短球囊

在处理弥漫性长病变时, 长球囊可以更为均匀地分配扩张压力,从而减少重叠扩张及防治未处理斑块凸向管腔。短球囊扩张常导致斑块的部分破裂,继而血液流入形成异常通道,使用长球囊则显著减少夹层的发生。此外,长球囊扩张对血管纵向拉伸影响较小,有利于维持血管的生理曲度[2]。长球囊的缺点在于,长病变近段和远段管径差异较大即表现为锥形血管时, 扩张后可能出现近段扩张不充分而远段过度扩张的现象。

OTW 球囊和单轨球囊

OTW 球囊全程有可通过导丝的内腔,因此推送性较优。单轨球囊即快速交换球囊只是在远段部分有导丝通过, 推送性差是其缺点。单轨球囊推送杆的近中段由不锈钢、尼龙或塑料制成,导丝段可塑性强,但外径较大[3]。

球囊的推送、定位与扩张

左手推送球囊,右手(或助手)帮助固定导丝。推送球囊的力量需要轻柔而均衡,不可莽撞急送。推送球囊时,必须时刻关注指引导管头端的位置。一旦球囊推送变得困难,固定不牢的指引导管可能回撤、甚至飞扬,连同导丝完全脱离冠状动脉。如前进的阻力来自病变,回撤少许导丝、深插指引导管同时轻度加力推送球囊常常可以跨越病变。另外一种帮助球囊通过扭曲病变的方法是同时送导丝和指引导管。

未能通过病变

病变严重狭窄,球囊可能无法通过,继续推送球囊反而使得指引导管后退。此时,指引导管的固定非常重要,甚至深插,有时需要更换指引导管才能帮助球囊通过病变。

如果病变近段血管过度迂曲,球囊不能通过。可以尝试以下方法:①调整指引导管位置,使其固定牢靠以增强支撑;② 更换硬导丝使得球囊易于跟踪;③嘱患者深吸气以拉直血管;④送入另一根导丝。由于外径小、长度较短,小球囊更易于通过严重狭窄病变,扩张后建立的新通道已足够适合球囊通过。

策略变化

推送球囊通过严重狭窄病变的最佳方法

1. 不增加成本的最佳方法:指引导管的位置,调整同轴,深插,通过上述操作获得推送球囊的足够支撑。

2.不增加成本的第二种方法:嘱患者深吸气以拉长心脏和血管,减轻血管迂曲,迅即推送球囊。

3.不增加成本的第三种方法:矛盾运动——持续加压推进球囊同时回拉导丝,球囊即通过病变。该操作的目的在于减少导丝和球囊导管内腔的摩擦,亦可使导丝拉直紧绷,以利球囊滑进。

4.$第四种方法:增加一根硬导丝,球囊更易于滑入。指引导管也随之拉紧,不易回退。增加一根导丝同时可起到拉直血管的作用,球囊跟踪性增强。

　　5.$第五种方法:更换小外径球囊(单轨,顺应性,中央标记)。

操作要点

** 血流阻断时球囊定位

　　在许多情况下,球囊通过严重狭窄病变时血流被阻断。此时球囊一旦到位,扩张之前已无法知晓球囊的确切位置。事先选择可以覆盖病变全程的球囊。推送球囊通过病变时注入对比剂进行造影,造影剂会停滞于病变中部,此时调整球囊位置确认其中部位于病变的中部,即可扩张球囊(图5.1)。

** 球囊加压膨胀的速度

　　大部分术者在球囊腰部消失前均采用缓慢加压的方式。渐进加压促使斑块内容物沿着血管纵向和径向轴线缓慢重新排列。通过这种方式,血管的拉伸和变形往往都是可预计的。反之,急速加压更易于引起血管壁的广泛撕裂和夹层形成。

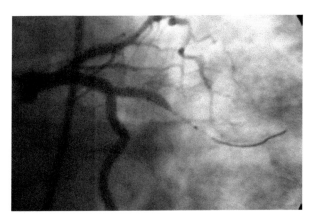

图 5.1　图示钝缘支严重狭窄病变。球囊穿越病变时阻断了血流,通过造影无法知道球囊的确切位置。推送球囊进入病变并注入对比剂造影,对比剂被固定于病变中部。(Courtesy of the Cardiac Catheterization Laboratories of Community Healthcare System, St Mary Medical Center Hobart IN.)

** 判断球囊和支架大小

成功加压使得球囊膨胀后,在放气前 5 秒,推注少量对比剂以核实该球囊直径是否与病变近段血管相宜。如果对比剂绕着膨胀球囊近段流动,提示该球囊太小。毋庸置疑,这是一种比较粗略的估计适宜球囊或支架大小的方法。显然, 血管内超声(IVUS)更为准确(图 5.2)。

** 寻找侧支

如果诊断性检查(如造影)、球囊阻断时可以看见侧支,提示患者的手术风险显著降低,术者的压力因此减轻。球囊将要完全膨胀时注入对比剂可提供极为重要的线索:如果球囊完全膨胀时血管远段的对比剂迅速消失,提示有良好的侧支;如果对比剂仍然留在血管远段,则提示缺乏侧支[4]。

先进技术:普通导丝交换 OTW 球囊导管

单轨系统更换球囊导管非常简单。在 OTW 系统更换球囊需要延长对接第二根导丝,或者采用一根 300cm 的长导丝。事实上,不需额外导丝亦可完成 OTW 球囊导管的更换。固定好导丝,缓慢回撤球囊导管,球囊导管近段平齐导丝近段时,连接注有对比剂的 5mL 注射器, 回撤球囊导管的同时持续推注对比

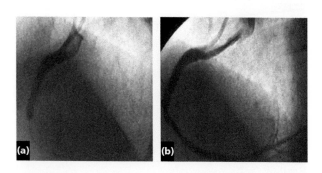

图 5.2　确保球囊和支架足够大小:(a)加压使球囊膨胀,负压前 5 秒注射对比剂,比较病变远端与球囊的大小。此图显示,球囊显著小于病变近端血管直径。(b)选择一枚较球囊大的支架并释放。支架后扩后造影显示支架血管匹配, 结果良好。(Courtesy of the Cardiac Catheterization Laboratories of Community Healthcare System,St Mary Medical Center Hobart IN.)

剂,该操作可保持导丝前行且导管缓慢回撤。如欲成功,需做到以下几点:导丝不能弯曲,导管已经很好冲洗。切记,回撤时导管外轴(Y-Tuohy)始终处于开放状态,导管保持成一条直线,从而将与导丝的摩擦力最小化[5]。

不能成功扩张病变

即使加压至接近破裂斑块的压力,严重狭窄合并重度钙化病变仍然可能阻止球囊的充分扩张。或者球囊充分扩张,但却显著增加夹层、球囊破裂的危险。避免风险并成功扩张病变的方法之一是采用聚力血管成形术,即在球囊侧额外增加一根(甚至二三根)导丝。另一种方法是更换送入非顺应性球囊,这样可以加至更大的压力。如果是内膜的重度钙化导致球囊不能充分扩张,经皮腔内斑块旋磨术会是好的选择。记住,旋磨后植入药物洗脱支架(DES)。此外,切割球囊对不能充分扩张的纤维性斑块病变也非常有效。

策略变化

成功扩张难以扩张的病变的各种方法

1. $ 第一种方法:置入另一根导丝以实现聚力(球囊)血管成形术。

2. $$ 第二种方法:更换非顺应性球囊以实现高压扩张。

3. ◆◆ 第三种方法:钙化病变和非钙化病变均可选用切割球囊。

4. ◆◆ 第四种方法:斑块旋磨术处理钙化病变。

操作要点

** 聚力血管成形术

如果球囊不能挤破斑块,可尝试聚力血管成形术。先将球囊回撤至指引导管里,送入第二根导丝跨越病变,再次送入球囊跨越病变,定位,加压以膨胀球囊。由于导丝横跨病变,使得压力集中于导丝,这相当于切割导丝实现选择性加压,从而挤破斑块。并发症包括夹层,植入支架可解决该问题。选择小外径的非顺应

性球囊常可帮助实现理想扩张,此时不仅可获得较高压力,且无球囊膨胀后直径大于血管及球囊破裂之虞。

** 成为钙化病变的球囊

如果不需要旋磨,中号外径非顺应性球囊(2.0cm × 10mm)将是不错的选择。球囊太短,加压时易于从病变滑出;球囊太长,则难以跨越病变。2.0cm × 10mm是这种情况下最优之选,既可实现高压扩张(25~28atm),又不会造成血管夹层和过度扩张。

** 大血管球囊成形术

目前,临床应用的最大直径球囊是4mm。如冠状动脉或大隐静脉桥管径(SVG)大于4mm,建议采用球囊紧抱技术,也可选择外周球囊。所谓球囊紧抱技术指的是在病变处并行放入两枚球囊并同时加压膨胀球囊,其所获得的直径为球囊单独扩张直径总和的70%,此时横截面为椭圆形而非圆形[6,7]。

球囊不能回复

这种现象较少发生。可能的原因为通过病变远段而造成球囊超过360°扭曲缠绕[8],或由于严重狭窄致球囊在病变远段被截留。

策略变化

球囊不能回复的处理策略

1.不增加成本的第一种方法:压力泵负压回吸。

2.不增加成本的第二种方法:球囊导管连接50mL注射器负压回吸。

3.不增加成本的第三种方法:盐水进一步稀释对比剂,降低球囊内流体黏度,此时造成的负压也许足以使扭结的球囊回缩。

4.🌢🌢 下策:继续加压球囊至破裂,需做好应对冠状动脉夹层、穿孔的准备。

5.🌢🌢 导丝尾部刺破球囊。

6.🌢🌢 外科取出。

操作要点

*** 如何刺破不能负压回复的球囊

在各种方法尝试失败后，较少用到的一种方法是送入一枚小的 OTW 球囊并置于不能负压回复的球囊近段，退出 OTW 球囊核心 0.018 英寸的导丝，反向将其尖硬尾端送入，低压充气 OTW 球囊以确保导丝头端位于血管腔中部，刺向受困球囊。

该方法存在冠状动脉穿孔风险，但即使穿破冠状动脉，因破口小通常不会导致严重并发症。事实上，球囊(加压)破裂远较小孔刺破球囊法造成的血管损伤，更为广泛和难于掌控。

注意事项

材料疲劳

除了过度扩张、遭遇钙化病变，另外一种可导致球囊破裂的原因是材料疲劳[5]。在某些国家，球囊被允许反复使用，这使得球囊疲劳，显著增加其破裂的风险。加压扩张时球囊局部显著膨出即为材料疲劳的征象。避免如此情况的做法是，即使面对顽固狭窄病变也不应加压超过球囊的爆破压。

球囊嵌顿不能回撤

负压后球囊不能回撤非常少见，一旦发生，将给患者、术者和整个介入团队带来严重创伤。其发生常无任何征兆。处理方法如下。如果基于假设场景，这些方法难分优劣。在反复试验的基础上，术者可以选择不同的处理方式。

策略变化

回撤嵌顿球囊之优选方案

1. 不增加成本的第一种方法：先推送球囊然后回撤。

2. 不增加成本的第二种方法：通过操纵杆扭曲球囊使其位置变化，然后回撤。

　　3. $ 送入一根硬导丝穿越嵌顿球囊,此举可拉直血管,然后回撤。

　　4. $$ 先将第二根导丝送至病变远段,送入一枚 OTW 球囊至嵌顿球囊处,缓慢低压膨胀 OTW 球囊,致球囊脱离嵌顿。

　　5. ◆◆ 如果 OTW 球囊不能前送,则送入一枚球囊至嵌顿球囊侧与其并行,扩张 OTW 球囊以松解。

　　6. ⚱ 送入微型捕捞器,尽可能靠近球囊,圈套环关紧拉出球囊。

*** 使用捕捞器抓出嵌顿球囊

　　剪断球囊导管的近段部分,捕捞器沿球囊杆送入。当捕捞器到达嵌顿球囊位置并抓紧,一并拉出捕捞器和嵌顿球囊[10]。如上法不能成功,切记松开捕捞器并撤出。

*** 球囊反复破裂

　　球囊反复破裂可发生于支架内再狭窄(ISR)患者。一例球囊反复破裂的患者进行了血管内超声检查,见钙化病变呈山脊状凸向管腔,提示此脊样病变割破球囊。选择更强的球囊或者斑块旋磨术可解决此问题,但后者有可能带来新的问题,即损坏金属支架结构[11]。

*** 球囊破裂之伤害控制

　　在屏幕上,如果看到对比剂自球囊溢出迅速消散,伴随着血管相对混浊和(压力泵)压力下降,即提示球囊破裂。一旦发生,缓慢回撤球囊至病变近段,注射少许造影剂以排除穿孔。如球囊未嵌顿于病变处,即退出。如有夹层发生,植入支架。

切割球囊

　　由于沿纵轴安装微型刀片,切割球囊较僵硬而难以通过严重成角病变。为克服此问题,切割球囊通常设计得较短。

技术

　　切割球囊扩张时需采用缓慢加压的方式。每增加一个大气压需要间隔 3~5 秒,以确保球囊核心扩张前外翼沿着微型刀片

缓慢展开。快速加压膨胀可导致刀片划破球囊。生产厂家为此而制订的使用原则是操作者需要遵守的：每 5 秒增加 1atm，最大压力为 6~8atm。一些术者推荐在球囊回缩时亦采用该频率减压。此外，因球囊扩张后回缩较慢，需待其充分回卷，刀片完全回收入球囊，才可以回撤球囊，不能贸然行事。

产生球囊落入该陷阱的原因之一为导丝穿越一个支架单元而未被察觉，随之又送入切割球囊，刀片即为支架结构锁住，一旦用力回撤即导致支架撕脱或微型刀片断裂。

注意事项
带出支架

　　微型刀片沿切割球囊的纵轴安装。膨胀时，刀片暴露并向外突出以切割病变。负压回缩时，刀片犹如球囊之翅膀，使得回缩过程中球囊与刀片形成抛锚样姿势，或者仅仅因为球囊僵硬的外形增加了刀片的外凸。刀片可能卡于支架结构，致球囊不能退出。此时过于用力则可能带出部分或整个支架，造成管腔内膜撕脱，甚至急性闭塞[12,13]。

方法与技巧

** 退出嵌顿刀片

　　切割球囊推送困难时应首先考虑导丝穿越了支架结构。推进球囊时遇到较大抵抗，这是较为合理的解释，此时应重置导丝。如有疑问，行 IVUS 检查可以证实。

策略变化
退出嵌顿刀片的最佳操作[14]

　　1.不增加成本：微型刀片可能会沿血管长轴陷入支架结构和血管壁之间。应先前送嵌顿球囊，并伴着顺时针或逆时针动作以松解微型刀片。

　　2. $$ Buddy Balloon 技术：如果微型刀片已变形，刀片中

部卡入支架结构中,可送入第二枚球囊至嵌顿部位,加压膨胀往往可以松解刀片。Buddy Balloon 技术的风险在于第二枚球囊扩张时被切割球囊微型刀片损伤而致破裂。

3. $ 引导"鞘":退出嵌顿切割球囊有时需施加较大的血管长轴力量,此时,近段血管易承受持续牵引而致损伤,出现血管夹层。深插某些 6F 指引导管,回撤的力量可通过指引导管开口获得。如果切割球囊已穿过支架并膨胀,本方法往往不能成功,但可显著减轻牵引血管的损伤。

4. $$ 抓捕器:如果使用的是大口径(>8F)指引导管(或者小口径指引导管,可更换为大口径指引导管)将切割球囊头部剪断,抓捕器置于切割球囊杆上,前送至球囊部位,即可对嵌顿球囊直接施加更大的牵引力。

5. $$$ CABG:经各种尝试仍然无法退出切割球囊,或前向血流不能维持,需要考虑 CABG 以恢复冠状动脉血供并取出切割球囊。这是最后的处理手段,可能也是某些情形下有效处理嵌顿切割球囊的唯一方法[15]。

参考文献

1. Ellis S. Elective coronary angioplasty: Techniques and complications. In: Topol E (ed.), *Textbook of Interventional Cardiology*, 3rd edn. Philadelphia, PA: WB Saunders, 1999: 147–62.

2. King SB. Complications of angioplasty. In: King SB, Douglas JS (eds), *Atlas of Heart Diseases: Interventional cardiology*. St Louis, MO: Mosby, 1997: 12.1–12.15.

3. Ikeno F, Yeung A. Equipment for PCI. In: King S, Yeung A (eds), *Interventional Cardiology*. New York: McGraw Hill, 2007: 79–86.

4. Meier B. Balloon angioplasty. In: Topol E (ed.), *Textbook of Cardiovascular Medicine*, 3rd edn. New York: Lippincott-Raven, 1998: 1665–76.

5. Nanto S, Ohara T, Shimonagata T, et al. A technique for changing a PTCA balloon catheter over regular length guidewire. *Catheter Cardiovasc Diagn* 1994;**32**:274–7.

6. Krucoff MW, Smith JE, Jackman JD, et al. "Hugging balloons" through a single 8F guide: salvage angioplasty with lytic therapy in the IRA of a 40-year-old man. *Catheter Cardiovasc Diagn* 1991;**24**:45–50.

7. Feld H, Valerio L, Shani J. Two hugging balloons at high pressures successfully dilated a lesion refractory to routine coronary angioplasty. *Catheter Cardiovasc Diagn* 1991;**24**:105–7.

8. Breisblatt WM. Inflated balloon entrapped in calcified coronary steno-

sis. *Catheter Cardiovasc Diagn* 1993;**29**:224–8.

9. Kussmaul III WG, Marzo K, Tomaszewski J, et al. Rupture and entrapment of a balloon catheter in the LAD: Fluoroscope of impending balloon rupture. *Catheter Cardiovasc Diagn* 1993;**19**:256–9.

10. Watson LE. Snare loop technique for removal of broken steerable PTCA wire. *Catheter Cardiovasc Diagn* 1987;**13**:44–9.

11. Giluts H, Weistein J. Repeated balloon rupture during coronary stenting due to a calcified lesion: An IVUS study. *Catheter Cardiovasc Interv* 2000;**50**:212–14.

12. Kawamura A, Asakura Y, Ishikawa S, et al. Extraction of previously deployed stent by an entrapped CB due to blade fracture. *Catheter Cardiovasc Interv* 2002;**57**:239–43.

13. Harb T, Ling F. Inadvertent stent extraction six months after implantation by an entrapped cutting balloon. *Catheter Cardiovasc Interv* 2001;**53**:415–19.

14. Blackman D, Dzavik V. Inadvertent detachment of an entrapped cutting balloon from the balloon catheter during treatment of in-stent restenosis. *J Interven Cardiol* 2005;**17**:E27–9.

15. Giugliano GR, Cox N, Popma J. CB entrapment during the treatment of ISR: An unusual complication and it management. *J Interven Cardiol* 2005;**17**:168–70.

第 6 章

支架

Thach N. Nguyen, Vo Thanh Nhan, Dinh Duc Huy, Nguyen Huynh Khuong, Nikola Bakraceski

难点

如同一位心内科临床医生需要知道新型心血管药物的药理特性和新的治疗设备的作用机制，一位心脏介入医生需要掌握支架术的基本物理和生物工程原理，以便为病变选择最合适的支架，且保持在手术中的平缓推送、准确定位，以最佳直径释放。

传送性好：纵向柔软性好和小外径

安装于传输球囊上的支架需要具备通过迂曲血管段容易抵达病变部位的性能，而不造成血管内膜损伤或诱发痉挛。具有出色的纵向柔软性支架能够轻松地沿着导丝传送，这种平滑的传送又称为高跟踪性。纵向柔软性好和小外径这两个特性有助于在最短时间用最少的操作将支架传送到靶目标处。如果支架的长度与血管弯曲处宽度相宜，即可易于跨越成角段。如支架更长，暂时形成的弯曲也将帮助支架前送跨越成角段。若非过于钙化，成角血管的松软性能亦可使其结构调整以顺应支架的长度，得以顺利通过。

完美释放=良好的辐射张力和顺应性

一旦释放，支架需要足够的辐射张力以防止血管壁弹性回缩和斑块的移位。在紧急状态下,足够的张力才能使其成功盖住夹层的入口、修补游离的解剖瓣,及对抗可能不断增大的壁内血肿。非紧急状态下,即使面对肌桥的收缩期压缩,释放的支架依然需要维持其结构(注:肌桥部位支架的使用应依据相关指南)。此外,成角部位支架的释放应使其外形依从于血管结构而非将血管拉直,同时还能保持理想内腔。良好的辐射张力和顺应性这两个特性是获得即刻完美造影结果的保障。释放后,支架应能很好地嵌入血管壁,且不出现收缩期的压缩和舒张期的松弛,从而有效地固定该区域、防止内膜的损伤,后者是内皮血栓形成的主要机制。与血管壁的完美嵌合定位是药物洗脱支架(DES)药物释放的保证,以防止内膜的增生和支架内再狭窄。

支架的临床评价

支架柔软性判断

总体而言,如长轴不僵硬,支架即具备了相应的柔软性。由于现在的心导管室工作繁忙,如有好的支撑(强支撑指引导管、硬导丝)或血管迂曲度小,那么支架的柔软性已经不是主要关注点。但是,心脏介入医生正在面对越来越多年老且病情复杂的PCI患者:极度迂曲的血管、钙化病变、靶病变位于血管远段。对这一类患者而言,柔软性是支架选择、推送和释放过程中均需重点关注的。

何谓辐射张力?

目前使用的支架大多具有足够的辐射张力。最为关键的是支架平台的材料和设计方式。在左主干病变、大隐静脉移植物(SVG)吻合口及老年患者的冠状动脉病变中,斑块以纤维组织居多,易于回缩。面对上述病变,支架的良好辐射张力必不可少。而在颈动脉、股动脉、腘动脉和胫动脉,因易于受到外力的压缩,支架的良好辐射张力亦是保障其长期有效的关键。

支架是否通过强支架网络系统支撑血管壁

IVUS 证实,支架植入将动脉粥样硬化斑块挤压使其沿血管的纵径两轴重新分布。为了获得最佳内径,始植入支架必须提供足够强度的网络系统以对抗斑块的弹性回缩,并将斑块物质纵向移动控制在合适范围。支架必须有效阻止斑块通过支架平台突入管腔形成斑块疝及斑块脱落造成血管远段栓塞。

支架友好性

通常而言,如各种手术器械可靠且使用友好,一枚择期支架植入过程应控制在 30 分钟以内。该过程的每一步骤均应在第一次尝试即完成。除了强力指引导管的支撑,成功的支架植入还与支架–球囊复合体的大小、柔软性、血管近段至病变部位的顺应性、靶部位充分开放等因素相关。柔软且小口径支架可以在软导丝上滑行,硬且大口径支架则需要足够硬度的导丝。短支架可轻易越过一个陡弯,长支架则往往不能实现。在传送过程中,支架需紧附于球囊,如此可以避免栓塞风险。在传送支架失败时,回撤支架不应感觉到阻力并需严密观察以免支架脱载。一旦发生,指引导管、支架和导丝须整体退出。支架的选择与术者的喜好和经验有关,术者对不同支架类型进行的严格评估从而选择支架,以获得技术和临床效益的最大化。

推送支架

策略

当支架前送失败时,需要评估指引导管的稳定性、导丝的硬度、血管的迂曲和钙化程度以及支架的柔软性和长度。

指引导管 指引导管的头端需与冠状动脉开口同轴,前送支架时指引导管不应回退。如果出现上述情形,提示指引导管支撑不够,需深插。如果指引导管深插后不能回撤且支架依然不能前送,即使调整指引导管的形状也往往不能获得成功。

为了使指引导管足够稳定,需要增大指引导管与主动脉壁的接触面积。为了使指引导管具有足够硬度,则需要选用更大口径指引导管或使用70cm长鞘。

导丝 指引导管已经足够稳定,但靶血管极度迂曲和钙化,支架不能前送到位,此时增加一根同等硬度或更硬的导丝可轻度弥补指引导管的支撑不足及血管节段的顺应性。这根额外导丝成功的机制在于:增加了指引导管的硬度(指引导管内增加了一根导丝),将近段至病变部位血管拉直(这使得支架易于滑行),使携带支架的第一根导丝离开内弯道而定位于管腔中心。然而,如果指引导管不够稳定(比如使用JL指引导管处理短左主干患者的回旋支病变),即使增加一根导丝也往往不能奏效。

病变动脉 如果病变血管有中-重度钙化和迂曲,则支架不能前送的理由不能归于指引导管的稳定性和导丝的硬度,而是来自病变血管本身。需要指出的另一原因是,LCX近段走行于房室沟中,这使得即使不合并钙化,LCX近段的顺应性也较小。此外,需考虑到是否近段血管的病变阻碍了支架的前送?如果是,可扩张近段病变先植入一枚支架,此时再前送支架往往能获得成功。极其少见的是遭遇了钙化且表面粗糙的偏心病变,其表面产生的摩擦力阻止了支架的通过,即使再送入一根硬导丝,也不足以使支架离开斑块面。此时,选用超滑亲水导丝或许可以奏效。事实上,经皮斑块旋磨术会使问题变得简单。

支架 支架最重要的特征是其柔软性和表面的平滑度,这使得其能够成功处理弯曲病变,且支架单元贴壁良好。长支架有被卡住的趋势,尤其是支架弯曲支架梁出现毛刺时。轻柔的操作及对支架施加稳定而轻柔的力量有助于解"锁"。有时,通过轻度的推送或回撤导丝也可松开锁。总体而言,迂曲血管选用短支架表现较优[1]。

操作要点

病变血管的评估

球囊预扩病变后，即可送入支架。如近段血管过于迂曲，需考虑到支架能否通过该段迂曲到达病变部位。其中一种可以采用的办法是推送刚用过的球囊(不给予负压不予整形)，如果该球囊能通过迂曲到达病变部位，则支架通过的概率将超过50%。

"Buddy Wire"技术

"Buddy Wire"技术是送入另一根导丝提供额外支撑或拉直血管。鉴于支架不能经第一根导丝到达病变部位，操作者可考虑送入第二根导丝通过病变，然后重复之前动作前送支架，此时支架在第二根导丝上滑行向前，往往可顺利到达病变部位。一旦到位，即可退出第二根导丝并释放支架[2]。如果第二根导丝并未奏效，可以考虑使用亲水导丝，也许会用到第三根导丝。

远段 Buddy Balloon 技术

如多次尝试失败，可考虑将 OTW 球囊送至病变以远，加压球囊以固定导丝。然后拉直导丝使其紧张，同时推送支架往往可以成功。需在支架释放前退出球囊，否则球囊将被"拘禁"难以退出。此工作原理见框 6.1[3]。该技术的劣势在于：①需要额外的球囊；②球囊扩张可剥脱内皮，导致狭窄；③球囊扩张挤破该处斑块致血栓形成甚至急性闭塞；④支架释放前未退出球囊致球囊"拘禁"。

近段 Deflecting Balloon 技术

将小球囊推送至支架不能通过偏心病变近段，此操作可提供足够的指引使第二枚球囊/支架通过病变。该技术亦可用于其

框 6.1　远段 Buddy Balloon 技术工作原理

1.牵拉导丝使指引导管更深插和稳定。

2.第一根导丝被球囊夹住后，操作者拉直导丝使支架易于跟踪。

3.拉直近段血管从而矫正导丝偏移。

他情况,如支架释放后需送入球囊高压后扩,而该高压球囊难于送入支架内。或者需要将抽吸导管送入支架内、回撤远端保护装置而不能时,均可考虑采用本技术。在一例病例报告中,轻度钙化的斑块使得导丝偏移,即使在使用第二根导丝后,支架远段仍陷入斑块中而难于继续推进;采用近段 Deflecting Balloon 技术,将第二枚球囊以 2atm 低压扩张,如此提供的平台使得支架离开斑块送抵目标位置。但是,该技术也有自身的局限:需要较大的指引导管,血管内径足够大以容纳两根球囊导管,如此多的导丝和球囊操作可能伤害近段血管[4]。

许多方法均可解决支架前送所遇到的困难,是否存在最佳方法?慎重的考虑非常必要,手术必须按时完成,也不应浪费资源。

可以考虑的一些特殊操作,但并不能保证成功:

1.如果不能前送,关键在于血管近段的迂曲,可更换一枚短支架。

2.选择一枚更柔软的另一品牌支架。

3.将支架弯曲以使其与血管弯曲相宜。

4.Buddy Balloon 技术:将第二枚球囊送至病变以远, 低压扩张球囊压住第一根导丝。

策略变化

支架前送不能的解决方法

1.不增加成本的第一种方法:确保指引导管稳定,必要时保证安全的前提下深插指引导管。

2.不增加成本的第二种方法:回拉导丝同时稳定施压,前送支架以减少支架导管内腔与导丝的摩擦力,嘱患者深呼吸以拉直血管同时拉直支架输送系统。

3.$💰 第三种方法:送入第二根硬导丝拉直血管(Buddy Wire 技术)。支架沿第二根导丝送入。有时软导丝也能成功。

4.$$💰💰♦ 扩张病变近段以改变斑块轮廓使得支架易于通过。

5. $\boxtimes$ 更换大腔指引导管或外形不同的指引导管，以获得更好的后坐力并减小与血管开口的摩擦。

支架释放

大部分 PCI 并没有准备外科支持。多数病变已经给予球囊预扩，因此支架可以在标准大小释放并给予高压后扩。部分术者也建议某些情况下可以直接植入支架而不需预扩。

直接释放支架

某些经过精心挑选并评估的冠状动脉病变，没有显著的钙化和(或)成角，直接释放支架往往也是可以接受且安全的。狭窄程度并非评判是否能直接释放支架的主要指标，尤其在不稳定型心绞痛患者，血栓是斑块的主要构成。对于 A 型病变而言，支架大小与长度的判断并不困难。由于长期灌注不足，远段血管持续收缩，此时造影所得远段参考直径显著偏小。如病变存在严重的纤维化、钙化或球囊破裂，则可能出现支架部分不能释放的现象，此时直接支架术将带来严重不良后果如支架失落、难以取回。远段血管的不良显影也可能导致支架定位不准确。因此，在行血管成形术和支架术前，仔细地观察以明确病变部位及其近血管节段是否有严重钙化是非常重要的。X 线透视检出钙化的敏感性很低。前送支架尝试到达目的位置时手法应轻柔、力量保持且不宜过大，应避免长时间或暴力推送支架，以免导致支架脱载和远段栓塞。直接支架术成功的因素见框 6.2[5]。

框 6.2 直接支架术成功的因素

1.靶血管无钙化。
2.靶病变以近无严重迂曲。

球囊预扩

　　球囊预扩的目的并非获得理想结果，只是为支架的成功植入打下基础。完美的预扩可以使得造影时病变的范围变得不清晰、支架不好定位甚至导致受损伤节段难以辨识。然而，如果病变不是过于钙化和纤维化，且未充分扩张，支架释放时并不会导致支架处于半打开状态，这种不良释放将显著增加亚急性血栓的可能。

操作要点

** 迂曲血管的支架植入

　　当支架植入极度迂曲的血管，支架外血管壁将形成许多内陷而非被拉直。为了使沿着迂曲血管的生理弯曲释放的支架获得最大长径且贴壁良好，可嘱患者深吸气并屏气，同时释放支架。深吸气使心脏更为垂直，并拉伸血管，帮助成功操作。

** 锥形血管的支架选择

　　成功膨胀球囊后，在放气前5秒，可注射少许对比剂，这样可以正确评估病变近段的直径及球囊大小是否相宜。同样，该方法也可有助于判断支架大小是否与血管近段直径相匹配。如对比剂流入膨胀的球囊-支架复合体近段周围，提示需要一枚更大直径的球囊后扩近段支架。如支架近段仍需扩张，可将放气球囊回撤数毫米再行高压扩张以达理想直径，同时不会使远段过分扩张。当然，该方法仅能粗略地评估球囊和支架的大小是否合适，IVUS无疑是金标准(见图5.2)。

先进技术

不借助造影释放支架

　　一例病例报道向我们描述了LIMA吻合口以远LAD中段一处病变的支架植入过程。借助于一些解剖标志(如肋骨、夹子、边支)，术者完成了球囊扩张和支架释放。此时，推注造影剂以帮助定位变得不可能，因为自LIMA过来的血液流速极快，使得自左冠推注对比剂立刻被稀释和冲走。而如果采取 LIMA 为入径，该血管又过于迂曲致器械难以通过。在这种情况下，术者可能只能借助于解剖标志来完成手术了[6]。

操作要点

*** 如何使高流速 LIMA 显影

此时应使用外径足够大，可阻断血流的指引导管。前送指引导管的同时注射对比剂。由于指引导管堵住了 LIMA 的开口，导致冠状动脉血流明显变慢，对比剂流过时足以使远段血管显影良好。

*** 如何在 LIMA 高流速状态下行 LAD 支架术

使用外径足够大，可阻断血流的指引导管。前送指引导管的同时注射对比剂。由于指引导管堵住了 LIMA 开口，导致冠状动脉血流明显变慢，对比剂流过时足以使远段血管很好显影。如果 LIMA 过于迂曲，可经原位 LAD 送入 Guide Liner 导管，经该导管完成冠状动脉造影和 PCI。这是处理位于 LIMA 吻合口以远病变的有效方法。

*** 后扩

支架释放后，应选择短和非顺应性球囊进行高压后扩。必须选用足够短的球囊与支架相匹配，而不至导致前后两端的撕裂。如后扩球囊长于支架，则超出部分须置于支架近段血管而不超出支架远侧部分，这样即使出现夹层也不会发生于远段而是近段，更不需跨越支架去处理夹层。同时不会导致远侧部分的过度扩张，血管远段直径往往都小于近侧参考段。此外，将超出部分球囊置于近段可显著减少球囊在支架远段破裂而导致嵌顿的概率，后者一旦发生，球囊的取出将变得非常麻烦甚至不可能。

OCT 评价支架植入结果

在 IVUS 影像上，至少一处支架梁与血管壁显著分离即被视为支架贴壁不良。而在 OCT 影像上，两者距离如大于支架的厚度+20μm（系 OCT 最低分辨率）即定义为支架贴壁不良。支架边缘夹层定义为支架近远段边缘血管节段出现内膜的撕裂。组织脱垂定义为血管组织自支架梁间凸向管腔，其发生及范围可由 IVUS 和 OCT 检出。血栓定义为具有移动性质和凸向管腔的不规则低回声团块,IVUS 可将其和管壁分开。在 OCT 影像上,冠状动脉血栓定义为超出支架梁平面凸向管腔的团块,其后影像有明显的衰减(图 6.1 和图 6.2)[7]。

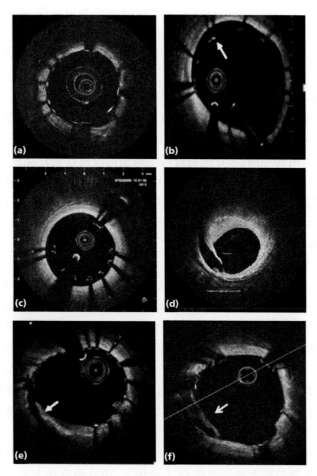

图 6.1 　(a-c)支架贴壁不良。(d)边缘夹层。(e)支架内夹层。(f)组织脱垂。(Reproduced from Ben-Dor et al.[20], with permission from Wiley.)

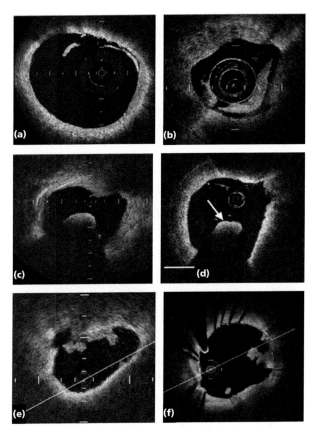

图 6.2 (a,b)白色血栓信号丰富,低散射投影。(c,d)红色血栓为无阴影的高散射突起。(e)混合血栓。(f)支架内血栓。(Reproduced from Ben-Dor et al.[20], with permission from Wiley.)

重新穿越支架区域

PCI 常常碰到该血管之前已植入支架的情况,这就增加了介入器械(如球囊、切割球囊、斑块旋磨、旋切装置、IVUS、AngioJet 导管等[8])拉出原支架或使其移位的风险。事件链的第一步往往是导丝送入时穿越了支架梁,因此,球囊、支架等不能通过时即强烈提示此种可能。遇此情形,可将导丝前端做成大 J 形弯再行前送,或重新定位,以避开该支架区域。切记,造影之影像并不可靠,可能误导。有时,导丝穿入原支架梁内而无任何阻力[8]。如下所列注意事项需谨记。

注意事项

邻近已植入支架部位的 PCI 术

　1.复习原手术影像明确支架类型与植入的位置。

　2.导丝前端做成大 J 形弯,其推送轻松顺利。

　3.在原支架部位送入器械遭遇抵抗致难以通过该区域(有时因为使用了亲水导丝,即使穿越支架钢梁也不能感觉任何抵抗)。

　4.通过两个垂直视图进行评估入径,避免造影导管和指引导管损伤支架开口。

　5.只进行主支血管的 IVUS 检查。避免 IVUS 导管穿过支架。

操作要点

** 在支架区域抖动(Dottering 技术)

调控好介入器械(如球囊、切割球囊、斑块旋磨、旋切装置、IVUS 等),在进入原支架区域推送时保持轻缓地抖动。通过轻柔地推送和回撤器械,处于核心的导丝也随着前进或后退。如果导丝头端不能继续前行, 则前向的力量将会转化为向上向下的力量,从而使得导丝沿着管腔上下摆动。上述操作使得导丝位置更加居中,介入器械更易于进入新的支架区域。如果导丝不能上下跳动,加之管腔狭小,导丝将会固定于紧促位置,器械的单轨段(如 IVUS 导管)太短,不能传送抖动的动作,则本技术无法实施(框 6.3)。这表明,原支架部位需要一枚更大的球囊进行扩张,近端具有足够的入口,介入器械才能进入并穿越。

** 操控导丝进入新的分支血管

操控导丝指向不同方向或进入不同分支血管以松解导丝偏移,使得导丝位置更居中。此操作有助于支架通过原支架区域。

框 6.3 采用 Dottering 技术时的不利因素

1.支架打开欠佳。
2.导丝被固定于紧促位置。
3.管腔狭小。
4.球囊或 IVUS 导管的单轨段太短。

*** 一些特殊技巧

穿越原支架节段时,短支架成功率会高于长支架。如果使用的是一根软导丝,支撑不足以帮助支架通过,可更换为硬导丝,由于后者偏移小,更易于使球囊-支架复合体经支架节段的中央穿过。如果初始采用硬导丝失败了,更换为软导丝可能成功。如果单轨球囊不能通过支架,采用 OTW 球囊会显著增加成功率,因为没有了球囊在导丝上滑行的步骤,也就减少了球囊被支架梁捕获的机会。可惜的是,球囊不能高压膨胀以充分扩张支架[9]。头端较硬的导丝从辐射轴来看会具有较好的灵活性,有助于球囊-支架复合体的上下摆动。距离上次支架时间越长越容易通过,其可能原因为内皮化将支架梁和血管壁间的间隙覆盖。

*** 第一枚球囊使第二枚球囊变向离开可疑位置

在一例病例报告中,作者建议先将一枚球囊置于其不能进入支架区域处(即问题位置),以 2atm 扩张,接着送入第二枚球囊作为工作球囊。则第一枚低压球囊将帮助后者避开问题位置,顺利进入支架区域[9]。

** 大弯硬导丝穿越支架

为了远段成功进行血管成形术和支架植入术,或处理支架远段夹层,常常需要穿越支架送入高压球囊。如果球囊不能通过支架,常见的一个原因是推送过程中球囊的中心处偏离血管中心腔而陷入支架梁内。为了使球囊与支架更同轴,在硬导丝头端塑弯可使球囊在支架区域保持中心位置而不被支架梁捕获,易于通过。

** 采用头端可动导丝穿越支架

Steer-It 导丝是一根直径为 0.014 英寸的导丝,其头端有一根可操控细丝。操作者可通过手柄改变其弯度和指向,刚出指引导管口时其弯度最小, 到达支架近端时可调整其弯度大于 90° 以利于进入支架段,在穿越支架段时形成关节样结构,到达支架远段后重新释放以适宜远段血管的迂曲[10]。

策略变化

重新通过支架的策略

1.不增加成本的第一种方法:操控器械使其前后轻巧弹跳, 从而使得导丝随之上下摆动,更趋于管腔中心化,增加了器械通过的概率。

2.不增加成本的第二种方法:操控导丝指向不同方向或进入不同分支血管以松解导丝偏移, 使得导丝位置更居中。此操作有助于支架通过原支架区域。

3.不增加成本的第三种方法:调整指引导管位置使其更稳定或深插指引导管以改变导丝进入的方向,或可纠正导丝偏移。

4.$⚄ 第四种方法:送入第二根导丝拉直血管。

其他一些特殊技术也可尝试。但是,并不能保证成功:

1.更换一根更硬的导丝。

2.选择短球囊和支架。

3.推送球囊时保持旋转,借助旋转的动能使其穿越支架区域(犹如扭转 JR 指引导管以适宜右冠开口)。

4.给导丝塑弯,借助该弯减少导丝偏移,使导丝位置更靠近支架段入口的中心腔,从而顺利穿越支架。

5.使用新设计的 Wiggle 导丝,其顶端有数个正弦曲线样弯曲,使得导丝可沿着辐射轴上下摇摆,从而将球囊-支架复合体置于支架节段的中央腔。

6.使用更为柔软的球囊或支架。

7.使用固定导丝球囊以通过支架。

8.使用固定导丝球囊以追踪一根强支撑导丝(Buddy Wire)。

9.球囊低压膨胀以穿越支架。

10.将一枚球囊置于其不能进入支架区域处(即问题位置),接着送入第二枚球囊作为工作球囊。则第一枚低压球囊将帮助后者避开问题位置顺利进入支架区域。

11.如果球囊只需要进入支架区域,以 1~2atm 扩张球囊,该操作可使得导丝居于管腔正中,从而利于导丝和球囊通过。

后扩支架

通常情况下,球囊预扩和支架的初次释放均会采取偏小的压力,因此,支架不能充分的膨胀,尤其是面对始料未及的严重钙化病变时。而在另一些情形下,已扩张球囊不小心插入支架梁中可压坏支架。此时,该如何扩张支架?

操作要点

** 如何穿越压坏支架

未能成功将导丝前送通过压坏支架的中心腔后 (图 6.3 a,b),接下来需换一个直角视图来观察其确切的位置(图 6.3c)。送入中央标记球囊,一旦见到球囊标记已在病变中央,即提示球囊正穿越病变处(图 6.3d),于此处成功再扩支架(图 6.3e)。

球囊扩张不充分后支架的扩张

为了后扩支架,通常操作者会送入一枚非顺应性高压球囊并扩张。即使如此,超高压球囊扩张仍然不能使支架完全膨胀。如采用常规激光血管成形术将会导致支架梁后夹层发生,其机制在于流动血液中施行的准分子激光照射产生蒸汽气泡和声波血管损伤,从而导致局部的夹层。通常,进行激光血管成形术时需要持续冠状动脉内注入 0.9% 的生理盐水以置换血液,减少对血液的辐射和血管壁的损伤。因血管过度钙化而致支架扩张失败,激光血管成形术可能诱发局部的夹层、血管壁的损伤,同时使得支架后扩得以实现[11]。

在某些特殊情况下,旋磨术可能有效。然而,冠状动脉旋磨

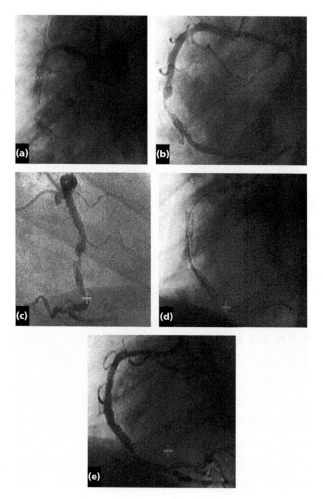

图6.3 (a)第二枚支架打开时压坏。(b)左前斜位右冠影像。(c)因导丝不能进入支架口,改为垂直右前斜位以证实其正确开口。(d)送入中央标记球囊穿越支架。(e) 成功再扩支架。(Courtesy of the Cardiac Catheterization Laboratories of Community Healthcare System, St Mary Medical Center, Hobart, IN.)

术扩张支架的机制如何并不清楚。旋磨术后造影显示完美结果合并冠状动脉线性夹层。IVUS 显示部分支架梁被清除。需要特别注意的是,旋磨头可能陷入支架中,甚至需要外科手术取出[12]。

注意事项

支架术后的冠状动脉旋磨术

　　刚刚植入的支架行冠状动脉旋磨术沿辐射面(接近垂直角度)成功消除覆盖边支的支架梁已经得到证实。对于支架内再狭窄,沿着长轴进行旋磨被认为是安全的,因为支架梁被增生的内膜保护(图 6.4)。

优势与局限性

　　对于刚刚植入的支架,沿着长径的旋磨总会令人担忧。首先,与支架封锁边支开口相比较,为了充分释放一枚膨胀不全的支架,需要切割更多的金属成分。旋磨头的旋转方向将决定支架特殊的空间定位,因此,对旋磨头的截留和支架的细丝产生担忧是必然且合理的。此外,尽管相关资料已经明确斑块旋磨时产生的微粒的大小,但是目前对旋磨支架产生金属碎片的大小了解甚少。在一项体外实验中,研究者对封锁边支开口的支架进行旋磨,不同类型的支架产生 1.7~17mm 不等的支架碎片。大部分斑块旋磨产生的碎片小于 5μm,而 10~30μm 大小的金属碎片因太大而难以通过末梢循环清除。进行支架旋磨应严格遵守相关推荐,其操作要点包括高速旋磨、缓慢减速、每次旋磨时间不宜过长、缓慢推送旋磨头、合并应用血小板膜糖蛋白 GP IIb/IIIa 受体拮抗剂及旋磨滑液(Rotaglide)。

　　在旋磨支架时,当旋磨头停止不前,需更换新的旋磨头而不是努力推进原旋磨头。旋磨头可选择原直径,旋磨的速度和其他技术参数均可不做调整[13]。

策略变化

初次扩张失败后再扩支架的最佳方法

　　1. 不增加成本的第一种方法:选用原球囊,用更高的压力扩张。需保证支架近端已充分扩张。用最大的压力扩张可使近端得到可能的充分膨胀,从而

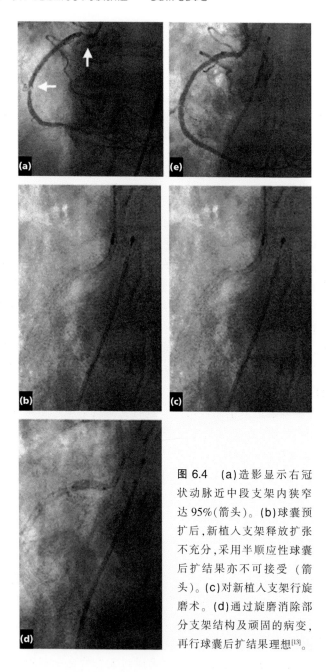

图 6.4　(a)造影显示右冠状动脉近中段支架内狭窄达 95%(箭头)。(b)球囊预扩后,新植入支架释放扩张不充分,采用半顺应性球囊后扩结果亦不可接受（箭头)。(c)对新植入支架行旋磨术。(d)通过旋磨消除部分支架结构及顽固的病变,再行球囊后扩结果理想[13]。

增加新球囊通过的概率。事实上,将一枚新球囊送入膨胀不全的支架中并不容易。

　　2. $$ 第二种方法:更换一枚超高压非顺应性球囊。

　　3. $$▨▨◆◆ 采用激光血管成形术导致支架梁后夹层发生,重新球囊后扩支架可使其充分膨胀[11]。

　　4. $$▨▨◆◆◆ 旋磨(仅适用于经验丰富的术者)。

方法与技巧

*** 栓塞支架的扩张

　　一旦出现未展开或部分展开支架意想不到的栓塞,一定要确保导丝始终处于主腔中,然后送入球囊进行扩张(尤其要确保支架近端的扩张,以利于送入一枚新球囊)。将一枚新的非顺应性球囊送入支架内并非易事。如球囊到位,切记采用高压并延长扩张时间。但是,将一枚新球囊送入部分展开的支架会遇到一定的困难、花费较长的时间,耐心、技巧以及运气缺一不可。如果不能成功,该支架需要移除。

　　移动球囊动作要轻巧,不然支架可能被拉移原位,尤其是该血管段呈锥形结构时,比如 SVG 吻合口。一枚大体积、不能良好回卷的球囊更易带出支架。

*** 球囊破裂的处理

　　尽管不常见,但是扩张支架可能碰到球囊破裂的情形,尤其是该球囊已被反复使用则更易于发生。IVUS 证实,不规则钙化病变可经支架梁间隙刺入管腔,导致球囊反复穿孔甚至破裂。一例病例报道显示,术者使用两枚 PET 球囊后扩均破裂,而后选择了一枚尼龙材质的球囊高压后扩而未破裂, 并成功扩张支架 [14]。如病变过于钙化,支架植入前先进行旋磨将极大地增加手术成功的机会。但是,一旦病变被支架植入,因为此时支架梁紧邻着钙化斑块,即使可以操作,支架释放再给予旋磨亦非好的选择。

*** 球囊破裂支架的释放

　　支架展开时可能出现球囊破裂, 回撤该球囊可能导致支架

往近段回拉。此时,一些经验丰富的术者可能会提供以下建议:①将破裂球囊保留原位;②用 20mL 注射器充满对比剂;③快速推注 2~3mL 对比剂膨胀球囊以达到展开支架的目的。Keelan 等曾成功采用自动高压注射器展开支架。将对比剂 1:1 稀释,设定参数为大于 0.25 秒的时间和压力控制在 200~400 磅/平方英寸,推注速度 20mL/s。研究者发现,在达到最大压力时约注入 1mL 稀释对比剂,受损球囊的扩张使得支架成功展开,球囊也得以顺利退出[15]。很多情况下,球囊破裂由针孔样口子所致,因此,快速推注可以成功地扩张球囊、展开支架。但是,这也会造成血管壁喷射伤,甚至穿孔。

冠状动脉覆膜支架

目前,市场上提供两种 PEFT 材质的冠状动脉覆膜支架:JoStent Coronary Graft(Jomed),长度覆盖 9~26mm,最大直径可达 5.0 mm;Symbiot Covered Stent System,长度 20~45mm 不等,最大直径亦为 5.0mm。JoStent 采用三明治技术制造:可扩张 PTFE 膜,厚度 50μm,置于两层 JoStent Flex 支架间,后者由 316L 不锈钢材料制成。JoStent 可经 6F 指引导管(内径 0.068 英寸)送入并完成其植入。Symbiot 支架是一种被 PTFE 薄膜包绕的自膨胀的镍钛合金支架,需要 8F 指引导管(内径 0.086 英寸)才能完成其植入[16]。

操作要点

** 手法塑形覆膜支架

如果支架需要手法塑形,需谨记应在支架的中部而非尾部进行,以确保球囊材质不被损坏。因为翼状球囊扩张后较未扩张球囊能够更好地固定支架,故在释放支架前先扩张球囊[17]。

*** 如何在扩张前确认手法折叠球囊完好无损

为了防止将支架装载于一枚破裂的球囊上,以下三种操作可确认球囊无损(框 6.4)。在将支架送入冠状动脉安装前,即支架送至导管头部时可再次检查球囊−支架复合体是否完好无损,并在必要时回撤退出[18]。

框 6.4 在送入冠状动脉前检查球囊的完整性

1. 压力泵内注好对比剂,应无气泡。
2. 将球囊导管送入指引导管前确认其内腔无血液。
3. 压力泵加压结束,拟负压回抽时不要让活塞迅即离开原加压位置,应缓慢回撤。

病例分析

覆膜支架处理冠状动脉瘤

处理冠状动脉瘤的常规方法之一是植入可覆盖瘤体全程的覆膜支架。

本病例中,经测量全程覆盖冠状动脉瘤需要长约 32.6mm 的支架。右冠近段存在陡弯,因此难以将一枚长 PTFE 覆膜支架经该弯送入,植入多枚短支架可能更切合实际。术者经过慎重分析,拟先在右冠近段陡弯区域植入一枚覆膜支架拉直该弯,利于远段支架的植入。因此,确立了从近段向远段支架植入的方案。一枚 2.5~5.0mm×26mm JoStent 覆膜支架被装置在一枚 4.0mm×30mm 的 Maverick 球囊上。JoStent 覆膜支架定位于 RCA 近段以封住瘤体的入口,为了让第二枚支架(远侧支架)易于送入,术者使用一枚 4.5mm×20mm 的球囊加压到 14atm 后扩第一枚支架,随后送入一枚 3.5mm×19mm JoStent 覆膜支架覆盖瘤体的出口,并与前一支架部分重叠,定位后以 18atm 扩张释放。最后送入一枚 4.5mm×20mm 球囊以 12atm 后扩两支架的重叠处[19]。

参考文献

1. Caputo RP, Simons A, Giambartolomei A, et al. Transradial cardiac catheterization in elderly patients. *Catheter Cardiovasc Interv* 2000; **51**:287–90.
2. Saucedo JF, Muller DW, Moscucci M. Facilitated advancement of the PS stent delivery system with the use of an adjacent 0.01 stiff wire. *Catheter Cardiovasc Diagn* 1996;**39**:106–10.
3. Lowell BH. Push-pull angioplasty: ACE balloon-facilitated stent passage technique. *Catheter Cardiovasc Interv* 1999;**48**:93–5.

4. Li SSL, Cheng CW. Coronary angioplasty on an impassable calcified stenosis using a buddy balloon technique. *Catheter Cardiovasc Interv* 2004;**62**:35–7.

5. Cheralier B, Royer T, Guyon P, et al. Predictive factors of direct stenting failure in a single center of 1500 patients. *J Am Coll of Cardiol* 2000;**2**:89A.

6. Deploying a stent without angiogram. Available at: www.tctmd.com/csportal/appmanager/tctmd/main (accessed July 19, 2007).

7. Kawamori H, Shite J, Shinke T, et al. The ability of optical coherence tomography to monitor percutaneous coronary intervention: Detailed comparison with intravascular ultrasound. *J Invasive Cardiol* 2010;**22**:541–5.

8. Grantham J, Tiede D, Holmes D. Technical considerations when intervening with coronary devices in the vicinity of previously deployed stents. *Catheter Cardiovasc Interv* 2001;**52**:214–17.

9. Abernethy W, Choo JK, Oesterle S, et al. Balloon deflection technique: A method to facilitate entry of balloon catheter into a deployed stent. *Catheter Cardiovasc Interv* 2000;**51**:312–19.

10. Chen J. The steerable guidewire: A simple method to recross deployed stents. *J Invasive Cardiol* 2006;**18**:575.

11. Sunew J, Chandwaney R, Stein D, et al. Excimer Laser facilitated PCI of a non-dilatable coronary stent. *Catheter Cardiovasc Interv* 2001;**53**:513–17.

12. Hadjimiltiades S, Tsikaderis D, Louridas G. Rotational ablation of an unexpandable sirolimus-eluting stent. *J Invasive Cardiol* 2005;**17**:116–7.

13. Ho PC, Weatherby TM, Dunlap M. Burr erosion in rotational ablation of metallic coronary stent: An electron microscopic study. *J Interven Cardiol* 2010;**23**:233–9.

14. Zellner C, Sweeney JP, Ko E, et al. Use of balloon ultrasound in evaluating repeated balloon rupture during coronary stenting. *Catheter Cardiovasc Diagn* 1997;**40**:52–4.

15. Keelan ET, Nunez BD, Berger P, et al. Management of balloon rupture during rigid stent deployment. *Catheter Cardiovasc Diagn* 1995;**35**:211–15.

16. Rogers JH, Chang D, Lasala JM. Percutaneous repair of coronary artery bypass graft-related pseudoaneurysms using covered JoStents. *J Invasive Cardiol* 2003;**15**:533–5.

17. Antonnellis J. How to avoid having a stent mounted on a ruptured balloon in a coronary artery. Letter to the editor. *Catheter Cardiovasc Diagn* 1996;**38**:102–3.

18. Sattler L, Pichard A, Kent K. Guidelines for repeat PCI in patients with previously deployed stents. *Catheter Cardiovasc Interv* 2001;**52**:218–19.

19. Orlic D, Vitrella G, Corvaja N, Colombo A. New technique to seal a long giant coronary aneurysm with PTFE-covered stents: A case report. *Catheter Cardiovasc Interv* 2005;**67**:41–5.

20. Ben-Dor I, Mahmoudi M, Pichard AD, Satler LF, Waksman R. Optical Coherence Tomography: A New Imaging Modality for Plaque Characterization and Stent Implantation. *J Interven Cardiol* 2011;**24**:184–92.

第 7 章

经桡动脉路径

Jack P. Chen, Xian Kai Li, Thach N. Nguyen, Phan Nam Hung,
Tejas Patel, Shigeru Saito

过去的十年中，随着更加易于操作的器械和对高危患者进行的更复杂的介入手术的出现，现代介入心脏病学有了迅猛的发展。早期的经股动脉介入治疗承受着相对更频繁的穿刺点出血，以及虽少出现但严重的并发症如腹膜后血肿（RPH）、动-静脉瘘（AVF）、假性动脉瘤（PA）。穿刺点并发症的后果可能包括增加致残率、致死率、手术率及输血比例，进而导致住院时间增加、费用增高、生活质量下降[1]。新近出现的缝合器装置可以造成更短的止血时间和更早的下地活动时间，但是其并发症总体发生率似乎与人工压迫止血相近[2]。

> **难点**
>
> 医生与患者需要的是手术更安全、更低价、更短时间内恢复活动。经桡动脉介入可以达到很高的手术成功率，几乎没有穿刺点并发症，可很快活动，甚至可以在门诊进行[3,4]。以上要得益于桡动脉位置表浅，掌侧循环丰富，无邻近静脉及神经，因而止血简单且安全，不至于导致缺血遗留问题或损害周围组织结构。

患者选择

对于桡动脉冠状动脉造影及介入治疗的患者，需要检查脉搏，同时应用 Barbeau 试验确认患者侧支循环通畅。Barbeau 试验就是利用体积描记法及脉氧仪来评估侧支循环。对于在同一桡动脉穿刺部位接受二次手术的患者，应当采用反 Allen 试验评估循环情况。该情况下，术者对桡动脉而非尺动脉释放压力，因此可能发现无症状的近端桡动脉闭塞，从而再次手术排除该穿刺部位作为穿刺点[5]。

禁忌证

较罕见的禁忌证包括严重的双侧雷诺现象，无脉搏等。

动脉入路

桡动脉穿刺

手术设备及患者准备较为简单，与股动脉穿刺类似。将手放置于身体侧面，掌面朝上，倾斜放置。对局部皮肤以 1% 利多卡因 0.5mL 麻醉后，采用 21~19G 套管或裸针进行穿刺。最佳穿刺点及入针角度如图 7.1 所示。静脉内套管针的穿刺技术如图 7.2 所示。在中心处见到血液后（图 7.2a），将套管前送数毫米以锚定住动脉，随后撤出穿刺针。然后将套管缓慢回撤，直至再次出现回流血液（图 7.2b），随后送入 0.021~0.032 英寸导丝（图 7.2c）。

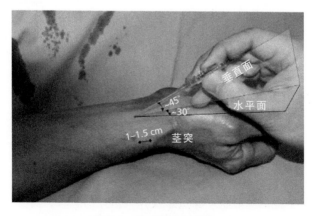

图 7.1　桡动脉穿刺角度。

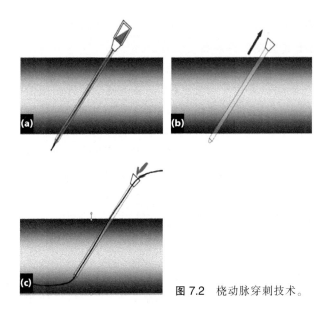

图 7.2　桡动脉穿刺技术。

经验较少的术者,也可以使用仅前壁穿刺技术,避免频繁失败和重复尝试。

操作要点

** 消失的动脉在哪?

桡动脉(桡动脉是掌弓的终末分支)"萎缩"的情况下,更换穿刺点。少数情况下,"桡"动脉不在本来的位置,而在腕的侧方(极罕见:2/1000)。所以,不要忘记检查手腕侧方的脉搏。

右或左桡动脉途径

右桡还是左桡动脉入径的选择多少与术者的喜好相关。左桡动脉途径(LRA)需要不同的手术台构建和流程。右桡动脉途径(RRA)更受护士欢迎,这是因为 RRA 需要标准设备。右桡动脉途经也更受术者欢迎,因为与 LRA 不同,RRA 不需要向患者倾斜身体来操控导管、导丝和仪器。但是 LRA 可能更适合于拥有小而易于痉挛的桡动脉的消瘦女性,特别是在锁骨下动脉或头臂干动脉迂曲的情况下。当右桡动脉 Allen 试验阴性或有左乳内动脉(LIMA)造影指征时,LRA 当然是入径选择。

操作要点

** 何时首选左桡动脉入径

矮小患者及严重腹型肥胖的患者，常常有纵向压缩的升主动脉，左桡动脉置管常常会更容易。隔下病变的评估或治疗最好从左腕，这是因为能够提供大约 10cm 的额外长度。从左腕进行左锁骨下和左椎动脉介入也更直接。最后，就导管操控来说，左桡动脉操作与股动脉入径更相似，尤其是在学习曲线早期的术者可能会发觉更熟悉股动脉(Judkins)导管[5]。

桡动脉鞘

最常用的鞘管是 5F 诊断造影和 6F 介入鞘管，但有时通过细小桡动脉造影也需要 4F 鞘管或复杂介入治疗时需要 7F 鞘管。短鞘管可能更好，亲水涂层可减少插入和撤出的摩擦力达 70%[6]。锥形鞘管并不需要皮肤切口。插入后从手臂注射 3mg 维拉帕米和 3000~5000U 肝素的"鸡尾酒"。术者可以使用单药准备或者解痉鸡尾酒。现已证明维拉帕米 3mg 非常安全和有效。既往桡动脉导管插入尽管会减少动脉腔直径但并不会减少对硝酸甘油和维拉帕米的反应。通过鞘管交换装置可能引起更少的痉挛。

无鞘管 PCI

简易设备

为了更易于插入导管，通过以下五种技术之一为导引导管创造了"假锥形(pseudo-taper)"[7](图 7.3):

1.通过 6F 导管插入一个 5F×125cm 的 Shuttle Select 诊断性导管，以一个 0.035 英寸的标准 J 形 Emerald 诊断导丝穿过皮肤插入桡动脉。

2. 跨过 0.035 英寸导丝将一个长 125cm 的 5F 多用途 Infiniti 诊断导管插入和通过 6F 导管。

3.将一个 5-in-6 GuideLiner 导管跨 0.035 英寸导丝插入。

4.从一个 4F×110cm 鞘管将扩张器插入一个 5F Launcher

导管。

5. 将局部扩张球囊跨 0.014 英寸的交换长度介入硬导丝插入导管尖端。

专用设备

无鞘 Eaucath 导引导管系统

无鞘导引导管系统在 PCI 中使用无需鞘管导引器,可用于 6.5F(内径 0.070 英寸)、7.5F(内径 0.081 英寸)和 8.5F(内径 0.090 英寸)尺寸。无鞘 Eaucath 6.5F 具有与共用 4F 鞘管导引器(2.0mm)几乎一样的外径 (2.16mm),7.5F 具有比 6F (2.62mm) 更小的外径 (2.49mm)。整个导管的亲水涂层增加了扭曲血管中的输送性,降低了操作导管过程中的动脉痉挛风险。导管插入包括第一步的使用 5F 或 6F 鞘管(用于插入标准 J 形 150cm× 0.035 英寸直径交换导丝。减少桡动脉痉挛的解痉"鸡尾酒"并不是常规应用,鞘管插入后动脉痉挛的情况下,可直接动脉内注射硝酸盐或维拉帕米。然后撤出鞘管,导管(及其扩张器)沿着交换导丝进入桡动脉。一旦导管到达升主动脉近段,撤出中心扩张器和导丝,导管继续前进到达冠状动脉。为防止操作过程中脱出,到达冠状动脉后,用透明黏贴(Oper 膜)在桡动脉入点处将无鞘导管固定在前臂。手术过程中需要交换导管时,可通过 150cm×0.035 英寸 J 形导丝来实现[8]。

技术:桡动脉闭塞的入路

手腕准备好并以标准方式弯曲,局麻后在右桡动脉极远位置(此处掌弓的低量侧支循环也往往能触及搏动)以透壁穿刺方式置入一个 20G Teflon 套管。随着套管撤退,可见动脉血在套管中心非搏动性滴出。Glide 鞘管套的 0.021 英寸导丝或 0.018 英寸微穿刺导丝送入套管,在透视引导下轻柔操作沿着桡动脉可见到的路径穿过无脉搏区;其无痛前送几乎在触觉引导下完成。如果导丝前送引起疼痛,导丝应当撤出再前送。既往桡动脉造影

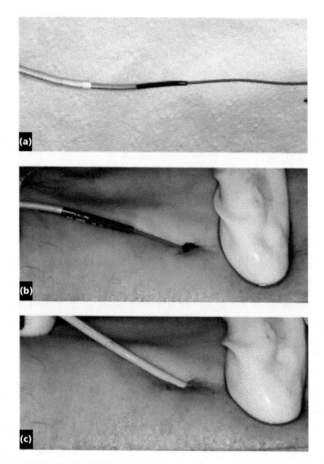

图 7.3   可伸缩梭型选择性诊断导管用于无鞘插入桡动脉的标准导管的塑形。通过 6F 导管插入 5F × 125cm Shuttle Select 造影导管（a）。沿 0.035 英寸标准 J 型 Emerald 诊断导引导丝穿过皮肤插入桡动脉（b）。使得 6F 导管无鞘插入（c）。（Reproduced from Michael and Brilakis. Catheter Cardiovasc Interv 2011;78: 864‑5, with permission from Wiley.）

非常有用，并可以作为路线图。沿着导丝轻柔旋转前送长留置针或微穿刺导引器。从微导管内撤出导丝后，搏动的血流应当出现。0.021 英寸导丝再次插入导引器，Radiofocus 滑行鞘管小心前送[9]。

仅依靠旋转感前送导丝。使用慢 torque 装置轻柔前送是前送导丝的技术点。即使疼痛轻微也要仔细观察,因为假腔会引起疼痛。无阻力或阻力很小的无痛觉导丝前送是真腔的表现。组织病理学发现证实血栓的形成过程是早期闭塞的机制。文献报道在成功穿入闭塞动脉中吸出栓子[9]。

优势与局限性

此技术的局限性包括盲性操作、内膜下导丝穿过及穿孔风险。仔细留意导丝移动时任何轻微疼痛可以帮助避免此并发症。另一个风险是血栓形成的可能。仔细抽吸并仅在回抽血成功后向前注射能帮助避免此并发症[9]。

技术:桡动脉闭塞患者的近端桡动脉入径

患者反 Allen 征阳性表明桡动脉闭塞。因为掌弓侧支循环的缘故,桡动脉远段搏动可触及。但桡动脉的更近心段搏动微弱。消毒铺巾后,使用 20G 的 Teflon 鞘管针进入桡动脉近段达桡动脉搏动微弱点的入口点。进入腔内后,穿刺针近段管内可见明显血液。应用反向穿刺技术,针前送穿透后壁。撤出针,Teflon 套管内置入 0.021 英寸导丝,整套系统逐渐撤出。出现血流后,导丝随着触觉感前送。无阻力导丝前送方便易行,Teflon 套管撤出。6F 指引鞘管(Radifocus)沿着导丝前送。撤出扩张器后,打开阀门,可见可自由搏动的血流。在这个点,用盐水和血管扩张药鸡尾酒冲洗鞘管,同时静脉内注射普通肝素[10](图 7.4)。

优势与局限性

上述的"近端入路"技术非常适于桡动脉局部闭塞,在此处该技术不会干扰血栓,因此具有安全性优势。也可以用于首次入路点过远、余下部分不易穿刺的患者。该技术的缺点是不能与桡动脉闭塞部分建立通路,也就失去了未来再通的可能性。另一个缺点是桡动脉腔入点的近端点,可能会造成随后的止血困难。这是因为桡动脉穿过周围肌肉,导致压迫不充分和止血不理想。充分的人工止血和数小时的观察应当能够减少显著血肿的机会。先前描述的"远端入径"技术方便易行,但是此技术涉及桡动脉

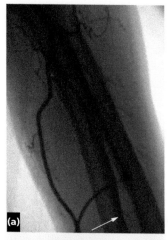

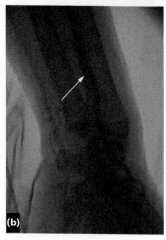

图 7.4　在某一病例中桡动脉的长蛇形。(a)通过掌弓侧支逆行供血的桡动脉远段示意图。(b)穿刺点远端的闭塞桡动脉的示意图。

栓塞段的再通,也就增加了血栓移位相关并发症的风险。该技术也具有移除闭塞栓的益处,增加了随后如前所述的桡动脉畅通。此处所述的"近段入路"技术或早前所述的"远段入路"技术的选择依赖于解剖特点和术者偏好[10]。

止血

利用一卷纱布和两个弹性绷带(图 7.5)或者精密的仪器就

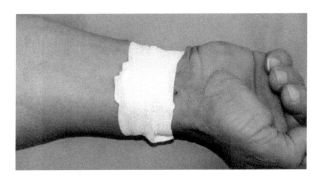

图 7.5 桡动脉压迫。

能轻易止血。后者即透明、可视控制,并具有确保选择性分层压迫桡动脉且不阻碍血液回流的标记(图 7.6)。止血通常需要 3 小时。

导丝

通常用标准 0.025 或 0.03 英尺(150~180cm)的 J 形导丝指引导管。0.025 英寸导丝可以用以桡动脉置管,但 J 形 0.035 英寸导丝具有给多数前臂和上肢边支提供更好支撑的优势。沿患者肩部前送导丝应在透视下进行,以确保妥当送入升主动脉而没有进入边支(颈动脉、椎动脉、内乳动脉等)。

常见的抵抗如下:

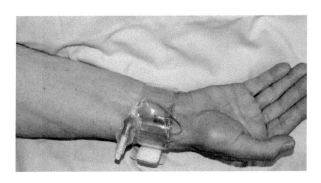

图 7.6 桡动脉压迫装置。

1.先天性解剖变异如桡动脉"环",桡动脉早发源或副桡动脉。

2.腋动脉、锁骨下动脉或无名动脉迂曲(特别是老年高血压患者)。

3.动脉痉挛。

为避免进入重要边支血管,应自由透视。若 J 形导丝遇到阻力, 次选可操控的 0.035 英寸导丝 (如 Glidewire 或 Wholey 导丝)。这些导丝应在透视下前送,根据需要进行扭转避免损伤边支血管。若导丝不能轻易穿过,可能最终需要行手臂造影(图 7.7)。

操作要点

** 桡动脉外侧压迫

对常规方法未能成功前送导丝至肱动脉的患者, 通过动脉鞘以人工注射非离子型对比剂行桡动脉造影。当导丝送至边支或桡动脉迂曲时, 助手手指压迫桡动脉外侧并尝试将导丝插入

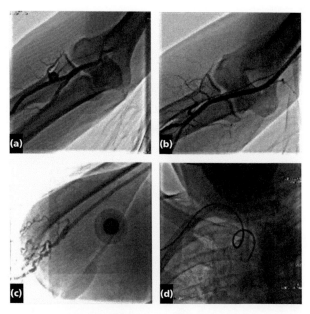

图 7.7 (a)解剖变异"桡动脉环"。(b)解剖变异桡动脉迂曲伴高桡动脉发出。(c)臂动脉闭塞。(d)锁骨下/无名动脉迂曲。(Reproduced from Caputo et al.[5], with permission from Wiley.)

肱动脉。若此次尝试不成功，下一步尝试另一成角亲水导丝。若成角亲水导丝也未能前送至肱动脉，最后穿刺点改为肱动脉或股动脉[11]（图 7.8）。

导管

大多数术者冠状动脉造影不论入径是右或左桡动脉仍使用 Judkins 导管。这可能是因为大多数桡动脉术者最初受训行经股动脉造影，Judkins 导管感觉舒适。Spaulding 系列左侧经桡动脉入径(TRA)技术中，左冠状动脉造影成功率高，但约有 1/10 的患者需要右冠状动脉造影的第二根导管[12]。通常成功的左冠状动脉造影是用比经股动脉造影小 0.5 尺寸的 Judkins 左(JL)导管完成的。在一些头臂干或左锁骨下动脉迂曲合并左冠高起源的病例中，选择小 Judkins 导管如 JL3.0 可能能解决置管困难的问题。

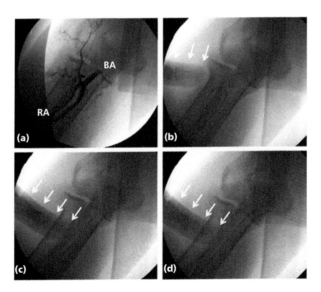

图 7.8　多次尝试 J 形导丝仍不能前送至肱动脉。(a)造影显示总指向小边支。(b)外侧压迫前，仍指向小边支。(c,d)第一次外侧压迫促成导丝前送至肱动脉。箭头显示助手手指。(Reproduced from Kurisu et al. J *Interven Cardiol* 2011;24:397–400, with permission from Wiley.)

单个导管

使用单个诊断导管可能最小化频繁交换导管，减少痉挛发生以及导管造成胆固醇碎片栓塞。使用单个导管获得成本效益。许多种类型的"多用途"导管如 Kimny、Barbeau 或 Amplatz left(AL)导管能够对两个冠状动脉获得高成功率[5](图 7.9 和表 7.1)。

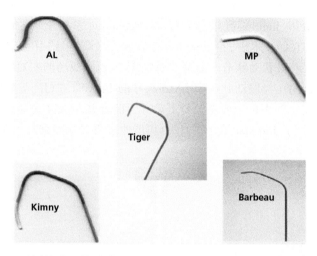

图 7.9　不同设计的桡动脉造影导管: Amplatz left (AL)、多用途(MP)、Tiger、Kimny 和 Barbeau。

表 7.1　经桡动脉诊断和(或)介入手术的导管形状

诊断		指南		
通用	LCA,RCA	通用	LCA	RCA
Kimny	JL–3.5,JR–4.0	Kimny	Ikari left	Ikari right
Tiger	–	MAC 30/30	LARA	MRESS
Jacky	–	Babeau	MRADIAL	RRAD
Sones	–	PAPA	Easy Radial left	Easy Radial right
MAC 30/30	–	–	–	–

JL,Judkins left;JR,Judkins right;LCA,左冠状动脉;RCA,右冠状动脉。

导管的前送

若导丝或导管不能轻易前送,术者应该留意多种可能性:痉挛、桡动脉细小、环、高起源(有时起源高自腋下)、残余动脉、狭窄(桡动脉、腋动脉、锁骨下动脉)和导丝进入边支。

操作要点

*** *如何解决环、残余、高起源问题*

环相对常见,位于前臂、肘和头臂段。他们代表了不同的先天性和获得性解剖状况,且多数凭经验可以解决[13]。而真正的困难在于桡动脉,有时有高起源(腋、肱)或桡尺骨融合。较罕见的极端环常伴随残余,给术者带来巨大挑战且增加穿刺风险。若读者遇到环,需经鞘管或导管行造影。在造影下轻柔前送亲水0.025 英寸 J 形或 0.014 英寸 PCI 导丝。如此通常问题可以解决。使用 4F 相对直导管(如多用途,图 7.10)。

** 当遇到主动脉–锁骨下动脉迂曲时怎么办?

不要惊慌,使用魔术戏法:请患者深呼吸!

若导丝总是进入降主动脉,将导管送至降主动脉,回拉导丝,然后慢慢回撤导管并逆时针旋转指向升主动脉。重度锁骨下–无名动脉迂曲且无名动脉起源异常导致前送力的下降和导丝/导管向升主动脉前送时摩擦力增加。使用亲水导丝,若仍不成功,PCI 导丝及深呼吸通常能够解决问题(图 7.11)。

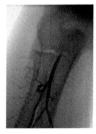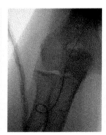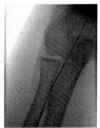

图 7.10 导丝将肱动脉环拉直。

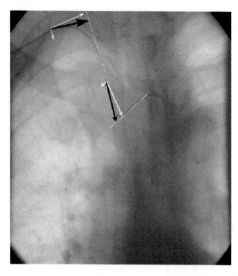

图 7.11   使用亲水导丝若仍不成功,PCI 导丝及深呼吸通常能够解决重度锁骨下–无名动脉迂曲问题。

操作要点

** *如何解决迂曲动脉*

锁骨下/无名动脉迂曲时,当旋转导管入位时保留 0.035 英寸导丝在导管内是有益的。右冠状动脉低起源自主动脉常因易于进入圆锥支引发问题。这也可以通过导管内 0.035 英寸导丝的指引调整导管进入右冠解决。这些导管用于低剂量注射左室造影时,推荐低压(≤350lb/in²),这是因为单边孔的出现比没有显著降低穿过远端的血流力,后者可能对左室造成严重创伤[5]。

解剖变异造成的缺点

头臂干的起源和分布有许多变化,包括双颈动脉干和罕见食管后右锁骨下动脉(畸形动脉),都能够造成导管前送的问题。其他缺点包括狭窄、发育不良、桡尺环和起源异常。畸形动脉是一种先天性异常,右锁骨下动脉来源于降主动脉,弓下或弓连接处。所以有时候右锁骨下动脉在左锁骨下动脉一侧(图 7.12)。

操作要点

*** 畸形动脉

看到畸形动脉时，使用为畸形动脉准备的有特别弧度的特殊导管(图 7.12)。若读者不确定，则行导管造影。

学习曲线

桡动脉途径的缺点是学习曲线较长且相比股动脉途径手术成功率低。学习曲线初始时，合适的患者很重要：从巨大、易于穿刺的简单病例逐渐进展到就入径和介入复杂性来说的更复杂病例。预测经桡动脉失败的因素包括女性、低 BMI、高龄和经验缺乏。在学习曲线的初始阶段(最初 500~1000 例经桡动脉手术)，降搏动弱、低 BMI、复杂介入如直接血管成形、分叉病变、慢性完全闭塞病变的 PCI 排除是合理的。在固有学习期过后，经桡动脉造影失败率就会非常低(大约 1%)，主要是因为解剖的困难[14]。

可选的入路位置

尺动脉途径

尺动脉是相比股动脉和桡动脉成功率低一些但可接受的可选入路。成功率介于 38%(意向处理患者)~100%(高选择病例)。低成功率的原因包括：①尺动脉位置更深，有时位于尺侧腕曲肌肌腱下。②不像桡动脉，没有良好的骨性基础(所以会有血肿)。

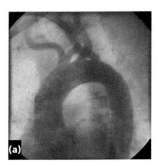
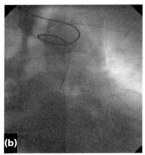

图 7.12 (a)畸形动脉(锁骨下动脉食管后走行)。(b)头臂干迂曲。

③与尺神经非常近,可能造成穿刺剧痛[15-16]。

导管

选择经桡动脉介入(TRI)导管时,术者需要考虑靶病变的特点、病变位置、近段有无迂曲、升主动脉大小和冠状动脉开口位置、头臂干的主动脉弓远处起源位置及锁骨下-头臂干迂曲。导管过度操作可能引起痉挛,尤其是对焦虑或小桡动脉或是解剖上困难的患者。大多数冠状动脉介入都是通过 6F 导管完成的,但对一些患者在必要时也可以使用 5F、7F 或 8F 导管[17]。相较于TFA,TRI 的恰当导管选择甚至更重要。这些型号类型的选择和操控与 TFI 相比有一些不同。

左冠状动脉的导管

当 JL-4 应用于垂直正常大小的主动脉患者时,其支持力较经股动脉相同导管的支撑力低了 1.6 倍。右 TRA 时与主动脉对侧壁的接触点更高于左冠口,这导致了支撑力下降。这也是有经验的术者多使用支撑更好的 JL-3.5 的原因。JL 适于非复杂病变或左主干狭窄,因为良好的支撑力并不是关键因素[18](图 7.13)。

当靶血管是 LCX 时,为同轴选择大 0.5 尺寸更佳。若需要主动支撑则可以 5F 短头端的 JL 实现对 LAD 的深插。此操作应在球囊或者支架杆负压辅助下及 LM 明显缺如或无 LAD 开口病变下完成[18]。

额外支撑导管较 JL 能够提供更好的支撑力,这是因为更大的接触面积及与主动脉壁对侧几乎成直角。额外支撑导管的缺点是 LM 短小时常深插 LAD 或 LCX。复杂 LAD 或 LCX 血管成形术和长 LM、大分叉角度或严重近段迂曲的情况下,EBU 导管常是第一选择[18]。

Amplatz 左导管(AL)1.5 或 2.0 适用于 LCX 复杂病变提供更好的被动支撑。因为 AL 头端指向下,术者应小心预防球囊或导管撤出开口时深插造成的夹层[18]。

主动脉扩张患者的 LCA 开口的置管及获得最佳支撑力可

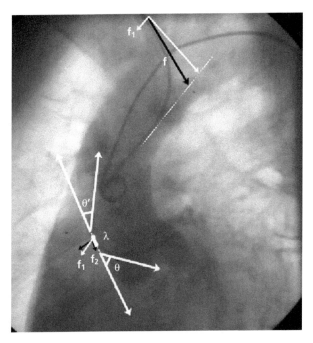

图 7.13 与位置和导管特点有关的支撑力及推送力的机制。(Courtesy of Dr Yuji Ikari)

能相当困难。无名动脉远端起源的病例，导管更常从左侧进入 LCA，这妨碍了操控。深吸气、操控过程中保留导丝在导管内或者选择头臂干曲线的导丝可能会有所帮助。

右冠状动脉导管

RCA 非复杂病变或开口病变首选与用于 TFI 的导管相似尺寸的右 Judkins 导管(JR)。在主动脉扩张的病例中，与主动脉对侧壁的接触面积小，造成了支撑力小。5F JR 和多用途导管适于深插或所谓的导管"amplatzing"。AL 导管的确能获得最大的支撑力，但术者应当非常小心，不要使 AL 头端造成夹层。克服学习曲线后，术者会对右 TRA 介入非常自信。

行 TRI 的桡动脉直径

反对桡动脉途径的频繁争论主要是技术、设备不适宜复杂冠状动脉介入治疗。日本男性桡动脉平均直径是 3.10mm±0.60mm，女性平均直径是 2.80mm±0.60mm。RA 直径的累积相对频率显示，93% 的患者能够使用 5F 指引器，85% 的男性和 72% 的女性可以使用 6F 指引器，71% 的男性和 40% 的女性能用 7F 指引器，45% 的男性和 24% 的女性能使用 8F 指引器[17]（图 7.14）。

当今，因为大多数冠状动脉介入治疗可以通过 6F 导管进行，因此显然桡动脉途径没有大量的限制。桡动脉也可以应用一些设备如血管内超声（IVUS）、旋切术（ROTA）刀锋、切割球囊、专用血栓导管。当有所疑虑时，术者可以通过造影或超声波判定桡动脉直径。

若桡动脉途径不适宜计划技术或设备，则改为股动脉途径。

操作要点

** 迂曲锁骨下动脉的导管前送

术者穿过迂曲锁骨下动脉段必须非常小心，因为邻近且有损伤颈动脉和椎动脉的风险。在谨慎操作下使用一个或两个

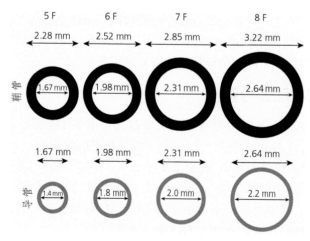

图 7.14　鞘管和导管的不同内径和外径。

PCI 导丝可解决大多数的迂曲问题：

　　1.有时可以使用两个诊断导丝。

　　2.导管的主要目标是到达主动脉弓。两者可选其一,将110cm或 125cm 长的诊断导管插入 Guide(母子技术)并一起前送入主动脉。

　　3.一旦导管尖端进入主动脉,导管逆时针旋转同时前送导丝。非常有用的要点是请患者深吸气屏住气并将头转向左侧。某些情况下,若上述方法仍无效,小尺寸(4F 或 5F)诊断导管可前送至升主动脉或降主动脉且合并 Guide 导管可沿着硬 Amplatz 导丝 260cm 前送。

　　4.上述操作在右或左桡动脉途径同样有效。若术者选择左桡动脉途径, 特殊要点是一旦导管进入降主动脉则撤出 JL Guide 内的导丝并指导导管第二折角处至升主动脉。当目标达到,导丝指引伸直使导管到达冠状动脉。

　　插入极长鞘管也可帮助穿越迂曲锁骨下动脉(见图 7.11)。

注意事项
　　只有导管在主动脉内时方可使用超硬导丝。不要使用超硬导丝穿越锁骨下动脉,因为其会导致锁骨下动脉夹层。

冠状动脉置管

左冠状动脉

　　在前后位(AP)前送导管至主动脉根部内朝向左冠状窦(LCS),头端指向屏幕左侧。头端不要深插在窦中非常重要。缓缓而轻柔地顺时针旋转头端大约 40°~50°,常常就可以进入 LCA 开口。若失败,逆时针旋转导管头端并轻轻回撤直至最终弹进 LCA 开口。因为降低了导管张力,此操作成功率增加至 90%。若仍然失败,从高窦位置顺势旋转并轻轻回撤导管常能成功插入 LCA。

操作要点

** **征服 Tiger**

升主动脉细小和头端指向下的患者,前送 Tiger 导管至 LCS 并在逆时针旋转,转向 LCA 开口时向上弯曲。升主动脉扩张时,须将导丝头端位于 Tiger 导管第一和第二弯曲间旋转向 LCA 开口。通常可预防导管弹向扩张的主动脉。在勾选 LCA 失败后,Tiger 导管应换成具有不同弯曲的导管(JL,AL)。

右冠状动脉

左冠造影后,将导管撤出 LCA 开口,在 LAO 位逆时针旋转,使第一和第二弯曲形成的垂直段在屏幕上消失。此时轻轻推送会将头端送入无冠窦(NCS)。轻轻回撤并顺时针旋转,导管头端转进右冠窦(RCS)并勾选到 RCA 开口,JR 和 AL 技术相似。

操作要点

** **若 Tiger 总是进入圆锥支**

若导管反复进入圆锥支(CB),重复更轻柔且更自信的顺时针旋转,同时稍回撤。该操作可预防超选圆锥支。或者使用导丝头端将弯曲伸直,就像 JR 的弯曲和(或)RCA 开口从更高窦位置前送。某些时候此问题也可以用深吸气解决。若这些办法均失败,Tiger 导管可换成 JR 导管。

** **右冠状动脉和左冠状动脉 Q 曲线导管的操控**

Q 导管是全尺寸 6F(Q3.5 和 Q4 曲线,Mach1 型)。在导丝的指引下,导管穿过上臂动脉前送至主动脉根部。进入冠状动脉口水平时,导丝回撤至导管内,导管操控到位。对 LCA 来说,通常需要导丝头端比导管头端短几个厘米,且导管前送的同时逆时针旋转进入左冠口。对 RCA 来说,导丝前送靠在右冠状窦,LAO 视野下位于前侧。然后导管轻柔沿导丝前送直至到达 RCA 窦水平。导丝慢慢回撤同时前送导管并轻柔顺时针旋转,直至进入冠状动脉,或者由于靠近血管口,允许进行适当的影像学检查。若 RCA 近段形状和主动脉根部起源适宜,导丝撤出更多以使 Q 导管成形[19]。

鉴别差异

　　Mach 1 Q 指引导管 (波士顿科学) 具有良好的操作平衡性、后坐力支持和深插冠状动脉的能力 (同时对冠状动脉口和左主干无损伤),是行左冠状动脉 PCI 术的默认设备。该导管具有相对柔软且易变形的末梢弧线,降低了血管开口处创伤和夹层的风险。而对于右冠状动脉,Q 形导管似乎有些过度弯曲。然而,Mach 1 Q 经桡动脉指引导管十分适合右冠状动脉,特别是前壁或牧羊杖样起源的右冠。即便在指引导管不适合的右冠状动脉从主动脉根部发出的情况下, 把 0.035 英寸的导丝保留在指引导管内 (包括连接压力导丝和造影剂的封闭电路) 也可以使 Q 导管充分伸直以 "看向" 右冠状动脉,从而评估最合适的指引导管的形状。其他大多数品牌的指引导管要么太僵硬, 不能形成进入左右冠状动脉所需的形状, 要么是专门为左冠状动脉或右冠状动脉而设计的形状。本系列说明 Q 导管可以作为左右冠状动脉成像和治疗血管病变的预期装置。第二根导丝的交叉率很低,通常是由右冠状动脉的低位或异常起源引起。在由主导回旋支或右冠状动脉阻塞导致的下壁、下后壁或下侧壁心肌梗死的情况下,这种策略能显著提高手术速率和成功率。此时可能难以预测需要 LCA 还是 RCA 型指引导管, 选择不正确的导管将增加手术时间和复杂性。

　　此外, 还有其他形状的指引导管有助于进入右冠状动脉或左冠状动脉,All Right 和 Kimny 导管就是很好的例子。AL 导管进入左右冠状动脉也是可取的。在某些情况下,Amplatz 1 导管的尖端太短,进入左冠状动脉时不能获得良好的后坐力支持。而 Amplatz 2 导管为进入左冠状动脉提供了良好的后坐力支持,却在开始时深插右冠状动脉。其他类似形状的导管 (EBU,XB) 也可能是合适的, 但在本例中未经测试。本单元 (发射器) 使用 EBU 导管的形状和远端曲线刚度的特定组合在插入右冠状动脉时 (头端保持极度上翘,冠状动脉窦内保留导丝) 也是有问题的[19]。

静脉和动脉旁路移植物

左侧乳内动脉（LIMA）和右侧乳内动脉（RIMA）血管造影可以容易地用 Tiger、JR 或 IM 导管经同侧桡动脉径路进行。大多数隐静脉移植物（SVG）可以经右路径用 Tiger、JR 或者 JL 导管插管。通常将导丝插入导管可能是有帮助的。导丝可向前推入右冠状动脉移植段，或者拉到第二弯曲插入较低的左侧移植段（对角支），然后一直拉回至高位左回旋支移植段开口。当 Judkins 导管失败时，可能最好的选择是 AL 导管。

操作要点

*** **经右侧桡动脉途径的左侧乳内动脉插管**

1.将 JR-4 导管和导丝向前推入左锁骨下动脉、左肱动脉和左桡动脉。外部压缩导丝。这种操作可将 JR-4 换成 LIMA 导管，将其推入锁骨下动脉并进行选择性左侧乳内动脉血管造影[20]。

*** **经右侧桡动脉途径的左侧乳内动脉插管**

2.将导丝向前推入左锁骨下动脉、左肱动脉和左桡动脉。嘱患者伸直前臂。将 Simmons I 导管或 Tiger 导管推入锁骨下。

其他操作

右心导管

少部分行冠状动脉造影的患者有右心导管指征。保持患者立即行动的理念，右心导管能够轻松安全地通过肘静脉进行。大多数患者的静脉适于 5F 导管。必要时植入 5F 临时起搏器也是必要的。当入径点是头静脉时，有时送入导丝或导管困难，这是因为锁骨下静脉角度不合适。若导丝或导管反复进入冠状窦，可以撤回并做更大弯使得进入右室和肺动脉。

分叉病变

TRA 适用于多数分叉技术和新一代球囊和支架，除了三分叉 PCI、一些标准 crush 技术、对吻支架和一些精密装置，当桡动脉无法适宜大于 6F 导管时。

慢性完全闭塞

良好的支撑是这类 PCI 技术的基础，能够使用多数股动脉曲线经桡动脉实现。其他慢性完全闭塞 PCI 特色技术如微导管、锚定球囊、双或三导丝及深插技术能够在桡动脉途径轻松实现。如果需要，左桡动脉或同侧股动脉进行对侧注射。

并发症

TRI 的并发症不同于股动脉途径的并发症，没有危及生命的并发症和无需血管外科手术或输血。多数桡动脉并发症可以预防。

痉挛

桡动脉痉挛是桡动脉心导管术最常见的问题，可引起患者不适并减少手术成功率。痉挛的危险因素是患者和术者的因素，包括焦虑、年龄、女性、鞘管不适当：腔比例、迂曲、血肿及重复穿刺。在学习曲线开始阶段更常见。

操作要点

** 如何避免桡动脉痉挛

给患者充分的镇静。保持导管室气氛安静和平和。良好欢快的态度可能也有所帮助。使用尺寸合适的鞘管，优选亲水鞘管。透视以看到遇到的每个阻力。给患者充分的血管扩张剂。

桡动脉闭塞

发生率为 3%~5%，通常无症状，50% 的桡动脉闭塞自行再通。桡动脉闭塞的预测因子包括导管术时间长，鞘管尺寸不合适：动脉比例、肝素剂量、长鞘管及压迫时间过长[21]。

操作要点

** 显性止血

桡动脉穿刺点压迫上绷带后，慢慢减压直至血液稍许喷出。

这个理想压力使得前向血流通常同时具有足够的强度能够压迫桡动脉穿刺点。

出血、医源性桡动脉穿孔

最常见的改为股动脉的原因是医源性桡动脉穿孔或夹层，通常用近段绷带压迫法保守治疗。若未被发现，穿孔会造成严重前臂血肿。

操作要点

*** 当穿孔时如何继续手术*

跨过穿孔插入长鞘管或插入 4F MP 长（130cm 或 150cm）导管并沿其插入一 5F 或 6F Guide。此方法减少摩擦且 6F Guide 暂时密封夹层/穿孔平面。伴随痉挛时非常有帮助。此操作与 CTO PCI 中增加支撑力的"母子"技术相似。在桡动脉穿孔而术者想经桡动脉完成手术或没有其他可用的入路时，可以应用该技术。穿孔常由导丝引起，常常在桡动脉相邻段出现痉挛，并且 6F Guide 常无法通过。若导丝仍在位。术者能够插入 4F MP 导管（130cm 或 150cm）。然后在将"合体"送进 6F 鞘管前已经沿 4F MP 导管的 6F Guide 插入 4F MP 导管，这就降低了更多的血管损伤风险。

若导丝已经撤出穿孔部位的近端，术者可以使用非亲水性 PCI 导丝并沿其送入 MP 导管等。一旦 Guide 在左或邻近靶血管的冠状窦内，4F MP 就可以回撤并进行 PCI[22,23]（图 7.15）。

策略

医源性桡动脉穿孔是经桡动脉途径 PCI 的罕见但严重的并发症，存在急性手部缺血和严重后遗症的风险。立即发现此并发症并迅速行动很有必要，包括中和肝素、用导丝穿过穿孔段并送入诊断或 Guide 导管跨过出血源。当上述方法不能成功止血时，从外部用血压计袖带压迫可能对封堵穿孔有效。尽管大量文献报道过用这些简单的方法处理此并发症，但并不是每个病例都能用保守方法处理。若这些方法失

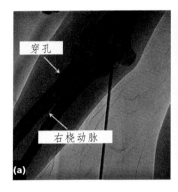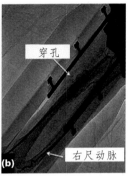

图 7.15　(a)冠状动脉介入术并发症医源性桡动脉穿孔：右桡动脉起源几毫米处穿孔及强烈痉挛。穿孔最有可能由导丝头端和(或)诊断性导管引起且抗栓治疗加重外渗。(b)自发性穿孔闭塞。手术结束时，穿孔同时也消失。右桡动脉中段的白线是 0.014 英寸 PTCA 导丝的影像。（Reproduced from Mansour et al. J Interven Cardiol 2011;24:401, with permission from Wiley.）

> 败了，穿孔部位的长时间球囊扩张可能帮助止血；无更多干预的话，非流量限制性夹层可能仍会存在。若所有其余方法都不能止血，冠状动脉聚四氟乙烯(PTFE)涂层支架是有效解决可怕的骨筋膜室综合征的方法(图 7.16)。

远端血肿

远端血肿与穿刺点远端出血相关。多数远端血肿由导丝小边支穿孔引起，尤其是在联用 GP IIb/IIIa 阻滞剂时。血肿可以通过前壁袖带或弹性绷带有效处理。可行时降压或用鱼精蛋白中和肝素也是合理的。

假性动脉瘤的治疗

通常情况下假性动脉瘤较小，用局部压迫的保守治疗即可治疗。经桡动脉带最初用来在经桡动脉手术后辅助桡动脉止血的压迫装置。该装置具有位于 PA 上方，通过弹力绷带固定的透明板。充气注射器通过注入侧端的空气量来保证压力的精确调

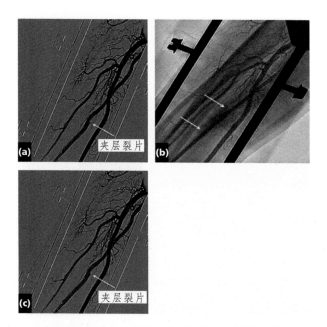

图 7.16 (a)动脉鞘的引导导丝进行桡动脉穿孔,行冠状动脉血管造影之前,可见右侧桡动脉穿孔点,用一根 0.032 英寸的亲水导丝小心地穿过穿孔段,即可完成冠状动脉血管造影。(b)在桡动脉穿孔段放置常规球囊,双箭头指向一个 3.0/15mm 常规半顺应性球囊,6atm 和 8atm 充气两次。(c)非限流球囊造影成形术,最终桡动脉血管造影证实穿刺点封闭,无进一步介入治疗的非限流解剖点使之复杂。(Reproduced from Mansour et al.J Interven Cardiol 2011; 24:401,with permission from Wiley.)

节,从而膨胀压缩气囊使之覆盖 PA[24]。

张力性血肿是罕见的并发症,可能需要几天的手术减压。掌侧骨室筋膜综合征是极其罕见的并发症,具有手术筋膜切开术的指征。导管术后两周发生的穿刺部位感染或过敏为延迟皮肤反应,是由无菌炎症引起的,与经桡动脉插管术和使用特定品牌的亲水动脉鞘有关。

桡动脉入路引起的腹膜后出血

自 TRI 的 PCI 术后,患者诉左腿无力和大腿内侧麻木,且无法在无支撑下走路。检查确定左侧膝反射消失伴胯弯曲无力,与股神经病一致。尽管血流动力学稳定,但血色素降至 10.3g/dL。腹部 CT 扫描显示腹膜后出血[25]。

操作要点

*** 减少桡动脉内冠状动脉导管打结**

出现打结是因为导管尝试勾选 RCA 开口时多余的顺时针旋转。明显的锁骨下动脉迂曲可能在器械上表现为明显阻力和一对一转矩的消失,导致导管的多余旋转及桡动脉区的打结。第一选择是前送 0.035 英寸标准"跨结"导丝;但是如果结过紧是可能不成功的。如果用力过大有造成导管和桡动脉穿孔的风险。第二选择是固定导管在打结处远端,简单地逆时针旋转即能打开结节。第三选择是通过在肘部人工压迫股动脉固定导管远段同时逆时针旋转近段。若因为肘区肥胖无法充分固定导管远段,此技术可能难以成功。第四选择是在上臂区使用血压计袖带并使袖带压达 200mmHg,固定导管远段。使用此操作,解除导管打结的机会会更高[26]。

前壁骨筋膜室综合征

急性骨筋膜室综合征指组织空间不增大但压力增高（正常上限是 9mmHg)的临床情况。前壁包涵了 3 个筋膜室:手掌、手背和桡侧。前臂内压力升高阻碍了毛细血管正常血流和淋巴回流,造成恶性循环,使得进展性组织水肿、间质压力增加,造成肌肉神经结构不可逆损伤。前臂内最易于发生缺血性损伤的肌肉包含在深掌筋膜室并与桡、尺和骨筋膜相邻(指深屈肌和拇长屈肌)[27]。

前壁骨筋膜室综合征(CSF)的诊断基于症状。急性疼痛和肿胀最先出现,远段感觉障碍和远段苍白而桡动脉和尺动脉搏动存在。传统的 5"P"(疼痛、苍白、沿肌肉疼痛、麻痹、无脉)法仅仅是记住 CSF 存在的一种方法,但应在全部 5"P"出现前就做出诊断。若压力无减轻,紧急进展为肌肉收缩能力消失,典型手姿势(前壁不能旋前,腕弯曲,掌指伸展,指弯曲),感觉迟钝,最终肉眼可见脉搏消失。长期来看,CSF 情况中前壁肌肉和神经缺血会导致范围残疾,从轻微前三指挛缩合并轻度感觉丧失到整只手和腕部完全挛缩和残疾(Volmann 挛缩)[27]。

操作要点

** 如何预防 CSF

首先,在手术前以及手术后,应强制性检查(若可行以客观方式)手的侧支动脉以保证远端血流通畅及避免手缺血。第二,手术过程中,桡动脉迂曲和解剖变异需要良好处理。应当小心使用亲水性导丝解决迂曲,导丝前送困难时应行桡动脉造影。手术末期,若鞘管撤出时动脉严重痉挛,应给予抗痉挛治疗,且应在痉挛减轻时拔出鞘管。止血装置应直接置于穿刺点并定期检查直至止血完成[27]。

第三,术中和术后依据体表面积(BSA)和肌酐清除率调整的抗凝和 GP IIb/IIIa 抑制剂的恰当管理是避免出血并发症的基础[27]。

第四,术后甚至术后数天,应重视患者手臂任意点的每一个疼痛或肿胀主诉,并采取恰当方法避免出血和前壁筋膜室压力迅速增高。设计特定流程并迅速由护士启动以避免此并发症。

治疗方法是充气血压袖带低于收缩压 15mmHg 并测量远端血氧以确保远端血流正常。治疗还包括筋膜切开术或药用水蛭。

参考文献

1. Attubato MJ, Feit F, Bittle JA, et al. Major hemorrhage is an independent predictor of 1 year mortality following percutaneous coronary intervention: An analysis from REPLACE. *Am J Cardiol* 2004;**94**(6 suppl 1):39E.

2. Nikolsky E, Mehran R, Halkin A, et al. Vascular complications associated with arteriotomy closure devices in patients undergoing percutaneous coronary procedures: a meta-analysis. *J Am Coll Cardiol* 2004;**44**: 1200–9.

3. Agostoni P, Biondi-Zoccai GG, de Benedictis ML, et al. Radial versus femoral approach for percutaneous coronary diagnostic and interventional procedures: Systematic overview and meta-analysis of randomized trials. *J Am Coll Cardiol* 2004;**44**:349–56.

4. Slagboom T, Kiemeneij F, Laarman GJ, van Der Wieken R, Odekerken D. Actual outpatient PTCA: Results of the OUTCLAS pilot study. *Catheter Cardiovasc Interv* 2001;**53**:204–8.

5. Caputo RP, Tremmel JA, Rao S, et al. Transradial arterial access for coronary and peripheral procedures: Executive summary by the transradial committee of the SCAI. *Catheter Cardiovasc Interv* 2011; **78**:823–39.

6. Kiemeneij F, Fraser D, Slagboom T, Laarman G, van der Wieken R. Hydrophilic coating aids radial sheath withdrawal and reduces patient discomfort following transradial coronary intervention: a randomized doubleblind comparison of coated and uncoated sheaths. *Catheter Cardiovasc Interv* 2003;**59**:161–4.

7. Bell MR, Rihal CS, Gulati R. Minimally invasive transradial intervention using sheathless standard guiding catheters. *Catheter Cardiovasc Interv* 2011;**78**:866–71.

8. Sciahbasi A, Mancone M, Cortese B. Transradial percutaneous coronary interventions using sheathless guiding catheters: A multicenter registry. *J Interven Cardiol* 2011;**24**:407–12.

9. Pancholy SB. Transradial access in an occluded radial artery: A new technique. *J Invasive Cardiol* 2007;**19**:541–4.

10. Patel T, Shah S, Sanghavi K, Pancholy S. Reaccessing an occluded radial artery: a "proximal entry" technique. *J Intervent Cardiol* 2011;**24**: 378–81.

11. Kurisu S, Mitsuba N, Kato Y, et al. External side-compression of radial artery: A simple technique for successful advancement of guidewires through the radial approach. *J Intervent Cardiol* 2011;**24**:397–400.

12. Spaulding C, Lefevre T, Funck F, et al. Left radial approach for coronary angiography: results of a prospective study. *Catheter Cardiovasc Diagn* 1996;**39**:365–70.

13. Louvard Y, Lefevre T. Loops and transradial approach in coronary diagnosis and intervention. *Catheter Cardiovasc Interv* 2000;**51**: 250–3.

14. Louvard Y, Lefevre T, Morice MC. Radial approach: What about the learning curve? *Catheter Cardiovasc Diagn* 1997;**42**:467–9.

15. Vassilev D, Smilkova D, Gil R. Ulnar artery as access site for cardiac catheterization: anatomical considerations. *J Intervent Cardiol* 2008; **21**:56–60.

16. Agostoni P, Zuffi A, Biondi-Zoccai G. Pushing wrist access to the limit. *Catheter Cardiovasc Interv* 2011;**78**:894–7.

17. Saito S, Ikei H, Hosokawa G, Tanaka S. Influence of the ratio between radial artery inner diameter and sheath outer diameter on radial artery flow after transradial coronary intervention. *Catheter Cardiovasc Interv* 1999;**46**:173–8.

18. Ikari Y, Nagaoka M, Kim JY, et al. The physics of guiding catheters for the left coronary artery in transfemoral and transradial interventions. *J Invasive Cardiol* 2005;**17**:636–4.

19. Roberts EB, Wood A. Use of a single Q guide catheter for complete assessment and treatment of both coronary arteries via radial access during acute ST elevation myocardial infarction: A review of 40 consecutive cases. *J Interven Cardiol* 2011;**24**:389–96.

20. Garcia-Touchard A, Fernandez-diaz J, Francisco DOJ, Goicolea-Ruigomez J. Intraarterial guidewire external compression: A simple technique for successful LIMA angiography through the right radial approach. *J Interven Cardiol* 2008;**21**:175–7.

21. Stella PR, Odekerken D, Kiemeneij F, Laarman GJ, Slagboom T, van der Wieken R. Incidence and outcome of radial artery occlusion following transradial coronary angioplasty. *Catheter Cardiovasc Diagn* 1997; **40**:156–8.
22. Patel T, Shah S, Sanghavi K, et al. Management of radial and brachial artery perforations during transradial procedures – A practical approach. *J Invasive Cardiol* 2009;**21**:544–7.
23. Sallam MM, Ali M, Al-Sekaiti R. Management of radial artery perforation complicating coronary intervention: A stepwise approach. *J Interven Cardiol* 2011;**24**:401–6.
24. Liou M, Tung F, Kanei Y, et al. Treatment of radial artery pseudoaneurysm using a novel compression device. *J Invasive Cardiol* 2010; **22**:293–5.
25. Raja Y, Lo TS, Townend JN. Don't rule out retroperitoneal bleeding just because the angiogram was done from the radial artery. *J Invasive Cardiol* 2010;**21**:E3–4.
26. Patel T, Shah S, Pancholy S. A Simple approach for the reduction of knotted coronary catheter in the radial artery during the transradial approach. *J Invasive Cardiol* 2011;**23**:E126–7.
27. Tizon-Marcos H, Barbeau GR. Incidence of compartment syndrome of the arm in a large series of transradial approach for coronary procedures. *J Interven Cardiol* 2008;**21**:380–4.

第 8 章
经桡动脉介入治疗技术

Yuji Ikari

难点

　　在进行冠状动脉血运重建时,应尽可能减少侵入性的治疗策略,以减少入路并发症。在经桡动脉入路的介入治疗中,使用5F指引导管操作仍然存在技术难点,还需要新的介入器械和新的技术手段来保证其成功。

左冠状动脉指引导管的操作技巧

　　处理左冠状动脉病变时,若想稳定导引指管,第一个关键点也是最重要的一点就是控制好 θ 角的角度, 即指引导管与对侧主动脉管壁之间的夹角。力 F 是使导丝等相关器械顺利通过狭窄病变必要的支撑力, 它是指引导管与对侧主动脉管壁接触时产生的力,当力 F 在垂直方向的分力过大时,指引导管就会失去支撑力,容易脱离冠状动脉口而向上移动[1]。

　　第二个关键点是指引导管与主动脉管壁接触面的摩擦力(λ)大小,假定支撑力 F 与下列因素有如下的公式关系(图8.1):

$$F_{max} = k(\cos\theta' + \lambda)/\cos\theta$$

　　其中参数 k 是由指引导管的性质决定的,θ′ 是指引导管与对侧主动脉管壁形成的向上的夹角,θ 是导引指管与对侧主动脉管壁形成的向下的夹角,λ 是摩擦力。

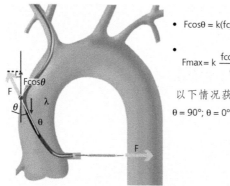

$$F\cos\theta = k(f\cos\theta' + \lambda)$$

$$F_{max} = k\frac{f\cos\theta' + \lambda}{\cos\theta}$$

以下情况获得最大支撑力
$\theta = 90°$; $\theta = 0°$; 或 λ 很大。

图 8.1　增加左冠状动脉指引导管支撑力的机制。力 F 是使导丝等相关器械顺利通过狭窄病变必要的支撑力,因此,力 F 对于增加左冠指引导管的支撑力是至关重要的。θ 是指引导管与对侧主动脉管壁之间的夹角,θ'是两者之间的另一个夹角。$F\cos\theta$ 是力 F 垂直方向的分力,是使指引导管向上移动的力。如果 $F\cos\theta$ 太大,指引导管就会失去支撑力。因此,当 θ 角度为 $90°$ 时,指引导管所获得的支撑力最大。

θ 角的重要性

　　根据上述公式可以解释我们在实际导管操作过程中发现的普遍规律,特别是以下三点规律,都可以用 θ 角的角度来解释[1]:

　　1.JL 导管的支撑力在经股动脉入路下更强 (强于经桡动脉入路)。如图 8.2,在相同的 JL 导管条件下,在经股动脉入路时 θ 角的角度更大,根据上述公式,θ 角的角度越大,F_{max} 越大,这也就解释了为什么 JL 导管在股动脉入路时的支撑力更强。

　　2. 在经桡动脉入路时,JL 3.5 导管的支撑力强于 JL 4.0 导管。许多术者从其丰富的手术经验中总结出这个规律,但是却鲜有人知道其根本原因。基于上述公式,使用 JL 3.5 导管时所形成的 θ 角的角度更大,所以其支撑力更强(图 8.3)。

　　3.导管深插时的支撑力更强。基于上述公式,使用 JL 导管时,深插时所形成的 θ 角的角度要大于常规位置时的角度,因此深插时导管的支撑力更强(图 8.4)。

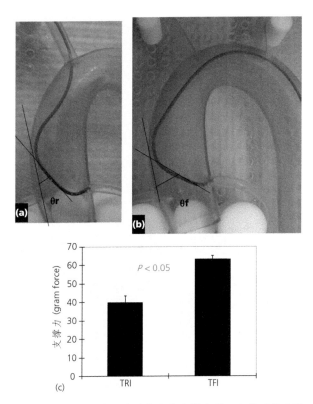

图 8.2 JL 导管在经股动脉入路时产生的支撑力强于经桡动脉入路。如上图所示 JL 导管既可以应用于桡动脉入路（a），也可以应用于股动脉入路（b），但是在使用相同导管时，股动脉入路形成的 θ 角（θf）大于桡动脉入路形成的 θ 角（θr）。因此，使用 JL 导管时，经股动脉入路产生的支撑力更强。（Modified from Ikari et al.[1]，with permission from Journal Invasive Cardiology）

指引导管和对侧主动脉管壁间的摩擦力

摩擦力的大小与指引导管和对侧主动脉管壁的接触区域大小相关。指引导管和对侧主动脉管壁间的摩擦力可以增加导管的支撑力。为了验证这个理论，我们制作了不同形状的改良导管，使之与主动脉管壁的接触面长度不同，包括 15mm、25mm 和 35mm 等（图 8.5）。体外实验证实，接触面的长度越长，导管的支

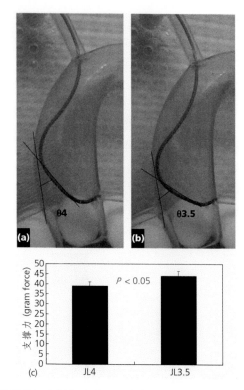

图 8.3　在同样的经右侧桡动脉入路条件下,JL 3.5(b)导管产生的支撑力要强于 JL 4.0(a)导管。JL 3.5 导管形成的 θ 角的角度更大,因此产生的支撑力更强。(Modified from Ikari et al.[1],with permission from Journal Invasive Cardiology)

撑力越强。

指引导管的尺寸

　　体外实验已经充分证实，指引导管的尺寸与其支撑力密切相关。使用同样的入路,同样形状的导管放置于同样的位置时,由于导管尺寸的差异,也会造成支撑力的明显不同。8F 指引导管支撑力强于 7F 指引导管,同样的,7F 指引导管的支撑力又强于 6F 指引导管。

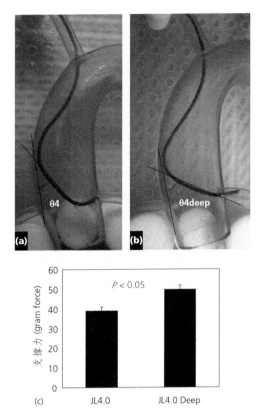

图 8.4 深插技术可以使 JL 导管获得更强的支撑力。许多医生都知道深插技术可以获得更强对侧支撑力,其原因是增加了指引导管和对侧主动脉管壁间的角度, 即 θ 角的大小。(Modified from Ikari et al.[1],with permission from Journal Invasive Cardiology)

　　由上可知, 小尺寸的指引导管往往缺乏足够的支撑力。因此,在选择 Slender 导管时,我们需要选择一个合适形状的导管使之有足够的支撑力, 这需要通过增大 θ 角的角度和接触面的面积来实现。

左冠 IL(Ikari left)指引导管产生支撑力的机制

　　为了在行桡动脉入路介入治疗时产生更强的支撑力, 使用

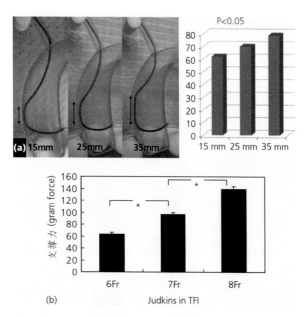

图 8.5 为了验证 IL 导管中摩擦力的支撑作用,我们设计了不同形状的指引导管,当导管与对侧主动脉管壁的接触面长度增加时,摩擦力更强,指引导管相应的支撑力也更强。因此,摩擦力是指引导管支撑力的一个重要组成部分。(Modified from Ikari et al. [1], with permission from Journal Invasive Cardiology)

什么形状的指引导管才是最理想的呢? 机制又是什么呢? IL 指引导管的设计形状应该是其中一个理想的答案。IL 导管的形状不同于 JL 导管,具体不同在以下 3 点(如图 8.6):

1.IL 导管最后直线段的长度更短 (IL 为 35mm,JL 为 40mm),这一区别使得 IL 导管和对侧主动脉管壁间的夹角即 θ 角的角度更大。

2.IL 导管第二个直线段 (第二转弯) 的长度更长 (IL 为 25mm),这使得 IL 导管与对侧主动脉管壁接触面的长度更长,增加了两者之间的摩擦力。拥有以上两个特性的导管被称为 Ikari F 型导管。

3.IL 导管在头臂干弯曲处形成的角度更大,尽管这本身并

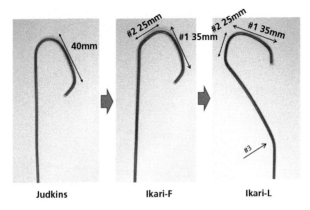

图 8.6　IL 导管与 JL 导管的形状对比。IL 导管与 JL 导管有 3 点不同：①IL 导管最后直线段的长度更短（IL 为 35mm，JL 为 40mm），这一区别使得 IL 导管和对侧主动脉管壁间的夹角即 θ 角的角度更大。②IL 导管第二个直线段（第二转弯）的长度更长（IL 为 25mm），这使得 IL 导管与对侧主动脉管壁接触面的长度更长，增加了两者之间的摩擦力。拥有以上两个特性的导管被称为 Ikari F 型导管。③IL 导管在头臂干弯曲处形成的角度更大，尽管这本身并不能增加指引导管的支撑力，但是它使导管更容易控制，同时使之更加稳定。

不能增加指引导管的支撑力，但是它使导管更容易控制，同时使之更加稳定。拥有以上三点全部特性的导管即为 IL 导管。基于上述机制，因为与 JL 导管有以上 3 点修改，使得 IL 导管有更强的支撑力。如图 8.7，经桡动脉入路使用 IL 导管所获得的支撑力要强于经股动脉入路或经桡动脉入路时使用 JL 导管所获得的支撑力。同时，由于 IL 导管与对侧主动脉管壁的接触面积也大于 Judkins 导管。因此，IL 导管在经桡动脉入路时的支撑力要强于 JL 导管经股动脉入路时的支撑力。

　　IL 导管的操作技巧与 JL 导管相同。如果术者可以熟练使用 JL 导管，那么 IL 导管可以很快熟练使用。IL 3.5 导管是最适合亚洲人的型号。如果患者的主动脉细长，那么建议使用 IL 4.0 导管。这一情况常见于老年（年龄>75 岁）、高血压或者有主动脉瓣反流的患者。

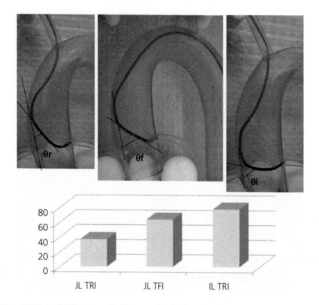

图 8.7 基于上述原理,IL 导管与 JL 导管相比拥有更强的支撑力。IL 导管与对侧主动脉管壁接触时,拥有更大的角度(θ 角)和更长的接触面积。IL 导管在经桡动脉入路时产生的支撑力要强于 JL 导管在经股动脉入路时产生的支撑力。

操作要点

如何操作 Ikari 导管

部分患者的主动脉较短,导管的头端很容易靠近主动脉瓣,使得导管操作遇到困难,此时,有两种方法可以解决此难题:

1.将导管推向主动脉瓣,然后像 Sones 技术一样弯曲指引导管,同时将其头端送入左冠开口。

2.将 IL 导管放置在主动脉高位,向前推送的同时轻轻逆时针旋转导管将其送入左冠。

一些医生可能会顾及 IL 导管在左冠实际操作过程中的安全性。在我们医院,将近 90%的患者使用 IL 导管并且没有发生左主干夹层。Youssef 等人在连续 621 例患者中使用 IL 导管,均没有发生左主干夹层[3]。IL 导管并不会深插入左主干,尽管没有深插带来的支撑力,IL 导管依然可以提供强大的支撑力,并且是十分安全的。相反的,EBU、XB 等指引导管由于设计的进步可以自动进入左主干。

右 Ikari 导管产生支撑力的机制[2]

在对右冠状动脉行介入治疗时,产生支撑力的机制与左冠不同,主要是由于右冠导管与血管的接触面积与左冠不同所致。在经股动脉入路或经左侧桡动脉入路时,JR 导管的主要接触面在主动脉弓(图 8.8),而在经右侧桡动脉入路时,JR 导管的主要接触面在头臂干。由于主要接触面的不同决定了不同的支撑力,

Judkins R

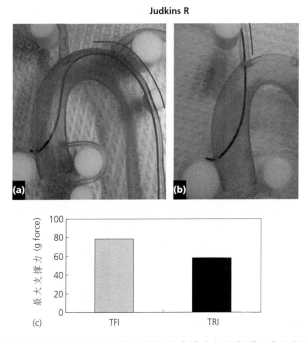

图 8.8 JR 导管在经桡动脉入路时获得的支撑力相对较弱。在经股动脉入路或经左侧桡动脉入路时,JR 导管的主要接触面在主动脉弓,而在经右侧桡动脉入路时,JR 导管的主要接触面在头臂干。主要接触面的不同决定了不同的支撑力。(Modified from Ikari et al.[2],with permission from Journal Invasive Cardiology)

因此,JR 导管在经桡动脉入路产生的支撑力要小于经股动脉入路时产生的支撑力。对于 AL 导管,其主要接触面与 JR 导管类似(图 8.9)。但是与 JR 导管不同的是,当向前推送器械导致导管回撤时,AL 导管自身可以依靠对侧主动脉管壁的支撑产生更强的支撑力。IR 导管是为右冠状动脉设计的 AL 导管的改良版,其产生支撑力的机制与 AL 导管相同(图 8.10)。因此,IR 导管支撑力的大小也与 AL 导管类似。IR 导管的优势在于:①比 AL 导管稳定;②导管头端易于控制。当推送导管时,IR 导管会按照术者的操作控制移动,而 AL 导管有时会出现相反的移动。基于其强大的支撑力,IL 导管已经被大量用于处理右冠病变 (图

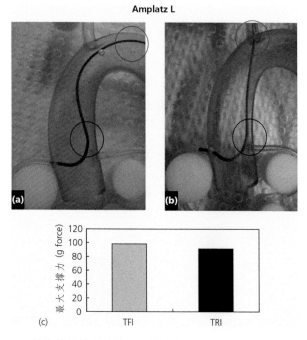

Amplatz L

图 8.9 AL 导管的支撑力尽管在经桡动脉入路时相对较弱,但是要强于 JR 导管。在不同型号的 AL 导管,其主要接触面与对应的 JR 导管基本相同。但是当向前推送器械导致导管回撤时,AL 导管自身可以依靠对侧主动脉管壁的支撑产生更强的支撑力,因此其总体支撑力强于 JR 导管。(Modified from Ikari et al.[2],with permission from Journal Invasive Cardiology)

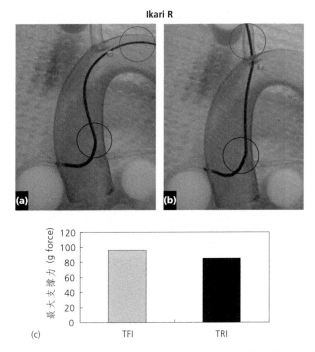

图 8.10 IR 导管产生支撑力的机制与 AL 类似。IR 导管是为右冠状动脉设计的 AL 导管的改良版,其机制与 AL 导管相同。因此,IR 导管支撑力的大小也与 AL 导管类似。(Modified from Ikari et al.[2],with permission from Journal Invasive Cardiology)

8.11)。在处理右冠病变时,IL 导管与动脉管壁的主要接触面与入路相关,在经股动脉入路时,主要接触面在主动脉弓,而在经桡动脉入路时,主要接触面在头臂干,这一点与 JR 导管、AL 导管相同。然而,与其他类型导管不同的是,当轻轻推送 Ikari 导管时,它可以依靠在对侧升主动脉管壁上从而获得额外的支撑力,这是它的一大特点。在体外实验中,IL 导管是处理右冠病变时支撑力最强的导管(图 8.12)。

5F 指引导管的局限性

5F 指引导管有以下局限性:①和相同尺寸的其他导管相

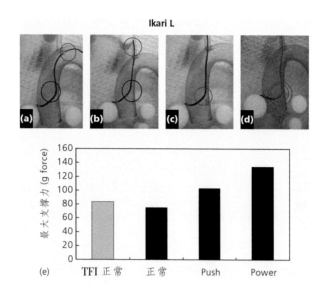

图 8.11   IL 导管用于处理右冠病变。在经股动脉入路时,其主要接触面在主动脉弓,而在经桡动脉入路时,其主要接触面在头臂干,这一点与 JR 导管、AL 导管相同。然而,与其他类型导管不同的是,IL 导管可以依靠在对侧升主动脉管壁上获得更强的支撑力。

比,它的支撑力较弱。②一部分器械不能通过 5F 指引导管,如直径大于 1.5mm 的旋磨导管、部分血管内超声的器械以及抽吸导管等。③对吻扩张技术也无法实现,因为 5F 导管无法同时容纳两根 0.014 英寸的导丝和两个小球囊。基于以上局限性,5F 指引导管不适用于分叉病变、钙化病变或血栓病变的介入治疗。

5F 指引导管的支撑力较弱

导管支撑力的大小和其尺寸成正比,会随着尺寸的减小而减弱。与大尺寸的导管相比,5F 导管的支撑力较弱, 这一点是 5F 导管明确的局限性。在经桡动脉入路时如果选择 5F 导管,需要选择最佳的形状和最大的内径。在导管的选择上是不能有一丝将就的。其中,我们认为 IL 导管可以同时用于处理左冠和右冠的病变。同时,为了获取最大的支撑力,术者需要清楚地知道 IL 导管放置的最佳位置,这只需要一个简单的向前推送的操作

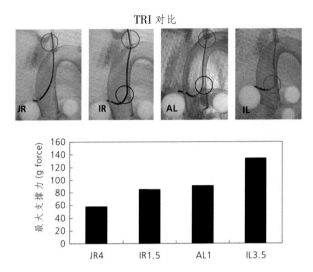

图 8.12　对比不同指引导管在经桡动脉入路处理右冠病变时提供的支撑力大小。指引导管产生支撑力的机制可参见图 8.8 至图 8.11。由本图可见，AL 导管和 IR 导管的支撑力要强于 JR 导管，而 IL 导管可通过有力位置获得最强的支撑力。(Modified from Ikari et al.[2], with permission from Journal Invasive Cardiology)

即可完成。当指引导管与对侧主动脉管壁间的夹角变为 90°时，支撑力即达到最大。尤其是对于 5F 指引导管，获得最大的支撑力是非常重要的(图 8.13)。同时，患者的选择也很重要，就目前而言，严重的钙化病变应禁用 5F 导管行介入治疗。

在 5F 导管中实现球囊对吻技术

　　既往通过 5F 导管实现球囊对吻技术是不可能的，当使用 0.014 英寸的导丝时，要实现球囊对吻技术，需要 6F 或 8F 的指引导管[4,5]。但是随着 0.010 英寸导丝的出现，使得在 5F 导管中实现这一技术成为可能。IKATEN 注册研究结果显示，在 PCI 中使用 0.010 英寸导丝实现球囊对吻技术是安全可靠的，成功率达到 99%[6]。

在 5F 导管中应用血管内超声

　　在使用 5F 导管时，如果使用 0.014 英寸的导丝，Atlantis Pro

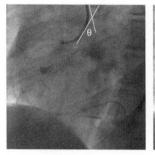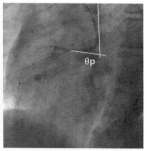

初始位置　　　　　　　　　　　有力位置

图 8.13 IL 导管的有力位置。当使用 IL 导管推送导丝或球囊时,导管形状会发生改变。形状改变后形成的 θp 的角度要大于原先的 θ 的角度,这被称为有力位置。

的 IVUS 导管将无法通过,但是如果使用 0.010 英寸的导丝,就有可能通过。有趣的是,同时使用两根 0.010 英寸的导丝,IVUS 导管仍可能通过,而仅使用一根 0.014 英寸导丝时,IVUS 导管却无法通过。相反的,Eagle Eye 的 IVUS 导管就可以在 5F 导管中通过 0.014 英寸的导丝使用。同时,一个新的产品,ViewIT 的 IVUS 导管也可以在 5F 导管中通过 0.014 英寸的导丝使用。

在 5F 导管中应用远端血管保护装置

当应用抽吸导管时,推荐使用的是 6F 或者更大尺寸的指引导管。在使用远端保护闭塞球囊(PercuSurge)时,在植入后需要进行抽吸。因此,使用 PercuSurge 时需要 6F 或者更大尺寸的指引导管。然而,5F 导管的优势是可以深插冠状动脉,因此它可以作为抽吸导管使用[7]。基于此,可以在 5F 指引导管中使用 PercuSurge 并将指引导管作为抽吸导管使用。同样的也可以使用过滤装置,因为 5F 导管可以替代抽吸导管使用。

5F 导管处理慢性闭塞病变

处理慢性闭塞病变时,需要支撑力强的导管以便球囊和微导管等器械可以顺利通过病变。然而,在一些相对简单的闭塞病变中,比如没有钙化、闭塞段较短、病变较直等,是可以应用 5F 导管进行介入治疗的。一些术者也喜欢应用 5F 指引导管来进行逆向介入治疗处理慢性闭塞病变,因为像 Corsair 之类的微导管是可以通过 5F 指引导管的。但是不可否认的是 5F 导管在处理慢性闭塞病变时依然存在很多局限性,譬如无法应用平行导丝技术等。

Masutani 等建议在处理慢性闭塞病变时使用 0.010 英寸的导丝[8]。PIKACHU 注册研究结果也显示了使用 0.010 英寸导丝处理慢性闭塞病变的可行性和有效性[9]。在使用前向技术,应用 0.010 英寸导丝处理慢性闭塞病变时,成功率高达 68%,因为直径更小的导丝头端也更细小,细小的头端可以更好地通过闭塞病变中存在的微通道,从而提高开通闭塞病变的成功率。

5F 指引导管下的无鞘系统(虚拟 3F)

如果应用 5F 指引导管时不使用动脉鞘管,那么指引导管的外径相当于 3F 的鞘管,称之为"虚拟 3F 法"[10,11]。该方法皮肤和血管损伤的发生率与使用 3F 鞘管时类似。然而,此指引导管的内径却与 5F 指引导管相同。一些术者会对这种无鞘系统有一些顾虑,因为尽管指引导管的尺寸减小了,但指引导管在桡动脉内的直接移动摩擦却可能会造成更多的损伤。

将造影剂用量降至最低的技术——MINICON 技术

使用 5F 指引导管的一大优势是相较于大尺寸的指引导管,可以减少造影剂的使用量。在患有严重慢性肾脏疾病的患者中,我们需要将造影剂的用量降至最少。这需要使用 IVUS 指导下的 PCI 这一新技术。使用该技术时,PCI 中的每一步都根据 IVUS 的指导进行,除最初和最终造影外,其余过程不需要造影。由于只需要在第一步和最后一步进行冠状动脉造影,因此造影剂的用量通常小于 10mL。这一技术对于预防对比剂肾病是十分有效的。

参考文献

1. Ikari Y, Nagaoka M, Kim JY, Morino Y, Tanabe T. The physics of guiding catheters for the left coronary artery in transfemoral and transradial interventions. *J Invasive Cardiol* 2005;**17**:636–41.
2. Ikari Y, Masuda N, Matsukage T, et al. Backup force of guiding cath-

eters for the right coronary artery in transfemoral and transradial intervions. *J Invasive Cardiol* 2009;**21**:570–4.

3. Youssef AA, Hsieh YK, Cheng CI, We CJ. A single transradial guiding catheter for right and left coronary angiography and intervion. *EuroIntervention* 2007;**3**:475–81.

4. Yoshimachi F, Masutani M, Matsukage T, Saito S, Ikari Y. Kissing balloon technique within a 5 Fr guiding catheter using 0.010 inch guidewires and 0.010 inch guidewire-compatible balloons. *J Invasive Cardiol* 2007;**19**:519–24.

5. Matsukage T, Masuda N, Ikari Y. Simultaneous triple-balloon inflation technique within a 6 Fr guiding catheter for a trifurcation lesion. *J Invasive Cardiol* 2008;**20**:E210–14.

6. Matsukage T, Yoshimachi F, Masutani M, et al. A new 0.010-inch guidewire and compatible balloon catheter system: the IKATEN registry. *Catheter Cardiovasc Interv* 2009;**73**:605–10.

7. Yoshimachi F, Ikari Y, Matsukage T, et al. A novel method of PercuSurge distal protection in a five French guiding catheter without an export aspiration catheter. *J Invasive Cardiol* 2008;**20**:168–72.

8. Masutani M, Yoshimachi F, Matsukage T, Ikari Y, Saito S. Use of slender catheters for transradial angiography and intervions. *Indian Heart J* 2008;**60**:A22–6.

9. Matsukage T, Masutani M, Yoshimachi F, et al. A prospective multi-center registry of 0.010-inch guidewire and compatible system for chronic total occlusion: the PIKACHU registry. *Catheter Cardiovasc Interv* 2010;**75**:1006–12.

10. Matsukage T, Yoshimachi F, Masutani M, et al. Virtual 3 Fr PCI system for complex percutaneous coronary intervion. *EuroIntervention* 2009;**5**:515–17.

11. Takeshita S, Saito S. Transradial coronary intervion using a novel 5-Fr sheathless guiding catheter. *Catheter Cardiovasc Interv* 2009;**74**:862–5.

第 9 章

左主干

Run Lin Gao, Debabrata Dash, Bo Xu, Thach N. Nguyen

难点

左主干病变由于其高发病率和高死亡率,已成为冠心病治疗中的一大严峻挑战。位于左主干开口或中段,同时没有涉及分叉的狭窄病变相对来说有较好的预后,死亡率和远期并发症的发生率均较低[1]。真正有挑战的介入病例是位于左主干远端同时累及前降支(LAD)或回旋支(LCX)开口的分叉病变[2]。

技术操作标准

在左主干植入支架后,前降支和回旋支的血流充盈良好。

通过冠状动脉造影明确病变情况

在对无保护左主干实施介入治疗前,一定要明确左主干是否真正存在病变,尤其是当只有在头位才显示左主干开口有狭窄时,因为头位很容易人为地夸大左主干的狭窄程度,仅凭这个体位评价左主干病变是不恰当的。

通过血管内超声进行评价

通过血管内超声可以明确左主干病变的狭窄情况,同时指导支架的植入,包括明确所需支架的大小、评估病变的钙化严重程度,对左主干末端尤其是分叉部位进行精确定位。在对左主干实施介入治疗前,通过血管内超声充分了解管腔的参考直径、斑块的组成成分、斑块的体积等信息是非常重要的[3]。

进行风险评估

当准备对左主干实施介入治疗时，需要对许多因素进行综合考虑。患者的资料包括年龄、是否有糖尿病、肾功能以及心功能状态等。影像学的资料包括之前介入治疗的情况，左室射血分数（射血分数小于 40%），左主干的解剖、长度、狭窄位置、是否存在钙化、是否为慢性闭塞病变，前降支和回旋支是否同时存在病变或狭窄受累，右优势型的右冠状动脉是否存在闭塞以及左优势型冠状动脉的情况等。以下情况在左主干植入支架后有良好的预后，包括：良好的左室功能、没有或很少的钙化以及较少的危险因素[4,5]。对于钙化严重、射血分数低或者合并多支血管病变的左主干病变，冠状动脉搭桥仍为首选推荐。Euroscore 评分和 SYNTAX 评分可以对左主干病变进行危险分层，从而指导术者选择最佳的治疗策略。以上评分可以在各自官网上进行，网址分别为 www.euroscore.org 和 www.syntaxscore.com。以上内容的要点已列于框 9.1 中。

框 9.1　左主干介入治疗的注意事项[5]

1. 在动手前仔细想清楚，患者是否有足够的适应证来进行介入治疗？
2. 术中可能出现的问题。
3. 在开始前，要明确操作策略以及出现各种问题的解决方案。
4. 确保所有的器械就位，完好无损。一旦出现任何并发症，要迅速反应。
5. 确保指引导管良好的支撑作用和清晰的造影显示。
6. 球囊扩张的时间要短——对左主干行球囊扩张时膨胀的球囊会阻断几乎整个左室的血流。
7. 使用 IVUS 来保证支架的选择和放置。
8. 尽可能简单化：在处理左主干分叉病变时，必要性支架术是适合并且足够的。
9. 必要时使用双支架策略。
10. 在双支架策略中，必须使用最终球囊对吻扩张。
11. 最终的结果比使用的技术重要。

左主干开口和中段病变的介入治疗

在左主干开口或中段植入支架时有其独有的特点。技术相对简单,同时拥有较好的即刻效果和远期预后。位于左主干中段的病变可以和位于其他血管的独立病变一样预扩后进行支架植入。如果狭窄不是很严重,直接植入支架也是可行的。如果左主干很短,支架可以从左主干跨过回旋支开口植入前降支内。

对于左主干开口病变,植入支架时的锚定技术详见图 11.3。操作时需要选择最佳体位充分显示左主干开口,通常可以选择正头或者小左前斜加头的体位进行显示,左前斜加足的体位也是可以的。

操作要点

** 于左主干开口植入支架

Amplatz 指引导管一般不用于处理左主干开口病变,短头的指引导管是首选。冠状动脉造影必须充分清晰地显示左主干开口和邻近的主动脉。当导丝顺利通过病变到达血管远端时,应轻轻推送导丝,使指引导管轻微撤离左主干开口,这一操作的目的是改善冠状动脉血流, 减少冠状动脉缺血的可能。当需要造影时,可以通过轻轻牵拉导丝使指引导管再次进入开口。当定位支架时,需要将指引导管完全移出左主干,同时支架头端应突入主动脉 1~2mm。球囊扩张的时间要短(小于 30 秒),但是可以重复多次扩张(可大于 3 次)。除此之外,需要对支架近端进行充分的球囊扩张,使其变成喇叭口(裤衩)形状,以保证近端支架完全贴壁,同时可以保证支架释放后导管仍可以稳定于左主干,便于之后进行冠状动脉造影。另外,很重要的一点时,要避免对左主干开口进行过度的球囊扩张,否则容易造成升主动脉夹层。整个手术需要在血管内超声(IVUS)的指导下完成,以确保获得满意的结果(图 9.1)。

左主干分叉病变的介入治疗

通过造影结果, 分叉病变可以根据主支与分支之间的夹角

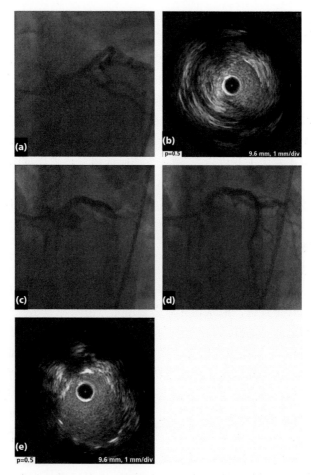

图 9.1　对单独的左主干开口病变植入支架。(a)造影结果。(b)IVUS 显示左主干开口的斑块负荷情况。(c)在指引导管移除左主干的情况下定位开口支架,并将支架头端突入主动脉。(d)高压力后扩张。(e)最终的 IVUS 显示开口支架充分膨胀。

大小进行分类。夹角成 Y 形且角度小于 60°的分叉病变相对于夹角成 T 形的分叉病变,导丝更容易送入分支。但是,对于 Y 形夹角的分叉病变,支架在边支开口的精确定位却更加重要。对于左主干的分叉病变,主支和边支的夹角通常呈 T 形,且平均角度为

80°。因此,在主支支架释放后,导丝穿越主支网眼再次进入边支的难度明显增加, 这一点在制定支架植入方案时需要被充分考虑。当分叉夹角呈 T 形时,导丝进入边支的难度将增大。这一夹角同时增加了主支支架释放后导丝、球囊或支架穿越主支支架网眼进入边支的难度。主支支架植入后,如需在边支也植入支架,应先完成边支导丝交换,这个过程可能导致主、边支夹角改变[3]。

策略

对于左主干远端的病变, 制定 PCI 策略时需要考虑回旋支的情况,根据回旋支是否闭塞以及其直径是否小于等于 2.5mm 来制定不同的策略。如果回旋支是闭塞的,那么 PCI 时可以忽略回旋支,直接于左主干到前降支植入支架。关于左主干介入治疗的策略列于图 9.2 中。

对于回旋支开口没有受累的情况,如果分叉夹角的形状为 T 形, 那么术者可根据情况决定是否使用保护性导丝,通常是不需要保护的。但是,如果分叉夹角的形状为 Y 形,则推荐使用保护性导丝。对于回旋支开口受累的情况,根据分叉夹角的不同采用不同的技术。如果分叉夹角形状为 T 形,推荐使用 T 支架术或 Mini-crush 对吻支架术。如果分叉夹角形状为 Y 形, 则推荐使用 Culotte、Crush 或 DK Crush 技术,而不使用 T 支架术[3](图 9.3)。

当使用双支架技术时,为确保手术效果,需要使用非顺应性球囊同时对双支架进行高压力的后扩张 (压力大于 16atm,球囊对吻扩张)。无论采用何种技术,最终都需要使用 IVUS 检查,确保支架的充分膨胀、完全贴壁,并且没有夹层形成[3]。

操作要点

** 先处理哪个病变? 远端病变还是近端病变?

当患者在左主干病变的基础上同时存在远端病变(下游病

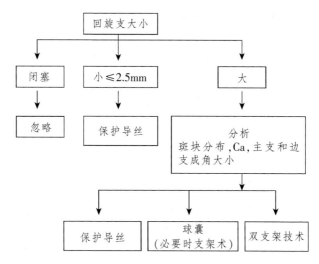

图 9.2 根据回旋支的大小决定左主干远端支架植入的策略。

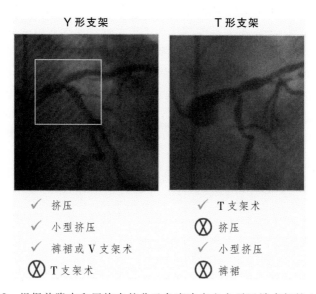

图 9.3 根据前降支和回旋支的分叉角度决定左主干远端支架植入的策略。

变)时,应该先处理所有的远端病变,因为在左主干植入支架后,再去处理远端病变会变得困难。但是这要建立在患者一般状况以及左主干病变稳定的基础之上,如果不是,应先处理左主干病变[3]。

何时使用 IABP?

对于计划对左主干进行介入治疗的患者,建议降低使用 ABP 的标准,特别是出现以下情况时,包括:收缩压低于 110mmHg、右冠状动脉闭塞、左室射血分数严重降低、左主干、前降支或回旋支有明显钙化时[3]。

技术:必要性支架术

必要性支架术在单支架策略的基础上,根据单支架植入后病变的情况决定是否植入第二个支架。

首先,左冠指引导管应稳定于左主干开口内,两根导丝分别送至前降支和回旋支远端,第一个支架应从左主干口跨越到前降支内,并且要完全覆盖病变,释放压力在 12~14atm。如果左主干支架释放后,边支(回旋支)受累严重,那么需要进一步处理,这时需要交换导丝。交换导丝是指将前降支的导丝撤回并重新穿越支架网眼送入回旋支,然后将回旋支的"jailed"导丝撤回并送至前降支远端。第二个支架必要时可使用高压力进行释放。如果回旋支开口受累,可以应用球囊对吻扩张技术,但是如果回旋支开口严重受累,那么要考虑行必要性支架术,可以选择 T 支架术或者 TAP 支架术(图 9.4)。

必要性 T 支架术

当回旋支起始处方向与左主干到前降支方向的夹角呈直角时,使用 T 支架术可以取得很好的手术效果。

技术

第一枚支架在预扩张后首先植入主支(左主干到前降支),支架植入后如果边支(回旋支)受累严重,则需要植入第二枚支架。这时,首先将导丝穿越主支支架网眼送至回旋支远端,之后将球囊沿导丝穿越支架网眼,扩张回旋支开口及支架网眼结构,回撤

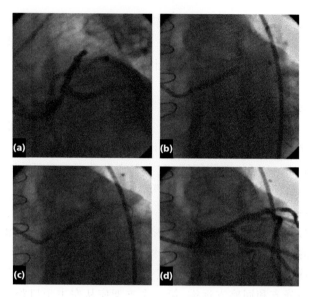

图 9.4　举例:左主干必要性支架术。(Courtesy of Dr Debabrata Dash)

球囊后送入支架,同时将另一枚球囊放置于左主干管腔,第二枚支架近端边缘应重复覆盖到回旋支起始,在释放支架的同时膨胀位于左主干管腔内的球囊,最终实现球囊对吻扩张技术。

T 支架术

当回旋支起始段与左主干到前降支方向呈直角时,使用 T 支架术可以取得很好的手术效果。该技术比 Crush 技术或 Culotte 技术要简单得多。然而,这项技术最终可能会造成主支支架和边支支架间存在小的缝隙。这个缝隙由于没有药物涂层覆盖,会使边支开口再狭窄的概率增加。

技术

在行 T 支架术时,选择 6F 或者 7F 指引导管可以提供更好的支撑力,EBU、左 XB、左 Amplatz 导管等均为常用的指引导管。两根导丝分别置于前降支和回旋支远端,支架放置于边支(回旋支),球囊放置于左主干到前降支。操作时,首先释放支架,要确保支架近端边缘完全覆盖回旋支的起始，同时保证支架近端不过分突入左主干管腔，尽管这并不会造成开口处形成大的缝隙。释放支架后，撤出导丝和支架球囊，膨胀之前位于左主干到前降支的预扩球囊，目的是充分挤压回旋支支架近端突出于左主干的部分。撤出球囊后，将第二枚支架植入左主干到前降支，确保支架跨越回旋支起始段。释放支架后，将前降支导丝撤回并重新穿越主支支架网眼送入回旋支远端，之后对回旋支支架进行后扩张，尤其充分后扩起始段，确保回旋支开口处支架完全打开贴壁。完成上述操作后，即可进行手术的最后一步，球囊对吻扩张（图 9.5 和图 14.7）。

改良 T 支架术

改良 T 支架术是指在植入回旋支支架后，立刻于主支（左主干-前降支）植入第二枚支架，同时回旋支的支架要最小限度地突入左主干。当主支和边支的夹角接近 90°时，首先在回旋支植入支架，再撤出位于回旋支的导丝和球囊，即刻于前降支植入支架。最终进行球囊对吻扩张后结束手术（图 14.9）。

TAP 支架术

TAP 支架术可以用于处理大多数分叉病变。针对左主干病

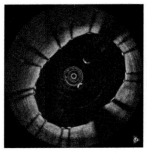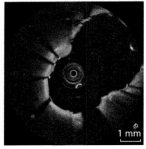

1 mm

图 9.5　OCT 显示 T 支架术的结果。支架结构没有突入左主干。（Courtesy of Professor G. Taranni, University of Padua）

变,该技术可以通过最少的支架重叠来获得最佳的手术效果[7]。首先植入主支支架(左主干–前降支),然后于回旋支开口植入分支支架,同时将球囊放置于左主干支架内。将回旋支支架精确定位,使其近端边缘突入左主干支架内 1~2mm,之后释放高压力释放支架,最后进行球囊对吻扩张来取得最佳手术效果(图 14.10)。

锥形改良 Crush T 支架术

技术要点:将边支支架放置于近端(通常为回旋支),同时将主支的球囊或支架到位(通常为左主干–前降支),但不膨胀或释放。然后释放边支支架,释放后将支架球囊回撤数毫米后再次高压力膨胀,将开口打成喇叭口或锥形。之后释放主支支架,覆盖边支支架锥形部分,最后根据边支情况进行最终的球囊对吻扩张[8]。

Crush 及 Mini-Crush 技术

Crush 及 Mini-Crush 技术适用于前降支和回旋支的开口及近端均有狭窄的左主干分叉病变,同时血管直径较大且前降支和回旋支间的夹角小于 70°。在 Mini-Crush 技术中,回旋支的支架近端应突入左主干管腔 1~2mm,支架恰好覆盖回旋支起始。与标准的 Crush 技术相比,Mini-Crush 技术支架内皮化更完整且支架植入后导丝更容易重新穿越支架(图 9.6)。

技术

当需要同时释放双支架时,应使用 7F 或 8F 的大内径指引导管以便获得更好的支撑力。两根导丝分别放置于前降支及回旋支远端,在球囊预扩张后,两枚支架分别放置于左主干–前降支及回旋支病变处。回旋支支架近端的标记需要突入左主干,同时距离分叉近端 3~5mm,而左主干到前降支的支架需要覆盖分叉同时覆盖回旋支支架突入左主干的部分。首先释放回旋支支架,之后撤出其球囊和导丝。然后膨胀之前位于左主干到前降支的支架,膨胀的支架需完全覆盖回旋支突入左主干的部分,并且

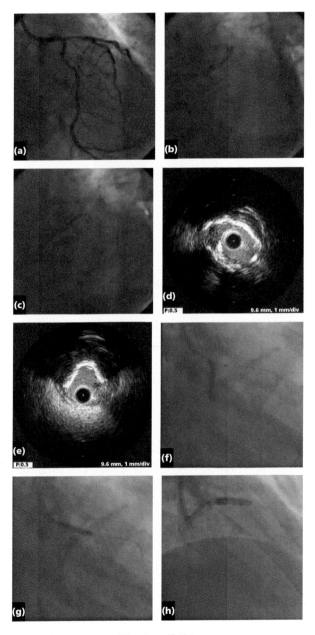

图 9.6 （待续）

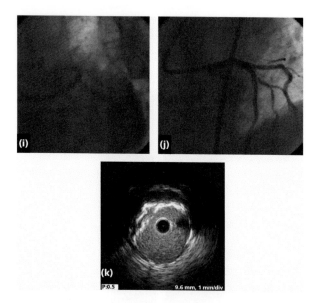

图 9.6(续) Mini-Crush 技术。(a)造影显示左主干分叉病变,严重狭窄,累及前降支及回旋支近端。(b)对前降支进行预扩张。(c)对回旋支进行预扩张。(d)IVUS 显示左主干环形钙化。(e)前降支环形钙化。(f)回旋支支架突入前降支。(g)使用非顺应性球囊挤压回旋支支架。(h)于左主干–前降支植入支架。(i)导丝重新穿越回旋支并进行最终球囊对吻扩张。(j)最终造影结果。(k)最终 IVUS 结果。

将其挤压到左主干到前降支的冠状动脉管壁的对侧。之后将导丝穿越左主干和回旋支三层支架结构的网眼重新送入回旋支,使用球囊扩张左主干支架位于回旋支开口的部分。最后进行最终的球囊对吻扩张,结束手术(图 9.6)。

最终的球囊对吻后扩张对于减少院内死亡率及长期心血管不良事件的发生是非常重要的, 而这一技术的关键步骤在于将导丝重新穿越三层支架结构送入回旋支远端。

双对吻 Crush 技术

该技术可以通过 6F 指引导管实现。将支架放置于回旋支,同时球囊放置于左主干–前降支。两者放置的位置与标准的

Crush 技术相同。首先将回旋支的支架释放,然后撤出回旋支的导丝及球囊,之后通过膨胀位于左主干-前降支内的预扩球囊,将回旋支支架突出于左主干的部分挤压到左主干管壁,预扩完成后回撤球囊并于左主干-前降支植入支架。支架释放后回撤导丝并将其穿越支架网眼送至回旋支远端,最后进行最终的球囊对吻扩张后,结束手术(图 9.7)。通过 DK Crush 技术中,回旋支的开口敞开得更好[10](图 9.8)。

Step-Crush 技术

通过 6F 指引导管实现的 Mini-Crush 被称为 Step-Crush 或者改良球囊 Crush 技术。具体技术要点如下:将两根导丝分别送至回旋支及前降支远端,进行球囊预扩张后首先送入回旋支支架,支架的头端突入左主干管腔 1~2mm,然后将一枚球囊送入前降支,定位于左主干分叉远端,之后释放回旋支支架,释放后撤出回旋支的导丝和支架球囊,膨胀前降支的球囊(膨胀时球囊挤压回旋支突入左主干部分),撤出球囊,并在前降支植入支架,膨胀压力控制在 12atm 或者更高。之后的步骤和 Mini-Crush 类似,需要导丝重新穿越支架网眼送至边支,对边支进行后扩张,以及分成两步的最终球囊对吻扩张。

同时对吻及 V 支架术

支架对吻技术主要应用于满足以下条件的病变:左主干管腔直径足够大,可以允许两枚球囊同时高压力膨胀扩张,前降支和回旋支管腔直径相似并且同时存在开口狭窄。该技术的优势在于术中可以同时处理前降支和回旋支的病变,并且两支血管都得到完好保留,不需要再次导丝穿越支架网眼重新放入。在结束最终球囊对吻扩张后,导丝不需要重新穿越回旋支支架网眼[11](图 9.9)。

技术

支架对吻技术需要在两支边支(前降支及回旋支)同时放入支架,同时保证两支架近端在分叉处有最小或者 4~5mm(SKS)

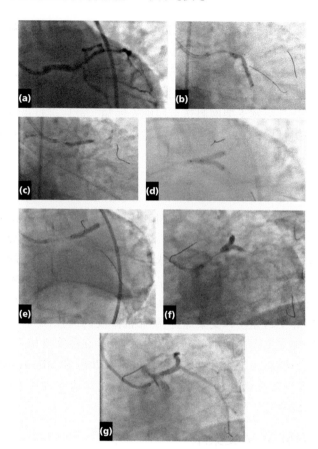

图 9.7 使用 DK Crush 技术处理左主干远端分叉病变。(a)造影显示左主干远端病变,累及前降支及回旋支开口及近端(Medina 1,1,1)。(b)首先植入边支支架。(c)球囊挤压边支支架。(d)第一次球囊对吻扩张。(e)于主支植入另一枚支架。(f)最终球囊对吻扩张。(g)最终造影结果。(Courtesy of Cardiac Interventional Laboratories,Nanjing Medical University,Nanjing, China.)

的重叠部分[12]。两根导丝分别放至前降支及回旋支远端,根据具体情况决定是否进行球囊预扩张,两枚支架分别放至前降支及回旋支,支架近端相互重叠,之后可以同时释放支架并同时使用支架球囊扩张或者相继释放支架后再同时使用支架球囊扩张。

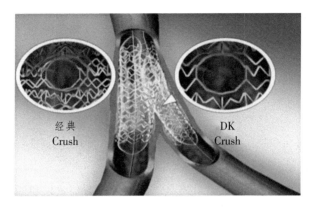

图9.8 通过双对吻技术,边支的开口打开得更大。

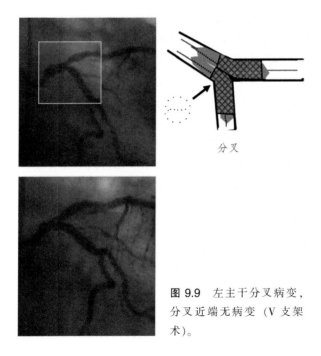

图9.9 左主干分叉病变,分叉近端无病变(V支架术)。

一部分术者倾向于同时释放支架,但该技术实施时需要注意主支近端夹层的风险,这时低压力释放可以尽量避免夹层。支架释放后使用短的非顺应性后扩张球囊进行高压力、单支架依次的后扩张及适中压力的最终球囊对吻扩张。球囊的大小要依照病变血管的直径进行选择。如果参考血管的近端到分叉处的直径较小,那么进行最终球囊对吻扩张时应使用较低压力,避免近端夹层(图 9.10)。通过该技术,可以在左主干管腔形成双通道,并且支架金属的底部不附着于任何血管管壁[12]。该技术的缺陷见表 9.2。

操作要点

** 优化的 V 支架术

V 支架技术也许是最简单的可以保证即刻效果和两边支血流通畅的技术。该技术主要用于左主干近端到分叉处没有明显病变(病变位于左主干远端),并且左主干较短或者情况危急时。对于其他的分叉病变,如果近端到分叉处没有病变,同时不需要在近端植入支架时,也可以应用 V 支架技术[11]。

** 优化的 SKS 支架术

由于支架近端很难在各边支开口进行精确定位,因此最好限制支架突出的长度在 5mm 以内。有时有必要将第一个支架放至血管稍远处,以便于第二个支架植入。当使用支架对吻技术处理三分叉病变时,上述操作更显得尤为必要 (操作时需要使用 9F 指引导管)。在释放支架前,至少通过两个体位精确定位支架,确保位置准确无误[13]。

Culotte 支架术

在实行 Culotte 支架术中, 首先将一枚支架放入一个边支, 通常先放入左主干-前降支内, 之后将第二枚支架穿越前一支架网眼放至回旋支,两支架近端相互重叠。这一技术适用于左主

图 9.10 同时对吻支架技术。(a,b)造影显示左主干分叉严重狭窄。(c)于前降支和回旋支同时植入药物涂层支架。(d)相继后扩张。(e)球囊对吻扩张后的最终结果。(f)IVUS 显示前降支支架膨胀情况及位置。(g)IVUS 显示左主干远端的情况。(h)IVUS 显示回旋支支架膨胀情况及位置。

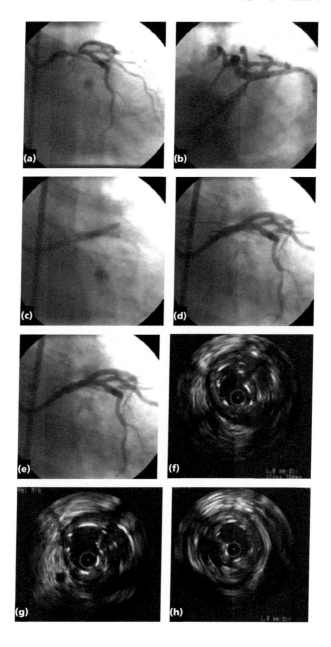

框 9.2　局限性[12]

1.球囊膨胀过程中产生损伤,如夹层、病变进展、近端边缘再狭窄等。

2.如果需要支架处理形成的夹层,可能会留下缺口。新的近端支架需要直接指向 V 支架术中两个臂中的一个。

3.如果出现分叉基底或支架边缘的再狭窄,需要用 Crush 技术处理,这时需要在挤压边支支架后将导丝重新穿越边支。

4.由于支架结构的因素,重新穿越支架网眼可能会较复杂。

干和回旋支之间夹角小于 60°的患者。具体步骤如下:①两根导丝分别放至前降支及回旋支远端。②根据具体情况决定是否进行球囊预扩张,扩张时可以选择同时扩张或先后扩张。③将一枚支架植入一个边支内,通常先放入左主干-前降支内,支架的近远端要跨越分叉覆盖另一边支开口。④将第三根导丝穿越前降支支架网眼送至回旋支远端,之后撤出回旋支之前的导丝。⑤沿回旋支内现在的导丝推送球囊并对前降支的支架网眼进行扩张,以便回旋支支架顺利通过。⑥撤出前降支内的导丝,沿回旋支导丝送入支架,使支架覆盖回旋支病变,同时要求支架近端与前一支架近端相互重叠,之后释放支架。⑦将之前撤出的导丝穿越双层支架网眼重新送至前降支远端。⑧将两枚后扩球囊分别沿两根导丝送至前降支及回旋支支架内,进行最终球囊对吻后扩张(图 9.11)。

在对左主干分叉病变行 Culotte 支架术时,通常先将第一枚支架植入前降支,但是如果回旋支很粗大并且与左主干有较大的成角时,第一枚支架可先植入回旋支以便第二枚支架更容易放入前降支[14]。

操作要点

** 回撤 Jailed 导丝

在回撤 Jailed 导丝时要特别小心,避免由于回撤时指引导管由于反作用力前移造成冠状动脉近端夹层。如果导丝回撤困难,可以使用一些小技巧,这些技巧在第 14 章有列举。不要使用

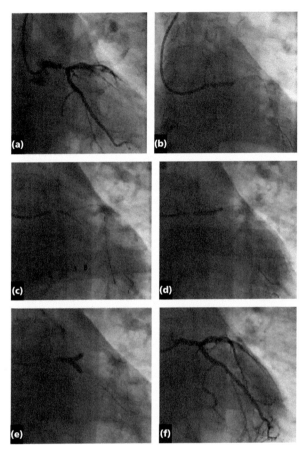

图 9.11　Culotte 支架术。(a)造影情况。(b)于左主干-前降支进行预扩张。(c)于左主干-前降支植入第一枚支架。(d)在交换导丝和预扩张后于左主干-回旋支植入第二枚支架。(e)球囊对吻扩张。(f)最终结果。

亲水导丝作为 Jailed 导丝，因为亲水导丝在回撤时容易造成头端受损。同时在回撤导丝前也应先回撤其他亲水器械（详见图 14.15）。

** 支架的选择

支架大小的选择非常重要，不要使用闭孔的支架，同时在选择主支支架时要依据主支远端管腔的直径而定。这样选择的缺点是会造成主支近端支架部分尺寸欠佳，可以通过球囊对吻扩张或者近端优化技术解决。

** 近端优化技术

这一技术是使用一个短但直径大的球囊，对边支的近端到开口部分进行扩张，以改善分叉的解剖结构，使之达到边支支架技术需要的效果。使用该技术很容易将导丝、球囊甚至是支架送入边支，同时可以很好地暴露边支的开口（详见图 14.6）。

** 主支支架植入后重新进入边支

由于分叉病变夹角较大或狭窄严重时，普通导丝无法重新穿越左主干支架网眼结构进入边支，这时可以使用亲水导丝或更硬的导丝进行尝试，但是在使用这些导丝时需要特别小心避免形成夹层。一些术者会选用 Rinato-Prowater、Whisper 或 Runthrough NS 导丝，对于一些有难度的病变，也有人选择更硬的导丝，如 Pilot 50、150、Fielder FC 或 Miracle3/4.5 导丝获得成功。在完成重新穿越支架网眼前，都应保留 Jailed 导丝作为标记。对于球囊穿越支架网眼困难的情况，有人建议（DB）可以先使用 1.5mm 的 Ryujin、Maverick 或者 Mini-Trek 球囊扩张支架网眼以便更大号的球囊顺利通过。如果 1.5mm 的球囊也无法通过，这时需要考虑在保留第一根导丝的基础上再将另一根导丝穿越支架网眼（双导丝），保证球囊或支架顺利通过。如果经过上述操作后球囊仍然不能通过，这时应考虑进一步扩张主支支架。应将球囊尽可能地靠近支架网眼结构，至少使用 12~14atm 扩张 20 秒，之后再回撤球囊并尝试将此球囊慢慢往前送。反复重复该操作后往往可以缓慢地将球囊通过支架网眼[15,16]。如果上述所有操作均无效，就需要尝试使用小号的固定导丝球囊了[3]。如果边支导丝推送有困难，可以应用 POT、微导管（Venture）来解决。

对于很困难的情况，使用极小号的球囊扩张可能会重建边支血流，并且有助于重新穿越主支支架（图 14.15）。

** 如何选择优先处理的边支

在实际操作中，往往先处理与左主干角度较大的边支，通常是回旋支。这样操作的优势是在支架植入后导丝容易重新穿越支架网眼进入角度较小的边支，同样支架也更容易穿越支架网眼送入角度较小的边支。然而这一传统的操作由于 Nordic PCI 研究结果的公布而受到了强烈的挑战。Nordic 支架技术研究是一项对比 Cullote 技术和 Crush 技术在分叉病变中效果的随机对照研究，研究者推荐首先于主支植入支架以避免主支急性闭塞[17]。这一方法可以在保证主支开放的同时避免 Cullote 技术中的一些潜在问题，比如需要回撤分支导丝使分支的血管开放不能得到保证[18]。

**Debulking 技术

目前没有证据表明在植入药物涂层支架前（DES）使用 Debulking 技术可以改善患者的长期预后。Debulking 技术的唯一指征是当病变表面存在严重钙化时，使用该技术可以便于支架充分膨胀。实际操作时，术者应使用低速以减少慢血流出现的可能。

**球囊锚定于回旋支以便于左主干远端植入支架

在经皮主动脉瓣置换术后，心电图（ECG）显示严重的 ST 段压低，经食管超声显示左室前壁和后壁运动障碍，冠状动脉造影显示左主干根部次全闭塞。将 6F 的 Judkins 左 4.0 指引导管放置左主干开口，同时将亲水导丝（PT Graphics）由左主干放置回旋支，在使用 1.5mm 的 PTCA 球囊预扩后，3mm 的 PCI 球囊通过尝试后有希望送至病变处。在进行球囊扩张后，左主干的血流好转，患者的血流动力学得到恢复。这时还无法直接植入支架，因此需要送入另一根 PCI 导丝，之后将一枚球囊送至回旋支需要植入支架的病变处，这枚球囊作为锚定球囊以便于左主干成功植入 3.5mm×8mm 的药物涂层支架。之后撤出锚定球囊，成功于左主干植入支架后进行支架后扩张，最后造影显示狭窄接触，冠状动脉血流完全恢复[18]。

在左室辅助装置的支持下行左主干介入治疗

对于严重左室功能不全同时需要对左主干植入支架的患者而言，左室辅助装置（LVAD）相较于主动脉内球囊反搏（IABP）能够提供更加稳定可靠的血流动力学支持。Naidu 等[19]曾报道过这样一位患者,80 岁男性,患有严重的慢性阻塞性肺疾病、慢性肾功能不全和严重的颈动脉疾病, 病史为近 4 天阵发静息状态下严重的胸骨后憋闷。超声心动图提示严重的左室功能不全(射血分数 10%),左室前壁运动消失,二尖瓣中度反流。冠状动脉造影显示左主干远端 95%的狭窄,狭窄同时累及回旋支和前降支开口,并致前降支次全闭塞,同时右冠中段有 50%的狭窄。前降支远端血流 TIMI 1 级。根据上述情况,考虑患者介入手术风险为高危,所以决定预先植入 TandemHeart 左室辅助装置,在其支持下行左主干 PCI 治疗。使用 Transeptal 技术,在心内导管内将 21F 的流入鞘管送至左心房,将 15F 的流出鞘管通过右股动脉送至右髂总动脉, 左房到腹主动脉这条旁路的血流速度为 3.0L/min。通过对吻技术,于前降支和回旋支同时沿导丝植入西罗莫司药物涂层支架。在球囊扩张的过程中,由于心脏每搏输出量的减少,主动脉脉压出现明显的下降。尽管脉压下降,但是患者的平均动脉压维持在正常,血流动力学也十分平稳,没有出现心绞痛及心律失常。最终造影显示左主干远端、前降支和回旋支开口及近端均得到了完全血运重建。左室辅助装置的鞘管在 PCI 后成功撤出并止血穿刺口[19]。

对经皮主动脉瓣置换术后(TAVR)出现的左主干闭塞行介入治疗

在球囊扩张或主动脉瓣支架植入术后, 临床表现为血流动力学的急剧恶化,伴有严重的低血压,心电图提示严重的心肌缺血。出现左主干闭塞的患者往往左主干开口位置较低,且预先有狭窄,同时伴有严重的钙化。除此之外,患者主动脉瓣瓣叶较长,或者伴有二瓣畸形也是高危风险, 因为瓣叶可能会压迫主动脉管壁,在植入瓣膜支架后瓣叶可能会遮盖左主干开口。

一旦出现此并发症, 患者往往需要急诊心外科冠状动脉搭桥处理,但对于这些高危患者,急诊冠状动脉旁路手术并不是理想的解决方法。但是介入治疗也很困难,因为人工瓣膜的原因,指引导管很难到达左冠开口获得足够的支撑力。即便指引导管到位,因为左主干的严重狭窄,球囊也很难通过病变。解决方法是可以从小号球囊开始逐渐增大型号进行扩张。如果支架植入困难,可以使用球囊锚定技术。这一技术最初是用来处理复杂的慢性闭塞病变,用以提供额外支撑便于球囊及支架通过闭塞或严重狭窄的病变。这一技术的操作要点是在边支中放入导丝,并进行球囊锚定,用以有效地稳定指引导管,便于球囊和支架顺利通过靶血管到达病变处。

除上述技术外,也可使用其他技术来避免左主干闭塞,同时便于在 TAVI 术中实施 PCI 术。可以将指引导管靠近左主干开口,并将导丝送至左主干远端,以保证在 TAVI 术后左主干开口开放,同时便于送入球囊和支架。但是,很难预测上述技术的最终效果,因为瓣膜支架的植入会干扰指引导管和导丝的操控。

在球囊扩张时要进行主动脉造影,来评估冠状动脉血流情况,这对瓣膜支架植入过程中左主干闭塞风险的评估提供重要的信息参考,或许可以作为左主干闭塞风险评估的方法[18]。

参考文献

1. Chieffo A, Park S, Valgimigli M, et al. Favorable long-term outcome after drug-eluting stent implantation in nonbifurcation lesions that involve unprotected left main coronary artery. *Circulation* 2007; **116**:158–62.
2. Serruys P, Morice M, Kappetein A, et al. Percutaneous coronary intervion versus coronary-artery bypass grafting for severe coronary artery disease. *N Engl J Med* 2009;**360**:961–72.
3. Teirstein PS. Unprotected left main intervention: Patient selection, operator technique, and clinical outcomes. *J Am Coll Cardiol Interven* 2008;**1**:5–13.
4. Park SJ, Kim YH, Lee BK, et al. Sirolimus-eluting stent implantation for unprotected left main coronary artery stenosis: comparison with bare metal stent implantation. *J Am Coll Cardiol* 2005;**45**:351–6.
5. Chieffo A, Stankovic G, Bonizzoni E, et al. Early and mid-term results of drug-eluting stent implantation in unprotected left main. *Circulation* 2005;**111**:791–5.
6. Colombo A, Stankovic G, Oric D, et al. Modified T-stenting technique with crushing for bifurcation lesions: immediate results and 30-day outcome. *Catheter Cardiovasc Interv* 2003;**60**:145–51.
7. Burzotta F, Gwon HC, Hahn JY, et al. Report of bench testing and first clinical Italian-Korean two-centre experience. *Catheter Cardiovasc Interv* 2007;**70**:75–82.
8. Rajdev S, Sarez A, Modi K, et al. "Cone Crush" a variant of modified

T-stenting techniques for coronary bifurcation lesions: Bench stenting, feasibility, and in-hospital outcomes (Abstr). *J Am Coll Cardiol* 2007; **49**(suppl B):68.

9. Galassi AR, Colombo A, Buchbinder M, et al. Long term outcomes of bifurcation lesions after implantation of drug-eluting stents with the "mini-crush technique". *Catheter Cardiovasc Interv* 2007;**69**:976–83.

10. Chen SL, Santoso T, Zhang J, et al. A randomized clinical study comparing double kissing crush with provisional stenting for treatment of coronary bifurcation lesions: results from the DKCRUSH-II (Double Kissing Crush versus Provisional Stenting Technique for Treatment of Coronary Bifurcation Lesions) trial. *J Am Coll Cardiol* 2011; **57**:914–20.

11. Schampaert E, Fort S, Adelman AG, et al. The V-stent: a novel technique for coronary bifurcation stenting. *Catheter Cardiovasc Diagn* 1996;**39**:320–6.

12. Sharma SK. Simultaneous kissing drug-eluting stent for percutaneous treatment of bifurcation lesions in large-size vessels. *Catheter Cardiovasc Interv* 2005;**65**:10–16.

13. Fajadet J, Chieffo A. Current management of left main coronary artery disease. *Eur Heart J* 2012;**33**:36–50.

14. Adriaenssens T, Byrne RA, Dibra A, et al. Culottes tenting technique in coronary bifurcation disease: angiographic follow-up using dedicated quantitative coronary angiographic analysis and 12-month clinical outcomes. *Eur Heart J* 2008;**29**:2868–76.

15. Latib A, Chieffo A, Colombo A. Elective double stenting for left main coronary artery bifurcation: patient selection and technique. In: Moussa I, Colombo A (eds), *Tips and Tricks in Interventional Therapy of Coronary Bifurcation Lesions*. New York: Informa Health, 2010: 149–92.

16. Latib A, Colombo A. Bifurcation disease: What we know, what should we do? *J Am Coll Cardiol Interv* 2008;**1**:218–26.

17. Erglis A, Kumsars I, Niemela M, et al., for the Nordic PCI Study Group. Randomized comparision of coronary bifurcation stenting with the crush versus the culotte technique using sirolimus eluting stents: The Nordic Stent Technique Study. *Circ Cardiovasc Interven* 2009;**2**: 27–34.

18. Winther S, Chrustiansen EH, Thuesen L. Stenting of acute left main coronary artery occlusion using balloon anchoring technique after transcatheter aortic valve implantation. *J Interven Cardiol* 2011;**24**: 470–3.

19. Naidu S, Rohatgi S, Herrmann HC, et al. Unprotected left main "kissing" stent implantation with a percutaneous ventricular assist device. *J Invasive Cardiol* 2004;**16**:683–4.

第 10 章
慢性完全闭塞病变

Thach N. Nguyen, Satoru Sumitsuji, Yaling Han, Shigeru Saito

難点

慢性完全闭塞病变(CTO)定义为已知存在 3 个月以上或伴有侧支形成的血管完全闭塞[1]。以往,预测手术成功率的传统影响因素(对初学者或中等水平术者仍有效)见表 10.1。目前,随着技术水平的提升以及新技术的出现,只有闭塞部位靶血管扭曲或成角以及严重钙化对 CTO 病变经皮冠状动脉介入治疗(PCI)的成败存在显著影响。

表 10.1 CTO 介入治疗成功率的影响因素

目前有效的影响因素

1.严重钙化(最重要的不利因素,如果在重度钙化病变内膜下进行球囊扩张,会显著增加穿孔的概率)

2.闭塞病变靶血管迂曲或成角

对初学者仍有效的传统影响因素

1.闭塞病变时间较长或不明确

2.无前向血流

3.闭塞血管无残端或近端管腔呈钝圆形

4.桥侧支形成

5.闭塞病变长度较长

技术操作标准

　　CTO 病变经 PCI 之后,支架置入处管腔通畅,远端存在 TIMI 3 级血流,且无夹层或穿孔等急性并发症。

侦察"地形"

　　病理学研究发现,在 1 年以上的 CTO 病变中存在直径 100~200μm 的新生血管通道。这些存在时间较长的新生血管通道通常与血管滋养管外膜相连,而在一个更为近期的 CTO 病变(血栓填充时间<1 年)中,其通道主要经再通通道与远端管腔相连[1]。判断闭塞病变时间的长短对术者选择合适类型的导丝是至关重要的。

　　在与患者的交流中,心肌梗死的病史有助于确定 CTO 的起始时间:清晨心绞痛或低强度活动量开始时出现的心绞痛,可以被进一步的运动缓解,都对 CTO 病变具有一定的提示意义。正是因为缺血刺激(运动)触发心肌启用(或打开)了侧支血管,进一步的运动才能够缓解心绞痛。如果可能的话,回顾以前的血管造影也有助于确定 CTO 的起始时间。

寻找"路标"

　　多角度、逐帧仔细观察血管造影图像是非常必要的,对这一点如何强调都不为过。目的是为了寻找 CTO 病变的任何浅凹(dimple),发现任何潜在可能的再通渠道或 CTO 内的既有管腔。因动脉管壁的钙化可以显示管壁的形态和走行, 所以对于严重钙化的冠状动脉注射造影剂前可以采集几个"空白图像",然后与后来的造影图像对比,预测动脉走行。

　　一个提示 CTO 内存在迂曲的征象是每次心跳闭塞的近端和远端失去同一线性关系。

　　为了判定 CTO 病变的长度,关键是要取得远端血管的清晰图像。如果 CTO 病变长度估计过长,手术预计的远端穿刺点位置在真实位置以远,这样的后果就是进入真腔后,导丝继续向预计位置前行容易形成假腔。

对主要侧支循环及其供应和受供血管的识别和观察同样非常重要,当需要球囊锚定技术时,提供支撑力的球囊导管不应阻断侧支循环的前向血流。不仅如此也要注意冠状动脉造影造成的观察陷阱,这种陷阱常见于圆锥动脉。如果左前降支(LAD)闭塞病变侧支循环供应血管来自右冠状动脉(RCA)圆锥支,而造影导管尖端进入右冠状动脉开口过深,越过圆锥支或其他供应血管,这样冠状动脉造影时不能显示侧支循环[1]。

操作要点

** *对侧造影*

通过对侧造影可以让术者明确导丝要前进的方向。但是,如果造影导管和指引导管之间存在互相干扰,那么两者应当采取不同的入路[1]。

*** *如何减少对比剂用量*

为减少对侧造影对比剂用量,尽量选择侧支血管造影以达到目的,常用的造影导管是 Transit 导管[1]。

多层螺旋计算机断层扫描

作为成像方式的一种,多层螺旋计算机断层扫描(MSCT)可以勾勒出造影时肉眼不可见的、完全闭塞的动脉血管形态。MSCT 可以提供的信息包括:①闭塞动脉和侧支血管的可视化。②CTO 病变血管的长度和直径。③CTO 病变的形态。

立体渲染(VR)影像可以用来显示心脏冠状动脉的全貌。VR 功能可用于确定 CTO 病变的位置、迂曲、钙化和分叉。最大密度投影(MIP)影像可以作为 PCI 处理 CTO 病变最有用的辅助诊断工具之一。板坯 MIP 图像上斑块的位置、钙化的程度以及病变的长度都与冠状动脉造影所提供的信息呈现出较好的相关性。该功能还能检测到病变的形态和导丝的方向。此外,一个多平面重建图像可以从质量上确定血管的走行、钙化和血管重塑的位置,帮助预测钙化病变的程度。

在一个典型的 MSCT 有助于 PCI 处理 CTO 病变的例子中,基线造影未能清晰显示侧支血管。然而,MSCT 显示出一处仅存于远端血管、无重度钙化、短而软的闭塞病变。复习 MSCT 图像后的几分钟内,用一根中等硬度导丝就很容易进入远端血管。与任何技术一样, 在每一例 CTO 病例术前, 并不需要强制执行 MSCT。然而,它确实有助于识别闭塞病变的实际长度和显示侧支血管。所以在常规血管造影未能清晰显示闭塞病变长度和(或)血管走向时,应当进行 MSCT(图 10.1)。

策略

在 PCI 处理 CTO 病变时,经诊断性造影的详细评估后, 通常就会用一根中等硬度导丝(Miraclebros 3)和 8F 指引导管开始尝试前向开通。当需要更好的支撑力时,可以考虑导丝或球囊锚定技术。除非存在桥侧支前向供血, 否则都应当进行对侧造影。每 30min 测定活化凝血时间(ACT)。当第一根导丝未能开通病变时,应该更换为较硬的导丝。当导丝进入假腔时,应当采取并行导丝技术。如果此技术失败, 应当采用血管内超声(IVUS)引导下导丝技术。如果仍不成功,可以尝试逆向导丝技术。然而,在失败后重新尝试开通的病例中,从一开始就应当采用逆向导丝技术(图 10.2)。

逆向导丝技术的成功取决于开通内膜下通道。然而,许多术者由于担心血管破裂、螺旋夹层或侧支循环损伤导致心肌缺血的风险,对开通内膜下通道存在顾虑。

如果 IVUS 引导下导丝技术或逆向导丝技术并未显示出术者预期的可行性,那么手术应当在被扩大的内膜下空间导致真正远端通道的完全闭合之前(而不是之后)停止。当观察到内膜下导丝穿孔时,手术应暂时停止,并且给予相应的治疗以控制血管外出血。

一旦情况被控制,可以重新启动 PCI。

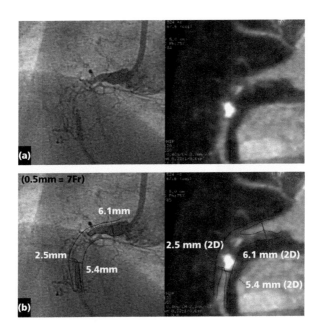

图 10.1　计算机断层扫描血管造影(CTA)用于慢性完全闭塞病变。根据冠状动脉 CTA(a,b)提供的信息,导丝可以自中段起始处穿越病变,绕过钙化区域(d)。截取的 IVUS 图像确认了 CTA 所示结果。(待续)

抗栓和抗凝治疗

CTO 病变围术期抗凝治疗策略与非 CTO 病变是相似的,但由于发生穿孔时的处理与抗栓治疗之间存在矛盾,因此应当尽量避免应用直接抗凝血酶（DTI）和糖蛋白 IIb/IIIa 受体拮抗剂（GPI）。一旦导丝成功开通病变并确认在真腔内,可以考虑给予 GPI。同样地,在导丝成功开通病变之前,肝素的初始负荷量应当减量,使 ACT 维持在 200s 左右,在病变成功开通后、球囊扩张前,应追加肝素使 ACT 维持在 250~300s（未应用 GPI 情况下）。应当每半小时检测一次 ACT[2]。

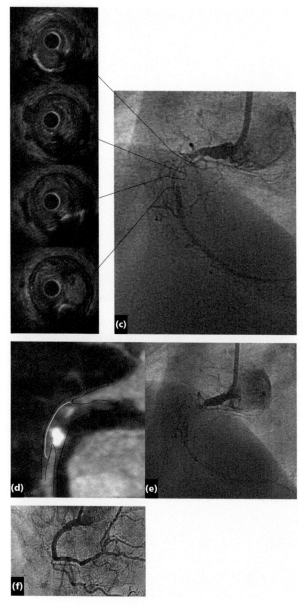

图 10.1(续)

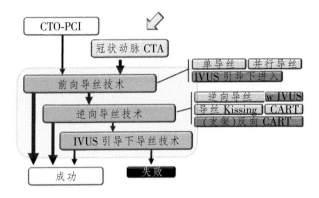

图 10.2 CTO 病变的 PCI 策略选择。

注意事项

何时终止手术

　　终止一台未成功但尚不复杂手术的支持因素包括：①达到辐射暴露的最高限制(例如，透视时间达到 60min)。②对比剂的用量(肾功能正常的非糖尿病患者通常不超过 600mL；在对比剂肾病的高危患者中要减量)。③术中造成一个大的假腔，尤其是造影时血管外膜显影的情况。④侧支循环的丢失，可导致造影时远端血管的丢失。⑤患者或术者的过度疲劳。CTO 开通失败后的第二次尝试(通常在 6~8 周后进行，使血管得以恢复)可以在 50% 以上的患者中取得成功，尤其是当术者了解了失败的原因并制定了可行的替代策略时。

血管入路

　　CTO 介入治疗时，大多数术者倾向于选择股动脉入路，送入 7F 或 8F 指引导管提供被动支撑，但某些对指引导管主动支撑技术操作娴熟的术者可能会考虑经桡动脉入路送入 6F 或 7F 指引导管。如果有必要行对侧造影，可以考虑经对侧股动脉或桡动脉送入 4F 或 5F 造影导管[1]。

指引导管

在缺乏足够支撑力的情况下,导丝或球囊想要穿越 CTO 病变几乎是不可能的, 因此指引导管的选择非常重要。获得强大支撑力的要点包括:

1.较大的指引导管(越大越好)

2.与对侧动脉壁的线性接触面积要长

3.升主动脉与指引导管主体远段(第一弯和第二弯之间)之间角度要大(成直角)

在复杂 CTO 病变中,有可能会用到双微导管、IVUS 导管或锚定技术,这时就需要 7F 或 8F 指引导管,其中 IVUS 在 8F 指引导管中更为安全。PCI 处理 CTO 病变时必须考虑到有可能出现穿孔等并发症,在发生穿孔时,较大的指引导管可以提供多种可能性,在必要时可以更为容易地送入覆膜支架。

CTO 病变选择指引导管的另一个重要因素是要有柔软的头段,这一点在指引导管深插入 RCA、左回旋支(LCX)或 LAD 近段以增加支撑力时非常重要。通常情况下,LCX 或 LAD 病变多选择左 AL 或左 EBU 指引导管,RCA 病变多选择 AL 形状或右 EBU 指引导管。由于其无法被较深(且安全)地前送入左主干(LM),复杂 CTO 病变 PCI 中通常不选用左(JL)指引导管。为了保证窦房结支和圆锥支的血流灌注,可以选择有侧孔的指引导管(如果需要)深插入 RCA。指引导管的过度操作或无意深插(在使用 AL 导管时偶尔会发生)可能会导致 RCA 开口的夹层(通常需要置入支架),后者作为一种并发症,术者应当对其有所预判并在撤出最后的导丝之前确认是否发生[1]。

注意事项

血压突然下降和心动过速

推送 EBU 或 AL 类型指引导管到达"关键位置"时需要非常谨慎,有可能会发生指引导管所致主动脉瓣关闭不全(因第二弯进入心室导致主动脉瓣无法完全闭合,引起急性主动脉瓣关闭不全)。突然发生的休克或心动过速是发生这种并发症的提示信号,通常可以通过调整指引导管的位置得到及时解决。

策略

增强支撑力

PCI 处理 CTO 病变时,如果向前推送导丝或器械时指引导管一直向后退,说明该指引导管的支撑力不够,此时术者需要稳住指引导管。首先应当重新定位,将指引导管放在关键位置(主动位置)上,或深插。如果可行的话,效果非常好。如果不可行,应该更换为一个较大的或不同形状的指引导管,从而可以从主动脉获得更好的支撑力(被动支撑),或更好的同轴过渡(指引导管的头端和开口段之间没有夹角,创伤小)。如果指引导管的形状和位置都已是最佳,那么应仔细审查目标血管的近段。如果存在近段迂曲,下一步应当送入第二根较硬的导丝。然而,如果指引导管未能从对面的主动脉壁获得较大支撑力且目标血管近段存在曲折或钙化,那么增加导丝之后可能仍然无法前送器械。正因如此,如果 RCA 近段或 LM 无病变,必要时可以应用软头指引导管深插入 RCA 或 LM 以获得更好的支撑力[1]。

操作要点

*血管造影图像的误导

RCA 指引导管不稳定的原因之一可能是 RCA 的起源出现了良性变异(在右窦非常靠前的位置),因此在矢状面上看其从主动脉发出的角度非常大,但在后前位(AP)上看却是正常的

（见图 2.4）。

** 导丝锚定技术稳定指引导管

　　送入第二根导丝，并向前推送到 CTO 病变近端的分支内（图 10.3b）。这种支撑力度低于球囊锚定技术；但导丝可以使指引导管达到更好的同轴性，尤其是使用强支撑力导丝时[3]。

*** 球囊锚定技术稳定指引导管

　　向 CTO 病变近端的分支(SB)内送入一个小球囊，并进行球囊扩张。扩张后的球囊可以稳定指引导管并提供额外的支撑力。

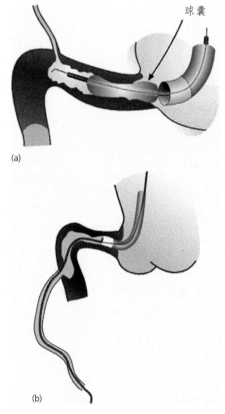

球囊

(a)

(b)

图 10.3　(a)当硬导丝无法穿越近端纤维帽时，病变近端扩张的 OTW 球囊可以成为操作导丝的支撑导管。扩张的球囊为导丝头端提供了额外的支撑力使其穿越近端纤维帽。(b)近端分支导丝锚定提供了更好的支撑力。

然而,为避免损伤 SB,球囊扩张时必须小心注意导丝的位置。在这种技术中, 需要一个内径较大的指引导管以容纳两个球囊[3]（图 10.4）。

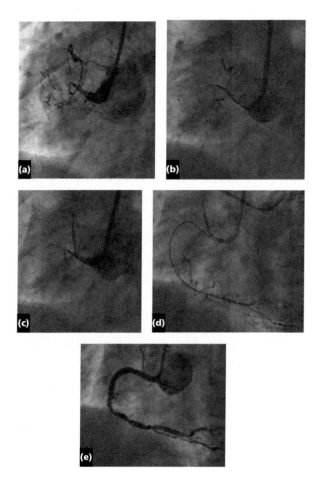

图 10.4　锚定技术示例：(a)RCA 近端完全闭塞伴侧支循环。(b)为避免损伤 RCA 开口,使用 JK 型导管。然而,推送导丝时,由于 CTO 硬斑块的存在导致指引导管不能提供稳定的支撑力。因此,未能按计划前送导丝。(c)向圆锥支送入一直径 2.5mm 球囊并以低压扩张,稳定指引导管。(d)在锚定球囊的作用下,导丝的推送情况得以改善,成功开通了闭塞病变。(e)支架术后的最终结果。

*** 球囊协助下指引导管的深插

在用导丝(第一根)尝试通过 CTO 病变时,有时很难穿越近端的钙化纤维帽。在这种情况下,如果在 CTO 近端管腔内有一定的空间,可以送入一个 OTW 球囊并扩张。OTW 球囊可以为导丝头端的操作提供更好的支撑力(见图 10.3a)。通过轻轻回撤已扩张球囊系统,可以实现指引导管的深插。OTW 球囊的大小必须与 CTO 近端管腔直径相匹配(直径通常为 1.25~1.5mm)。要注意不要在 CTO 病变起始端造成假腔[3]。

*** 在另一个小指引导管协助下稳定指引导管 (子母导管技术或 5-in-6 技术)

可以将一个较小且直的指引导管送入较大的指引导管内以增强支撑力。下面的例子中使用的是 120cm 长的 5F Heartrail 指引导管,以及 100cm 的 6F 指引导管。5F Heartrail 指引导管头端长 13cm,非常软,可以在损伤很小的情况下轻松通过迂曲的冠状动脉。5F Heartrail 指引导管的内径是 0.059 英寸;可以容纳正常大小的球囊或直径<4mm 的支架输送系统。外面的 6F 指引导管的内径必须超过 0.071 英寸以容纳 5F Heartrail,而 Radiguide 正是满足此条件的指引导管。

技术

首先,从 6F 导管中撤出球囊或支架,以及 Y 形连接阀。其次,沿导丝向 6F 指引导管内送入 5F 指引导管。此时,5F 指引导管不应突出 6F 指引导管的头端。最后,将 Y 形连接阀与 5F 指引导管相连,并重新开始 PCI。在 5F 指引导管进入靶血管之前,先将一球囊导管前送至近靶病变处。使球囊导管保持一定的张力,缓慢前送 5F 指引导管以避免其头端损伤冠状动脉[4]。

*** 使用长鞘包绕指引导管

指引导管支撑力不稳定时,长鞘可以增强其硬度,使其变得更加稳固,而程度取决于其与指引导管头端的距离。它越靠近冠状动脉开口,指引导管的支撑力就越强。首先,前送鞘管使其尖端位于主动脉弓,然后前送介入器械。如果仍不足以使器械到达指定位置,可继续前送鞘管,更靠近指引导管的头端。前送鞘管可以拉直指引导管的第二、第三弯曲,使得头端前进。因此,具有相对简单弯曲的指引导管可能更安全,也更适合这种技术。为了避免损伤冠状动脉开口或引起冠状动脉近段夹层,在前送鞘管时建议轻柔回撤指引导管而非固定不动,其目的是避免其头端前进。这一操作过程中,术者应通过造影连续监测指引导管头端的位置,并在两个相互垂直的视图上确认其同轴性。固定指引导管,后撤鞘管至降主动脉后再将指引导管撤离冠状动脉开口。撤出鞘管后,指引导管因其曲线重建,会自动脱离冠状动脉开口[5]。

在上面提到的众多选择中,根据有效性、人性化特点和成本效益,将增强指引导管支撑力的最佳策略排列如下。

策略变化

增强指引导管支撑力的最佳方法

1.不增加成本的第一种方法:将其置于关键位置或深插指引导管。

2.$ 第二种方法:送入第二根较硬导丝。

3.$$ 第三种方法:更换支撑力更强的指引导管。

4.$ 球囊锚定技术。

5.$$ 在现有指引导管内送入一个小且直的指引导管。

6.$ 撤出器械,将短鞘管换为长鞘管。

导丝

策略

如果造影显示一个锥形闭塞,逐渐变细的残端便是尝试穿越闭塞段的起点。它通常包含小的再通通道(直径 200μm),而后者正是导丝通过的潜在路径。然而,如果残端呈偏心型,那么导丝穿入内膜下和造成血管穿孔的风险就会增高。当存在广泛的侧支循环

(呈海蛇头样)时,导丝穿越病变的概率较低,这是因为这些冠状动脉侧支包含了非常脆弱的、扩张的滋养血管,很容易造成穿孔。钝形(非锥形)闭塞的开通难度较大,尤其是CTO起始端位于分支开口附近时更为显著。斑块通常形成于血管内分支开口的对侧面,这一点可以帮助术者识别血管真腔的走行。然而,由于难以穿透近端纤维帽,导丝往往会反复进入分支[1]。

为了穿越CTO到达远端的真腔,导线必须达成以下几点目标:①穿过近端纤维帽。②穿越整个CTO。③穿过远端纤维帽。④重新进入远端真腔。

鉴别差异

通用型导丝和亲水涂层导丝

通用型导丝

与亲水涂层导丝相比,通用型导丝具有更好的可操作性、扭控性和尖端触觉反馈。当导丝应以一定角度进入闭塞段时,由于通用型导丝可控性更好(因而引起夹层的可能性较小),也更为安全。当尖端得以控制时,即使发生了夹层,也不会造成大的夹层或血肿。

亲水涂层导丝

在通过迂曲病变时可操作性较好;但是,在术者尝试精确的通过预定路径穿越硬斑块时,亲水涂层导丝的可操作性有可能大大降低。在缺乏尖端触觉反馈的情况下,亲水涂层导丝很容易进入内膜下。除非病变中存在直的微通道,通常不会将亲水涂层导丝用于CTO病变[6]。

刺穿近端纤维帽

刺穿近端纤维帽有三种不同的策略:钻、穿、滑。钻意味着根据病变的复杂性,所用导丝的硬度应逐渐增加,主要依靠视觉以及导丝尖端的触觉反馈信息来进行评估。穿意味着为进入远端真腔,在可控的或有限的旋转导丝时,在一个点上所形成的直接压力。滑是将亲水涂层导丝滑动到远端。每个方法都有优点和缺点,但是,总体而言,所有这三种方法都适用于较短、局限、直段的非钙化闭塞病变。对于复杂类型的 CTO 病变(即钙化病变、长病变、迂曲病变),选择通用型导丝,后续更换为同一类型、硬度递增的导丝,要优于更换为不同类型的导丝(图 10.5)。

钻

导丝尖端长度应为 1mm,角度应小于 45°,为提高导丝的可操作性,还可以设计第二弯曲。左手来回反复旋转导丝,右手旋转 90~180°,有时可以是一整圈(必须使导丝恢复扭转前状态来释放储存的能量),同时配合轻柔的推、敲动作。

穿

旋转运动较小(45°~90°),导丝较硬(Miracle 12,Conquest Pro 9~20g,锥形尖端导丝);术者设想的导丝尖端位置的方位对于成功至关重要(见图 4.1)。

滑

需要小心操作(轻微的旋转,柔和的尖端曲线,很温柔的推送)亲水涂层导丝(Fielder XT、Fielder FC、Whisper MS)。最适用于通过微通道、次全闭塞以及支架内闭塞。导丝的特性见表 10.2[4]。

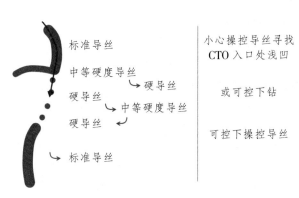

标准导丝

中等硬度导丝

　　　　硬导丝

硬导丝

　　中等硬度导丝

硬导丝

标准导丝

小心操控导丝寻找
CTO 入口处浅凹

或可控下钻

可控下操控导丝

图 10.5　导丝选择和操作策略。

在进入锥形残端时,导丝会自动进入适当的入口。相比之下,在钝形残端,就需要寻找到入口的标记——浅凹征。这种情况下,必须小心操作导丝使其尖端指向浅凹中的小洞。当术者通过导丝尖端感觉到浅凹时,应保持导丝尖端的位置,然后将导丝尖端转动180°以使其插入CTO内部[7]。一旦导丝突破了近端纤维帽,如果需要,可以换为一个尖端弯稍微大一些的、较软的导丝[1]。

操作要点

** 如何增强导丝尖端的强度和硬度

当导丝尖端偏离预估的血管走向、未能按预计方向穿越近端纤维帽时,需要更换为较硬的导丝或者同时送入微导管至导丝尖端。可以考虑选择较硬、扭控力较好的导丝(Miracle系列是一个不错的选择);特别是在迂曲和(或)钙化病变中,弹簧尖端(spring-tip)导丝比锥形(tapered)导丝更合适(如Miracle 12g、Confianza Pro)。

当导丝尖端直指闭塞中心,但指引导管却偏离既定位置时,应当更换为支撑力更强的指引导管或者送入微导管[8]。由于此类问题主要与对导丝的支撑力有关,因此选择微导管(或OTW球囊扩张以作为同轴锚定球囊)更为合适。如果导丝仍不能穿越近端纤维帽,则需要应用IVUS。

**IVUS 引导下直接定位导丝入口

如果管腔足以容纳IVUS导管,那么IVUS引导下导丝技术就是一种有助于检测CTO病变入口的策略(图10.4)。首先将IVUS导管前送至CTO病变近端并探查病变情况。基于初始IVUS图像,可尝试将IVUS导管的尖端指向CTO病变起始处管腔的中心区域。这便是导丝穿越的最合适且恰当的位置。IVUS尖端的这一位置必须经冠状动脉造影图像准确识别,以便于定位导丝尖端。

之后术者通过小心操作导丝在入口处寻找浅凹。IVUS探查也有助于评估入口处斑块的组织构成及其一致性(硬或软等),并确认第一根导丝的进入点,以及其是在何处、如何进入(无益的)内膜下空间[9](图10.6)。

表 10.2　CTO 导丝特性

导丝	轴和尖端直径（英寸）	尖端硬度（g）	其他特性 [a]	推荐适应证 [b]
High Torque Intermediate	0.014	2~3		1
High Torque Standard	0.014	4	a	2,3
Cross-It 100	轴 0.014 尖端 0.010	2	b	1,4,10
Cross-It 200	轴 0.014 尖端 0.010	3	b	2,3,10,11,12,13
Cross-It 300	轴 0.014 尖端 0.010	4	b	
Cross-It 400	轴 0.014 尖端 0.010	6	b	5,8
Whisper	0.014	1	c,d	1,4,6,7,9,10,13
Pilot 50	0.014	2	c	1,4,6,7,9,10,13
Pilot 150 和 200	0.014	4 和 6	e	3,10,11,12,13
Choice PT 和 P2	0.014	2	d,e,f	1,4,6,7,9,10,13
PT Graphix 和 Graphix P2	0.014	3~4	d,e,f	3,10,11,12,13
Magnum 0.014	轴 0.014 尖端 0.7mm	2	g	1,13
Miracle Brothers	0.014	3,4,5,6 和 12	h,i	1（3 g），2,11（4.5~6 g）和 2,5,8（12 g）；14（所有）

表10.2(续)

导丝	轴和尖端直径（英寸）	尖端硬度(g)	其他特性 [a]	推荐适应证 [b]
Confianza 和 Confianza Pro （Conquest 和 Conquest Pro）	轴 0.014 尖端 0.009	9 和 12	b,i,j,k	2,5,8,10
Shinobi	0.014	2	c,f,l	9,10,11,13
Shinobi Plus	0.014	4	c,f,l	2,3,9,10
Crosswire EX（铂金）Guidewire GT（金）	0.016	2	e,m	1,9,10

[a] a,提醒：在长且硬的闭塞病变中导丝可能出现卡顿；b,锥形尖端；c,润滑尖端和非润滑轴；d,尖端难以塑形；e,润滑尖端和轴；f,尖端塑形记忆较差；g,橄榄状球形尖端；h,良好的触觉反馈；i,闭塞病变和长曲折病变内良好的扭转力；j,pro 除了在尖端远端1mm 外具有亲水涂层；k,pro 可以极小阻力通过长闭塞病变；l,提醒：内膜下通道常见；m,45°和 70°。

[b] 1,近期闭塞；2,慢性闭塞>12 个月；3,慢性支架内闭塞；4,功能性闭塞；5,长且硬的闭塞；6,次全闭塞；7,急性闭塞；8,刺穿纤维帽；9,解剖扭转由 10,冠状动脉内微通道；11,慢性闭塞通道<12 个月；12,桥血管闭塞；13,近期的支架内闭塞；14,因扭转力良好适用于并行导丝技术。

** 边支 IVUS 引导

有时,如果在 CTO 近端起始处附近存在边支,可将 IVUS 置于该边支内以探查主支内的 CTO 病变。一旦导丝进入假腔,还可将 IVUS 导管前送至假腔以探查 CTO 近端并寻找一个有利的入口位置(图 10.7)。

穿越 CTO 病变

一旦导丝穿越近端纤维帽,它会由术者左手慢慢推进而右手可以来回 180°旋转导丝。导丝尖端 1mm 被塑形,以作为一个研磨工具,试图穿越病变。如果导丝前进受阻,应该回撤之后重新定位、旋转,而不是强行通过病变。对导丝施以持续的前向压力比对闭塞段进行猛烈的敲击("锤击")更为有效,后者并不能传送附带力量[6]。

当导丝旋转至全角前进时,导丝尖端将会损失较大面积,这可能导致经指引导管注入对比剂时,会造成更大面积的夹层。如果旋转的角度被限制到更加有利的方向, 那么造成夹层的概率会非常小。

追踪疏松组织

如果可以控制导丝尖端及其走向,使它不会穿入较硬的粥样硬化斑块,那么将中等硬度的导丝最尖端 2~5mm 塑形为 45°~90°,小心操作就可使其进入疏松纤维组织。

这就是追踪疏松组织的概念。但是, 目前尚不清楚应选择何种尖端硬度的导丝用于这种技术, 因为每个病变具有不同程度的组织硬度。通常情况下,会应用 1.0g 尖端硬度的亲水涂层导丝进行此项技术。追踪疏松组织时导丝的操作和运动类似于急性心肌梗死,通过尖端很小的旋转,导丝便可以顺利前进[7]。

然而, 如果中等硬度的导丝无法穿透疏松和致密纤维组织之间的边界,这种情况下,可以前送一个 OTW 支持系统,并将导丝更换为锥形尖端、较硬的导丝(Cross-It 300 或 400,或者

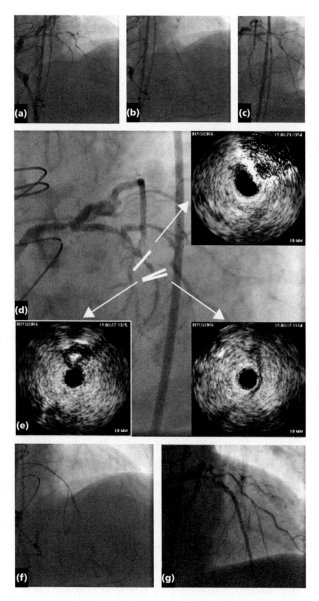

图 10.6　经主支 IVUS 引导的病例：(a,b)LAD 中段完全闭塞，尽管进行了对侧造影，仍难以确定 CTO 病变的入口。(c)前送 IVUS 导管至间隔支。(d,e)IVUS 图像轻松确定 CTO 病变入口。(f)这一确认对于应用硬导丝穿越近端致密纤维帽同样重要。(g)支架术后血管造影的最终结果。

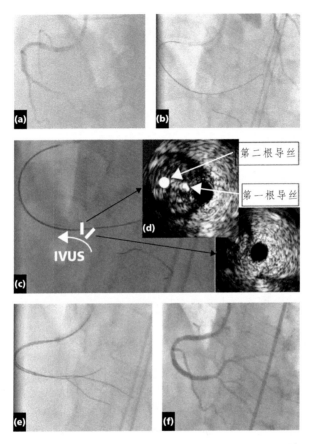

图 10.7 经边支 IVUS 引导的病例：(a)第一次尝试开通 RCA 远端 CTO 失败。(b)在第二次尝试中，第一根导丝(中等硬度)进入假腔。近端小分支内(c)的 IVUS 图像清楚地表明，第一根导丝进入 RCA 远端病变的入口位置过于靠近分支(d)，因此很容易进入内膜下。第二根导丝的正确入口位置应当是在闭塞真腔的中心，也就是远端分支所在的方向。因此，第二根导丝在血管造影图像上的走行被有意从 CTO 入口改为远离分支的方向。(e)第二根导丝轻松进入远端小分支。(f)支架术后血管造影的最终结果。

Conquest)。与传统导丝相比，锥形尖端的硬导丝穿透致密结缔组织、进入远端真腔的可能性更大[6](图 10.6)。

关键点

路标在哪里？

穿越近端纤维帽后，导丝必须穿越 CTO 病变才能达到远端纤维帽，这通常需要丰富的经验并依赖于对血管自然走行的知识积累，以及通过对侧造影显现远端血管。

钙化病变或闭塞的支架可以作为判断血管走行的路标。通过成角病变时，导丝应当朝向内弯，以避免造成管腔外通道[1]。

如果闭塞远端呈锥形指向病变内、真腔内积聚硬斑块，将大大增加导丝穿越远端纤维帽的难度。通过对侧造影还可以提示另一个重要信息，就是侧支是在 CTO 之外的何处进入的：在其远段或是中间段。推论是：如果在血管远段存在斑块或狭窄，那么侧支将在 CTO 病变的中间段进入血管[1]。

操作要点

** 导丝的选择

与亲水涂层导丝相比，通用型导丝在穿越 CTO 时会遇到更大的阻力，但是选择性混合导丝（特别是 Miracle Brothers 系列–0.014 英寸尖端，可选硬度为 3g、4.5g、6g，美国外还可选 12g）和 Confianza 导丝（即 Conquest–0.009 英寸锥形尖端，9g 或 12g 硬度）即使在纤维钙化 CTO 病变中仍然表现出卓越的扭控能力。

** 导丝的操作

基本上，有两种不同类型的导丝操作，分别是"双手操作"和"右手操作"。在"双手操作"中，左手用于前后推送，右手用来旋转。"右手操作"是指右手同时做这两个运动。"双手操作"中的导丝运动主要是前后往复，当导丝尖端方向需要调整或指尖感到高阻力时，用右手进行旋转。

在"右手操作"中，导丝通过尖端（控制得当的旋转）分离开组织得以前进。之后导丝尖端朝着既定的方向呈扇形摆动推进。这些方法都适用于 CTO 病变的 PCI，每个术者最终都会有自己的偏好。有时,术者会根据手术情况采用两种方法或更换方法。最重要的是，术者应牢记这两种操作方法中导丝尖端运动的不同之处[7]。

**CTO 病变中何时应用亲水涂层导丝?

当观察到一个微小通道，并具有相对直的、通向远端管腔的冠状动脉内微通道时，倾向于选择软头的亲水涂层导丝,如 Whisper(创伤最小的亲水涂层导丝)。在这种情况下必须十分小心,以免造成假腔:一旦发生,会将一个简单的病例变得极为失败[7]。Confianza(Conquest)Pro 是 0.014 英寸的混合型导丝,其锥形尖端渐缩到 0.009 英寸,除尖端外均为亲水涂层,从而减少了导丝通过病变时的摩擦,并在理论上保留了远端的触觉响应。综合考虑其组合硬度、亲水涂层和锥形尖端,这一导丝(具有 9g 和 12g 两种硬度)应该为有经验的术者留做备选[7]。

** 导丝在哪里?

PCI 术中术者注意力应专注于:①入口处浅凹的感觉是成功的关键,尤其是无残端的 CTO,但浅凹并不能保证找到了内膜斑块;②在 CTO 内回撤导丝时的强阻力,就好像指引导管被拉入——很可能是导丝尖端进入了内膜下;③导丝尖端移动自如,毫无阻力的感觉——很可能意味着导丝尖端是在真腔内或血管外[7](框 10.1)。

** 如何判断导丝在内膜下?

一旦导丝穿越近端纤维帽，穿越病变时的触觉感受就会比

框 10.1　指尖的感觉

- 自身
  - 被抓住:假腔或高阻力病变
  - 回撤时卡住:在内膜下
  - 尖端或运动时阻力减弱:在假腔
- 回撤
  - 自由移动:在真腔内或血管外

较少。导丝在真腔时，可以很顺利地前送。导丝处于真腔中的唯一标志是回撤时的相对阻力。

旋转导丝时其尖端的自由运动以及前送导丝时的阻力，都可以作为导丝处于外膜下(导丝在血管腔内打折，貌似导丝尖端变长)的标志。为了判断导丝是否在内膜下，可以将其回撤1~2mm。如果导丝在内膜下，术者会感到不寻常和明确无误的被卡住的感觉。

一个好的经验法则：如果导丝尖端硬组织感到任何脆脆的感觉，术者可以确认导丝在内膜下[1]。当导丝尖端或导丝运动时的阻力减弱时，可以确认导丝在假腔(框10.1)。

如何避免进入内膜下？

当试图穿越一个弯曲段时，避免将导丝定位在弯曲的外侧弯。如果导丝在直线段进入了内膜下，说明CTO病变内存在硬斑块，从而使导丝发生了偏转。如果已经形成假腔，可将导丝回撤至假腔近端入口，并重新寻找一条新通道[1]。

并行导丝技术(跷跷板布线)

当导丝尖端在小分支进入内膜下空间或血管外，在保留第一根导丝的前提下前送第二根导丝(并行导丝技术)。第一根导丝有两个作用：第一是占据了不正确的通道，第二是在操控导丝时标记到真腔的通道。有了这一标志，术者可以更容易地将导丝尖端指向真腔的方向。在并行导丝技术中，如果术者打算只用一个微导管，应该将其回撤并与第二根导丝一起重新插入靶血管中。如果术者使用了两个微导管，过程就更加简单了。如果第二根导丝难以进入真腔，可以交换两根导丝的作用。在并行导丝技术中使用两个微导管被称为"跷跷板"技术。术者能够在任何时间移动两根导丝中的任意一根。

该技术的第二个益处是将流体(血液)引入缺血闭塞部位，触发亲水机制(湿滑)，从而防止亲水导丝相互粘连。如果术者经桡动脉入路，"跷跷板"技术可以使用两个Finecross微导管(可与6F指引导管兼容)进行(图10.8)。

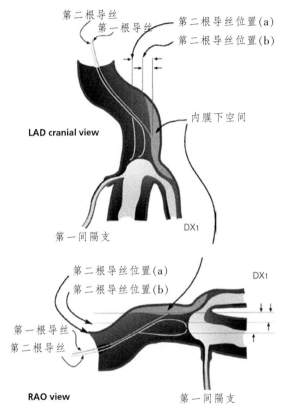

图 10.8 并行导丝技术：这是 LAD CTO 中应用并行导丝技术的病例。如图,第一根导丝在进入远端真腔之前滑入心包一侧的内膜下空间。在这种情况下,如果再次操作导丝,内膜下空间很容易被扩大,可能会挤压远端真腔。为了防止内膜下空间进一步扩大,第一根导丝必须留在原地以作为第二根导丝的参照点。第二根导丝应比第一根更硬,并且在第一根导丝的标记下小心地朝着远端真腔前进,且必须定位在(a)和(b)之间。最终,应当从这个位置刺穿远端纤维帽。

** 最佳投影角度

最佳投影角度根据关注区域(ROI)的不同而有所不同。术者应该寻找可以将病变残端看得最清楚的角度，尤其是在病变入口处。一般情况下,应当选择两个垂直于 ROI 血管轴向的投影角度,并且二者互相垂直(正交投影)。

　　由于正交投影的盲区总和最小,更易于将导丝尖端引向真腔。在许多情况下,使用尖端急弯硬导丝（如 Conquest Pro 或 Miracle 硬导丝)进行"跷跷板"技术可以成功地重新进入真腔(图 10.9)。

*** 当导丝走向出现错误

　　当穿越病变时,如果导丝尖端没有直接向既定的方向前进,可以选择改变尖端形状或者更换较硬的导丝,与改变旋转导丝的方式相比,后者更有利。当至少两个正交视图的血管造影证实导丝与闭塞段的假想线走向一致,且导丝尖端无卡顿或黏附感时,导丝可以穿越闭塞段,否则,如果导丝偏离了闭塞段的假想线,导丝尖端感到卡顿或黏附感,最好将导丝保留持不动,并切换到并行导丝技术。

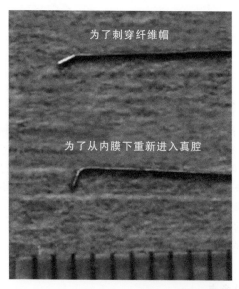

图 10.9　为刺穿远端纤维帽进行导丝尖端塑形:锥形尖端导丝的典型尖端 (Conquest Pro 或 Cross It)。为了刺穿纤维帽,其 1.5~2.0mm 的尖端塑形为约 15°~30°弯曲(上图)。为了从内膜下重新进入真腔,需要塑形为一个近 90°的弯曲(下图)。

刺穿远端纤维帽

策略

在闭塞段的最后几个毫米,将微导管推进至靠近导丝尖端,将锥形尖端硬导丝交换为尖端曲度很小的导丝。通过仔细分析两个不同的正交视图和对侧造影,精确穿越到远端真腔是可行的。导丝穿过病变后,出于安全性考虑,将超出前送微导管(超出远端闭塞端)的导丝更换为较软的导丝。当微导管进入闭塞段的深度不够时,可更换为 Tornus 导管(2.1F 或 2.6F)。

陈旧闭塞(> 3 年)的末端通常为锥形,形成凸起结构,使得穿越远端纤维帽较为困难。尽管新形成的近端通道常常引向侧方,但穿越凸起的远端纤维帽的最佳点是它的中心。在弯曲的血管,尝试穿越远端纤维帽的最佳点通常是在心肌壁侧。

操作要点

** 穿越远端纤维帽的导丝选择

尝试穿越 CTO 的远端纤维帽而不是创建一个假腔时,通用型导丝所具备的良好触感是特别重要的。值得注意的是,由于导丝尖端较硬,转矩响应增加,但传递给术者的尖端阻力却较小,使其很容易进入假腔。因此,通常首选较低硬度的导丝(如 Miracle Brothers, 3g),如果穿越阻力较大时再递进式使用更硬、支撑力更强的导丝[6]。

** 为穿越远端纤维帽进行导丝尖端塑形

当试图从假腔进入真腔时,作为并行导丝技术或 IVUS 引导下导丝技术的一部分,需要根据管腔大小的情况,将导丝尖端塑形为一个 1.0~2.0mm、右锐角(> 60°)的弯曲。此种情况下最适用 Confianza Pro(9g 或 12g)(图 10.9)。

** 刺穿远端纤维帽

当导丝到达 CTO 的出口,为了成功穿越病变,应当进行精细、轻柔、小心的操作。从几个不同的角度检查血管造影图像,理解导丝尖端与远端真腔的关系,并朝着远端真腔的方向有效地控制导丝尖端的前进,都是非常重要的。大多数情况下,一旦导丝尖端进入远端真腔,尖端的阻力会突然变小,但仍然要确认导丝尖端包绕着冠状动脉,这一点非常重要。造影显示导丝尖端在没有任何阻力的情况下可以前送至血管远端,便可完成这一确认[7]。

专用设备

TORNUS 导管

Tornus 导管由三部分组成:具有表面涂层的主轴、聚合物套管和轮毂连接器。聚合物套管可以防止血液渗漏。主轴无芯,是由 8 根不锈钢金属丝顺时针缠绕而成。其外径为 0.70mm(2.1F)。内径为 0.46mm,可通过直径为 0.014mm 的导丝。由于 8 根不锈钢丝缠绕而成的主轴头端 150mm 逐渐变细,Tornus 导管具备良好的操控性和扭矩力。由于主轴是顺时针缠绕而成,逆时针旋转便可使其轻松通过重度狭窄。尖端的直径是 0.62mm(1.9F),并由不锈钢铂合金制成,为其提供了尖端的强度和辐射不透明度。如果进行操作后导管的前端未能通过病变,有时需要将导管中的旋转力释放出来,以避免主轴的断裂[10]。

重返远端真腔

策略

一旦导丝进入闭塞段,手术的成功在很大程度上受到导丝的出口所影响,所以在造成手术停顿(即大的解剖或穿孔)前,注意几个提示不利信息的陷阱是非常有用的。导丝脱轨或偏离远端目标管腔是在出口点普遍存在的现象,这意味着导丝的疲劳、尖端硬度较弱或者从更近端的部位造成了内膜下通道。

当导丝进入"管腔"后,若远端真腔的近端部分未能显现,同样意味着导丝进入了内膜下通道,影响了真腔。由于这一现象表明在出口点导丝至少在血管内,因此并行导丝技术通常可以解决问题。

当导丝成功进入边支之一,并确认在该边支内可自由运动,却不能进入其他任何边支时,很可能是导丝进入了内膜下并重新在边支开口之外的部位重新进入真腔内,因此应当自更为近端的部位进行并行导丝技术或 IVUS 引导下导丝技术,都会对驱使导丝重新进入真腔有很大的帮助[11]。

重新进入远端真腔之后

一旦硬导丝(无涂层的或亲水的)穿过闭塞段,进入远端血管,且病变已被 OTW 球囊扩张导管通过,硬导丝应该立即更换为软头、无涂层导丝进入远端,以尽量减少穿孔或夹层的风险[1]。

操作要点

*** 导丝从真腔到真腔并尽量减少内膜下走行的重要性

在处理累及 LAD 主要室间隔支的 CTO 病变时,尝试用 Miracle 3~6g 进行前向开通。当第一根导丝的尖端偏离远端真腔时,应用 Miracle 12g 作为第二根导丝进行 IVUS 引导下并行导丝技术,使得导丝成功进入远端真腔。尽管间隔支内置入了另外一根软导丝进行边支保护,但 IVUS 证实了该段 LAD 存在内膜下导丝。为覆盖内膜下空间,从真腔至真腔置入药物洗脱支架(DES)。由于超出支架段的远侧血管床相当大,其他分支被保留下来,最终血管造影结果显示远端为 TIMI 3 级血流。

值得注意的是,损失了主要室间隔支和一个小对角支。理论上,一旦导丝到达远侧真腔,考虑到更短的手术时间、更短的辐射时间和较小的对比剂用量,局部的内膜下支架术也可能是合理的。当内膜下导丝出口以远的血管床可以提供中等程度以上的血供时,内膜下支架最终可以带来远端的 TIMI 3 级血流。应用 DES 的远期通畅率也较高。但是，当导丝进入内膜下空间，重返真腔后远端部分血管床血供却相当有限时，内膜下支架术可能会导致下游血供不足，有可能造成远期再狭窄或再闭塞。IVUS 可以评估导丝定位，并对制定手术策略提供很大的帮助。

** 尖端塑形

当从假腔重返真腔时，尖端较大的曲度较好，有助于定位真腔。然而，较大曲度的导丝可能会使假腔扩大，因此应当根据需要使用尖端最小的导丝。穿越 CTO 时，锥形曲度最适合，但术者在使用它穿越斑块之前必须确认它能够做到真正的同轴[6]（见图 10.9）。

> ### 注意事项
>
> #### 何时需要停止
>
> 当由于导丝长时间走行于内膜下，以致球囊扩张后远端血流欠佳，且患者血流动力学稳定时，应停止手术，等待几个星期来稳定夹层。再次进行手术进入真腔的机会将会更大，随后再进行支架置入术。
>
> #### 真腔塌陷
>
> 一旦在纤维帽附近的任何地方造成假腔，由于假腔的扩张（环抱）及其围绕动脉壁形成圆周形夹层，真腔很容易就会塌陷。

**IVUS 引导下导丝重新进入真腔

IVUS 可以通过识别 SB 的存在（仅存在于真腔）、内膜和中膜（环绕真腔，而假腔没有）来区分假腔和真腔。同样，当导丝从假腔重新进入真腔时，IVUS 也可以确认。IVUS 引导下导丝（假腔中）技术中，IVUS 导管可以通过第一根导丝到达内膜下空间。内膜下空间的扩大往往导致远端真腔的塌陷；因此，对侧造影是无法观察或证实这一问题的。然而，IVUS 图像可以清楚地显示横截面的信息，这对指导第二根导丝进入真腔是非常有用的。硬导丝（Confianza 或 Miraclebros 12g）应当用作穿越真腔的第二根导丝(图 10.10)。

图 10.10 说明了 IVUS 引导下导丝(假腔中)技术。此技术有时需要在内膜下空间进行球囊扩张以递送 IVUS 导管；然而,一

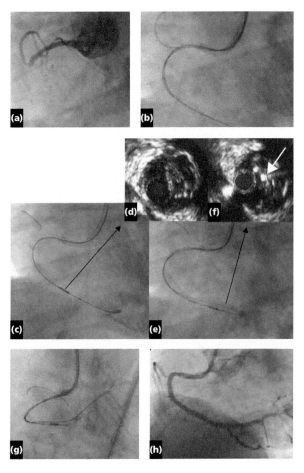

图 10.10　IVUS 引导下导丝重新进入真腔:IVUS 引导下导丝(假腔中)技术实例。(a)RCA 很长的闭塞病变,包括一个长达 3 年的支架内再闭塞。(b)采用硬导丝的并行导丝技术未能成功穿过病变。(c)通过导丝向假腔内送入 IVUS 导管。(d)图像清楚地显示一个扩大的内膜下空间和塌陷的真腔。(e,f)IVUS 引导下送入锥形硬导丝从内膜下空间穿入真腔,最终手术成功。(g)导丝小心进入远端真腔后。(h)置入多个支架后的最终造影结果。

且发现内膜下空间已经存在导丝穿孔，就不应当再采取这种技术。IVUS引导下并行导丝技术需要8F指引导管。穿越病变后，必须置入多枚支架以完全覆盖扩大的内膜下空间(图10.10)。

*** 如何确认导丝在远端真腔

一旦导丝进入远端管腔，其尖端应当可以自由运动，自如前进或回撤。如果对导丝在管腔内的位置存在疑问，对侧动脉血管造影有助于远端显影。如果不能自由旋转、自如前进或回撤，导丝可能位于内膜下或在管腔外的小侧支中。

再入专用设备

形成内膜下通道后，有几个类型的导丝或导管可以实现再入，如使用亲水、锥形尖端的导丝，使用 TwinPass 导管、Venture 导管或 Stingray CTO 再入系统来实现。

专用设备

Stingray 系统

　　它是专门的再入器械，包含一个扁平球囊，低压(2~4atm)膨胀后沿血管壁定位，与一根尖端为0.003英寸的硬导丝，经造影导管及球囊两个端口中的一个送入，并朝向远端血管真腔[12]。

Venture 导管

　　具有一个8mm不透射线、可扭转的尖端，并具有2.5mm的弯曲半径。通过外部手柄拇指轮的顺时针旋转，尖端可偏转高达90°。通过旋转整个导管，可以实现所有平面上的转动。它可与6F导管及0.014英寸的导丝兼容。可以进行快速交换，兼容OTW导管。OTW Venture 导管在实现导丝交换之外还可以用于给药[13]。

E

操作要点

**Venture 导管导丝的操作

Venture 导管的坚硬主体可增强冠状动脉导丝的穿透力(特

别是使用尖端较硬或锥形尖端导丝时，如 Confianza Pro 12 导丝），增加了冠状动脉穿孔的风险。应当仔细确认导丝远端位于腔内（例如，通过对侧造影），以避免无意中扩大导丝穿孔的区域。当远端尖端塑形为急弯时，Venture 导管可能无法再插入硬导丝[14]。

** 回撤僵硬和庞大的 Venture 导管**

与 OTW 球囊相比，Venture 导管的外径更大，因此使用"捕获球囊技术"回撤 Venture 导管时需要至少 8F 的指引导管。同样的，当并行导丝技术中有一根导丝是通过 Venture 导管置入时，也需要 8F 的指引导管[14]。

与快速交换导管相比，OTW Venture 导管因其可实现导丝交换，所以更受青睐。如果使用快速交换 Venture 导管，因其刚性主体和可能无意中弯曲使得导丝移位，所以必须十分小心并在回撤 Venture 导管时进行持续透视[14]。

前向内膜下途径

STAR 技术

内膜下追踪和再入技术（STAR）适用于远端较大边支的分叉病变，因为较硬的导丝尖端可以很容易地从内膜下指向真腔[15]。由于存在边支闭塞的可能，STAR 技术具有不完全血运重建的潜在风险。目前已经不再用于临床。

球囊血管成形术

一旦导丝穿过病变进入远端真腔，送入一个 OTW 球囊穿过 CTO 病变，撤出导丝。通过侧支循环进行对侧造影确认球囊在真腔中的位置。作为最后的手段，可以尝试通过 OTW 导管管腔在远端小心注入少量对比剂，因为这可以显示导管在血管腔内的位置或加重内膜下夹层，后者会导致手术结束。穿越闭塞、扩张 OTW 球囊后，CTO 的真实内径才能显现，并依此选择适当大小的器械进行随后的血管成形术和支架置入术。应当指出的是，CTO 再通后，远端血管的慢性低流量痉挛是很常见的，因此需要较大和重复剂量的冠状动脉内硝酸甘油或其他血管扩张剂,来评估真实的参考血管直径。

操作要点

** 当球囊无法穿越CTO时

由于存在弥漫的纤维钙化斑块,球囊导管可能难以穿越CTO病变,尤其是当指引导管支撑力欠佳时。面对这种困难时可考虑以下几种方法:

1.深插指引导管。

2.向闭塞近端的边支送入第二根导丝,以增加指引导管的支撑力。

3.向真腔内第一根导丝旁送入另一导丝,作为双导丝或增加通道的内径(在此之后,回撤第二根导丝)。

4.使用更大、支撑力更强的指引导管。

5.在主支或边支内进行球囊扩张以稳定指引导管。

6.使用斑块销蚀装置。

虽然大多数研究未能证实斑块销蚀技术在CTO病变中减少再狭窄的作用,准分子激光、高速旋磨或Tornus导管可以在球囊无法通过的CTO病变中为球囊通道或球囊扩张创造条件。为了穿过CTO病变,战术的制定原则是从简单到复杂,从人性化到高劳动强度,从低成本到高成本。

策略变化

球囊穿越CTO病变的最佳选择

1.不增加成本的首选方法:深插指引导管。

2.$第二种方法:沿第一根导丝送入第二根导丝,以使动脉变直或扩大管腔使球囊通过。

3.$▨第三种方法:向边支送入第二根导丝锚定指引导管。

4.$▨▨第四种方法:在近端扩张OTW球囊以锚定并深插指引导管。

5.$$▨第五种方法:更换为支撑力更强的指引导管。

6.$$▨▨◆◆斑块消蚀旋切术。

逆向途径

当前向不能通过 CTO 时，下一个选择是逆向途径。这一方法在使用专用器械以及具备多种多样选择的情况下才可能成功，而这些器械都不是处理复杂、非闭塞性病变时常用的器械。决定逆向途径成功与否的一个主要因素是是否具备 Corsair 扩张微导管，它可以很容易地通过较小的侧支通道，定义为 1 级侧支。使用这种导管就不必进行侧支扩张，很容易完成导丝交换，并且可以在逆向导丝技术中为导丝的控制提供一个稳定的支撑[6]。

> **策略**
>
>
>
> 逆向途径成功的第一个关键是仔细研究造影图像，选择一个最佳的侧支。侧支的走行（曲折或较直）比其尺寸（包括其远端部分）更为重要。一旦选择了一个侧支，应当在微导管支撑下尝试使用亲水软导丝通过侧支通道（collateral channel，CC），以最大限度地减少导丝扭结。一旦达到 CTO 的末端，通常将逆向导丝更换为较硬的导丝，以推进入 CTO 病变。一旦穿越远端纤维帽，最后一步是打通前向和逆向通道。

操作要点

*造影图像上寻找侧支

较低的放大倍率和避免平移可以大大地帮助评估侧支通道，因为 CC 的充盈时间与心外膜血管不同，且非常多变。通常是在整个造影图像中的某一帧或两帧图像就显示了足以决定治疗策略的信息[16]。

侧支通道的选择

有两种类型的侧支通道：心外膜和间隔支通道。

间隔支通道是最安全的，只要有可能就应该作为首选。间隔支的严重弯曲对于推送导丝来说是一个严重的限制，而通道的大小并不是。很多时候，走行较直、依稀可见、甚至看不见的间隔支往往可以通过，特别是导丝"冲浪"时[16]。一般情况下，弯曲程度较小的间隔支应作为第一选择[16]。

通常情况下，心外膜通道有一个螺旋形的解剖结构。但是，如果血管内径大到足以前送球囊或微导管，也可以使用这些心外膜通道。当心外膜通道作为主要的侧支为受体冠状动脉提供血供时，术中可能会发生远端缺血，导致手术终止。在通道内进行导丝操作时，存在导丝穿孔的风险；但是，通常可以通过简单的近端球囊扩张得到控制。即使导丝成功通过，由于可能会导致血管破裂和心包填塞，也不应当扩张心外膜通道。在冠状动脉旁路移植术（CABG）后的患者中尝试通过心外膜通道时，由于这些患者已没有心包腔，心包填塞的概率较低[16]。通过其他通道时也有可能会出现并发症。当尝试从房室束侧支向间隔支开通时，会出现随心动周期的节拍动作。当尝试从右心室支、后降支或后外侧支的侧支向间隔支开通时，血管形态会随着呼吸运动出现变化。通过间隔支时可能会出现节律紊乱，如室性早搏或房室传导阻滞，而通过窦房结支时，有出现窦房阻滞或窦停的可能性。侧支通道的列表见图 10.11。

逆向通道

- 间隔支
  - LAD ~ R-PD
  - LAD ~ LAD
  - RCA（圆锥支）~ R-PD
- 房室束
  - LCX（钝缘支）~ R-PL
- 桥血管

- 心外膜
  - LAD（对角支）~ LCX（钝缘支）
  - LAD（对角支）~ R-PD
  - RV 支 ~ LAD
  - RV 支 ~ R-PD
- 心房和其他少见通道（SAN；AVN）

图 10.11　可能的逆向通道。LAD：左前降支；LCX：左回旋支；RCA：右冠状动脉；R-PD：后降支；R-PL：后外侧支；SAN：窦房结动脉；AVN：房室结动脉。Courtesy of Paul Hsien-Li Kao, MD, Taipei, Taiwan.

操作要点

** 导丝成功通过心外膜通道的概率

与较小、严重曲折的心外膜通道相比，一个较大且较少曲折的心外膜通道成功的概率要高。在一般情况下，如果有合适的器械，通道的内径大小比曲折程度更重要。所需的专用微导管（MC）是 Corsair 和 Finecross。最好的通用型导丝是 Sion、Sion blue、Suoh，亲水涂层导丝是 Fielder FC、XT 和 XTR。

** 导丝通过间隔支

通过微导管进行选择性造影对于确认通道连接的连续性是非常有用的。一些通道显示出棘手的内部结构，看起来难以通过；然而，一种新型的亲水、锥形尖端软导丝，即 SION 导丝，在这类通道中通常可以顺利通过。有时，不可见的通道也可以通过仔细、小心的导丝操作，慢慢尝试着通过。如果导丝造成通道穿孔，通常会形成一个通向心室的小瘘，不需要处理。前送导管的过程中有造成通道损伤的风险，可能会导致间隔血肿。发生这种情况时，患者会感到剧烈胸痛，如果没有妥善处理，可能致命，造成间隔支栓塞或形成通向心室的瘘管[16]。

*** 导丝操作

导丝成功通过间隔支（冲浪）的关键是要非常轻柔地操作逆向软导丝（第一根），交通导管和较硬的导丝（第二根导丝，通过交通导管交换送入，以从远端穿越 CTO），以避免损伤侧支。

Corsair 微导管具有柔软的锥形尖端和亲水性的滑轴，可以减少对侧支通道的损伤。由于这种导管的穿越能力得到提升，可以不必应用小球囊扩张间隔支通道，进而降低上述并发症的发生率。微导管可以很容易地通过间隔支。

专用设备
Corsair 微导管

E

这是一个 OTW 混合导管，具有微导管和支撑导管的功能。轴由八个细导丝和两个较大的导丝缠绕而成。这种螺旋结构可以将双向旋转传递到远端，以穿越较小、弯曲的 CC。工作轴长度为 150cm,远端 60cm 的部分涂有亲水性聚合物,以提供润滑性。导管的编织部覆盖有聚酰胺弹性体,和轴的内腔(不包括连接器部分)衬有含氟聚合物层,可进行尖端注射并便于导丝移动。尖端包含钨粉和一个标记,增强了导管的能见度。最大外径为 0.93mm(2.8F),内径为 0.45mm,可容纳 0.014 英寸的导丝[17]。

穿越侧支

当导丝到达所选择的侧支时,Corsair 导管被定位在侧支的起点。一旦位置被固定,将主力导丝更换为一个聚合物套层导丝以穿过 CC。可选非锥形、聚合物覆盖、尖端负荷小的导丝。在日本以外, 尽管锥形尖端的 Fielder XT 有时可以帮助追踪非常小的 CC,也可使用 Fielder FC 或 Pilot 50。导丝远端尖端可塑形为传统的 CTO 尖端形状,包括一个远端 1mm 处 30°~45°弯曲。在日本,会使用 SION 导丝替换 Fielder(图 10.12)。

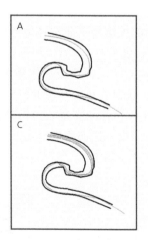
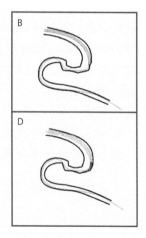

图 10.12 Corsair 微导管可以很容易地通过曲折的路径前行(a,b),并作为导丝交换的平台,以便前送硬导丝(c,d)。Courtesy of Paul Hsien-Li Kao, MD.

一旦导丝被定位在 Corsair 尖端,轻柔地将导丝沿着间隔支阻力最小的通道推送。经导管进行 CC 非选择性造影或经 Corsair 导管进行选择性造影,定位在室间隔 CC 的近端部分。选择性造影的缺点是室间隔支破裂的风险增加, 会导致间隔 CC 无法使用,并形成间隔血肿。

几次尝试冲浪失败后,选择性造影是最后的选择。此外,由于邻近 RCA 的 CC 要小得多,而且更容易产生破裂,因此从 LAD 向 RCA 进行造影是最安全的,而不应反过来进行。当尝试进行间隔支冲浪时, 也可以通过导丝的弯曲来识别错误的路径。然后应当回撤导丝,并稍微调整其轨迹。有时,导丝远端会出现自由的"拍击"运动,这通常表示导丝进入了心腔。由于冠状动脉和心腔之间本身就存在交通,因此导丝进入左心室或右心室是很常见的。只要没有前送 Corsair,这些事件就是良性的[16]。

** 如何判断导丝位于血管内

一旦穿越进入远端受体动脉,导丝就会表现出经典的"来回往复"运动,暗示其位于血管内。这种往复运动证实了随着心脏的搏动,导丝可以在其从供体到受体血管的路径内自由运动。随后可以通过非选择性逆行造影确认其到达了恰当的位置[16]。

** 如何操作 Corsair

当导丝已经前行至可以为前送 Corsair 导管提供足够的支撑时,开始操作微导管。在给予前送力的同时,进行 5~10 次顺时针和逆时针相互交替的旋转。在穿越非常曲折或严重成角的 CC 时,Corsair 导管可能难以进行旋转。逆时针旋转可能会更加高效地前送 Corsair。如果经过两个方向数分钟的旋转,Corsair 仍无法前行,那么就需要更换为新的 Corsair。之后将 Corsair 前送至靠近闭塞远端的位置[16]。

** 如何使 Corsair 穿越 CTO

经前向指引导管送入前向球囊, 锚定逆向导丝的尖端(7F 或 8F 指引导管送入 2.5mm 球囊,6F 指引导管送入 2.0mm 球囊), 可为 Corsair 的前行提供足够的支撑力。如果失败,应将

Corsair 更换为一个直径 1.5mm 或 1.25mm 的长 OTW 球囊,后者通常具有比 Corsair 更小的剖面, 可以进行逆行的 CTO 扩张。如果此步骤成功,通常就可恢复前向血流,前向导丝也可前行至远端血管床。这时,手术就可转化为前向进行,并撤出逆向器械。

*** 经逆向途径成功刺穿远端纤维帽的影响因素

逆向导丝穿越侧支后,它应该能够顺利进入 CTO 病变之远的血管远段。此时的问题便是经逆向途径刺穿远端纤维帽。成功取决于两个因素。第一个因素是逆向导丝进入点与远端纤维帽之间的距离及其角度。如果距离过短,微导管的推进会受到限制,逆向导丝穿越时支撑力不够,便会失败(图 10.13 A)。第二个因素是 CTO 病变之远的血管远段和逆向导丝进入点之间的角度。这就是所谓的攻角。如果该角度大于 60°,那么刺穿远端纤维帽的概率较低(图 10.13 B 和 C)。

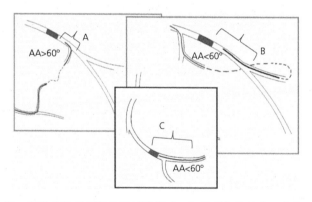

图 10.13 经逆向途径刺穿远端纤维帽时, 如果逆向导丝进入点与远端纤维帽之间的距离过短(A),微导管的推进受到限制,逆向导丝穿越时支撑力不够,便会失败(与 B 和 C 相比)。如果 CTO 病变之远的血管远段和逆向导丝进入点之间的角度(攻角)<60°,刺穿远端纤维帽的概率较高(B 和 C 与 A 相比)。(Courtesy of Paul Hsien-Li Kao, MD, Taipei, Taiwan)

连接前向和逆向通道

策略

　　以穿越的不同类型划分为四大战略：首先确定是哪种导丝穿越了 CTO，前向导丝还是逆向导丝；其次确定导丝穿越中是否使用了球囊。在不使用球囊的情况下前向导丝穿越 CTO 病变进行的是导丝对吻技术。在不使用球囊的情况下逆向导丝穿越 CTO 病变进行的是逆向导丝技术。在使用球囊的情况下前向导丝穿越 CTO 病变进行的是 CART 技术。最后，在使用球囊的情况下逆向导丝穿越 CTO 病变进行的是反向 CART 技术[7]。

逆向导丝技术

　　当导丝经逆向途径穿越整个闭塞病变时，称为"逆向导丝技术"。在将逆向导丝推送到主动脉或前向指引导管后，可以很容易地经逆向送入小球囊，在闭塞病变中进行扩张，以便接下来经前向途径完成手术。这是逆向导丝技术中最简单的方式，并且可以在 20% 左右的逆向途径手术中实现。其他连接前向和逆向途径的技术还有 CART[18]、反向 CART[19]和弯曲导丝（KWT）技术（图 10.14）。

技术

CART 技术

　　CART 技术中首先要经逆向导丝送入球囊，在 CTO 病变中进行扩张，然后将正向导丝前送入被逆向球囊扩张后的空间[18]。起初，经正向途径前送入导丝试图穿越 CTO。当感觉到导丝尖端有阻力或导丝运动减弱时，判断导丝进入了内膜下空间。将导丝留在原处不动。经逆向途径送入第二根导丝，并在球囊或微导管支撑下穿越侧支。第二根导丝被定位在 CTO 的远端，并试图

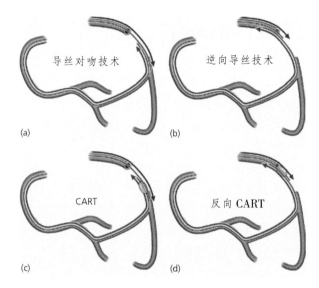

图 10.14　Corsair 导管的结构示意图。轴由 8 根细导丝及 2 根较大导丝缠绕而成。这个独特的螺旋结构使得旋转可以被传递到远端轴。 PTFE,聚四氟乙烯。(a)导丝对吻技术。(b)逆向导丝技术。(c)CART。(d)反向 CART。

经逆向途径从远端真腔刺入 CTO 病变的内膜下空间。沿逆向导丝送入一个小的球囊(1.5~2.0mm)至病变内膜下扩张,扩大血管假腔空间至 CTO 近端纤维帽。球囊放气后置于内膜下以保持假腔空间的开放状态。此时,由正向导丝和逆向球囊制造出两个位于 CTO 病变内膜下的假腔。之后,操控正向导丝穿入逆向球囊所形成的假腔空间内,最终进入远端血管真腔。然后,可经正向导丝进行球囊扩张及支架置入术[20]。

优势与局限性

　　该技术的主要优点是使内膜跟踪通过 CTO 病变的长度最小化。因此,该技术与 STAR 技术完全不同[15],在 DES 植入之后会有更好的长期结果。

　　限制在于,为了执行标准的 CART 技术,逆行球囊必须在阻塞内前进;然而,这并不总是可能的,特别是在复杂的 CTO 病变中。

第二个问题是当 CTO 位于左冠状动脉系统的近端部分时，内膜下空间有延伸到 CTO 近端真腔的风险，这可能会导致灾难性事件(例如:左主干夹层)。

由于 CART 技术造成的夹层未超出 CTO 病变近端，且远端真腔被完全保护，因此其 DES 术后的远期预后优于内膜下寻径及重入真腔(subintimal tracking and reentrying,STAR)技术[15]。该技术的局限性在于，经典的 CART 技术需经侧支血管逆向送入球囊导管，在某些复杂 CTO 病变中该操作有时无法实现。其次还可可能将内膜下空间扩大至 CTO 近端真腔，当 CTO 病变位于左冠状动脉近端时这一后果可能会非常严重(如导致左主干夹层)。

反向 CART 技术

反向 CART 技术中首先沿正向导丝送入球囊扩张 CTO 病变，随后将逆向导丝穿入扩大后的空间[19]。

逆向导丝到达 CTO 远端纤维帽，而正向导丝到达 CTO 近端纤维帽。逆向导丝进入 CTO 病变内膜下空间。正向送入球囊在内膜下扩张形成假腔，再操控逆向导丝穿入扩大后的假腔，最终进入闭塞段近端血管真腔。之后，经逆向途径完成后续的血管成形术[19]。

优势与局限性

采用反向 CART 技术穿越 CTO 病变时可能会面临两个潜在的困难。第一，如果正向球囊位于内膜内或球囊过小，则球囊扩张无法造成内膜与中膜的分离，无法形成内膜下夹层。此外，正向造影不能提示正向导丝的位置(即正向球囊的位置)和制造内膜下空间的球囊最佳直径。因此，正向和逆向途径无法自动连接。在这种情况下，为了成功穿越 CTO 病变，必须有意地操纵逆向导丝刺入正向途径。与传统的正向途径一样，此过程通常是困难和无望的。

即使经正向球囊扩张成功制造了连接正向和逆向途径的通道，有时还会发生连接内膜下通道的塌陷。此外，正向球囊扩张造成盲目的内膜撕裂也有双向延展的风险。在那种情况下，导丝很容易进入由正向球囊或导丝本身制造的近端内膜下空间,而不是进入连接通道,使得逆向导丝难以穿越。

解决方案

这些困难可以通过使用 IVUS 来解决,正向球囊(直径常为 2.0mm)扩张后送入 IVUS 导管,获得 CTO 病变真腔大小、斑块组成和分布情况等信息, 确定进一步扩大假腔空间可以使用的球囊最佳直径。经 IVUS 引导和评估选择球囊尺寸后,穿孔的风险是可以忽略的。在存在钙化斑块时,应当选择更小尺寸的球囊以降低穿孔的风险。更重要的是,球囊扩张后,IVUS 还可确定内膜下假腔的情况。如 IVUS 提示假腔大小仍不满意,可换用更大直径的球囊再次扩张。IVUS 还能够清楚显示内膜下逆向导丝的位置,逆向导丝可在 IVUS 指引下送至近端血管真腔[20]。

操作要点

***IVUS 引导下再入

IVUS 可为球囊扩张后的连接通道提供直接的可视化信息,并且如果观察到反复塌陷, 可以将 0.014 英寸圈套器导丝(Soutenir)置于塌陷位置,通过推折扇叶和减少血管损伤以保持连接通道的开放。

***IVUS 引导下再入的导丝选择

应当强调的是,IVUS 引导下反向 CART 中, 当 IVUS 已经证实存在连接通道时, 聚合物涂层的软导丝可用于穿越内膜下连接,而不需要用硬导丝。这也避免了发生如血管穿孔或内膜下夹层过度扩张等并发症。另一个重要的预防措施是造成正向内膜下夹层后不要注射造影剂,以防止产生螺旋夹层。直到逆向导丝进入近端真腔,IVUS 对于逆向途径的引导都是至关重要的[21]。

导丝技术

虽然可以在 CTO 病变中前送正向导丝并与逆向导丝对接,却不容易在真腔中完成这一操作。导丝对吻技术可以同时处理正向和逆向导丝,使得近端和远端真腔相连。然而在现实中,由于闭塞段中存在很多层次的病变,尤其是在闭塞段的真腔中,因此很难实现两根导丝的成功对接。

技术:弯曲导丝技术[22]

通过彻底扭转逆向导丝的尖端(这意味着形成了"弯曲"),并前进入闭塞段内,造成逆向的内膜下空间,因此位于内膜下空间的正向导丝便可进入该空间。此过程中, 应当采用亲水软导丝,以便形成逆行的"弯曲"。但必须仔细注意导丝尖端的位置,以免造成意外的血管穿孔,尤其是在弯曲的闭塞病变中。

在处理复杂的 CTO 病变时,可以将正向 KWT 与逆向 KWT 相互结合。然而, 这样会存在正向内膜下空间扩张至闭塞段以外的风险,如 STAR 技术[23]中 KWT 有两个局限性:其一是,纵向夹层空间不可控,另外夹层的横截面面积可能不够宽,导致正向导丝无法前行[22]。

操作要点

** 永远不要旋转弯曲导丝

旋转弯曲的导丝可能引起导丝打结,使其无法回撤。因此,弯曲的导丝应该推送,而不要旋转。

*** 导丝捕获技术

逆向导丝成功穿越闭塞段后, 会送入逆向球囊扩张以便为置入球囊或支架提供支撑力,这会导致正向导丝困在远端真腔。另一方面,在逆向导丝技术或反向 CART 技术成功后,为了使球囊可以前送入闭塞段内, 逆向导丝有可能会困在近端真腔或指引导管内(当导丝成功进入指引导管内时)。

技术:双球囊扩张

该技术中采用同时的球囊扩张使得内膜下扩张贯通,以便导丝穿越 CTO。同时沿正向和逆向导丝送入球囊至病变处内膜下,同时扩张,使得双向内膜下空间贯通。这样逆向导丝便可很容易地通过这个贯通的内膜下空间。有一些要点可以改善该技术[24]。

操作要点

*** 逆向球囊扩张

由于逆向球囊的尖端有时紧靠内膜下空间的侧壁, 在送入逆向导丝前小幅回撤逆向球囊可以使得导丝更易于通过，所以非常有用。扩张逆向球囊可以使内膜下空间保持开放状态，因此也是有帮助的。

较大的球囊同时扩张有可能导致血管破裂，因此不能使用较大的球囊。从理论上说，这种技术也可以与通道扩张器联合使用，将正向球囊置于与通道扩张器尖端相互重叠的位置，扩张正向球囊，然后回撤扩张器以便导丝通过[24]。还可以选择逆向导丝捕获技术，即利用正向抓捕器捕获逆向导丝[25]。将微导管在指引导管内对准后，将正向导丝拉入逆向微导管，称之为 rendez-vous 技术。该技术中，导丝被有意地拉回到冠状动脉内以便进行 rendez-vous 技术[26]。

** 操纵逆向导丝进入正向微导管

进入正向微导管尖端的关键之处在于将其尖端置于指引导管的弯曲段。这样，微导管的尖端就位于指引导管的外侧弯，很容易进入[22]。

利用逆向导丝建立正向通道

利用逆向导丝建立正向通道时，必须格外小心。这些操作可以引起逆向指引导管的深插，因此必须避免以防止损伤血管开口。透视屏上可观察到的有效范围必须包含指引导管的尖端。此外，当较硬的逆向导丝被推入到 CC 时，必须用微导管或者 Corsair 导管保护侧支。否则，有可能损伤侧支管壁并造成严重的损害。

有一些常用的导丝长度为 300cm，但由于塑料套使其易于穿过 Corsair 进入正向指引导管，所以我们更喜欢使用长度 300cm 的 Pilot 200。更长的导丝而言，Rotablator 软导丝长 325cm；但它的轴只有 0.009 英寸的直径，且容易打弯。ViperWire Advance 导丝已成为建立正向通道的一种理想导丝。它长 335cm，是目前直径 0.14 英寸的导丝中最长的，并可以很容易通过 Corsair。穿越间隔支的侧支时，由于导丝和 Corsair 都会受到间隔部心肌收缩的影响，因此必须缓慢前送导丝，并监测导丝前进时的阻力。由于其较硬的轴使其可以轻松穿越任何阻力，因此使用 ViperWire 可以大幅缩短这一步骤。

在该过程即将结束、回撤逆向导丝时，必须用微导管保护CC，直至软导丝尖端已经进入 CC。回撤导丝时可能会感受到由处于 CC 中的导丝较硬部分所造成的较大阻力。此时，必须尝试与心跳同步的缓慢回撤。成功撤出逆向系统后，需要经逆向导管进行造影，并通过正交图像仔细评估侧支的完整性，哪怕是很小的外渗也不能漏掉[27]。

操作要点

** 利用逆向导丝建立正向通道

步骤如下：①将逆向导丝送入正向指引导管；②利用球囊扩张将逆向导丝固定在正向指引导管内，将逆向微导管或OTW 球囊送入正向指引导管；③将较短的逆向导丝交换为较长（300cm）导丝；④较长的逆向导丝尖端穿过正向指引导管的止血阀，建立正向通道；⑤从已建立正向通道的较长逆向导丝的尖端，将所选 PCI 器械（如球囊、支架）送入 CTO 病变[7]。

*** 通过导丝小心建立正向通道

建立正向通道过程中，由于导丝会使冠状动脉处于一定的张力中，因此必须格外小心注意，避免指引导管，主要是逆向指引导管的深插（特别是回撤逆向器械时）或者无意的前进，这可能会造成供体血管夹层。逆向途径使用 6F 指引导管可以降低供体血管夹层的风险。此外，应注意在逆向途径中，不要将长导丝的近端脱入 Corsair。可以在导丝上使用扭转装置或者夹子，以避免这种情况发生。

注意事项

由于作用于同一根导丝所产生的强大力量，必须注意不能让球囊和 Corsair 的尖端相互接触，以免因尖端尺寸不同而相互缠绕。只要保留逆向导丝，就必须将 Corsair 置于 CC 中，这也是至关重要的。由于利用逆向导丝建立正向通道时可以产生显著的剪切力或血管张力，尤其是在间隔支 CC 中，Corsair 可以避免"奶酪切割"效应，保护 CC 和间隔部以免被切断[16]。

并发症

间隔支穿孔

　　大多数的间隔支侧支穿孔是良性的,只需要放弃该侧支,去尝试其他侧支。与球囊相比,通道扩张器更为安全,很少引起 CC 夹层或穿孔,特别是在血管床很丰富且曲折的通道中。

　　大多数侧支损伤的患者不需要任何进一步的治疗。在某些情况下,可能需要进行弹簧圈栓塞。CTO 逆向再通的大规模数据显示,在有经验的术者中,间隔支夹层或穿孔等并发症的发生率较低(图 10.15)。

操作要点

** 预防间隔支穿孔

　　即使是使用专门为逆向途径设计的新型微导管,仍可能导致间隔支 CC 破裂,这并不是一个较为安全的并发症。它可能会导致心包填塞,为了终止破裂的室间隔侧支出血,可能需要经起源动脉和侧支的供体血管进行栓塞。因此,为了避免动脉损伤和(或)破裂,在撤出间隔支侧支内的微导管后,需要经 RCA 和 LAD 两侧进行造影,这一点在临床上非常重要。进行血管造影时,应保持从 RCA 向 LAD 侧或从 LAD 的 RCA 侧的侧支穿越的导丝位置。如果导丝保持不动,可以很容易且快速地进行栓塞。如果在推送中转导管时,间隔支内的导丝过度弯曲,应当回撤该导丝,因为很可能会造成间隔支穿孔[28]。

间隔支穿孔的处理

　　如果出现从间隔支向右或左心室的小穿孔,观察即可。然而,如果对比剂泄漏到心外膜动脉,就需要阻塞穿孔远端。最简单的方法是用皮下脂肪组织栓塞穿孔的远端。

缺血

　　另外一个潜在的并发症是引入通道扩张器后可能会阻断 CC 的血流。少数情况下这可能会导致闭塞远端血供减少和心肌缺血。因此,应当尽量避免选择曲折的主要侧支作为远端 CTO

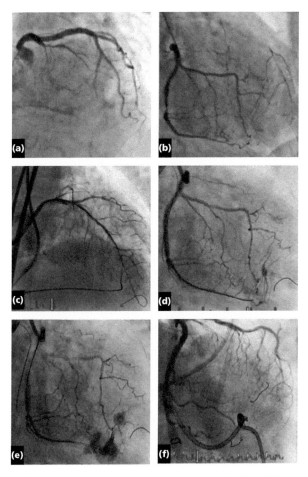

图 10.15　间隔支穿孔：在使用逆向微导管处理慢性完全闭塞病变时，扩张间隔支侧支血管及随后出现的心脏压塞。(a)血管造影显示 LAD 支架内完全闭塞。(b)LAD 和 RCA 之间存在良好的间隔支侧支。(c)逆向导丝及微导管推进支间隔侧支通道。(d)撤出间隔支微导管后，造影显示室间隔动脉扩张。(e)扩张的室间隔动脉自发破裂。(f)第二天的血管造影显示出血自行终止。(Reproduced from Hashidomi and Saito[28] with permission from Journal of Invasive Cardiology)

病变的切入点。然而，尚需开展进一步的大规模研究以探讨安全问题。

参考文献

1. Katoh O. Basic Wire-handling strategies for chronic total occlusions In: King S, Yeung A (eds), *Interventional Cardiology*. New York: McGraw Hill, 2007: 367–83.

2. Stone GW, Reifart NJ, Moussa I, et al. Percutaneous recanalizations of chronically occluded coronary arteries: a consensus document: part II. *Circulation* 2005;**112**:2530–7.

3. Hirokami M, Saito S, Muto H. Anchoring technique to improve guiding catheter support in coronary angioplasty of chronic total occlusions. *Catheter Cardiovasc Interv* 2006;**67**:366–71.

4. Takahashi S, Saito S, Tanaka S, et al. New method to increase a backup support of a 6 French guiding coronary catheter. *Catheter Cardiovasc Interv* 2004;**63**:452–6.

5. Stys AT, Lawson W, Brown D. Extreme coronary guide catheter support: Report of two cases of a novel telescopic guide catheter system. *Catheter Cardiovasc Interv* 2006;**67**:908–11.

6. Saito S, Tanaka S, Hiroe Y, et al. Angioplasty for chronic total occlusion by using tapered-tip guidewires. *Catheter Cardiovasc Interv* 2003; **59**:305–11.

7. Sumitsuji S, Inoue K, Ochiai M, Tsuchikane E, Fumiaki I. Fundamental wire technique and current standard strategy of percutaneous intervion for chronic total occlusion with histopathological insights. *J Am Coll Cardiol Interv* 2011;**4**:941–51.

8. Fujita T., Tamai H. New Technique for superior guiding catheter support during advancement of a ballon in coronary angioplasty: the anchor technique. *Catheter Cardiovasc Interv* 2003;**59**:482–8.

9. Ho HH, Loh KK, Ooi YW, Ong PJ. Successful percutaneous coronary intervion of 2 cases of complex coronary lesions facilitated by use of 0.010-inch guidewire and compatible balloon catheters. *J Interven Cardiol* 2011;**24**:315–19.

10. Tsuchikane E, Katoh O, Shimogami M, et al. First clinical experience of a novel penetration catheter for patients with severe coronary artery stenosis. *Catheter Cardiovasc Interv* 2005;**65**:368–73.

11. Ito S, Suzuki T, Ito T, Kato O. Novel technique using intravascular ultrasound-guided guidewire cross in coronary intervention for uncrossable chronic total occlusions. *Circ J* 2004;**68**:1088–92.

12. Casserly IP, Rogers RK. Use of Stingray re-entry system in treatment of complex tibial artery occlusive disease. *Catheter Cardiovasc Interv* 2010;**76**:584–8.

13. Badhey N, Lombardi WL, Thompson CA, et al. Use of the Venture® wire control catheter for subintimal coronary dissection and reentry in chronic total occlusions. *J Invasive Cardiol* 2010;**22**:445–8.

14. Iturbe JM, Abdel-Karim ARR, Raja VN, Rangan BV, Banerjee S, Brilakis ES. Use of the venture wire control catheter for the treatment of coronary artery chronic total occlusions. *Catheter Cardiovasc Interv* 2010; **76**:936–41.

15. Garibaldi S, Godino C, Carlino M, et al. [Treatment of chronic total

coronary occlusions by the subintimal tracking and reentry modified technique. The contrast-guided STAR technique.] *G Ital Cardiol (Rome)* 2010;**11**:584 –9.

16. Joyal D, Thompson CA, Grantham JA, et al. The retrograde technique for recanalization of chronic total occlusions: A step-by-step approach. *J Am Coll Cardiol Interv* 2012;**5**:1–11.

17. Tsuchikane E, Katoh O, Kimura M, Nasu K, Kinoshita Y, Suzuki T. The first clinical experience with a novel catheter for collateral channel tracking in retrograde approach for chronic coronary total occlusions. *J Am Coll Cardiol Interv* 2010;**3**:165–71.

18. Surmely JF, Tsuchikane E, Katoh O, et al. New concept for CTO recanalization using a controlled antegrade and retrograde subintimal tracking: the CART technique. *J Invasive Cardiol* 2006;**18**:334–8.

19. Cohen R, Hattab M, Elhadad S. Retrograde approach "reverse CART technique" with a single guide for chronic total occlusion of the right coronary artery via an anomalous left circumflex artery. *J Invasive Cardiol* 2011;**23**:E92–4.

20. Tsuchikane E, Katoh O, Kimura M, et al. Mini-focus issue: Chronic total occlusion the first clinical experience with a novel catheter for collateral channel tracking in retrograde approach for chronic coronary total occlusions. *J Am Coll Cardiol Interv* 2010;**3**:165–71.

21. Rathore S, Katoh O, Tuschikane E, et al. Mini-Focus Issue: Chronic total occlusion a novel modification of the retrograde approach for the recanalization of chronic total occlusion of the coronary arteries intravascular ultrasound-guided reverse controlled antegrade and retrograde tracking. *J Am Coll Cardiol Interv* 2010;**3**:155–64.

22. Funatsu A, Kobayashi T, Nakamura S. Use of the kissing microcatheter technique to exchange a retrograde wire. *J Invasive Cardiol* 2010; **22**:E74–7.

23. Colombo A, Mikhail GW, Michev I, et al. Treating chronic total occlusions using subintimal tracking and reentry: the STAR technique. *Catheter Cardiovasc Interv* 2005;**64**:407–11.

24. Wu E, Chan W, Yu CM. The confluent balloon technique–two cases illustrating a novel method to achieve rapid wire crossing of chronic total occlusion. *J Invasive Cardiol* 2009;**21**:539–42.

25. Niccoli G, Ochiai M, Mazzari M. A complex case of right coronary artery chronic total occlusion treated by a successful multi-step Japanese approach. *J Invasive Cardiol* 2006;**18**:E230–E233.

26. Muramatsu T, Tsukahara R, Ito Y. Rendezvous in coronary technique with the retrograde approach for chronic total occlusion. *J Invasive Cardiol* 2010;**22**:E179–E182.

27. Nombela-Franco L, Werner GS. Retrograde recanalization of a chronic ostial occlusion of the left anterior descending artery. *J Invasive Cardiol* 2010;**22**:E7–12.

28. Hashidomi H, Saito S. Dilation of the septal collateral artery and subsequent cardiac tamponade during retrograde percutaneous coronary intervion using a microcatheter for chronic total occlusion. *J Invasive Cardiol* 2011;**24**:74–6.

第 11 章

开口病变

Szabolcs Szabo, Huynh Trung Cang, Yadav Bhatta, Thach N. Nguyen

    开口病变定义为病变距离血管(主支及边支开口接合处)开口处 3mm 以内的病变。这些病变具有独特的病理学、形态学及血管造影下特点,是非常具有挑战的一组病变,其介入后效果逊于非开口病变。开口病变内容物一般合并有更多的钙化和纤维组织,更具有弹性回缩趋势[1,2]。同时其支架置入后内膜增生更加显著。对于其他复杂病变,术者目前的主要治疗目的是提供最佳的药物洗脱支架(DES)置入术。尽管目前结果显示药物洗脱支架可以较成功的解决复杂病变问题且具有更低的再狭窄率,但目前可用的数据资料仍然有限。

难点

    然而,即使在药物洗脱支架时代,开口的位置仍然与预后不佳相关。这些病变的部位对术者是巨大的挑战,其主要原因是:有限的冠状动脉造影影像、开口解剖学高度变异性、不稳定的导管支撑和心脏的运动。同时,通常情况下会使重要的心肌处于缺血危险当中。最近的一项关于冠状动脉开口病变支架植入的详细综述显示出惊人的 54% 的"地理性丢失"且与心脏事件的增加有关[3]。这必须要排除在介入操作前导管引起的开口血管痉挛。

注意事项

前降支及回旋支开口病变处经皮冠状动脉介入治疗的关注点

对于前降支及回旋支开口病变的冠状动脉介入治疗需要关注以下几点：

1. 球囊和支架可能会影响到非靶血管的开口和血流。

2. 一旦出现急性闭塞，会对心功能及患者生命造成重大风险。

3. 左主干与前降支或回旋支血管直径不匹配。

4. 前降支与回旋支近端血管夹层可能会反向延展至左主干内。

5. 近端支架内再狭窄病变可能会造成左主干的狭窄。

6. 前向或逆向造成其他血管的栓塞(从前降支到回旋支或反之，从前降支到左主干或体循环等)。

导管的选择

导管以在口部提供与血管长轴相接的稳定支撑而不引起深插为宜。当术者在血管口部移动导管时，介入治疗器械尤其是支架应该在血管内维持一个稳定的位置。通常情况下，Judkins 型导管(有些具有短头)或其他具有额外支撑力的导管能够适合于左冠状动脉，一般 Amplatz 型导管不会应用。对于某些开口部位较高的右冠状动脉及右冠状动脉静脉桥来说，多功能导管是较为适合的。

操作要点

*** 导引导管的选择和定位**

由于病变在开口处，导管不应完全深插入冠状动脉。通常的 Judkins 指引导管可以提供足够的同轴支撑力而不引起深插。带有侧孔的导管会有帮助，但是经侧孔排出的造影剂会影响对开口病变位置和严重性的判断。只要导管同轴稳定，就可以开始输送其他介入装置并进行定位，并对开口外导管头端位置进行检查。

应用开口专用装置操作可能会优化指引导管在开口的定位[4]。

** 导管的回撤

当导管内推送的支架、球囊或切割装置到位后,此时可以适当回撤指引导管 1~2cm,这样可以避免支架或球囊在导管内释放或充气(图 11.1)。轻轻前推指引导管或低压力(1~2atm)扩张球囊可以帮助球囊在回撤导管时维持定位。理想情况下,在暴露的预扩球囊中心部见到"腰"部则证明球囊定位准确。多次造影以确定导管头端没有深插入开口处或其他装置的移位。

** 导管的再次到位

在支架置入后,需要进行后续造影、后扩张或继续输送其他装置。有时即使导管到位良好后进入开口处支架内仍会较困难。

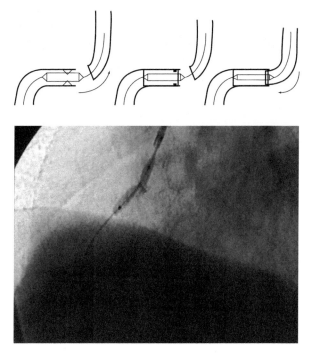

图 11.1　球囊穿过病变部位放置,然后指引导管撤回至主动脉以暴露球囊,充气和支架置入后,放气后的球囊可用来稳定指引导管,为其提供"轨道"。

此时应在末次造影之前,首先再次前送支架球囊,利用支架球囊导丝做滑轨使导管头端到位(图 11.1)。支架释放后抽气的球囊可以留在原位甚至适度前送。然后,回撤球囊时导管头端会自动向前移动进入开口处支架内与冠状动脉口完美同轴而不损伤支架。需要撤出球囊时,首先应回撤导管从而避免回拉球囊时导管过度深插。当造影完成后,可以适度前送导丝使导管后退。整个操作应该全程监视导丝头端,避免出现远端血管穿孔的情况发生。对放置成功的支架进行预扩或者血管内超声(IVUS)检查时应格外小心避免出现支架的损伤、移位甚至脱位的情况。

** 双导管技术

对于开口病变支架的正确定位一般比较困难,因为当支架准备释放时,导管撤出血管口会影响病变造影成像质量。同时应用造影导管在介入导管回撤时进行造影可以对支架进行良好的显影定位,同时可以较好地保证介入导管远离支架。一篇由Lambors 等进行的病例报告中提到了在一例需要对大隐静脉至前降支的桥血管开口病变治疗中应用造影导管在原介入导管支撑下支架定位时行增强造影成功进行支架定位的病例[5]。8F Judkins 右冠导管可以提供稳定和良好的支撑。然而,当导管定位在能够良好显示病变的位置时其头端往往靠在病变处从而影响支架的定位和释放。轻度回撤导管会影响显影质量,且在导管内的近端球囊有移位的风险。此时,从对侧应用 6F 造影导管到位后造影可以提供良好的支架定位显影[5]。

导丝的选择

通常中等硬度的导丝即可提供足够的支持,因为其有效部分已经锚定在血管远端。具有额外支持力的导丝可以提供更好的稳定性,尤其是对于大隐静脉桥血管开口病变。避免应用亲水导丝并全程监视导丝头端以避免远端血管穿孔,因为在输送介入治疗装置或者导管到位时稳定导丝的位置是比较困难的。

病变的预处理

尽管大量数据表明对非开口病变直接进行支架置入术是可行的,但对于开口病变术者还应进行充分预扩张。准确的定位是非常重要的,如果没有预扩张,术者可能会面临病变部位的阻力、血管造影中定位受限和出现"西瓜籽"现象等问题。在支架置入之前能够准确识别出难以扩张的严重钙化病变也是非常重要的。

操作要点

"西瓜籽"效应与冠状动脉开口病变

在处理开口病变时,球囊扩张的过程中可能会出现球囊的移位。所以球囊在充气的过程中应该以 1atm 为单位缓慢加压,同时应该轻轻回撤以确保球囊不会向远端移位。尽管如此,仍有部分病例出现"西瓜籽"现象。应用双导丝技术或者切割球囊会帮助解决上述问题,特别是对支架内再狭窄的病例。

无法扩张的病变

由于开口病变常出现钙化及过硬的现象,在置入支架之前完全的预扩张是必要的。如果球囊在高于 18atm 的压力下仍然不能完全扩张的话,应该考虑应用切割球囊或者旋磨术治疗。尽管不推荐常规应用 debulking 或者切割球囊(特别是 DES 支架时代),但这些装置在对某些特定的患者进行介入治疗时会起到重要的作用。对于复杂病变,IVUS 对于识别病变性质及指导最优介入治疗策略起到重要作用。对于无法扩张的病变来说,哪种才是最佳的选择?

策略

对开口病变预扩张的最佳方法

1.不增加成本的第一种方法:以最大压力充盈预扩张球囊。

2.$🔒 第二种方法:送入第二根导丝并进行集中力量的血管成形治疗。

3. $$✂✂ 第三种方法：应用切割球囊。

4. $$$✂✂✂♦ 第四种方法：病变旋磨术治疗；对不能扩张的支架病变施行激光治疗。

支架定位

确定开口病变的近端通常很难。一个原因是导丝不能深入到开口或病变本身。导管需固定在主动脉外面，在注射期间，部分造影剂进入开口处，部分沿着冠状窦的弧线漩涡式流下，从而掩盖开口病变的确切位置和严重程度。另一个原因是在定位期间有一个装置跨越损伤部位，因而减少了造影剂流量，限制了病变和开口位置的显影。其他标记物如主动脉壁中的钙化点也可以帮助确定开口的入口点。

冠状窦的第二根导丝有助于防止指引导管深插(图 11.2)。一旦放入支架，就很难评估未被支架覆盖的环状开口段的缺失。一根小指引导管可以通过它(不会导致任何心室压力的改变)，冠状动脉造影检测亦不能检测到任何异常，因为开口部分被回流的造影剂覆盖。若在非正交投影下显示开口段，情况可能会变得更糟。如果从倾斜的投影中观察，则不能看到病变，因为相邻的造影剂填充的血管段投射在短的未覆盖段上并将其掩盖。在这种情况下，StentBoost 可能会有效[6]。

操作要点

** 用第二根导丝定位支架

放置右冠状动脉开口处病变的支架时，指引导管的定位有一定的困难性，这时候把第二根易操作的、尖端柔软的导丝放在主动脉的冠状动脉开口下方会容易得多。第二根导丝把指引导管稳定在冠状动脉外面，防止其进一步滑入动脉内。它还可以确定冠状动脉和主动脉的连接处，是支架植入的一个重要的里程碑。

** 开口装置

指引导管尖端可自膨胀的脚有助于稳定定位，为主动脉-冠状动脉开口连接处支架的排列提供视觉辅助。这个简单的装置在

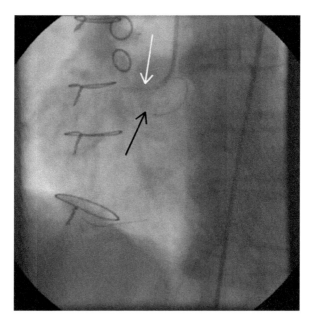

图 11.2 主动脉中的第二根导丝有助于勾勒出主动脉窦的轮廓,并将指引导管稳定在开口处(黑色箭头)。当通过最后一个支撑物回撤时,它可将支架稳定在开口处(白色箭头)。

最初的系列中报告的 30 种情况下都成功地实现了最佳定位[4]。

*** 双导丝

在再狭窄开口处放置慢性支架具有一定的挑战性。一份报道中描述了用一根导丝穿过突出的支架支柱以稳定导管位置,第二根导丝穿过病变部位, 在这些操作过程中可能出现支架撕裂或移位,需谨慎操作。在植入支架后几个月内,由于缺乏内膜修护以及晚期贴壁不良可能导致药物洗脱支架的迁移。

*** 导丝锚定支架定位

这种技术通过锚定支架来克服血管造影和心肌运动相关的困难。第二根导丝放在主动脉中,其柔软的尖端覆盖开口处。第二根导丝通过支架的最后一个近端支撑物回撤。支架向前穿过病变部位, 这根导丝将最后一个近端支架固定在主动脉-冠状

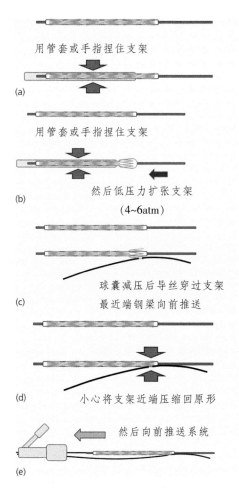

用管套或手指捏住支架

(a)

用管套或手指捏住支架

然后低压力扩张支架

(4~6atm)

(b)

球囊减压后导丝穿过支架
最近端钢梁向前推送

(c)

小心将支架近端压缩回原形

(d)

然后向前推送系统

(e)

图 11.3 (a)用一根管子或手指握住支架。(b)然后低压(4~6atm)扩张支架的近段。(c)放气后,通过支架最近端的支撑物前进侧支导丝,若导丝尖端已经深入侧支,就回撤侧支导丝。(d)再次小心地握住支架近段。(e)然后将整个系统(包括主导导丝和锚定导丝)向前推入指引导管。(Courtesy of Dr Satoru Sumitsuji)

动脉开口交界处。对于一个开口的侧分支,这种技术的最佳位置是将支架近端置于左前降支开口处。对于左回旋支的支架,锚定导丝需放置在左前降支。多项较大的系列研究表明,这种技术能够提供良好的心肌血管造影和临床结果,是一种可行的选择。该技术具有陡峭的学习曲线，并且存在发生支架移位之类严重并发症的潜在风险。近期数据表明，即便是这种技术也不能提供"完美"的定位。

在锚定杆准备过程中避免支架的部分膨胀可以减少支架的变形和迁移——用锚定导丝的最松软部分，在最初的低压力部署后，随着支架球囊导管的放气撤出锚定导丝，随后进行更高压力的最终膨胀。为获得此技术的最佳结果,病变部位需进行预扩张,可用来测试没有锚定导丝时支架的穿过性。

支架放置

一旦支架定位在病变上方,将导管轻轻撤出,同时保持一些前向推动力使球囊支架从指引导管中充分暴露。在指引导管中给气囊部分充气可导致气囊破裂。在操作中可利用主动脉壁内的钙化点之类的标记物。勾勒出主动脉窦可能会有助于在这个点上注射造影剂。要求患者屏住呼吸。若存在明显移动,低压充气(1~3atm)有助于稳定及最终支架的准确定位[15]。

术者在进行上述操作及在钙化病变部位回撤推送支架时,

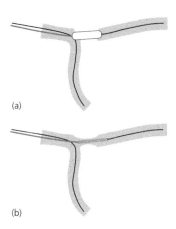

(a)

(b)

图 11.4　(a)在前进锚定导丝技术的支架之前,强烈推荐预扩张。(b)检查没有锚定导丝时支架的穿越/过性。(Courtesy of Dr Satoru Sumitsuji)

应格外小心,特别是在回撤至导管的过程中,因在该部位可能会引起支架脱载。一般推荐将支架定位在突出冠状动脉口1~2mm的位置以免出现支架边缘病变回缩的现象。避免应用过短的支架(<12mm)以保证具有足够的锚定力和完全覆盖病变远端。合适尺寸的支架(1:1比例)应以合适的高压力扩张(>12atm),以保证良好的介入效果。通常在支架植入后轻轻回撤球囊并以第二高的压力再次扩张以达到完全贴壁效果同时避免损伤远端血管。同时注意不要回撤过多以免发生支架脱入主动脉的情况。一般情况下,应用较大的球囊进行后扩张并使开口处的支架成喇叭形。但在施行该操作时应注意是否需要并且考虑是否具有潜在的主动脉内膜夹层的风险。

边支开口处支架置入

在众多的临床情况及解剖各异的血管中,并不是所有的开口病变都需要进行支架置入治疗,特别是对于较小的边支开口病变。应用切割球囊处理这种病变也许是更好的选择[16]。

操作要点

在边支开口病变中支架能否准确定位?

只有边支与主支之间的角度接近90°时才有可能将支架准确地放置在病变中。若两支血管之间的成角大于或小于90°(互不垂直)那么支架近端一定会突入主支或在边支进入过深无法安全覆盖开口。在这种情况下,术者需要依据血管不同的解剖特点制定不同的分叉病变策略。

如何解决锚定导丝过程中导丝扭曲的问题

此时需要回撤整个支架系统并重新前送而避免导丝扭曲。如果仍然不起作用,那么需要尽可能地前送微导管。最好的情况是微导管的头端到达支架处,此时回撤边支导丝并重新送入边支(图11.5)。

支架后撤技术

在处理边支开口病变时,首先放置低压力扩张小球囊在主支血管,然后回撤支架至边支开口处确认主支的球囊轻度受压。

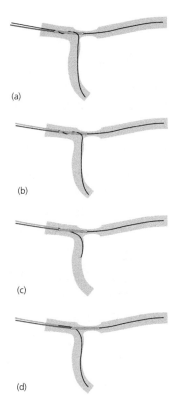

图 11.5 (a)为解决导丝扭曲的问题,回撤支架系统解除导丝扭曲并再次前送。(b)尽可能地远送微导管。(c)然后小心地再次前送导丝至边支。(d)如果想要前送支架,首先应将边支导丝回撤至柔软的部分穿过支架,然后前送支架。

种技术可以确保开口处病变完全覆盖以减少支架置入数量[17]。

*** 应用切割球囊处理禁锢的边支开口病变

　　当普通球囊无法扩张开口病变时可以小心地应用切割球囊。在 Hongo 等报道的一项病例中在边支的支撑下多次以普通球囊扩张开口病变失败后送入切割球囊,其近端成功进入主支官腔并球囊扩张后效果良好[18]。

先进技术

通过突出的部分处理开口支架内再狭窄病变

在 Burstein 等报道的一项病例中,应用多种导管及导丝均无法通过突出的支架部分成功达到同轴,提示可能支架突出主动脉的部分变形[19]。在放置导管同轴失败后,送入一根 6F Amplatz 右冠导管,放置在突出的支架上方,然后以 Whisper 导丝通过支架送至右冠远端, 并以 1.5mm×14mm Maestro 球囊扩张突出的支架部分。随后分别送入 2.0mm×14mm、2.5mm×14mm、3.0mm×14mm 及 3.5mm×14mm Maestro 球囊以最高 18atm 扩张。最后通过突出的支架部分成功送入 3.0mm×16mm Taxus 支架并定位在原支架基础上突入主动脉 1~2mm 以保证开口病变完全覆盖,随后以 16atm 扩张释放。完全扩张的 Taxus 支架替换了原支架在冠状动脉口形成了一个新的入口,造影结果良好。

旋磨处理支架禁锢的边支狭窄病变

在一项禁锢的边支狭窄病变的病例报告中, 对患者的边支及主支血管病变进行了旋磨治疗。术中通过旋磨导丝 (RotaWire Floppy 或 RotaWire Extra Support) 应用逐步旋磨技术。在旋磨处理病变后以球囊对所有病变进行扩张。随后应用球囊对吻扩张技术进行主支及边支的病变处理。在急性支架禁锢的边支狭窄病变中不适合应用旋磨技术。尽管操作成功率较高,但研究中表明多次再血管化治疗是很常见的。靶病变再血管化治疗率达 44.8%,无疑反映出多种不利因素导致的影响,如较小的血管直径、开口位置及边支血管既往较高的再血管化治疗发生率[19]。

注意事项

通过支架突出部分进行旋磨治疗

在应用旋磨技术处理边支被支架覆盖的病变时, 需要考虑的是确保边支病变已经扩张良好。这样可以确保旋磨头的通过性,减少潜在的旋磨头阻塞。

另外需要注意的是旋磨时金属微粒的栓塞问题。目前并没有任何病例报道在成功的旋磨边支治疗后发现围术期的心肌梗死,提示旋磨技术通过支架处理边支病变是安全的。

注意事项

应用切割球囊在开口病变回收支架

切割球囊的球囊部分具有刀刃装置,在扩张的过程中刀刃会外扩。在抽气的过程中球囊上的刀刃会渐渐回缩。在回缩的过程中可能会形成一个由球囊及刀刃夹角形成的凹陷。这个凹陷会卡在支架突出的部分防止切割球囊的后撤。如果以足够大的力回撤切割球囊则其可能与支架或支架的一部分同时后撤。当切割球囊回撤时,作用在球囊导管上的拉力与血管不同轴。此时将会在较硬的刀刃及较软的球囊导管近端形成一个锚定点。该锚定点可以轻易地在支架近端突出部分固定,特别是在右冠口,因为右冠近端及主动脉壁支架成近似 90° 夹角。为了避免这种情况,在切割球囊抽气后首先应该前送然后轻轻后撤。其他可能出现的情况包括球囊刀刃使支架突出部分断裂;扩张不良的支架及突出部分位置不佳是另外需要注意的问题[20]。

参考文献

1. Stewart JT, Ward DE, Davies MJ, Pepper JR. Isolated coronary ostial stenosis observations on the pathology. *Eur Heart J* 1987;**8**:917–20.
2. Popma JJ, Dick RJ, Haudenschild CC, Topol EJ, Ellis SG. Atherectomy of right coronary ostial stenoses initial and long-term results, technical features and histologic findings. *Am J Cardiol* 1991;**67**:431–3.
3. Dishmon DA, Elhaddi A, Packard K, Gupta V, Fischell TA. High incidence of inaccurate stent placement in the treatment of coronary aorto-ostial disease. *J Invasive Cardiol* 2011;**23**:322–6.
4. Fischell TA, Saltiel FS, Foster MT, et al. Initial clinical experience using an ostial stent positioning system (Ostial Pro) for the accurate placement of stents in the treatment of coronary aorto-ostial lesions. *J Invasive Cardiol* 2009;**21**:53–9.
5. Lambros J, Fairshild A, Pitney MR. Simultaneous use of a diagnostic catheter to facilitate stent deployment in aorto-ostial stenosis: A case report. *Catheter Cardiovasc Diagn* 1997;**40**:210–11.

6. Vuurmans T, Patterson MS, Laarman GJ. StentBoost used to guide management of a critical ostial right coronary artery lesion. *J Invasive Cardiol* 2009;**21**:19–21.

7. Chetcuti SJ, Moscucci M. Double-wire technique for access into a protruding aorto-ostial stent for treatment of in-stent restenosis. *Catheter Cardiovasc Interv* 2004;**62**:214–17.

8. Wang H, Kao H, Liau C, et al. Coronary stent strut avulsion in aorto-ostial ISR: Potential complication after CB angioplasty. *Catheter Cardiovasc Interv* 2002;**56**:215–19.

9. Szabo S, Abramowitz B, Vaitkus PT. New technique for aorto-ostial stent placement. *Am J Cardiol* 2005;**96**:212H.

10. Kern MJ, Ouellette D, Frianeza T. A new technique to anchor stents for exact placement in ostial stenoses: The stent tail wire or Szabo technique. *Catheter Cardiovasc Interv* 2006;**68**:901–6.

11. Wong P. Two years experience of a simple technique of precise ostial coronary stenting. *Catheter Cardiovasc Interv* 2008;**72**:331–4.

12. Appelgate RJ, Davis JM, Leonard JC. Treatment of ostial lesions using the Szabo technique: A case series. *Catheter Cardiovasc Interv* 2008;**72**:823–8.

13. Gutierrez-Chico JL, Villanueva-Benito I, Villanueva-Montoto L, et al. Szabo technique versus conventional angiographic placement in bifurcations 0.10–0.01 of Medina and in aorto-ostial stenting. *EuroIntervention* 2010;**5**:801–8.

14. Vaquerizo B, Serra A, Ormiston J, et al. Bench top and clinical experience with the Szabo technique: New questions for a complex lesion. *Catheter Cardiovasc Interv* 2012;**79**:378–89.

15. Webster MW, Dixon SR, Ormiston JA, Ruygrok PN, Stewart JT. Optimal stent positioning in coronary arteries: partial balloon inflation to overcome cardiac cycle-related motion of the stent/delivery system. *Catheter Cardiovasc Interv* 2000;**49**:102–4.

16. Chung CM, Nakamura S, Tanaka K, et al. Comparison of cutting balloon vs stenting alone in small branch ostial lesions of native coronary arteries. *Circ J* 2003;**67**:21–5.

17. Kini AS, Moreno PR, Steinheimer AM, et al. Effectiveness of the stent pull-back technique for non-aorto ostial coronary narrowing. *Am J Cardiol* 2005;**96**:1123–8.

18. Hongo R, Brent B. Cutting balloon angioplasty through the stents struts of a "jailed" sidebranch ostial lesion. *J Invasive Cardiol* 2002;**14**:558–60.

19. Burstein J, Hong T, Cheema A. Side-strut stenting technique for the treatment of aorto-ostial in-stent restenosis and deformed stent struts. *J Invasive Cardiol* 2006;**18**:234–7.

20. Sperling R, Ho K, James D, et al. Treatment of stent-jailed side branch stenoses with rotational atherectomy. *J Invasive Cardiol* 2006;**18**:354–8.

第 12 章

急性 ST 段抬高型心肌梗死

James Nguyen, Marko Noc, Thach N. Nguyen, Lefeng Wang, Hung M. Ngo, Tan Huay Cheem, Michael Gibson

> **难点**
>
> 　　急性 ST 段抬高型心肌梗死通常是由某一主要冠状动脉血管急性闭塞且无合适的其他供血区域侧支循环开放所致。迅速、完全、持续的开口梗死相关血管恢复心肌正常灌注可减小梗死区域面积、保护左室功能且降低死亡率。

紧急冠状动脉造影

　　首先应该通过 12 导联心电图确定梗死相关血管。其次应该经桡动脉利用诊断性造影导管(如 Tiger、Kimny 或 Amplatz left)对假设的非梗死相关血管进行多体位造影，以评价冠心病的程度及非梗死区域心肌灌注情况，同时观察对梗死相关血管远端的侧支循环供血情况。对梗死相关血管性冠状动脉造影应直接应用导引导管，以便快速进行介入治疗。应准确识别出犯罪血管并评价其直径、狭窄程度、是否有血栓及 TIMI 血流分级[1]（图12.1)。在诊断性造影过程中，所有主要血管及主要分支应被包括在内，以防错过任何梗死相关血管(图12.2)。无需常规行左室造影。如果需要评价左室功能是否障碍，应用猪尾导管送入左室，并进行左室舒末压力测试。

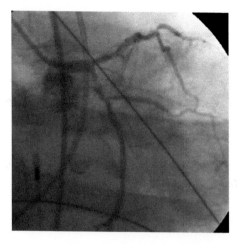

图 12.1 TIMI 血流分级:TIMI 0 级:无前向血流。TIMI 1 级:部分造影剂穿过病变。TIMI 2 级:在该图像中回旋支血管完全显影但血流速度明显慢于正常边支血管。TIMI 3 级:迅速有力的正常血流。

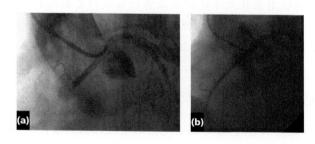

图 12.2 缺失的右冠为梗死相关血管。患者入院后表现为典型心绞痛且Ⅱ、Ⅲ和 aVF 导联 ST 段抬高。右冠始终未显影。(a)右冠在左冠窦被发现,其开口起源于左主干开口的前下方。(b)患者成功接受冠状动脉介入治疗。 (Courtesy of Starke Memorial Hospital, Knox, IN.)

识别高危患者

通过临床评估、血流动力学评价(心率、心律、动脉压及左室舒末压力)及冠状动脉解剖,应迅速、准确地识别出高危患者。

在急诊室中,若患者心率<100 次/分且血压>100mmHg,

则其院内死亡率非常低[2]。识别高危患者的各种影响因素见框 12.1。

　　主动脉球囊反搏装置(IABP)应积极应用于血流动力学不稳定的患者中。如果药物治疗无法快速缓解肺水肿,那么应该予以气管插管及机械通气。在这种情况下,医师的参与非常必要,这样可以使心脏科医师更加专注于介入治疗本身而不用担心药物及支持治疗。

首次经皮冠状动脉介入治疗

　　在明确冠状动脉解剖及临床评价完成后, 若梗死相关血管有明确狭窄或血栓同时血流缓慢(TIMI<3), 则应进行介入治疗。排除首次紧急介入治疗的因素见框 12.2。在美国,对于合并多支血管病变或无保护左主干狭窄超过 50%病变的患者来说,应首选冠状动脉搭桥手术治疗。

框 12.1　识别高危患者的几项因素

1.年龄>70 岁

2.射血分数<45%

3.多支血管病变

4.介入治疗后效果不理想

5.持续心律失常

6.血压<100mmHg,心率>100 次/分

框 12.2　造影后排除紧急介入治疗

1.无保护左主干狭窄超过 60%

2.梗死相关血管狭窄<70%且 TIMI 血流 3 级

3.梗死相关血管供血心肌范围较小:平衡风险及获益

4.无法确定梗死相关血管

5.无症状多支血管病变患者,TIMI 血流 3 级,适合搭桥手术治疗

策略

在介入治疗开始之前选择合适的导管提供良好的同轴性及支撑力非常重要。如果梗死相关血管在导丝通过后就开通且远端显影良好,那么直接置入支架是可行的。该策略不适用于迂曲血管病变、分叉病变及其他复杂病变。直接行支架置入治疗时应意识到该策略可能会出现支架选择过小的问题,因为梗死相关血管的远端可能由于残余病变慢性血管痉挛等原因而引起造影剂充盈不佳的情况。所以推荐应用小球囊(如2.5mm)进行预扩张。如果患者无低血压,那么冠状动脉内注射硝酸甘油(100~200μg)通常可以帮助我们更好地评价梗死相关血管的大小与直径,从而选择合适的支架。最终的目的是选择与血管1:1匹配的支架。若放置的支架过大,则可能引起支架边缘血管夹层、远端微血管栓塞或由α-肾上腺素风暴介导的远端微循环血管痉挛。在处理病变时需要注意完全覆盖病变及残余内膜夹层。若犯罪血管病变处于血管分叉处,且分支血管管径>2mm,则需要送入另一根导丝进行保护(边支保护技术)。在支架放置后出现主要血管斑块移位或明显的开口狭窄或闭塞的情况时应进行导丝交换,并行球囊对吻扩张技术。

在处理边支支架时应注意避免使用如"T、V、Y、culotte、crush"等不同技术,这是由于其并不能降低再狭窄的发生率且可能增加亚急性支架内血栓的风险。在介入治疗结束后应至少行两个垂直体位的造影检查,以确定治疗达到最佳效果。有明显狭窄病变的非梗死相关血管不应在紧急介入治疗中处理,除非有明确的证据表明在梗死血管开通后仍有持续缺血、血流动力学或传导系统不稳定。

在支架置入后应注意避免快速充盈球囊产生的真空效应,该效应可能会引起血栓移位,特别是对血栓负荷较重的病变。

无外科保护的首次介入治疗

若框12.3中的条件满足介入治疗,可以在无外科支持的医

> **框 12.3 无外科支持介入治疗的必需条件**
>
> 1. 在三级医院多次行定期介入治疗的有经验的术者
> 2. 有处理急性病变患者经验的医护工作人员
> 3. 导管室配备有良好的抢救设施及 IABP
> 4. 具有 24 小时/7 天工作的员工
> 5. 对于高危左主干病变及不稳定三支病变的患者,与其他外科中心具有转诊协议的
> 6. 协议书中应明确哪类患者可以延迟行血管成形术(如 TIMI 血流 3 级且残余狭窄<70%等)[3]

院进行[3]。

单纯球囊扩张而不置入支架的首次介入治疗

需要注意的是并不是所有病变都需要行支架置入治疗。在单纯球囊扩张后若达到最佳效果(残余狭窄<30%且没有夹层、残余血栓或 TIMI 3 级血流),则无需置入支架。对于这种情况,等待 5~10min 以确定最终造影结果较为合理。若出现明显的早期弹性回缩、夹层或残余血栓,则应行支架置入治疗。若患者病变近端严重迂曲或钙化而无法使支架通过,则可以接受单纯球囊扩张。单纯球囊扩张也可用于梗死相关血管细小或具有长期抗血小板治疗禁忌,如急性出血的患者。

操作要点

** 梗死相关血管的定位

在对急性心肌梗死患者行诊断性造影时,所有大血管及主要分支都应被涉及。在一项病例报告中,患者入院后表现为典型下壁心肌梗死且 Ⅱ、Ⅲ、aVF 导联 ST 段抬高。造影显示前降支中度狭窄而右冠始终未显影。由于患者症状典型且有心电图变化,术者继续寻找右冠的位置,最终右冠在左冠窦被发现,其开口起源于左主干开口的前下方。其技巧是通过前送故意形成 JL4 导管向上的大弯。通过应用 JL-5、AL 或 6F XB 导管,同样可以定位非正常开口的右冠。

另一项病例报告中一名患者以严重胸痛入院。其冠状动脉

造影显示出正常前降支、回旋支及右冠。所以犯罪血管在哪？由于其心电图提示 Ⅰ、aVL 导联轻度 ST 段抬高，故怀疑犯罪血管可能是对角支。在左前斜位送入导丝探查可能为对角支的开口位置后成功进入对角支并行介入治疗。

　　另一项病例报告中冠状动脉造影显示 LAD 轻度狭窄，但患者全部胸前导联 ST 段抬高。所以在更换更大的造影导管造影后显示出明显的左主干夹层。用较小的导管深插造影时刚好避过了左主干开口的夹层病变[4]。

** 避免血管迷走反射

　　冠状动脉血流的快速恢复，特别是在供应下壁心室的位置可能导致严重的低血压和缓慢型心律失常，但其持续时间通常较短且不会导致严重后果。通常推荐对于下壁急性心肌梗死患者在介入治疗之前充分补液且避免应用硝酸酯类及 β 受体阻滞剂类药物。若心动过缓或低血压持续发展，则应静脉弹丸注射阿托品（0.5~1mg）并快速补充胶体液，或者冠状动脉内注射阿托品但剂量需要减至 0.1~0.2mg，以避免出现心动过速，这能快速起效。在介入治疗之前经股静脉置入鞘管可能有助于快速补液及在必要时放置临时起搏器。另外术中嘱患者咳嗽也有助于克服短期的低血压及心动过缓。若临床怀疑持续发展的心动过缓持续存在，则术者应首先放置一根临时导丝至右房，并在必要时随时准备送入右室临时起搏器。在紧急情况下，我们可以用 0.014 英寸的导丝在冠状动脉中作为起搏导丝。

　　若患者在急诊室或进入导管室之前发生室颤或快速型心律失常，那么在介入治疗之前需要做好应对措施，如提前粘贴好除颤电极，因为患者在血管开通后很有可能发展为室速或室颤。

评价介入治疗效果

　　介入治疗的目的是成功解除犯罪病变，恢复正常冠状动脉血流及梗死区域微血管正常灌注。除应用 TIMI 血流分级之外另一项能够精确评价血流的方法是应用矫正的 TIMI 帧数计算（CTFC）（图 12.3）[5]。CTFC 定义为造影剂通过某支血管所需的具体帧数计数。其不仅可以对冠状动脉充盈进行分级并区分不

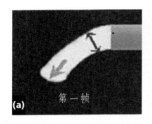
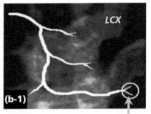

回旋支远端标志：

钝缘支末梢

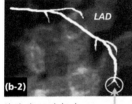
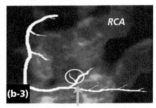

前降支远端标志：　　　右冠状动脉远端标志：

心尖部前降末梢分叉　　后侧支发出第一分支

图 12.3　矫正的 TIMI 帧数计算：(a)第一帧定义为当注射的造影剂到达血管边界但没有完全充盈时的帧数。最后一帧定义为造影剂出现在参考血管远端的第一帧。LCX(b1)、LAD(b2)、RCA(b3)的远端标志。

同血管的大小与长度，同时还能够减少不同观察者之间的偏移，所以在临床非常实用。CTFC 是急性心肌梗死患者入院死亡率的独立预测因子，并且可以将 TIMI 3 级血流患者分成低危组和高危组。梗死相关血管的血流恢复也许并不能完全证明其供应的组织灌注恢复，因此，TIMI 心肌灌注分级系统应运而生并可以确定成功施行再灌注治疗患者的远期风险（图 12.4）。TMPG 是一项非常简单的临床预测微血管灌注的指标，同时也是早期 ST 段抬高的证据。

复杂首次介入治疗

梗死相关血管为无保护左主干

多数突发无保护左主干血栓性闭塞的患者在进入导管室之

TIMI 心肌灌注(TMP)分级

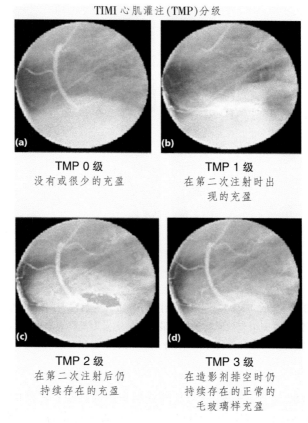

TMP 0 级
没有或很少的充盈

TMP 1 级
在第二次注射时出
现的充盈

TMP 2 级
在第二次注射后仍
持续存在的充盈

TMP 3 级
在造影剂排空时仍
持续存在的正常的
毛玻璃样充盈

图 12.4　心肌灌注分级系统：(a)TMP 0 级：犯罪血管供应的区域没有或很少的充盈。(b)TMP 1 级指犯罪血管供应的区域有显影并持续到下次注射造影剂 30s 后。(c)TMP 2 级：心肌毛玻璃样显影或充盈在排空期 3 个心动周期后仍持续存在且丝毫不消退。(d)TMP 3 级：在犯罪血管供应区域心肌毛玻璃样显影或充盈并正常消退，在排空末期轻/中度显影，与正常血管相似。

前就已经死亡。那些存活的患者通常为左主干间歇性闭塞，有巨大右冠或回旋支起源异常的患者才有存活机会(图 12.5)。由于左主干急性闭塞病变患者常伴发心源性休克，在介入治疗之前提前应用 IAPB、升压药、正性肌力药物及机械通气较为合理。区分患者无保护左主干为梗死相关血管和其他血管为梗死

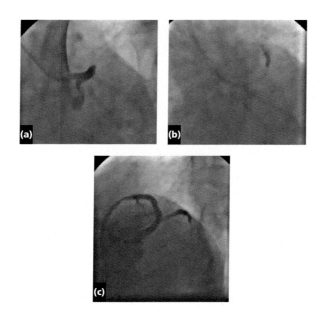

图 12.5 由于左主干急性闭塞引起的急性心肌梗死患者，合并起源于较大右冠近端的小回旋支。(a)左主干残端。(b)导丝保护大对角支，预扩张后行支架置入治疗。(c)最终造影显示出前降支同时有部分血栓性斑块移至第一对角支。两支血管均为 TIMI 血流 3 级。患者出现心源性休克，在介入治疗后植入 IAPB。

相关血管但合并明显狭窄无保护左主干非常重要。因为如果患者病情稳定且介入治疗后无缺血表现，前者只需要在介入治疗时处理梗死相关血管。对于无保护左主干病变的处理需要在患者脱离急性心肌梗死亚急性期后进行。对介入治疗处理梗死相关血管后仍有持续缺血表现且左主干合并明显狭窄病变的患者，在 IAPB 支持下血流动力学稳定，需考虑立即行介入或外科搭桥手术治疗。

操作要点

** *左主干血栓切除术*

若左主干内可见巨大血栓，则应立即行血栓抽吸治疗，以免出现远端血管栓塞现象。也可用 20mL Luerlock 注射器连接在导管近端进行抽吸,或者任何大口径(最好为7F)的抽吸导管都可以应用。在操作时应特别注意不要出现逆向栓塞而引起患者卒中。

溶栓后介入治疗

若无法立即行介入治疗,大部分急性心肌梗死患者选择进行溶栓治疗(TT)。介入治疗可在溶栓后3~4h后进行。若溶栓治疗失败则应立即行冠状动脉造影治疗并开通梗死相关血管[6]。介入临床表现及心电图并不能准确地评价血流再通,ACC/AHA指南推荐对溶栓后仍有胸痛或血流动力学不稳定,或已经无症状患者症状发作时间在12h内且在溶栓90min后有持续ST段抬高的患者均应行冠状动脉造影检查。需要注意的是溶栓失败的患者行补救性介入治疗后仍有较高的再闭塞风险,这是由于其可能对溶栓治疗有较高的抗药性、较大的血栓负荷或血小板聚集性血栓或其他不适合行介入治疗的因素。补救性介入治疗应用于高危病变(狭窄>75%,血流≤TIMI 2级)。

右心室心肌梗死的介入治疗

右室心肌梗死的临床症状主要是急性右心衰竭,主要包括低血压、颈静脉怒张、右侧第四心音及kussmaul征。尽管并不常见,有些患者仅表现为孤立右室心肌梗死,这可能是由于非优势型右冠状动脉近端至锐缘支或锐缘支本身闭塞。孤立的右室心肌梗死也可能继发于介入术后急性右室支闭塞。同时存在右室心肌梗死及严重的左室肥大很可能以两种形式出现血流动力学变化。首先,左室舒张功能降低可能会增加肺毛细血管楔压进而引起右心衰。其次,由于右室心肌梗死引起的左室前负荷降低可能会在左心衰表现中更加严重。另外,右室心肌功能不良可能会由右室心肌病或高血压心肌病引起进而引起右心衰[7]。

静脉桥血管的介入治疗

既往曾行搭桥手术治疗的急性心肌梗死患者通常较多累积大隐静脉桥血管而非乳内动脉闭塞,影响的供血范围较小且症状轻微。由于大隐静脉管腔较大且具有较高的血栓负荷,其发生远端栓塞及慢血流或无复流现象的风险较高[8]。所以在桥血管的支持下若有开通的可能，应首先尝试处理原血管，否则术者应选择对静脉桥血管行介入治疗。若解剖结构及犯罪病变符合条件，则应使用远端保护装置，以降低远端栓塞的风险，提高介入治疗的成功率，改善临床愈合(图 12.6)。若巨大血栓负荷存在则应联合应用血栓抽吸装置。

操作要点

** 通过病变

通常情况下，若梗死相关血管是由新鲜软血栓引起的闭塞，那么可以应用软导丝通过病变。急性闭塞分为两种。第一种为易损板块上的新鲜血栓闭塞病变，该种病变可以较容易地用软导丝通过。第二种为动脉粥样硬化斑块破裂引起的梗死相关血管闭塞，只有应用合适的导丝寻找破裂斑块对面或稳定斑块旁的真腔才能顺利通过。由于斑块常在冠状动脉血管迂曲的内侧形成，故常推测相较于心肌侧，残腔有较大可能在急性闭塞血管的心外膜侧。若导丝进入破裂的斑块或进入内膜与中膜之间，则很容易形成夹层。

在迂曲病变及需要导丝具有额外的支撑力的病变中应用小球囊放置在导丝远端或应用微导管可以使导丝头端具有更强的支撑力。后者不仅可以提供额外的支撑力，而且还可以辅助判断导丝通过病变后是否在真腔(通过微导管注射造影剂)。

** 如何避免血管迷走反射

通过来回推送未扩张的球囊，可使病变处管腔增大从而令闭塞近端淤滞的血流缓慢流向远端血管。该操作可以防止闭塞血管突然开通造成的淤滞(酸性的)血液向远端灌注的减少，其可能增加再灌注损伤及心律失常的发生，特别是梗死相关血管为大右冠的情况时。同时该操作也能防止出现突然前向血流冲刷引起的远端血栓栓塞。

** 如何确定导丝在真腔

在操作完成后，术者需要注射少量造影剂，以确定导丝在真腔(及不在边支)。若导丝位置仍不明确，则可以前送一个 OTW

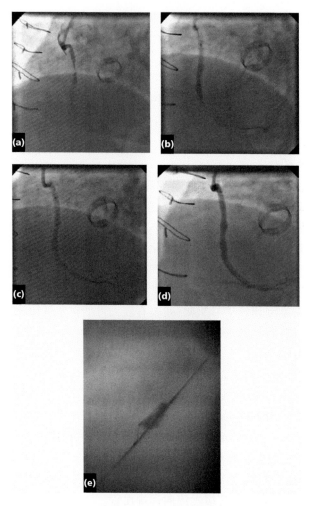

图 12.6 大隐静脉–右冠远端桥血管急性闭塞引起的下壁急性心肌梗死:
(a)桥血管血栓性闭塞,TIMI 血流 1 级。(b)在远端保护装置 Filterwire 的支
持下行球囊预扩张。(c)在 Filterwire 的保护下于犯罪病变行支架置入治疗。
(d)撤出 Filterwire 后造影结果显示良好。(e)Filterwire 拦网抓捕到的血栓
碎片。

球囊,撤出导丝后通过球囊注射少量造影剂观察。该操作也可以帮助我们评价血管大小,以便选择合适的球囊或支架。

血栓病变的介入治疗

对于轻度或中度血栓负荷的病变,传统的介入治疗即可解决。在症状持续时间较长或梗死相关血管管径较粗(如右冠或大隐静脉桥)的患者中,血栓负荷一般较大(图 12.7)。对于这种病变,需要在支架植入之前充分移除血栓,以减少梗死相关血管远端分支栓塞或微循环无复流现象。

操作要点

** 利用血栓抽吸导管行血栓清除术

若血管内血栓较小(0~1 级),则可直接行冠状动脉成形术及支架植入术。中等血栓负荷(2~3 级)需要在介入之前行血栓抽吸治疗。血栓抽吸导管应经过全部血栓病变长度,直到反复造影无血栓存在位置的证据。抽吸导管并不是完美的单轨输送装置,在前送时应时刻注意导丝头端的位置。血栓可能会堵塞住抽吸导管孔而影响抽吸效果。所以在推送数次后,需要撤出导管并在充分冲刷后再次送入冠状动脉。某些情况下抽吸导管抽吸细长状的血栓时会引起血栓的移位及远端栓塞。

*** 避免正向栓塞

梗死相关血管远端分支的栓塞多是由于造影剂注射力度过强或球囊扩张及支架放置引起的血栓移位造成的。这也是为什么当我们处理犯罪病变时需要格外小心、轻柔,以免发生血栓移位现象的原因。应用简便经济的血栓抽吸装置可以减少慢血流现象的发生,增加介入后血流恢复正常的机会。若在较大的分支远端出现栓塞的情况,则需在栓塞的分支血管内放置导丝。这样,病变斑块可以用未充气球囊小心地来回推送而修饰。若前向血流形成且可见明显病变,如果边支供血范围较为重要,则需要进行额外的介入治疗(图 12.8)。

*** 避免逆向栓塞

在介入过程中对前降支及回旋支近端行血栓抽吸治疗时,

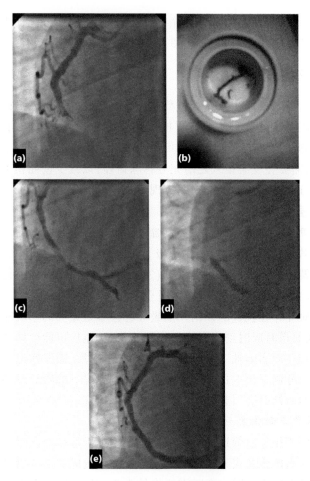

图 12.7　右优势型的冠状动脉病变的急性心肌梗死患者行血栓抽吸治疗：
(a)右冠中断血栓性闭塞。(b)在 Diver 导管首次通过后抽吸的血栓。第二次
通过时未再抽吸到明显血栓。(c)血栓抽吸后的造影表现。(d)犯罪病变支
架植入。(e)最终造影结果显示良好的 TIMI 血流 3 级，TMP 3 级及明显的
ST 段回落。

巨大的血栓病变可能会被挤至近端引起开口部分的闭塞。血
栓斑块甚至可能附着在球囊或抽吸导管上，在回撤至导管内
是可能引起非梗死相关血管的栓塞。较大的非梗死相关血管

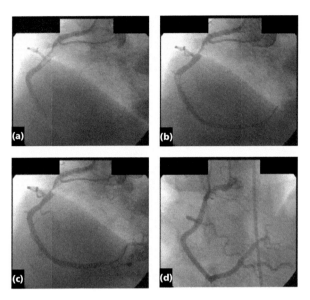

图 12.8 急性心肌梗死伴心源性休克患者右优势型右冠巨大血栓引起的远端栓塞。在导丝通过后行冠状动脉造影检查。(a)在注射造影剂后早期可见近端巨大血栓。(b,c)在注射造影剂的过程中可见部分血栓脱落至右冠中段并停留在迂曲段。(d)在对犯罪病变行直接支架置入术并对远端血栓行血栓抽吸治疗后造影结果良好。术后置入 IAPB 做临时循环支持治疗。

急性闭塞可能会引起严重的后果,如心搏骤停和心源性休克等。在注射造影剂前先打开 Y 阀回吸出血栓物质可使栓塞的发生概率降低。处理前降或回旋支开口病变时需要将导丝送入相邻的血管保护,以应对可能突然出现的需要介入治疗的问题(图 12.9)。

鉴别差异

血栓抽吸导管

并不是所有病变都能达到理想的血栓抽吸效果,特别是对有巨大血栓负荷的患者。以桡动脉为介入途径的患者由于入路导管管径的问题可能在应用血栓抽吸装置时受限。此外,急性心

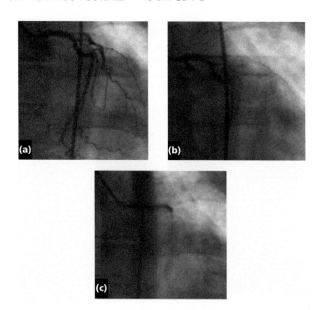

图 12.9 逆向血栓栓塞:(a)在处理前降支近端病变时,可见一球囊扩张的巨大血栓。(b)血栓病变在置入支架后被挤至近端。(c)血栓脱落至回旋支引起急性闭塞,心搏骤停。

肌梗死相关血栓病变可能相对容易抽吸,而在大隐静脉桥血管病变中的血栓负荷则较为复杂,通常体积较大,与斑块相混合,成形较好且具有高度黏滞性。Heartrail 五进六导管腔内径为 0.059 英寸,Export 导管的内径为 0.040 英寸,Pronto LP 导管内径为 0.056 英寸。根据 Poiseuille 的理论,血流在 Heartrail 导管内的流速是 Export 导管的 3.2 倍, 是 Pronto LP 导管的 1.2 倍,这也解释了为什么应用 Heartrail 导管的血栓抽吸效果更好。在处理有巨大血栓负荷的病变时,Heartrail 导管具有更大的优势,而应用简单的血栓抽吸装置(如 X-sizer 或 ThromCat 装置)或水力的血栓抽吸装置,如 AngioJet 通常效果不佳且在某些大型研究中结果呈中性。一般的血栓抽吸装置需要 7F 导管系统,而 Heartrail 系统仅需要 6F 导管系统[9]。

优势与局限性

血栓抽吸装置可能会将巨大的血栓带至左主干从而危及患者生命。在有巨大血栓负荷的左冠状动脉系统中应注意该并发症的发生。是否应该应用更大管径的导管(如 7F)以减少导管回撤时血栓脱落的危险是一个值得考虑的问题。另一个值得考虑的问题是血栓抽吸的最佳方法，制造商建议在目标血管回撤装置时不要负压吸引，但很多介入工作者常常在回撤时负压，以免发生血栓脱落的情况。而且很多其他装置，如球囊等均可能将血栓带至左主干，其与血栓抽吸装置的相对危险度仍然未知。其他血栓抽吸装置并发症包括卒中、空气栓塞、血栓远端栓塞及血管夹层穿孔[10]。

支架术后慢血流或无复流

除梗死相关血管外的冠状动脉血管内血流减缓称为慢血流(TIMI 2 级)或无复流(TIMI 0 或 1 级)现象,该现象多是由远端微循环灌注受累引起的。慢血流或无复流现象的机制是多样性的,包括血栓性斑块的远端栓塞、继发血小板激活、血管收缩因子的释放及微血管痉挛[11]。一旦遇到上述症状,应用腺苷、尼可地尔、钙通道阻滞剂或硝酸酯类药物多可缓解。

持续血栓负荷

若出现多次球囊扩张后仍反复持续血栓的患者，应检查导丝位置以确定是否在真腔。若导丝不在真腔且血栓较大,则需用 Angiojet 装置行血栓抽吸治疗。远端的小血栓病变可由 Pronto 或 Export 装置处理。

任何残留的血栓都可以被冠状动脉内注射的重组组织纤溶酶原激活剂溶解[每 5min 进行 5mg 经导管弹丸式注射至左冠状动脉(最大剂量为 50mg)通常是足够的]。如果血管中的血栓全部清除且冠状动脉末梢血流看起来良好，应在接下来的 24h 内继续静脉注射(IV)肝素(活化凝血时间或 ACT>200s)。如果残留血栓持续存在或远端冠状动脉流量无法达到最佳,应注射糖蛋白 2b3a 抑制剂（冠状动脉内弹丸注射后继续 12h 静脉注射)[12]。

急性 ST 段抬高型心肌梗死伴出血患者的介入治疗

一般情况下,通过物理方法(按压或结扎动脉)可达到止血效果,并且患者能耐受 4h 抗凝治疗而没有过多出血,则 PCI 即可执行。最有效的抗凝剂是普通肝素,因为它的半衰期短(UFH)且可以用鱼精蛋白拮抗。

一例因腿部外伤引起出血的患者

一例患者在驾驶汽车时突发急性心肌梗死, 随后他的汽车失控并与迎面行驶而来的一辆汽车相撞, 造成其腿部骨折并有大量出血。因其处于急性心肌梗死状态,在急诊室中,骨科医生对其患肢进行夹板固定而未行手术治疗。患者进行股动脉造影以确定外溢的造影剂是否是由于动脉系统损伤所致。当肢体不再出血后, 该患者在负荷普通肝素及氯吡格雷后进行了梗死相关血管的介入治疗。在对梗死相关血管(右冠)介入治疗完成后进行了腿部手术。目前,只有在颅内、下消化道和食管静脉曲张部位的出血才是介入治疗的禁忌证。

消化道出血的急性心肌梗死患者

一名患者因胸痛来急诊治疗, 在候诊室频发室颤并有 7 次休克。询问病史,患者家属提到患者在入院 3 天前曾有呕血。心电图可见 V2-V6 ST 段抬高。该患者被送至导管室并对前降支近端进行球囊扩张血管成形术。给予肝素 5000 单位及阿司匹林 81mg。应用肝素的主要原因是如果患者发生出血事件,其可以被中和。比伐卢定具有更低的出血风险,但其并没有有效的拮抗剂。未植入支架,所以未给予氯吡格雷。介入成功的标准是梗死相关血管在行球囊扩张血管成形术后 TIMI 血流达到 3 级。次日患者行胃镜检查,并在病情稳定后出院。

近期曾接受外科手术治疗的急性心肌梗死患者

一名在不足 4h 前行右肾肿瘤切除治疗的患者突发 Ⅱ、Ⅲ、aVF 导联 ST 段抬高。患者被送至导管室,在给予肝素并使 ACT 升至 250~300s 后对右冠状动脉行球囊扩张血管成形术。患者未植入支架,术后也未给予肝素。因短期应用肝素,手术部位未发生大量出血,也没有远期影响。若患者接受较为清洁且范围较小的手术,那么可行药物涂层支架植入治疗,因为目前资料显示抗血小板治疗在外科术后并没有长期后遗症[13]。

伴发脑卒中的急性心肌梗死患者

若患者发生缺血性卒中,在神经科专家的指导下可以给予短效抗凝药物(普通肝素或直接抗凝血酶)和长效口服抗血小板药物,并接受冠状动脉介入治疗及支架植入术。有两点需要注意的是:①抗凝治疗有使缺血性卒中转变为出血性卒中的风险。②介入过程中主动脉弓部位的易栓动脉斑块可能会引起再次脑栓塞。准备行介入治疗的患者需要有强烈的适应证,且患者及家属需要了解其风险和获益。若获益超过风险,则介入治疗可行。

近期曾发生过脑卒中的急性心肌梗死患者

一例患者出现左侧面部下垂,随后接受 MRI 检查提示急性右额顶叶脑梗死及右顶部硬膜下血肿。其口服双联抗血小板未中断且多次神经影像学检查提示血肿较为稳定。

在住院第 14 天,患者发生急性下壁 ST 段抬高同时伴有完全性心脏阻滞及低血压。患者立刻被带至导管室,并在输注比伐卢定后成功地接受了介入治疗[14]。

持续房颤且服用香豆定治疗的患者突发急性心肌梗死,INR>2

由于香豆定对血小板无任何作用,故患者在治疗剂量的

INR 比值的情况下仍会发生急性心肌梗死。在介入治疗过程中，患者可以按照常规给予口服负荷量及维持量的抗血小板药物（如阿司匹林及氯吡格雷）。如果患者 INR 在 2~3，则无需给予普通肝素。如果患者 INR<2 则需要给予普通肝素（与指南中治疗肺栓塞相同的剂量）。出血高危的急性心肌梗死患者可以安全地经桡动脉行冠状动脉介入治疗。

先进技术

左主干被主动脉夹层堵塞的急性心肌梗死患者

一患者因心肌梗死入急诊治疗并行冠状动脉造影检查。造影显示左主干高密度堵塞影及前降回旋支持续造影剂滞留但压力曲线正常（无心室化压力），提示左主干是由外来物阻塞引起。随后，导管回撤至左冠状动脉窦并大量推注造影剂显示出急性主动脉夹层及左主干假腔压迫。随后导管再次送至左冠状动脉口并造影显示出典型的冠状动脉压迫图像，如明显冠状动脉完全阻塞引起的左主干增宽及间断的舒张期管腔塌陷。该名患者随后被诊断为因主动脉夹层压迫左主干引起的急性心肌梗死，并接受了左主干支架植入治疗，以为随后的主动脉手术治疗做准备。支架植入后行瓣膜上造影提示 Stanford A 型主动脉夹层。管腔容积随着收缩和舒张血流不断变化形成"摇摆"的管腔。这种现象达到最大程度时在心脏收缩期会阻断冠状动脉血流，并形成持续的造影剂滞留图像而压力曲线正常[15]。

由于自发性冠状动脉夹层引起的急性心肌梗死

自发性冠状动脉夹层（SCAD）好发于年轻及孕妇患者中，对介入治疗是个很大的挑战。由于血管壁内血肿不断变化，其对管腔的压迫也会扩展。首次造影及后续选择性造影可能会使情况恶化，因为造影剂的注射会增加假腔内的压力。在介入过程中，导管可能会进入假腔并造成假腔的扩展或破裂。通过进入边支血管可以确认导丝在血管真腔[16]。

成像策略

通过应用血管内超声（IVUS）及光学相关断层显像（OCT）技

术可以帮助我们更好地进行冠状动脉介入治疗。上述技术可以解决诊断不明的问题，如假腔是否有造影剂渗漏或明确假腔的位置。IVUS 或 OCT 可以帮助我们确定导丝在真腔中的位置，并指导支架的直径、长度和最佳的释放位置。在应用上述成像技术后可能会改变治疗策略，因为支架的扩张有引起边支受累、支架内再狭窄及支架断裂的危险[17]（图 12.10）。

处理策略

如果扩张的血肿未显示出内膜片及前向血流的明显变化，则应尽量避免行支架植入治疗，因为在造影显示堵塞的地方植入支架仅仅会使血肿内的血液移向支架近端或远端血管壁内。这样可能会需要植入更长的支架，以确保完全覆盖假腔并恢复真腔的容积及 TIMI 3 级血流。另一种方案是只在夹层近端植入支架，或者在可能的应用 OCT 或 IVUS 确定的血肿开口处植入支架。目的是封住开口处并使剩余的假腔自行吸收闭合从而缩短所需支架的长度。然而目前并没有数据可以支持以上两种支架策略。

再血管化治疗有难度。在介入治疗过程中，导丝往往很难到达真腔，特别是夹层累及左主干开口或右冠时。介入治疗可能更适合那些相对局限的夹层病变，而对于较长或累及多个血管的夹层病变，应考虑搭桥治疗。搭桥治疗也非常具

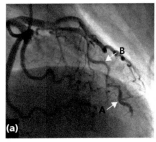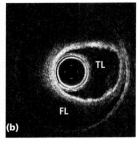

图 12.10 （a）冠状动脉造影提示在前降支中断自发夹层（箭头 A）；其近端估计在血管直径下降的位置（箭头 B）。（b）OCT 证实了夹层的存在。假腔（FL）内的巨大壁内血肿压迫真腔（TL）。（Reproduced from Hoye[18] with permission from Journal Invasive Cardiology.）

有挑战性,这是由于患者情况常常十分不稳定且血管真腔并不十分容易确定,且外科手术治疗对血管远端的夹层并没有很好的效果[18]。

心搏骤停复苏后的急性心肌梗死患者初次介入治疗

在心搏骤停的患者成功复苏后,12 导联心电图可能会提示急性心肌梗死。该类患者占所有心肌梗死患者的 5%~10%。根据现有资料显示,急诊冠状动脉造影及介入治疗是安全、有效、可行的,住院期间生存率达 77%。值得注意的是,影响这些患者生存率的主要决定因素是复苏后的脑损伤程度。在循环复苏后完全恢复意识的患者,其出院后生存率与未发生心搏骤停的患者相似。相反,那些在导管室中仍然昏迷的患者的生存率刚刚超过50%,比神经功能恢复良好的患者低 30%[19]。

巨大冠状动脉假性动脉瘤的急性心肌梗死患者

一例曾患有川崎病的患者被诊断为急性心肌梗死,造影显示右冠假性动脉瘤内血栓阻塞。血栓由血栓抽吸装置清除,但患者仍有很大的血栓负荷。最终决定应用具有侧孔连接至手动泵的可注射溶栓药物的特制导管进行冠状动脉内溶栓治疗。在经导管注射了 800 000 单位的组织纤溶酶原激活物后血栓消失。随后进行单纯球囊扩张并使血流恢复至 TIMI 3 级。为避免支架扩张不良及急性血栓性闭塞,未行支架植入治疗。患者在介入治疗后情况稳定,在恢复过程中未再发生事件。该病例证明,在巨大冠状动脉假性动脉瘤内由血栓引起的急性心肌梗死患者应用溶栓剂注射专用导管治疗是可行的[20]。

突发两支主要血管近端同时闭塞的急性心肌梗死患者

在急性心肌梗死患者中,两支主要血管近端同时闭塞非常少见。急性心肌梗死患者若有多支血管闭塞通常是其中一只为急性闭塞,其他的为慢性闭塞。

有无侧支循环形成通常会影响其症状及临床预后。既往无心绞痛的患者无论是否有效灌注治疗均可能死于泵衰竭,这主要是由于缺少左冠状动脉系统至右冠的侧支循环。相反,既往曾患有严重冠心病导致的稳定性心绞痛且具有至右冠的侧支循环通常预后较好。这些患者左室射血分数正常的概率高于那些没有侧支循环的患者[21]。

重建后左主干介入治疗

在一项病例报告中，一名已知患有马方综合征及曾有主动脉手术史的患者出现胸痛及胸前导联 ST 段抬高现象。既往患者曾因主动脉假性动脉瘤行 Bentall 手术，其中包括升主动脉完全以复合 Dacron 管替换及置入主动脉瓣假体。冠状动脉随后被重新吻合在抑制的人工升主动脉上。由于人工升主动脉再次发生瘤样变，患者再次行升主动脉置换术，替换为 28mm 人工管移植，修复了 Valsalva 窦的前侧及左后外侧，利用经典 Bentall 技术重新移植右冠，以 10mm Dacron 移植物替换左主干开口，包括通过以边对边吻合的方式插入 8~10mm 直径的 Dacron 管移植物 (Cabrol) 达到原冠状动脉开口与主动脉管移植物 (Bentall) 的吻合。在急性心肌梗死行介入治疗的过程中，在主动脉根部造影显示右冠位置升高，Cabrol 移植物位置向上外侧升高。应用标准的 JR-4 造影导管进入右冠造影，未见明显异常。对 Cabrol 移植物的造影提示左主干开口，Cabrol 移植物吻合口处 90% 严重狭窄。应用 JR-4 导管进入 Cabrol 移植物。0.014 英寸、300cm 长的支撑导丝可通过病变到达前降支远端后成功地在左主干置入支架[22]。

造影剂外渗？由导丝穿孔引起还是潜在心脏破裂？

在急诊介入治疗处理梗死相关血管（右冠）10min 后，患者出现严重胸痛且血压降至 70/40mmHg。查体未发现明显异常，无心脏杂音。心电图显示 II、III、aVF 导联 ST 段再次抬高。患者再次被带至导管室。再次造影显示后降支分支血管造影剂渗漏。根据造影结果及患者突发的血流动力学改变，考虑诊断为导丝所致冠状动脉穿孔及心包压塞。超声心动图既未见心包积液也未见异常多普勒信号。然而右心导管检查提示心房与心室压力平衡在 18~20mmHg。送一 1.5mm 球囊至后降支并以 1amt 压力压迫 15min，以期闭合可能出现的穿孔。在球囊充气后造影仍可见持续造影剂渗漏，且渗漏较之前有扩大趋势。球囊充气压迫 30min 后仍无明显改善。血压降至 50/30mmHg，且患者因低氧血症行气管插管治疗。再次复查超声心动图,仍未显示心包积液但可见后室间隔血液分流。血气分析提示右房(41.2%)至右室(74.8%;分流分数>2.8)血氧饱和度升高,随后诊断为室间隔破裂。

随后的发现是鉴别室间隔破裂与冠状动脉穿孔的关键。首先,造影剂在注射后快速排空。若是导丝所致的冠状动脉穿孔,则造影剂通常会在穿孔部位滞留。破裂的室间隔将后降支撕破并使造影剂直接进入心室腔。其次,渗漏的造影剂发生在多支小血管中,且渗漏的血管在不断增加。若是导丝引起的穿孔则不太可能[23]。

急性心肌梗死引起的室间隔缺损闭合

梗死后的室间隔对进一步的坏死十分敏感,在早期可能会形成室间隔缺损,不利于封堵装置的锚定,导致残余分流、持续性心衰及心源性休克。相反,另一些看法提倡行早期封堵治疗,认为修复与穿孔时间相距过长会影响预后。一些左室辅助装置,如 Tandem Heart 可以被用来作为延迟修复的桥接治疗,直到梗死心肌愈合或形成纤维瘢痕。除了治疗时机,若患者出现频发或进展性心源性休克则需积极治疗。经导管关闭心肌梗死后,室间隔治疗中无论是由于医源性或是自发性出现心室破裂及心包压塞,均为致命并发症。在穿刺心包抽液及病情稳定后,术者需要面临修复第二个缺损的情况,外科手术风险较高。尽管未出现医源性穿孔, 第二个缺损可能在数月后以心室壁瘤的形式出现,其可能由刺激性心肌梗死所引起。该缺损由 Amplatzer 封堵装置封堵。实际上经导管封堵游离壁破损及室壁瘤的经验仍然有限。

Eshtehardi 等最近报道了一例因尝试封堵心肌梗死后室间隔缺损而引起的医源性左心室游离壁破裂的封堵治疗。在放置过程中,封堵器械造成后侧壁穿孔并放置在心包腔。在急诊心包穿刺后利用同样的装置成功放置并封堵破孔, 应用第二个装置行室间隔缺损封堵术。其他能够成功封堵室间隔缺损或室壁瘤的方法包括应用 EV3 AXIUM 可拆卸线圈(ev3 Endovascular)、

Amplatzer 肌部室间隔缺损封堵器、Amplatzer 房间隔缺损封堵器、直接注射纤维凝胶（Beriplast）至心包腔内及应用 Angio-Seal 股动脉缝合器关闭右室穿孔[24]。

参考文献

1. Gibson CM. Has my patient achieved adequate myocardial reperfusion? *Circulation* 2003;**108**:504–7.
2. Lee K, Woodlief LH, Topol E, et al. for the GUSTO-I investigator Predictor of 30-day mortality in the era of reperfusion for AMI. *Circulation* 1995;**91**:1659–68.
3. American College of Cardiology/American Heart Association. ACC/AHA guidelines for the management of patients with ST-elevation myocardial infarction – Executive summary: A report of the American College of Cardiology/American Heart Association task force on practice guidelines. *Circulation* 2004;**110**:588–636.
4. Sakurai H, Saburi Y, Matsubara K, et al. A pitfall in the diagnosis of LMC obstruction due to aortic dissection. *J Invasive Cardiol* 1998;**10**: 545–6.
5. Gibson CM, Cannon CP, Daley WL, et al. TIMI frame count: a quantitative method of assessing coronary artery flow. *Circulation* 1996;**93**: 879–88.
6. Gershlick AH, Stephens-Lloyd A, Hughes S, et al., for the REACT trial investigators. Rescue angioplasty after failed thrombolytic therapy for acute myocardial infarction. *N Engl J Med* 2006;**353**:2758–68.
7. Moreno R, Alcocer A, Hernandez-AAntolin R, et al. Isolated right ventricular infarction: PCI in 3 different types of clinical presentation. *J Invasive Cardiol* 2004;**16**:393–6.
8. Brodie BR, VerSteeg DS, Brodie MM, et al. Poor long-term patient and graft survival after primary percutaneous coronary intervion for acute myocardial infarction due to sphenous vein graft occlusion. *Catheter Cardiovasc Interv* 2005;**65**:504–9.
9. Hadi HM, Fraser DG, Mamas MA. Novel use of the Heartrail catheter as a thrombectomy device *J Invasive Cardiol* 2011;**23**:35–40.
10. Alazzoni A, Velianou J, Jolly SS. Left main thrombus as a complication of thrombectomy during primary percutaneous coronary intervention. *J Invasive Cardiol* 2011;**23**:E9–11.
11. Noc M, Matetzsky S, Domingo M, et al. Frequency of incomplete reperfusion in patients with acute myocardial infarction undergoing primary angioplasty. *Am J Cardiol* 2002;**90**:316–18.
12. Paolillo V, Gastaldo D. Intracoronary coagulative nightmare during recanalization of a recent total occlusion of the left anterior descending artery. *J Invasive Cardiol* 2004;**16**:727–75.
13. Berger PB, Bellot V, Bell MR, et al. An immediate invasive strategy for the treatment of acute myocardial infarction early after noncardiac surgery. *Am J Cardiol* 2001;**87**:1100–2.
14. Giugliano G, Sivalingam SK. Bivalirudin use during PCI for stent thrombosis in a patient with subacute intracranial hemorrhage. *J Invasive Cardiol* 2009;**21**:136–8.
15. Cardozo C, Rihani R, Mazen M. Acute myocardial infarction due to

left main compression aortic dissection treated by direct stenting. *J Invasive Cardiol* 2004;**16**:89–91.

16. Arnold JR, West NE, Van Gaal WJ, et al. The role of intravascular ultrasound in the management of spontaneous coronary artery dissection. *Cardiovasc Ultrasound* 2008;**6**:24.

17. Adlam D, Cuculi F, Lim C, et al. Management of spontaneous coronary artery dissection in the primary percutaneous coronary intervion era. *J Invasive Cardiol* 2010;**22**:549–53.

18. Hoye A. Spontaneous coronary artery dissection: Time for a concerted effort to better understand this rare condition. *J Invasive Cardiol* 2010;**22**:229–30.

19. Gorjup V, Radsel P, Kocjancic Tadel S, Erzen D, Noc M. Acute ST elevation myocardial infarction after successful cardiopulmonary resuscitation. *Rescuscitation* 2007;**72**:379–85.

20. Inaba S, Higaki T, Nagashima M, et al. Successful revascularization by pulse infusion thrombolysis in a patient with Kawasaki disease combined with acute myocardial infarction. *J Am Coll Cardiol Intv* 2010;**3**:1091–2.

21. Maagh P, Wickenbrock I, Schrage M, Trappe HJ, Meissner A. Acute simultaneous proximal occlusion of two major coronary arteries in acute myocardial infarction: Successful treatment with percutaneous coronary intervion. *J Interven Cardiol* 2008;**21**:483–92.

22. Hussain F, Ducas J, Gosai T. Emergent percutaneous intervions with DES of a cabrol graft to left main anastomosis in patient with Marfan syndrome. *J Invasive Cardiol* 2006;**18**:250–2.

23. Huie Lin, Balzer D, Lasala J. Transcatheter closures of a postinfarction ventricular septal defect and late ventricular pseudoaneurysm. *J Invasive Cardiol* 2010;**22**:E132–7.

24. Kawamura A, Asakura Y, Shin H, et al. Ventricular septal rupture masquerading as coronary perforation during intervion for acute myocardial infarction. *Catheter Cardiovasc Interv* 2004;**62**:466–70.

第 13 章

冠状动脉搭桥术后患者的介入治疗

Thach N. Nguyen, Nguyen Quang Tuan, Muhammad Munawar

难点

冠状动脉搭桥术(CABG)后再次出现心肌缺血的患者往往病变分布多样化(包括大隐静脉桥血管、自身动脉、乳内动脉桥血管、桡动脉桥血管、胃网膜动脉桥血管或锁骨下动脉近端)。冠状动脉介入治疗的预后和病变血管的种类(原位动脉、动脉或静脉桥血管)、病变血管的位置(近段、中段、远段或吻合口部位)以及桥血管的年龄相关[1]。

SVG PCI 中遇到的临床和技术问题见表 13.1。

表 13.1 隐静脉桥血管介入治疗过程中遇到的临床和技术问题

问题	处理措施	不良预后
弥漫病变	长支架	再狭窄率高
血栓	血栓抽吸	远端栓塞
静脉桥血管退化	远端保护	远端栓塞
再狭窄	非适应证使用 药物支架	再狭窄率高
逆向栓塞	–	脑血管意外,隐静脉桥血管口部病 变致远端器官栓塞

超早期术后缺血(<1 个月)

搭桥术后数小时或数天内发生缺血的最常见原因是急性静脉桥血管血栓形成(60%)。其他原因包括不完全外科血运重建(10%)、桥血管扭曲、缝合部位远端的局限性狭窄、病变血管近端及远端的局限狭窄、痉挛或损失、桥血管缝合导致的动静脉瘘或搭错血管等。

早期术后缺血(1 个月—1 年)

搭桥术后 1 个月—1 年复发心绞痛的最常见原因是靶血管病变周围的狭窄、桥血管阻塞及纤维内膜过度增生导致轻度静脉桥血管狭窄。搭桥术后 3 个月左右再次心绞痛高度提示桥血管远端病变,绝大多数情况无需冠状动脉造影评估,必要时可行介入治疗。

晚期术后缺血(>3 年)

在这一阶段,缺血的最常见原因是静脉桥血管新的动脉粥样硬化斑块的形成。此外,这些斑块缺少纤维胶原组织及钙化,是软的、易碎、体积大的斑块,往往伴随血栓。

介入治疗的安全性

对于搭桥术后出现症状,特别是合并其他疾患(包括严重的肺部疾患、肾功能不全、高龄和恶性肿瘤)无法行二次搭桥的患者,冠状动脉介入治疗由于微创,成为再次血运重建的一种有效手段。再次手术可能破坏动脉桥血管的患者可考虑行 PCI 治疗。缺血发作相对不频繁,缺血面积较小,没有静脉桥或动脉桥可以使用的患者可考虑 PCI 治疗。前降支病变情况及前降支桥血管的通畅情况影响手术策略的选择。再次搭桥治疗非-前降支相关缺血无法提供很好的长期预后并改善生存率。乳内动脉-前降支桥血管通畅能够提供很好的安全性,有助于介入治疗右冠状动脉及回旋支。因此,选择 PCI 治疗时,需要和再次冠状动脉搭桥治疗及药物保守治疗进行比较,认真评估手术的成功率、并发症,以及长期的安全性及有效性。

外科再次血运重建治疗的要点

静脉桥-前降支的桥血管出现严重病变时,推荐再次搭桥治疗。

多支血管受累,桥血管少,严重静脉桥血管病变,心室结构受损的患者往往推荐再次搭桥治疗(框 13.1)[1]。过去 PCI 治疗弥漫动脉硬化病变或富含血栓的病变并不推荐,伴随着远端保护装置的使用,PCI 治疗这些病变取得了很好的效果。

框 13.1　影响搭桥术后患者再次血运重建治疗策略的解剖因素

倾向于 PCI 治疗

- 动脉桥血管通畅(特别是 LAD 动脉桥血管通畅)或两个以上的桥血管通畅
- 1~3 个病变
- 桥血管缺乏
- 左室基本正常
- 外科入径困难
- 后侧的靶血管
- 由于放疗、感染或心包炎导致的纵隔瘢痕
- 胸骨切开后使用闭合器未愈合
- 未来需要心脏手术治疗
- 原位假瓣膜
- 轻-中度的主动脉瓣和二尖瓣疾病

倾向于冠状动脉搭桥术

- 前降支静脉桥血管受累
- 射血分数:25%~35%
- >3 支病变
- 多个静脉桥血管病变
- 可用的动脉桥血管

自体冠状动脉介入治疗

搭桥术后 1 年,桥血管开始出现新的动脉粥样硬化或自体冠状动脉出现动脉粥样硬化进展。由于再狭窄率低,所以应尽量干预自体冠状动脉病变,可尝试干预左主干病变、慢性阻塞病变,或者通过动脉桥或静脉桥干预处理远端自体血管病变。

大隐静脉桥血管介入治疗

搭桥术后 1~3 年, 静脉桥血管开始出现动脉粥样硬化斑块,3 年后,桥血管的斑块进展迅速。在早期,扩张远端吻合部位并发症较少,长期通畅率良好(80%~90%)。扩张静脉桥血管近段及中段病变,成功率可达 90%,且不良事件,包括死亡率(1%)、Q 波心肌梗死和再次搭桥术(2%)的发生率很低,非 Q 波心肌梗死发生率为 13%。搭桥时间及病变部位是影响再狭窄率的重要因素。

策略
复杂静脉桥血管的介入治疗

拟干预处理静脉桥血管病变时,术者需要考虑动脉硬化斑块栓塞的问题。桥血管病变及伴随的血栓病变往往易碎,容易脱落及栓塞。通过远端保护装置能够降低远端栓塞的风险, 如果出现严重的动脉硬化斑块,同其他治疗方法相比,PCI 治疗较为合适[1]。此外,选择桥血管介入治疗, 存在相对较高的冠状动脉事件发生率和再狭窄率,需要仔细评估。

主动脉口部病变的介入治疗

PCI 治疗静脉桥血管主动脉口部病变技术上没有区别。然而,由于主动脉口部病变纤维化严重,更容易痉挛,因此在对口部病变进行介入治疗时, 需要保障支架完全覆盖病变并贴壁良好。介入治疗过程中需关注前向及逆向栓塞。

退化的静脉桥血管的介入治疗

静脉桥血管的病变往往合并血栓,因此被认为风险较高。并发症包括远端栓塞、无复流、急性闭塞及穿孔。可以采取各种预防措施,包括血栓抽吸和远端保护装置等。远端栓塞可引起非 Q 波心肌梗死,增加长期死亡率(框 13.2)。关于静脉桥血管穿孔,通常表现为局部穿孔而不是心脏压塞。但如果心包外的桥血管受损和心包切开术后严重纤维化,仍可导致心脏压塞的发生。

框 13.2 远端保护装置的优点和缺陷

球囊堵塞装置

优点

操作方便

能够抽吸大的和微小的颗粒

可准确收集碎屑

间断阻塞有很好的耐受性

缺陷

无前向血流

球囊导致的损伤

不像 PTCA 导丝那样具有很好的操控性

操作过程中很难成像

PCI 操作期间球囊能够移动

远端血栓滤过装置

优点

保留前向血流

手术过程中能够全程使用造影剂成像

缺陷

不能去除所有的碎屑

很难评估去除碎屑的效果

滤器容易凝血

滤器放置前推送导管可引起栓塞

不能间断除去血栓以缓解血栓超负荷

静脉桥血管的介入治疗

总之,在寻找桥血管位置时,左侧的桥血管搭桥的位置越靠后,桥血管在主动脉的位置越高。在主动脉位置最高的桥血管往往是搭到回旋支的远端,在主动脉位置最低的桥血管往往是搭到前降支。大多数左侧的桥血管从主动脉发出后向头的方向走行。右冠状动脉的桥血管往往在足侧,在主动脉右侧的位置发出[1]。

策略

如果在静脉桥血管易碎的粥样硬化病变中置入一个直径小的支架,当使用大的球囊尝试通过小支架时可增加支架内血栓的风险。置入直径特别大的支架时由于斑块过分挤压,导致斑块脱落可造成远端栓塞。同样应避免过度的球囊扩张。选择支架的长度应该长于评估的病变的长度,其原因是支架释放的压力可导致斑块中松软的部分被挤到远方,重新分布导致病变长度增加。当计划置入多个支架时,应先放置远端的支架,然后再放置近端的支架。然而,如果近端病变非常严重,通过该病变可能导致远端栓塞,近端严重病变影响远端造影剂充盈,无法形成很好的影像效果,从而影响支架定位和置入时,可先干预近端病变。策略选择的风险及利弊(近端和远端支架优先放置的选择)应仔细评估。

操作要点

** 左侧桥血管导管的操作

桥血管开口靠前(至前降支和对角支的桥血管),Judkins R 或左桥血管导管或 hockey-stick 导管是合理的选择。桥血管开口于主动脉靠近内侧(至回旋支的桥血管),AL 或 hockey-stick 导管能够提供最好的支撑力。推送导管进入升主动脉,送入窦底,在 LAO 位,顺时针旋转轻微后退使导管头端指向桥血管口部。当导管头端靠近桥血管口部时,前送导管获得理想的支撑力。

** 右侧桥血管导管的操作

桥血管开口靠近主动脉的外侧(通常至右冠状动脉的桥血管),JR 导管是最佳选择,能够提供很好的同轴性。推送导管进入升主动脉,往往在左前斜位,顺时针旋转使导管头端指向右侧,然后缓慢地逆时针旋转进入桥血管口部,导管头端指向下。右侧的桥血管向足侧走行,右 Amplatz 导管头端指向下可通过操作进入桥血管口部。如果主动脉是相对宽的,后位的右冠桥血管使用多功能管或 JR 导管很难到位,往往使用 AL 导管能够成功到位。

* 静脉桥血管球囊成形术

为了达到相对理想的扩张效果或当处理再狭窄病变时,球囊直径和静脉桥血管直径的比例通常是 1:1 或稍微大一点。当病变很长、很弥漫或合并血栓时,通常要选用长球囊(30~40mm)。对于纤维化、退化很严重的静脉桥血管往往要求更高的压力扩张(>12atm)。

** 静脉移植支架

静脉移植的支架置入可解决大隐静脉移植的高度弹性回缩。大多数主动脉开口静脉移植物病变可被支架置入治疗。旋转或定向 (冠状动脉) 斑块旋切术后常规置入药物洗脱支架(DES)可治疗非扩张性主动脉开口或远端吻合口病变。

注意事项

PCI 操作过程中支架到位困难及不匹配的风险

介入治疗过程中遇到的问题包括:近端扭曲明显,植入支架的病变在远端;病变近端和远端血管直径落差大;静脉桥血管远端和自身血管的直径不匹配;静脉桥血管和自身血管吻合部位的角度。尽管支架到位后成功植入,支架的近端部分要扩张的直径更大,往往支架形成漏斗状,容易向远端移位。选择球囊的直径应该参照支架置入部位远端的自身血管的直径[1]。

动脉桥血管的介入治疗

乳内动脉或桡动脉桥血管行球囊扩张和支架置入是可行的。乳内动脉桥血管行介入治疗，亲水导丝有助于通过迂曲病变。操作过程中必须谨慎,确保通过短的导管(80cm)将加长的球囊导管(145cm)送到病变远端,或者短的指引导管配合使用小一号的短鞘。

技术:LIMA 桥血管操作

在大多数情况下,JR 导管由于头端的弯曲很小, 能够很容易地进入锁骨下动脉。然后通过使用 0.038 英寸的导丝交换为 LIMA 导管。LIMA 导管的操作通常选用正位,患者的手臂放在一侧。使用或不使用导丝指引,将导管送入锁骨下动脉,沿着主动脉弓超过送到发出部位的远端。然后导管轻微回撤,逆时针旋转调整导管头端,使导丝或导管头端进入锁骨下动脉的发出处。带有弯的亲水导丝容易通过迂曲的锁骨下动脉。导管沿着导丝前送至乳内动脉发出处的远端, 通常位于甲状腺颈干的下面及椎动脉远端。少量造影剂显影,轻微地回撤导管,确定乳内动脉的口部。轻微地逆时针旋转,使导管头端指向前,调整导管进入血管。如果开口显示不清,可选择左前斜 60°或右前斜 45°体位,能够拉长主动脉弓,更好地显示乳内动脉的开口,从而更好地调整导管的头端。如果导管进入左颈动脉,轻轻回撤,能够进入锁骨下动脉。

股动脉或桡动脉途径

如果左乳内动脉或右乳内动脉起始部和近端是垂直向下或向内的,桡动脉途径能够完成。如果乳内动脉起始部走行向外,通常需要选择股动脉途径。

操作要点

导丝配合下乳内动脉导管操作

如果乳内动脉很难到位, 可以选用滑的亲水导丝或操控性好的软导丝超选进入乳内动脉。然后以导丝为轨道调整指引导管。进行右乳内动脉桥血管检查时,导管头端在右乳内动脉开口附近时,经常需要导丝配合。乳内动脉容易痉挛和夹层,操作过程中一定要轻柔。通常冠状动脉内给予硝酸甘油或维拉帕米。如果锁骨下动脉非常迂曲,可选用同侧的桡动脉路径完成导管操作。

*** 使用猪尾导管调整进入右乳内动脉

当使用乳内动脉导管通过股动脉或上肢动脉路径无法进入迂曲的右锁骨下动脉时,可考虑使用 5F 的猪尾导管进行尝试。使用长的0.014英寸的冠状动脉导丝在前方指引,5F 的猪尾导管被放置至右乳内动脉口部的远端。导管推送越远,猪尾导管头端的弯曲越直。在左前斜50°,猪尾导管的头端能够被调整插入右乳内动脉口部。前送导丝通过病变进入血管的远端。然后交换为乳内动脉导管进行 PCI 治疗。在 5F 猪尾导管中使用冠状动脉导丝的技术能够根据特殊的解剖结构使导管头端很好地塑形[2]。

*** 左乳内动脉导管操作

通过对猪尾导管的改进形成 VB-1 导管。该导管近端的形状类似于猪尾导管近端 2/3 的弧度。在使用 VB-1 导管时需要采取合理的技术。该导管可用于右冠显影,前送 175cm,用 0.035 英寸的导丝至左乳内动脉发出后的远端,沿导丝送 VB-1 导管至左乳内动脉发出后的远端,撤出导丝,冒烟确定导管位置。VB-1 导管尖端的弧度使导管头端能够直接指向下,缓慢地回撤导管至左乳内动脉发出处, 导管头端能够被动地进入左乳内动脉。该导管灵活的设计以及导管头端的特性,能够和左乳内动脉近端保持很好的同轴性。如左乳内动脉在锁骨下动脉的前壁发出时,在回撤导管时,轻微逆时针旋转,使头端向前指向左乳内动脉的口部,然后实现很好的同轴性[3]。

难点

乳内动脉桥血管介入治疗

乳内动脉桥血管尝试介入治疗面临四个主要的技术难题。第一,乳内动脉桥血管导管很难到位。第二,乳内动脉桥血管很长,介入设备的长度无法到达病变部位。第三,乳内动脉桥血管经常极度扭曲,导丝很难通过。第四,操作过程中易出现前向血流停止[4]。

第一个挑战:乳内动脉导管到位问题,可尝试使用各种导管,如 LIMA 管或 JR-4 导管,某些情况下可尝试使用导丝作为轨道,推送导管到达乳内动脉口部。此外,可通过诊断性导管进入乳内动脉口部,使用交换导丝进入乳内动脉,然后交换为指引导管。如果所有上述方法均尝试失败,可采取同侧的桡动脉或肱动脉途径,保障乳内动脉桥血管导管到位[4]。

第二个挑战:对于乳内动脉桥血管很长的患者,可通过使用更短的指引导管、缩短指引导管或使用杆长的球囊和支架到达靶病变部位[4]。

第三个挑战:乳内动脉导丝通过困难,可使用超滑导丝、聚合物护套导丝,或过渡段短的导丝、通过性好的微导管,如 Transit、Prowler、Progreat、Finecross 微导管和 OTW 球囊,或者偏头导管,如 Venture 导管,该导管有一个硬杆,会引起假性病变形成[4]。第四个挑战(导丝操作后前向血流停止)处理起来比较困难。前向血流停止通常是由导丝牵拉血管和假性病变形成所致,但也可能是血管夹层所致。撤出导丝送入柔软的微导管可减少对乳内动脉的刺激和牵拉,从而恢复前向血流。如果没有造影标识(如夹子),缺乏好的影像视频,微导管造影能够为支架输送及球囊扩张提供帮助[4]。

操作要点

** 使用双指引导管技术

需要建立第二个动脉入路用于送第二个指引导管到达自身靶病变血管或为病变血管提供血运的桥血管。第二个导管可用于球囊及支架的输送,或用于病变显影。双指引导管技术存在某些缺陷。该项技术的应用要求靶病变自身血管的血供由内乳动脉桥血管和其他另一支血管供应。假设靶病变血管仅有内乳动脉桥血管供血,如果内乳动脉闭塞,同时伴有心绞痛发作、心电图改变或血流动力学不稳定时,导丝需撤掉。在这种情况下,可选择的解决方案是对自身冠状动脉血管完全闭塞病变尝试正向开通的 PCI 治疗,使用乳内动脉造影帮助指引前向导丝的操作,调整并纠正前向导丝的位置,进入真腔[5]。

*** **如何解决在迂曲的左乳内动脉假性病变的问题**

对左乳内动脉桥血管的病变进行介入治疗时,导丝可导致假性病变。当左乳内动脉没有血流时,造影评估介入效果很困难。

通过使用软杆的输送导管交换导引导丝。一旦输送导管到位,导引导丝可以除去,左乳内动脉恢复正常的迂曲形态,可解决血管折叠问题。通过输送导管可注射造影剂显影(输送导管在左乳内动脉到位,可用于输送导丝的通路),显示整个左乳内动脉,可造影评估干预病变的位置[4]。

重点总结

乳内动脉桥血管介入治疗

1.如果双上肢的血压差在 20mmHg 以上,拟行冠状动脉搭桥的患者需评估锁骨下动脉或乳内动脉。

2.搭桥术后的患者并发心绞痛时,需评估锁骨下动脉。

3.评估左乳内动脉时,可使用 90°侧位体位,该体位是显示远端吻合部位的最佳体位。

4.干预左乳内动脉时,需警惕痉挛和假性狭窄的问题。

5.关注左乳内动脉导管深插问题。密切注意压力,如果无法确定导管位置,不要向左乳内动脉注射造影剂。过度深插可引起夹层。

远端栓塞的治疗及预防

远端保护装置

球囊堵塞装置在隐静脉桥血管介入治疗的过程中, 远端冠脉血流完全受阻,远端滤器保护装置由于能保证前向血流,因此具有很多应用优势。然而,远端滤器保护装置有自身的缺陷。首先,很小的颗粒能够通过滤器。此外,远端滤器无法完全堵塞远端的冠状动脉血管,导致很多残渣进入远端冠状动脉血管。由于滤器直径较大,滤器通过病变困难,甚至不能通过病变。使用球囊预扩张可导致远端栓塞。远端滤器的植入需选择合适的直径,不能太大也不能太小。非常远端的病变,远端滤器无法植入。最后,支架置入后,远端滤器存在退出困难,可能导致明显的夹层,严重时滤器无法退出需行急诊冠状动脉搭桥术[6]。

近端保护装置

近端阻塞装置可用于预防无复流现象。使用这套装置,在支架置入前,在病变靶血管近端充盈该球囊,导致血流完全停止,能够保证介入治疗后完全抽吸出各种碎屑和血管活性物质[6]。

优势与局限性

使用近端保护装置的一个很重要的优势就是无需通过病变。此外,对于病变远端很差,滤器不容易通过的病变,使用近端保护装置能够轻松解决。近端保护装置主要的缺陷就是需要完全阻断血流,这会导致缺血和无法耐受。该装置的操作技术比较复杂,而且很昂贵,需要 8F 以上的鞘管。最后,口部或接近口部的病变无法使用该装置治疗[6]。

鉴别差异

远端保护装置的选择

Spider RX 允许术者选择任意 0.014 英寸的导丝,Interceptor PLUS 远端血栓保护装置需要复杂的回撤系统。在隐静脉桥血管病变介入治疗的过程中,球囊或支架输送困难,锚定后能够提供很好的支撑力。Proxis 装置更有优势,但该装置无法输送切割球囊、旋磨装置及血栓抽吸装置等。然而,Proxis 装置是仅有的能够通过病变进行远端保护的设备,通过配合使用 GuardWire,能够确定血栓保护,通过间断造影,对球囊及支架的输送提供很好的指引[7]。

简易设备

导管可作为抽吸导管使用

如果导管足够大,在支架置入、球囊预扩张或球囊后扩张时,可使用 60mL 的注射器进行回抽。回抽可以除去血栓物质。操作过程中最重要的是将导管放置在桥血管发出处。当缺乏血栓保护装置时可考虑使用。该技术的缺陷是在植入支架时无法保护隐静脉的口部病变,因为导管需要离开隐静脉的口部,通过未密封好的导管回抽会增加系统栓塞的风险(包括脑卒中)[8]。

操作要点

** 使用远端滤网装置无血流

对隐静脉桥血管行介入治疗,远端滤网可充满血栓和动脉粥样硬化物质,远端血流可以消失。当隐静脉桥血管病变预扩张后,重复造影可显示造影剂停留在滤网附近,远端无血流。上述现象往往被认为是远端栓塞。因此应间断抽吸,以减轻滤网的负荷。抽出导管的注射器应充满盐水,通过注射盐水来搅动滤网中的各种物质,然后真空抽吸。

** 简易远端保护装置

如果导管室没有复杂的远端保护装置,可考虑使用 OTW 球囊送至病变远端。扩张 OTW 球囊能够阻止血流通过,完成介入治疗。要确定患者能够承受心肌缺血。当介入完成后,可前送带有多个侧孔的导管至病变远端,抽吸远端管腔中的各种碎屑[9]。这一策略不能用于支架植入术,因为支架植入术前必须撤出 OTW 囊,否则可导致 OTW 囊无法撤出。当远端球囊放置到位和扩张后,可注射造影剂标识球囊位置,近端造影剂往往停留在病变附近。当完成介入治疗,当造影剂无法向远端移动,不向远端渗漏,往往提示球囊没有移动,起到了很好的远端保护效果。

关键点

远端保护装置的技术问题

　　有两个关键的技术问题。第一就是保护装置的尺寸往往要求预扩张靶病变才能通过,在置入远端保护装置前预扩张本身能够引起远端栓塞。在复杂病变中,往往需要双导丝技术和小球囊预扩张。第二,对于非常接近大的分叉部位的病变血管,没有好的解决办法。远端保护装置只能放入一个血管。在这种情况下,未保护的分支血管将导致栓塞加重。在分支置入一个球囊完全阻塞分支血管,可避免这种情况发生,血流将主要流向滤网的方向[10]。

病例分析

分叉部位的远端保护装置

　　冠状动脉造影显示双支病变, 回旋支近端 70%~90%的狭窄,右冠富含血栓病变,累及右冠远端后三叉部位,包括右侧后降支(PDA)及左室后支(PLB)。选择 8F JR-4 导管到位后,选用中性导丝通过病变到达右冠 PDA 远端, 将 1.5mm X-Sizer 血栓抽吸导管放置到病变近端,反复抽吸后仅能轻微获益,因为有证据显示血栓抽吸无法显著改善造影显示的病变狭窄。因此,送EPI 远端滤网保护装置至大的左室后支病变远端,ACE 1.5mm×20mm 的球囊送至 PDA,低压力扩张,阻塞 PDA。对右冠病变行介入治疗,扩张 PDA 的球囊,使血液无法通过,使血液流向具有远端滤网保护装置的 PLB。ACE 球囊撤出,右冠远端置入支架后,显示完美的造影效果。滤网导丝被撤出。由于 PDA 球囊放置的位置稍远于分叉部位,当球囊撤出后可出现慢血流,可应用腺苷等药物成功治疗。通过上述方法,手术完成时,右冠的双侧分支均能保证 TIMI 3 级血流[10]。

操作要点

** 无复流现象的药物治疗

术者应该意识到,通过导管给予药物,药物更容易分布到血流停滞的部位,而不是病变活跃的部位。因此,临床中遇到无复流时,应通过注射导管或 OTW 球囊的中心腔将药物送至病变远端。冠状动脉内给予硝酸甘油通常是一线用药,主要是解除冠状动脉血管的痉挛,即使血压低,仍可考虑应用。理论上,硝酸甘油对小动脉的张力影响很小,此外,无复流现象从生理上说对微血管影响也很小(框 13.3)。

*** 通过远端血液回抽治疗无复流现象

当导管深插入桥血管时,可使用 50mL 注射器缓慢回抽。桥静脉中流速缓慢的造影剂可被回抽至导管中,因此回抽十分有效。无复流现象可以消失,心电图恢复正常,伴随的胸痛症状可以缓解。

隐静脉桥血管中血栓的治疗

隐静脉桥血管中血栓的出现,首选药物治疗。如果有血栓抽吸导管,可考虑使用。哪一种方法最好且更节约成本?

药物治疗

隐静脉桥血管血栓的药物治疗包括阿司匹林、氯比格雷、糖蛋白 IIb/IIIa 受体拮抗剂(GPI),如阿昔单抗(给予静推负荷量后+静脉输注 12h 以上)联合纤溶药,如组织纤溶酶原激活剂(rtPA:100mg 超过 20min)。然后患者使用肝素维持 48h

---

框 13.3　无复流现象的治疗

腺苷 10~20μg 快速静推

维拉帕米 100~200μg 快速静推,在有临时起搏备用的情况下,可增加至 1000μg 静推

硝普钠 50~200μg 快速静推,总剂量可达到 1000μg

以上，ACT 时间维持在 250~300s。然而，缺乏来自大的临床试验的数据。PCI 前延长输注 GPI 可更好地促进血栓溶解，但长期输注 GPI 十分昂贵。如果输注 GPI 48h 后重复造影并不能充分解决血栓问题，机械性碎栓是另一个选择。

机械性碎栓

如果开始即使用机械性碎栓，如近端血栓，通过大的导管，血栓能够被抽出。使用 Pronto 或 Export 导管，远端小的血栓能够被吸出。如果血栓巨大，AngioJet 取栓系统是除去血凝块的最有效方法。

血栓切除设备

目前，许多设备已经通过临床试验，在市场中可以使用的设备包括 Acolysis 超声溶栓设备、准分子激光、经皮腔内抽吸导管、AngioJet rheolytic 取血栓系统、流变血栓清除系统、X-sizer 血栓切除导管系统和 rescue 血栓吸除导管。所有上述设备的操作都十分复杂，无法快速交换使用，限制了它们在急诊手术，特别是在规模较小的导管室中的应用。

专用设备   E

Pronto 设备

这是一个双腔的快速交换抽吸导管，抽吸管腔的内径为 0.056 英寸。导管头端是圆的，有一个斜行的抽吸腔能够在前送时保护血管壁，抽吸腔连着一个 30mL 的真空注射器，用于抽吸血栓。在抽吸导管从指引导管撤出前，始终保持负压。回流的血能够最终除去导管中残留的血栓碎屑。抽吸导管再次使用前必须被冲洗，从而去除导管内的血栓碎屑[11]。

Rheolytic 血栓清除系统

AngioJet rheolytic 血栓清除系统(RT)是以导管为基础的血栓清除方法。通过特制双腔导管的流入腔将高速生理盐水喷射至导管尖端(冠状动脉内血栓处)，同时通过流出腔将高速盐水流吸出,从而在导管尖端形成局限性低压区,造成真空效应(伯努利效应)。此效应可吸引、击碎血栓并将其通过流出腔移出体外。在处理右冠状动脉或左优势的回旋支时,RT 导管可导致一过性心率下降,因此推荐安装临时起搏器。心率慢被认为是由溶解的红细胞释放的腺苷所致。泵运转期间,心电图一过性 ST 段抬高通常与红细胞释放钾离子有关,并不引起缺血。然而,根据 AngioJet 在急性心肌梗死中的临床试验研究结果发现,在 STEMI 患者中应用 AngioJet 可导致死亡率及心肌梗死面积增加,从而引起广泛的关注[12]。

搭桥术后数小时内急性 ST 段抬高型心肌梗死患者的介入治疗

有时,冠状动脉搭桥术后患者会在很短的时间内出现 ST 段抬高,高度提示某支桥血管急性闭塞。患者往往需返回手术室重新检测桥血管的通畅性,或去心脏导管室行急诊冠状动脉造影检查。如果需要行 PCI 术,应给予全量肝素,理由是在开胸搭桥期间,所有的出血部位均充分止血,故给予肝素化并没有额外的出血,关胸后使用鱼精蛋白中和肝素。如因行 PCI 术给予短期抗凝治疗,患者能够很好地耐受。急诊冠状动脉造影会提示有问题的桥血管。在介入治疗过程中,要非常小心,应保守选择球囊直径,以防缝合线断裂及严重出血并发症[1]。

一旦桥血管形成血栓,考虑开通自身血管是可行的。然而,如果自身血管不适宜介入治疗,而桥血管的血栓并不广泛,对桥血管进行球囊扩张也是有效的。理论上冠状动脉内溶栓治疗可行,但仅在少数病例中应用,并且 1/3 的患者由于出血而需要使用纵隔引流管。因此,更加推荐使用取栓装置除去血栓。总体来说,患者在充分抗凝的情况下,PCI 治疗是可行的。

锁骨下动脉的介入治疗

在许多情况下,冠状动脉搭桥术后有症状的患者,非侵入性研究提示缺血来自左或右乳内动脉桥血管。阻塞的常见部位包括乳内动脉桥血管本身、缝合部位或锁骨下动脉。锁骨下动脉阻塞部位在乳内动脉发出部位的近端可引起缺血症状，虽然这种情况发生率很低。可通过对锁骨下动脉狭窄部位行支架植入术以改善乳内动脉的供血，从而缓解缺血症状[13]。

隐静脉桥血管穿孔－无心包积液的低血压

在一例病例报告中，隐静脉桥血管病变行直接支架植入术后，造影显示隐静脉桥血管弥漫破裂，造影剂漏入纵隔。患者出现血流动力学不稳，伴有严重低血压(50/30mmHg)。通过扩溶以及输血维持循环的稳定。同时，三个覆盖聚四氟乙烯(PTFE) Jomed 支架以 14atm 置入。造影剂外漏降低。CT 扫描显示纵隔陈旧血肿，无任何活动性出血。即使如此，血肿压迫右室引起低血压[14]。

动脉瘤隔绝术中支架脱位

到前降支的隐静脉桥血管是通畅的，然而，多体位显示隐静脉桥血管口部 95% 狭窄，狭窄远端有一个约 (12×13)mm² 的动脉瘤。选择 8F JR 导管及 0.014 英寸 BMW 导丝用于支撑和器械输送。病变部位先后选用 2.5mm×10mm 及 4.0mm×10mm 的切割球囊预处理。重复造影显示隐静脉桥血管口部狭窄明显减轻，动脉瘤部位没有夹层、穿孔及破裂。隐静脉桥血管口部病变，伴有狭窄部位远端节段性动脉瘤，选择 16mm 的覆盖 PTFE 的支架，支架已被安装在 4.0mm×20mm 的 Maverick 2 球囊上。支架置入后，支架的远端部分移位进入动脉瘤，支架远端悬在动脉瘤内，偏离隐静脉桥的远端，必须要选择另一个支架，连接第一个支架的远端并覆盖至桥血管的远端。另一个免费安装的、覆盖 PTFE 的支架是有风险的，因为该支架相对较硬、较大，有可能到位困难。需要选择一个常用的、头端细小、提前安装好的支架。选择一个长支架是为了保证中段轴的力量，因为该段没有来自邻近血管壁的机械支持力。后扩张完成后，最终造影结果较好，在动脉瘤远端有微小的造影剂外渗[15]。

重点总结

当隐静脉的桥血管成功行介入治疗后,绝大多数患者亚组中往往有更高的心脏事件发生率。远端吻合口病变的成功率以及远期通畅率是个例外。静脉桥血管的再狭窄过程不像自身冠状动脉那样稳定,1/3 的患者复发心绞痛和轻-中度、非罪犯的静脉桥血管病变有关。从处理相对理想的病变到处理弥漫病变、近期闭塞病变,长期通畅率及临床稳定性降低,而血栓栓塞性心肌梗死、出血的急性风险明显增加,并且花费飙升。持续研究采取各种方法(覆膜支架、PDP、血栓抽吸装置、短距离放射治疗等)延长退化静脉桥血管的功能寿命,但需要仔细考虑花费问题及资源花费的获益风险,介入干预处理这些难题时需要格外注意[1]。

参考文献

1. Douglas J. Approaches to the patient with prior bypass surgery. In: Topol EJ (ed.), *Textbook of Cardiovascular Medicine*. Philadelphia, PA: Lippincott-Raven Publishers, 1998: 2101–18.
2. Lapp H, Haltern G, Kranz T, et al. Use of a pigtail catheter to engage a difficult internal mammary artery. *Catheter Cardiovasc Interv* 2002;**56**:489–91.
3. Warner MD, Gehrig TR, Behar VS. The VB-1 catheter: An improved catheter for difficult-to-engage internal mammary artery grafts. *Cateter Cardiovasc Interv* 2003;**59**:361–5.
4. Sharma S, Makkar RM. Percutaneous intervion on the LIMA: Tackling the tortuosity. *J Invasive Cardiol* 2003;**15**:359–62.
5. Lichtenwalter C, Banerjee S, Brilakis ES. Dual guide catheter technique for treating native coronary artery lesions. *J Invasive Cardiol* 2010;**22**: E78–E81.
6. Habibzadeh MR, Thai H, Movahed MR. Prophylactic intragraft injection of nicardipine prior to saphenous vein graft percutaneous intervion for the prevention of no-reflow: A review and comparison to protection devices. *J Invasive Cardiol* 2011;**23**:202–6.
7. Banerjee S, Brilakis E. Embolic protection during saphenous vein graft intervions. *J Invasive Cardiol* 2009;**21**:415–17.
8. Morales PA,Heuser RR. Guiding catheter aspiration to prevent embolic events during saphenous vein graft intervion. *J Interven Cardiol* 2002;**15**:491–8.
9. Stein B, Moses J, Terstein P. Balloon occlusion and transluminal aspiration of SVG to prevent distal embolization. *Catheter Cardiovasc Interv* 2002;**51**:69–73.
10. Gerganski P, Meerkin D, Lotan C. Distal protection of bifurcating

vessels: A novel approach. *Catheter Cardiovasc Interv* 2004;**61**:512–14.

11. Webb J, Vaderah S, Hamburger J. Proximal protection during saphenous vein graft angioplasty: The Kerberos embolic protection system. *Catheter Cardiovasc Interv* 2005;**64**:383–6.

12. Jim MH, MD, Ho HH, Chow WH. Export aspiration catheter-enhanced Filter Wire™ delivery: An innovative strategy for treatment of saphenous vein graft disease. *J Invasive Cardiol* 2006;**18**:569–74.

13. Kugelmass AD, Kim DS, Kuntz R, et al. Endoluminal stenting of a subclavian artery stenosis to treat ischemia in the distribution of a patent left IMA graft. *Catheter Cardiovasc Diagn* 1994;**33**:175–7.

14. D'Agate DJ, Patel S, Coppola JT, Ambrose JA. The evolving role of glycoprotein (GP) IIb/IIIa receptor blockade during percutaneous coronary intervention of saphenous vein bypass grafts. *J Invasive Cardiol* 2004;**16**:500–3.

15. Ho PC, Leung CY. Treatment of post-stenotic saphenous vein graft aneurysm: Special considerations with the polytetrafl uoroethylene-covered stent. *J Invasive Cardiol* 2004;**16**:604–5.

第 14 章

血管分叉处病灶

Shao Liang Chen, Dobrin Vassilev, Nguyen K. Nguyen, Gim Hooi Choo, Thach N. Nguyen, Tak Kwan, Junjie Zhang

---

难点

　　血管分叉病变的经皮冠状动脉介入治疗(PCI)颇具挑战性,其主要原因包括:血管分叉解剖变异性大,风险心肌累及范围不一,而决定最佳治疗策略的临床试验设计又十分复杂。

除了很多使问题复杂化的基线因素之外,随着 PCI 技术的进步,一些新因素又应运而生。首先,血管开口处病灶斑块与内皮的特性会增加血管回弹。此外,引起血管分支(SB)或主支(MV)损伤的撕裂风险也不容小觑。对任何一条血管分支进行介入治疗时,分叉嵴线偏移常会形成新病灶。最后,支架的金属积累加重了分支开口处的残留狭窄,同时使主支支架近端部分扭曲。诸如此类的因素不但在基线血管造影中无法看到,即便在术后血管造影评价中也难以显示。因此,用来预示和对比各种技术最终治疗结果的数学公式并无用武之地[1]。

这些不可控的问题和因素使人们很难为血管分叉处病变的治疗制订出一套最佳方案。人们在治疗此类病变时常常谨小慎微,导致残留狭窄明显,远期再狭窄率升高,尤其是血管分支开口处[2]。

策略

　　在治疗血管分叉处病灶时,当我们评价过主支和分支病灶与分叉角后,最先可能遇到的重要问题是什么情况下只需在主支内植入支架,何时需要治疗分支血管,是否进行简单球囊扩张,在治疗结果不理想的情况下保留在分支血管内植入支架的选项。

　　如果病灶位于分支血管开口处或开口附近的主支内(会导致嵴线偏移),或者主管与分支的分叉角很小(<45°),都会导致分支血管闭塞的风险,给介入治疗带来问题(图14.1)。

　　但我们必须保留直径>2.0mm的分支血管,因此,治疗分叉处病灶的第一步是确定以下问题:

嵴线偏移

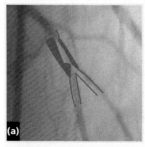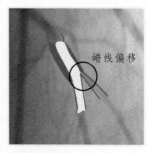

最终对吻球囊扩张可使分支血管重新畅通

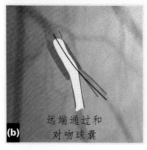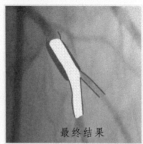

图14.1　嵴线偏移:(a)植入支架后,嵴线向近端偏移。(b)最终对吻球囊扩张可恢复分支血管通畅。

- 分支血管是否需要导丝保护？
- 分支血管是否需要球囊扩张？
- 分支血管是否需要植入支架？
- 如分支血管需要植入支架,采取哪种技术最合适？

确保分支血管受到保护,开口最终满意开放,并且被抗增生药物洗脱支架(DES)覆盖是所有技术面临的最大挑战[3]。

考虑到分支血管畅通的必要性,人们将各种技术综合在一起,制订出一套针对血管主支和分支的综合治疗方法。其中必要时 T-支架技术最为常用,但对于一些真正的血管分叉处病灶而言,较复杂的双支架分叉技术(挤压技术、双对吻挤压技术、T 支架技术、culotte 技术等)更加适用。这种情况出现在血管主支和分支血管较粗, 分支血管近端弥散性病灶,而不是局限在开口处,以及分支血管负责重要功能区域(例如,为闭塞的搭桥血管或冠状动脉提供侧支循环,或为乳头肌供血)时[4]。

尤其当分支血管通过主支内支架的小梁扩张时, 最终对吻球囊扩张(KBI)有利于保持主支支架的形状和最佳扩张状态(图 14.2)。

关键点

区分解剖结构

分叉角对血管分叉处病灶的 PCI 治疗至关重要。研究表明,如果 T 角>70°,并发症风险升高。病灶角度较大的患者经挤压技术治疗后,远期死亡率较高。而且,急性血管闭塞、分支血管闭塞、血管主支支架植入后无法进入分支的风险也与此类病变显著相关[5]。

导引导管

随着新一代球囊和支架直径逐渐变细,根据所用技术,血管分叉处病灶介入治疗可通过 6~8F 的导引导管完成。必要时分支支架采用 6F 导引导管(内径≥0.07 英寸)即可,它足以同时

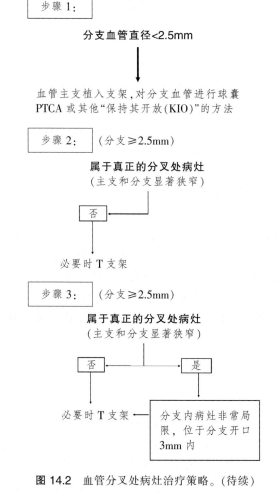

图 14.2 血管分叉处病灶治疗策略。(待续)

输送快速交换型支架和球囊，或者两条球囊进行 KBI。双对吻
(DK)挤压技术和分步/球囊挤压技术也需使用 6F 导引导管。而
7F(内径≥0.08 英寸)或 8F(内径≥0.09 英寸)的导引导管适用
于双支架技术。最好使用被动支撑力良好的导引导管[如超强支
撑力(EBU)，Amplatz 型]。如采用无法通过大直径导引导管的桡
动脉入路，则可以使用两条导引导管(一条经桡动脉进入，另一

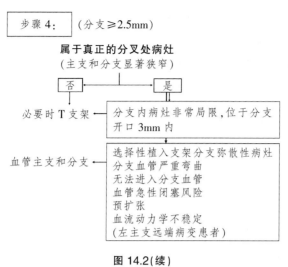

图 14.2(续)

条经股动脉插入)。

导丝

选用导丝的类型(柔软型或硬型,操控或涂层型)和技术(导丝先进入哪条分支等)取决于病灶解剖。对血管主支施行球囊血管成形术和支架植入时,可以在分支血管内预留挤压导丝,作为通过主支支架侧壁重新插入导丝的标志。总的原则是术者使用自己最熟悉且操控性最好的导丝。

操作要点

** 导丝先进入哪条分支?

为了避免导丝交叉或缠绕带来的不便,导丝应先进入最困难的分支(通常为侧支血管),因为需要的操作较多。第二条导丝沿着第一条推送,在轻轻扭动下(手腕不要转动)通过主支病灶。两条导丝应分开。区分两条导丝的简便方法是使用不同颜色的扭控器,或者把一条近端略微掰弯。基本操作原则是导丝穿过病灶后,应放在台面的同一位置,手术中台面上的导丝不能缠绕。插入第一个球囊后应将所有的十字交叉传递到远端。在运用双支架技术的过程中,将器械推动到主支和分支时,应特别注意避免导丝缠绕。

** 便于拔出分支血管内导丝的步骤

治疗分支血管时最好使用无亲水涂层导丝,因为拔出"预留"导丝时容易刮掉亲水涂层。然而,一些经验丰富的医生仍喜欢使用亲水涂层导丝。应用相对较低的压力张开主支内支架(12atm),但又不能过低以确保良好贴壁,拔出分支导丝后,再用较高压力进行后扩张,这样可以避免无法拔出预留的分支导丝[2]。另一个技术关键是张开主支血管支架之前,应后退分支内导丝,只留一小段先端在分支内。

** 扩张血管主支以便进入分支

当尝试所有方法后导丝仍无法进入分支血管时,可使用直径偏小的球囊(甚至可用 1.25mm 或 1.5mm 的球囊)对主支进行低压扩张,从而改变分叉部位斑块的几何形状,使导丝能够进入分支。或者,使用小号旋磨头(1.5mm)施行主支斑块旋切术,以改变斑块的结构。如这些方法均不奏效(或开口处存在显著病灶的粗大分支),可以考虑放弃手术,因为在这种情况下主支植入支架后,分支保持开放的希望较小。

病灶的准备

策略

血管分叉处病灶的最佳治疗策略是在血管主支植入支架,又不损害分支血流。即便分支开口处无斑块,血管主支在任何情况下植入支架都 会导致该处进一步狭窄。有些术者建议对分支血管施行保护性的低压球囊扩张。但此法也会导致分支血管撕裂,且不适用于必要时分支支架技术。而且,对于是否需要扩张无狭窄的部位仍存在争议。在这种情况下,分支血管受损的主要原因是嵴线偏移。但如果分支血管开口处狭窄,则单纯球囊血管成形术(POBA)可通过减小开口处狭窄,有助于病变的准备,以便植入支架。此时如需斑块减容,还可选用定向(DCA)冠状动脉内斑块切除术或旋切术。

球囊血管成形术

单纯球囊血管成形术用于准备血管主支和分支中的病灶,以便植入支架。

分支和主支血管球囊成形术的初步技术

两条血管内均插入导丝,并且将球囊推送入主支和分支血管。先用低压(如 2atm)充盈分支血管球囊,然后完全充盈主支内球囊。成功扩张后排空并抽出两条球囊,然后施行血管造影评价扩张结果,并计划下一步操作。

优势与局限性

该方法的理论优势在于,主支和分支内的粥样硬化物质重新优化排列,随后在主支内植入支架不会导致斑块移动。但实际上这种假设多无法实现。即使球囊预扩张效果极好,很多分支也会受到严重损伤。球囊预扩张的局限性包括分支开口处剥脱、斑块破裂或分支近端撕裂。

实际运用

分支血管的预扩张取决于治疗意图。当使用单支架临时支架时,不建议预扩张分支血管,因为分支血管撕裂的风险会影响到血流,以及双支架技术时所需的交叉跨越。此外,撕裂的内皮瓣会妨碍第三条导丝顺利进入真腔。如果内皮瓣靠近分叉嵴线,导丝无法穿过支架远端的小梁。单支架技术的基本理念是"保持其开放(KIO)",因为其治疗目的是在主支内植入支架,不太关注分支的解剖结果,只要流向分支的顺行血流满意即可[1]。

在双支架技术中存在预扩张导致分支血管撕裂的可能,这也是 culotte 技术面临的挑战之一,因为它在定位第二个支架时无需再插入导丝。因此,当只打算采用 culotte 技术时,应对需要再次插入导丝的分支进行轻柔地预扩张(最好是角度较小的分支)[1]。

操作要点

** 两个球囊的总直径

由于需要在分叉近端的血管主支内同时扩张两条球囊,它们的总直径不能过大,这一点非常重要。根据球囊和血管的顺应性和充盈压,两条球囊的充盈直径应小于它们标称直径的总和。选择球囊时应使用 Murray (D$_{母}^3$=D$_{子1}^3$+D$_{子2}^3$) 或 Finnet [D=0.67×(D$_1$+D$_2$)]公式,其中,D 为血管主支近端直径,D$_1$ 和 D$_2$ 为两条分支的直径。该公式基于血管分支树的结构–功能比例定律。

此外还有一个基于流量守恒定律的 Mitsudo 公式。它预测"对吻球囊段"拥抱球囊的理论平均直径。亦即,基于球囊的直径,而不是血管分叉处的分形几何形态:R^2=D$_1^2$+D$_2^2$,其中,R 为拥抱球囊的理论直径平均值,D$_1$ 为主支球囊直径,D$_2$ 为分支球囊直径[6](图 14.3)。

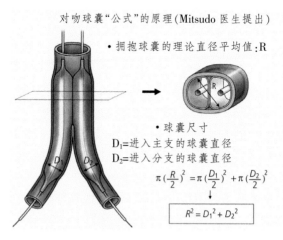

对吻球囊"公式"的原理(Mitsudo 医生提出)

• 拥抱球囊的理论直径平均值:R

• 球囊尺寸
D$_1$=进入主支的球囊直径
D$_2$=进入分支的球囊直径

$$\pi \left(\frac{R}{2}\right)^2 = \pi \left(\frac{D_1}{2}\right)^2 + \pi \left(\frac{D_2}{2}\right)^2$$

$$R^2 = D_1^2 + D_2^2$$

图 14.3 两条球囊的直径。对吻球囊"公式"的原理(Mitsudo 医生提出)。

定向冠状动脉内斑块切除术

利用 DCA 切除斑块对治疗血管分叉处病灶颇有益处,因为它可减少移向分支血管的斑块,降低撕裂的发生率,提供便于 DES 植入的光滑宽阔血管腔,但这一技术罕有使用。

冠状动脉内斑块旋切术

与 DCA 相比,运用斑块旋切术进行病灶减容,对小血管、严重钙化血管和分支开口处严重病灶具有特殊获益。

操作要点

*** 两条冠状动脉分支内斑块旋切术的策略

一般而言,先使用小号旋磨头(例如,将 1.5mm 旋磨头插入 3.0mm 分支)处理最大且最重要的分支,以确保形成可靠的管腔。如果另一分支容易进入,通常将旋磨头退回到分叉近端,然后放在 Dynaglide 上,将导丝直接插入该分支,用这种方法进行评价。但如果导丝很难进入该分支,不建议用这种方法。用旋切术处理第二条分支的管腔后,应决定接下来使用的旋磨头尺寸。建议最终旋磨头:与动脉比值 0.6 或 0.7。切记,施行旋切术时血管内不能有另一条导丝,否则旋磨头会切断冠状动脉内导丝。

** 导丝偏移

导丝偏移导致血管撕裂和(或)穿孔是锐角分支血管需特别注意的问题。使用小号旋磨头并留意导丝偏移可降低此风险。将旋磨头抽出或插入病灶时,一定要留意导丝是否偏移。被导丝拉入病灶的小号旋磨头切除的组织,要比直接插入病灶时多。

** 分支血管保护

由于血管内斑块旋切术后发生分支血管损害的可能性很小,因此无需用第二条导丝或预扩张的方法保护分支。旋切术前不得施行球囊血管成形术,因为预扩张导致的撕裂会妨碍旋切术的运用。单独旋切术后管腔效果常不甚理想,因此还需要用低压扩张的"对吻"球囊予以补足。

支架

支架的选择

　　选择支架的两个重要标准是支架设计和主支支架的最初直径。主支支架的直径应该等于分叉部位远端血管的直径(图 14.5)。

分 叉 角 的 影 响

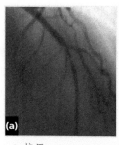 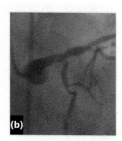

✓ 挤压	✓ T 支架
✓ 微挤压	Ⓧ 挤压
✓ **Culotte**	✓ 微挤压
Ⓧ T 支架	Ⓧ **Culotte**

图 14.4　分叉角对选择治疗技术的影响：(a)Y 形。(b)T 形。

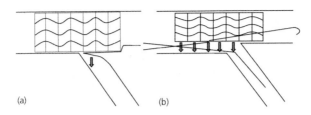

图 14.5 主支血管支架直径的选择:(a)应根据分叉部位远端血管直径选择主支血管支架的直径。(b)需要采用后扩张,或对吻球囊扩张的方法优化主支血管支架的直径。

开环或闭环式设计

由于主支血管内支架常会形成分支"拘禁",我们需要通过主支支架的小梁进入分支血管。所以区分支架的不同设计,以及血管主支内支架网眼的扩张结果至关重要。开环式支架的网眼能被分支血管球囊扩开,随着球囊直径的增大,逐渐形成大开口,尽管支架的反应并非完全一致。而闭环式支架的网眼不是全部都能被分支球囊扩开。

主支血管内支架的尺寸和设计不同,分支血管球囊能扩开的最大网眼面积也不同。当分支血管较粗时,这一点就值得我们考虑。最大网眼面积不能明显小于分支血管开口的直径,否则,支架小梁会横亘在分支血管开口上,改变血流动力学参数。而且,用来扩开网眼的分支血管球囊扩大也会导致支架小梁断裂。

网眼扩张后支架变形

研究已经表明,通过血管主支内支架扩张分支,会立即导致分支下游的血管主支支架腔狭窄。而且,狭窄的严重程度随分支血管球囊的尺寸和充盈压增大而加重。利用较大直径的球囊可重新扩张血管主支支架,但又会引起分支开口变小。这就是所谓的近端优化技术(POT)(图 14.6)。我们可以最终通过 KBI 很好地解决该问题,但应注意球囊边缘不应超过支架,并避免主支

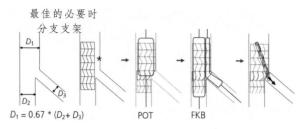

$$D_1 = 0.67 * (D_2 + D_3)$$

图 14.6 近端优化技术（POT）：利用直径稍大的短球囊在嵴线处扩张支架，使支架弯曲扩张到分叉点内，有利于再次穿过、远端再次穿过、对吻扩张和开口处支架覆盖分支血管。（Courtesy of Drs O. Darremont and Goran Stankovic.）

架近端过度扩张[7]。而且，血管主支球囊的直径应等于或大于主支支架。

必要时分支支架植入

　　必要时分支支架植入的特点是在主支内植入支架，必要时在分支内植入支架。如果在植入前预扩张时，分支血管闭塞、撕裂或血流受到影响，分支支架植入的限制会显著降低。如果分支血管直径≥2.5mm，则有必要对损伤的分支施行挽救性支架植入。

　　如主支支架张开后，分支血流不理想，可将导丝和球囊通过主支支架的侧网眼插入分支血管。利用高压充盈尺寸 1:1 的球囊，施行分支血管球囊成形术，重建分支血流。如分支血管开口良好则手术结束。如分支开口状态不佳，可将支架推送入分支血管并扩张，使其近端边缘刚好位于分支血管起始处。最后利用 KBI 校正分支血管扩张后的主支支架变形。此外，还可用 1.5mm 或 2.0mm 的小球囊（适用于 3.5mm 或以上的支架）低压扩张开口处（6~10atm）。这样可以保证分支血管内血流充足，又不会使主支支架变形（见图 9.4）。

优势与局限性

　　必要时，T 支架植入技术有无法完全覆盖分支血管开口的风险。为能最佳覆盖支血管开口,导丝应通过主支支架最远端的网眼进入分支血管开口。利用球囊扩张分支血管后,应有足够的小梁与分支血管支架重叠。覆盖分支血管开口的另一种技术是让分支支架伸到主支内,在主支内形成新嵴线,但这样会增加支架血栓形成的风险。

T 支架植入技术

当病变处分支血管呈 90°时,传统的 T 支架技术最适用。将导丝分别插入主支和分支。首先张开分支血管内支架,使其近端位于分支开口处,并注意支架不能伸到主支腔内。然后拔出分支血管内导丝。将支架推送到主支内,并沿着跨过血管分支开口的导丝张开。在施行最终 KBI 之前,再次穿过主支支架进入分支,扩张分支开口形成较大的网眼(图 14.7)。

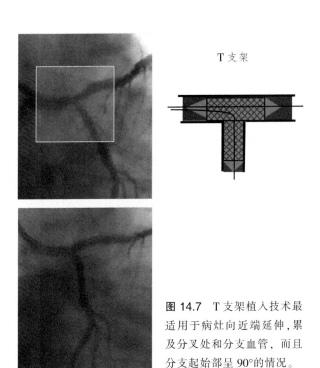

图 14.7 T 支架植入技术最适用于病灶向近端延伸,累及分叉处和分支血管,而且分支起始部呈 90°的情况。

优势与局限性

当分支起始部和主支呈直角时,T 支架技术的治疗效果绝佳(图 14.8a)。反之,则有分支支架伸入主支,或者分支起始部出现无支架覆盖空隙的风险(图 14.8b,c)。

改良 T 支架植入技术

为了更好地覆盖分支血管开口,人们提出改良型 T 支架植入技术。首先,两条血管内均插入导丝,预扩张可随意。将第一个支架推送入分支血管,第二个支架送入主支并覆盖分支开口。仔细将分支支架定位在开口位置,然后扩张支架。从分支血管抽出球囊和导丝,随后扩张主支支架。将导丝重新送入分支血管,对两个支架施行 KBI(图 14.9)。

优势与局限性

该技术可精确地将支架定位在分支血管开口处。即使分支支架稍微伸入到主支内, 在扩张主支支架时也可将其推回到分支内。主支支架的设计不限,但应尽量使用大网眼的支架,以便再次插入导丝扩张分支血管。

其局限性在于需要用 7~8F 的导引导管。而且,该技术也仅限于接近 90°的分叉。但在实践中,有超过 3/4 的分叉病灶角度<70°。此外,假如分支血管内支架植入过深,就会在开口处形成无支架覆盖的空隙(见图 14.8b)。它的另一个缺点是需要同时定位两个支架。其中一个支架移动,就会改变另一个支架的精准位置。

实际运用

为了避免缺血,使造影剂充分充盈,明确评价两个支架的位置(包括分支血管开口处的支架近端),应充分预扩张主支管腔,使其能容纳两个支架[8]。如使用可容纳两个支架的 7F 导引导管,血压会出现一定程度的降低。而使用 8F 的导引导管则不会出

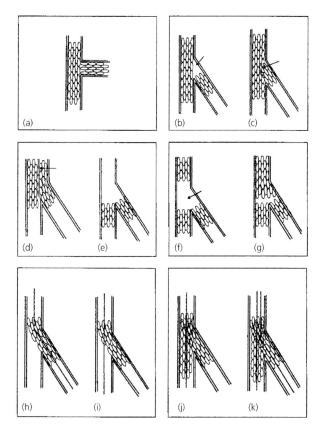

图 14.8　血管分叉处支架植入的类型:(a)分支血管呈直角时,T 支架技术具有很好的覆盖率。(b)分支血管呈锐角时,T 支架技术会在分支起始部形成无支架覆盖区(箭头所示)。(c)同样分支呈锐角时,T 支架技术虽覆盖起始处,但支架伸入到主支内(箭头所示)。(d)主支和分支的“对吻”支架技术,在近端血管内形成双桶状管腔(箭头所示)。(e)V 形支架技术只能很好地覆盖分叉上方的主支和分支,而分叉本身却被遗漏。(f)Y 形支架技术与(e)大同小异,只是在血管近端植入第三个支架,而分叉处仍无支架覆盖(箭头所示)。(g)“裤裙支架术”沿着两条球囊将第三条支架推送至两条血管远端,与远端支架重叠。(h)“Culotte 支架技术”将第一个支架植入角度最大的血管,然后将导丝通过该支架插入另一条血管(i),预扩张之后,通过第一个支架将第二个支架植入该血管内(j),最后将导丝再次插入第一个支架,两条血管同时施行“对吻”球囊扩张(k)。

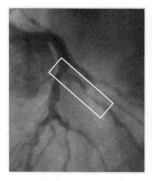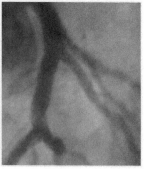

图 14.9 改良型 T 支架植入技术。

现此情况。

必要时 T 支架技术

TAP 属于改良型 T 支架技术。其原理为让分支支架稍微伸到主支内,并通过主支支架内的非顺应性球囊定位。分支支架可准确定位在开口处,并无伸出。植入分支支架后,将两条球囊退回到主支近端,施行最终对吻扩张(图 14.10)。

关键点

　　如果打算施行 KBI,则不应预扩张分支血管。其原因在于,冠状动脉分叉处的斑块大多位于一条或两条子血管的外壁上,而"分水岭"(嵴线)处几乎无病灶。血管主支植入支架后,(无病灶的)嵴线会移向分支血管开口处,分支外壁上(未被预扩张破坏的)完好的斑块会偏移。因此,在下一步操作中(将导丝重新插入分支),术者很容易让导丝通过嵴线顶端的远端支架小梁进入分支血管。导丝通过分叉处这一点重新进入分支,可以保证 KBI 后分支开口被支架最佳覆盖。但如果不打算施行最终 KBI,建议按照步骤操作,即首先对分支进行球囊成形术,然后在主支植入支架[9]。

优势与局限性

TAP 技术的缺点是预扩张分支会导致撕裂，阻碍导丝通过主支支架网眼重新插入分支。而且还会增加近端小梁交叉的风险（近端交叉），它会在随后的 KBI 中致使主支支架变形，并增加必要时支架植入的需要。为能最佳覆盖分支开口，这种情况下会通过让分支支架伸入主支形成新嵴线，但这又会增加支架血栓的风险[9]。

挤压技术

挤压技术需要定位主支和分支支架的位置，使后者近端适

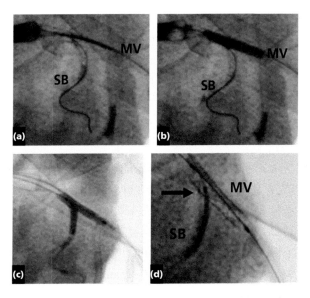

图 14.10　必要时 T 支架植入技术（TAP）：TAP 技术的体外试验血管造影图像。(a)支架定位在主支内，导丝预留在分支内。(b)扩张主支支架。(c)导丝重新插入分支后对吻球囊扩张。(d)分支支架定位：调整分支支架位置，使其完全覆盖分支开口近端（即上方，箭头所示），先不充盈主支内球囊。（待续）

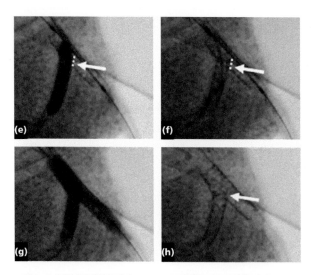

图 14.10(续) (e)扩张分支支架,主支内球囊仍不充盈。(f)扩张分支支架后,稍微退回球囊与主支球囊对齐。箭头处表示突入到主支内的支架小梁只位于分支开口远端。(g)同时扩张分支和主支球囊,施行最终对吻球囊扩张。(h)此后,伸入主支支架的小梁位置改变,形成单支架小梁的新嵴线(箭头)。(Reproduced from Burzotta et al. Catheter Cardiovasc Inter 2007;70:75 - 82, with permission from Wiley.)

当地位于主支腔内。重要的是,要保证前者的近缘比后者更靠近近端。首先扩张开分支支架,然后在确保主支支架位置不动的同时抽回球囊和导丝。然后扩张主支支架,由此对分支支架近端形成挤压。最后将导丝重新插回分支施行最终 KBI。球囊的扩张顺序非常关键:①先用高压(18~20atm)扩张分支球囊(通常为非顺应性球囊),②然后用中等压力(10~15atm)扩张两条球囊[10]。

优势与局限性

挤压技术至少需要使用 7F 的导引导管。该技术的潜在局限性是抽回分支球囊和导丝时主支支架移动。由于分支支架伸入到主支内,所以很难重新定位主支支架[9]。根据分支支架伸入主支的长度,将经典挤压技术分为:"微挤压"(1~2mm)和经典挤压(3~5mm)技术(图 14.11)。如考虑支架血栓发生率可能增加,我们最好采用微挤压技术。另外需关注的问题是,植入 DES 后多层支架会延缓血管重新上皮化过程。而且实验室研究表明,支架植入不理想或金属覆盖过多的部位会破坏血流的层流动力学,导致血流停止——这些会增加支架血栓的风险。虽然未表现出统计显著性,但 CACTUS 和 NORDIC Ⅱ 试验分别表明,挤压支架植入技术与必要时支架和 culotte 技术相比,有增加支架血栓形成的趋势[11,12]。

双对吻挤压技术

　　双对吻挤压技术需要在主支和分支中定位两条导丝。分支支架的近端伸入主支 1~2mm。用一球囊在主支内定位的同时,先扩张开分支支架。然后拔出分支导丝和球囊。将主支球

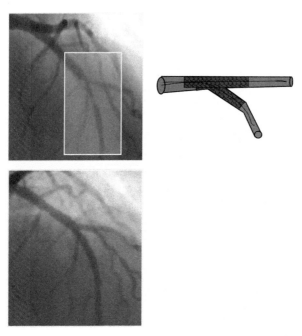

图 14.11　微挤压技术最适用于病灶向近端延伸,累及分叉处和分支血管,而且分支与主支呈 60°的病例。

囊近端标记与分支支架近端对其。用大约 10atm 的扩张主支球囊挤压分支支架的近端。向远端推送主支球囊。将导丝和球囊再次推送到分支支架内,随后进行第一次 KBI。这次 KBI 用来扩张分支血管开口。从分支内拔出导丝和球囊。将新支架推送到主支内。随后充盈球囊以扩张开支架,进一步挤压分支支架的近端。将导丝和球囊再次推送到分支支架内。施行第二次 KBI[13](图 14.12)。

操作要点

** 球囊穿过支架进入分支

首先,用低压扩张主支球囊(约 10atm)挤压分支支架近端。向远端推送主支球囊。重新将导丝和球囊插入分支。如果球囊无法通过支架网眼,插入一条新非顺应性球囊。如果仍不成功,可用小号的半顺应性球囊, 以逐步的方式扩张分支开口。若仍无效,可充盈(已经定位在远端的)主支球囊,以稳定导引导管,使分支球囊进入分支开口。

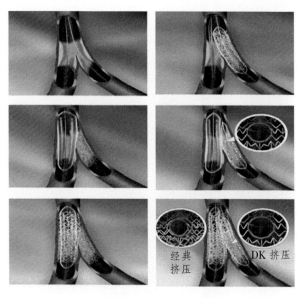

图 14.12 二次对吻技术。

** 将分支球囊作为支撑固定推送主支支架

如果很难推送主支支架,可充盈分支球囊来固定导引导管。

优势与局限性

双对吻挤压技术与球囊挤压相同只需使用 6F 的导引导管。由于仅有一层支架小梁跨越分支开口,所以首次和最终 KBI 简便易行。双对吻挤压技术形成的分支开口较大。以下是该技术成功的主要原因。

主支球囊挤压分支支架近端后,分支支架近端扭曲且严重塌陷。首次 KBI 起到修复近端扭曲,并完全扩张分支支架开口处的作用。随后扩张开主支支架。主支内扩张后的支架几乎不接触,或仅仅部分接触修复后的分支支架近端。由于分支开口处金属小梁稀疏,重新进入分支并进行第二次 KBI 非常简单。与经典挤压技术相比,它不仅很难,甚至无法再次插入导丝和球囊,而且如果导丝部分或完全插入分支支架下面,还会给已经扭曲的支架带来更大损伤。导致术后即刻和远期结果不理想的主要原因是开口处金属覆盖间隙较大。双对吻挤压技术中施行的第二次 KBI 是修复扭曲主支支架,加强分支起始处小梁覆盖的关键步骤[13]。

反向挤压技术

在这一技术中,主支支架已经扩张开,导丝通过其网眼进入分支。预扩张分支开口后,把支架定位成近端位于主支内。将与主支支架尺寸相同的球囊放在主支内。扩张开分支支架,然后抽出分支球囊和导丝。随后用主支球囊挤压分支支架。将导丝重新插回分支,施行最终 KBI。

优势与局限性

该技术适用于两种情况:①可避免分支支架植入,但主支植入支架后分支的结果会很差;或者②植入主支支架后,分支开口处持续出现再狭窄的患者[14]。

V 形支架植入技术

该技术是在两条分叉血管内植入支架，支架近端相互重叠。操作方法可用两条压力相等的球囊，同时扩张两个支架，或者先依次扩张两个支架，最后用两条支架的球囊同时扩张(见图 14.8e)。其结果为，两条支架近端相互接近，形成典型的"V"字形。

不同技术所需的突出长度各异，有时会在主支近端内形成相当长(≥5mm)的双桶状结构[V 形支架技术与同时对吻支架(SKS)技术的区别所在](见图 14.8d)。最适合此法的是设计相同的管状支架，而且具有良好的径向力，以保持原始嵴线的最佳状态。病变覆盖率也较完全。

V 形支架植入技术允许再次进入两条分叉血管，但仅适用于较粗，而且血管近端能同时接受高压球囊扩张的冠状动脉。这种技术可在血管近端形成双桶状管腔，金属嵴线不会偏向任何一侧的血管壁(图 14.13)。

优势与局限性

使用该技术时，术者可以随时进入两条血管。而且施行最终 KBI 后，无需再次穿过支架。但我们必须认识到，"V 形"或"SKS"技术并不适用于需要两条支架的所有分叉病变。

其主要限制因素为分叉近端的疾病范围以及分支的角度(接近或>90°)。该技术面临的一个问题是支架近端小梁会穿透对侧球囊。V 形支架技术还要求血管较粗，而且分叉角较小。

同时对吻支架技术

SKS 技术最适用于容易进入且近端基准直径较粗的血管。术中将导丝插入主支和分支内，在整个治疗中保留为通路。两条支架并排放置，形成"双桶状"结构并同时扩张，从而减少嵴线偏移。通过保持两个支架平行，使嵴线向分叉近端扩展。

SKS 的关键要求是血管近端的直径，它必须≥远端分支总

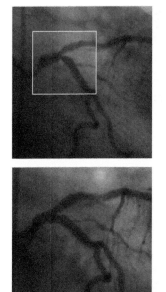
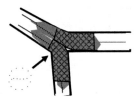

图 14.13 V 形支架植入技术：同时植入两个支架，"嵴线"保持不变或向近端移动。该方法可安全、快速地持续控制两条血管分支。但它不适用于所有解剖结构，最适用于血管主支近端较粗的病例。

直径的 70%[例如：分支为 3.0mm，主支为 3.0mm，主支须为 0.7×(3+3)=4.2mm]（见图 14.8d 和图 9.10）。

优势与局限性

在需用到两条支架的情况下，SKS 是分支病变最简单和最直接的治疗手段。其主要局限性有：分叉角要相对较小，需使用大号导引导管（至少 7F）。该技术不能在必要时植入支架，因此术者从一开始就要使用两个支架。

其他缺点还包括：①主支内金属大面积重叠形成金属嵴线；②两个支架交叉点下方形成空隙；③形成的双桶状管腔妨碍血管内皮化；④患者需终生接受抗血小板治疗；⑤如果发生近端撕

裂,很难改用挤压支架或其他植入技术。

操作要点

** **完美的植入支架**

　　术者需注意对齐两个支架的近端。首先轻轻张开分支支架,然后排空球囊,再扩张主支支架。最终 KBI 是最后关键一步。如果 SKS 术中需要再次插入导丝,必须在支架内小心操作导丝,而不是插入重叠的网眼[12]。

Culotte 技术

　　所谓 culotte 技术,是指将支架植入第一条分支血管,然后通过该支架网眼将第二条支架插入另一条分支, 并且使两条支架近端重叠(见图 14.8h–k)。首先将导丝推送入两条分支血管,依次或同时预扩张。然后,将支架植入第一条分支并覆盖(另一条)分支的近端和远端。将导丝通过张开的支架插入未植入支架的(另一条)分支。一些术者喜欢在植入第一个支架时,将导丝保留在未植入支架的血管内,作为再次插入时的指引,尽管这有发生导丝被"拘禁"的危险。导丝进入未扩张的(另一条)分支后,用球囊扩张开支架,完成这条分支的支架植入。然后拔出球囊,沿着第二条分支的导丝推送第二个支架, 使其覆盖第二条分支的病变,并且与上一个支架的近端广泛重叠。将第一条血管分支内的导丝(扩张第二条支架之前已经拔出),通过两条支架的网眼,重新插入第一条分支血管, 利用两条导丝上的球囊施行最终KBI(见图 9.11)。

操作要点

** **完美的植入支架**

　　最终扩张时应注意,两条球囊均应该在支架近端内,小心地用相对较低压力扩张,两条重叠球囊不能超过尺寸。

** **支架应该先植入哪条分支?**

　　尽管需要考虑到分叉角,基本上应该先给最粗大、最重要的分支植入。如果成角明显或严重钙化,应先在成角明显的分支植入支架,以便于进入另一条分支。如一条血管存在严重撕裂或闭塞,应先植入该分支,因为抽出导丝很危险。因此,当插入导丝后病灶呈 T 形(即分叉角>70°),如果分支难以进入,或分支病灶范围较长或弥漫,应先植入分支血管。倘若先处理分支血管,应记住有时很难观察到分支开口,因此在扩张支架前,必须在多角度下确定支架位置,避免分支支架位置过深或过浅。主支和分支支架张开后,可留意分支开口。

分支血管的介入治疗

分支血管植入支架后经常需要再次扩张,但植入支架行球囊血管成形术、斑块旋切术或 DCA 可降低分支损伤的发生率和严重性。直径不足 2mm 的分支损伤常无临床意义,也无需特殊治疗。而当较粗分支闭塞时,通常将导丝穿过支架网眼送入受损的分支内。

假如分支开口因嵴线偏移而变窄,则相对较小的球囊足以扩大开口。但如果是斑块造成偏移,则需要用较大球囊扩张分支开口。这种情况下应极力避免分支撕裂。

如果病变严重钙化,球囊扩张可能无效时,可通过支架网眼进行分支旋切术。操作时应先使用小号旋磨头并逐渐增大尺寸,以免旋磨头卡在分支内。

导丝进入分支血管

有些术者习惯在放置主支支架时将导丝留在分支内,作为分支起始处的标志。植入主支支架后,将导丝推送到主支内,并使其穿过支架网眼进入分支。操作时应小心,以防止新导丝穿到主支支架的后面而未穿过网眼进入分支内。如果导丝很容易穿过支架网眼进入分支,无任何阻力,则可证明它的位置正确,位于主支支架腔内。倘若球囊无法推送到分支血管中,也说明导丝在主支支架的下面。

关键点

***"预留(Jailed)"导丝的利与弊

大多数情况下,术者可以在植入主支支架时将导丝"预留"在分支内,特别当分支开口狭窄>50%时。预留导丝属于"保持其开放(KIO)"理念的一部分,它适用于所有直径符合条件(>2.0mm),或者功能非常重要且需要导丝保护的分支。

这种分支导丝技术可将两条呈 T 形的血管分支改变为 Y 形,因此有利于导丝的再次插入。预留导丝还有利于保持分支的开放。此外研究表明,未预留导丝会增加远期二次介入手术的风险。对于闭塞病例,该导丝(通常为非亲水涂层导丝)可作为有用的标志,有助于主支植入支架后将其他导丝重新插入分支。

操作要点

** 预留导丝的警告

运用经典挤压技术时,应避免导丝卡在两层金属支架间,否则会使导丝折断。

** 导丝穿过的网眼位置

可以进入分支的支架网眼通常有 2~3 个(近端、中间和远端)。网眼选择关系到支架变形,因此最佳途径为选择支架最远端的网眼,将导丝插入分支。扩张远端网眼后,至少有 2~3 条小梁会伸入到分支开口内,很好地贴附在对侧嵴线的血管壁上。这些小梁有利于防止支架内再狭窄。近端优化技术(POT)也有助于支架远端小梁交叉。运用该技术时,应根据(分支开口之后)血管主支远端的直径确定主支支架的尺寸。这样可以防止因支架尺寸偏大导致的嵴线偏移。POT 确实可以降低嵴线偏移的机会,但无法根除。

> **关键点**
>
> **在哪里插入导丝？**
>
> 支架网眼大小为 1mm×1.5mm，因此需要 1 + 1 + 1 = 3mm 的网眼覆盖分支开口，术者必须从中选择再次插入导丝的网眼。经典技术是从最远端网眼插入导丝。而现实中，直径为 2.5mm 且70%狭窄的分支开口，在支架植入后的新开口直径为 0.7~0.8mm。如果是这样的话，术者选择网眼的机会能有多大呢(图14.14)？

技术：如何操作导丝穿过主支支架网眼

首先把导丝先端预弯成 90°，当先端搭到分支开口的小梁后，稍微退回导丝并小心操作，让先端进入到分支内：

1.如不成功，可重塑导丝先端，使其>90°并重试。

2.亲水涂层导丝摩擦力小，但分支撕裂的风险会增大。

3.如仍不成功，考虑改用先端渐细的硬头导丝，如Miracle 系列导丝。

4.如果植入主支支架后，分支内心肌梗死溶栓药(TIMI)流量降低，或者角度>70°，建议不要抽出预留导丝。

<u>应以预留导丝为标记</u>，将主支导丝插入分支内。

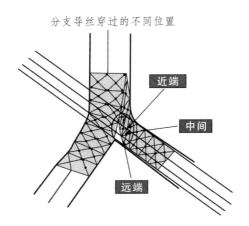

分支导丝穿过的不同位置

近端

中间

远端

图 14.14 导丝穿过的网眼位置。(Courtesy of U. Nanjing.)

操作要点

** 使用 OTW 球囊穿过网眼进入分支

操作不成功时，可将 1.5mm 的 OTW 球囊或微导管推送至分支开口附近，增加导丝穿过所需的支撑力。该技术特别适用于呈钝角(>90°)的分支。根据分支成角手动将先端塑成 J 形，而先端长度应与主支直径相等(图 14.15)。

** 使用硬导丝穿过分支支架网眼

假如分叉角较大，需使用硬导丝来帮助推送。亲水涂层导丝插入分支后，微导管或 OTW 球囊可用来交换非亲水涂层导丝。

** 如何给导丝先端塑形

当处于"极端角度"损伤时，通常无法直接进入分支血管。如

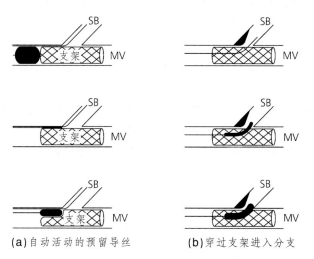

(a) 自动活动的预留导丝　　　(b) 穿过支架进入分支

图 14.15 (a)用小球囊扩张主支支架后面，以打开分支：如果分支完全闭塞，或存在症状性闭塞，导丝因撕裂无法通过主支管腔进入分支，可沿着(位于支架小梁和血管壁之间的)预留导丝推送小球囊并扩张。应尽量使用最小的球囊，增加从支架小梁下方穿过的机会，避免主支支架发生严重变形。(b)使用沿导丝输送型(OTW)球囊通过网眼进入分支：尝试用固定导丝的球囊穿过主支支架网眼。这种球囊与导丝之间的过渡部分不明显。即便只有球囊先端穿过侧网眼，也可以充盈球囊扩开网眼。(Illustrated by Quoc Nguyen.)

遇到这种病例,先让导丝完全通过主支支架,然后导丝先端对着开口方向缓慢回撤,导丝会自己"跳到"分支开口内。轻轻地转动导丝有利于感觉病变,逐渐穿过它。

** *使用微导管*

无法进入分支时使用微导管会有一定帮助。

** *再次扩张主支支架,扩大侧面网眼*

植入主支支架后,根据主支远端直径,将大号短球囊的远端定位在分叉处然后扩张。由于使用短球囊,大号球囊的近端位于主支支架内,而不会扩张无支架的近端血管,减少了血管撕裂的机会。该技术优化了主支支架的植入效果,同时扩大了分叉处支架的网眼,有利于导丝穿过远端网眼(与 POT 技术相似)(图 14.6)[14]。

** *使用专用导丝穿过网眼*

在尝试穿过主支支架网眼时,除了使用 OTW 球囊,其他很多器械都有利于导丝推送。Venture 导管先端成角,可直接进入分支开口。Crusade 目前正接受临床试验,其优点与 Venture 导管相似。最关键的是,将导丝插入分支前,应充分扩张主支支架,将其网眼扩开,以便分支导丝插入。

策略变化

导丝送入分支的最佳方法

1.第一种方法:塑形导丝尖端。

2.第二种方法:使用亲水涂层导丝。

3.第三种方法:使用较硬的导丝。

4.第四种方法:使用 OTW 球囊。

5.第五种方法:扩张主支支架,使网眼扩大(POT)。

使用专门的 Venture 或 Crusade 导管。

将球囊推送入分支

总言之,球囊不应完全穿过支架进入分支,否则球囊被卡住的风险会增大。充盈压必须严格控制在额定破裂压以下,因为球囊一旦在网眼内破裂,会导致球囊卡住。

操作要点

** 球囊无法插入分支的最先处理方法

如球囊无法穿过网眼,应检查导丝的位置,确认导丝未在支架小梁下方。常用的导丝交叉技术先把分支导丝插入主支,然后再将主支导丝插入分支,从而确保分支导丝不会穿入小梁下方。该技术将主支支架内的导丝撤回到分支开口处,然后引导先端进入分支。然后,将分支导丝拉回到主支支架近端,在将其推送入主支内。导致无法推送球囊的另一个原因可能是导丝扭结("导丝缠绕")。此时可将主支内导丝回撤到支架内,只让导丝软头留在支架中,然后推送球囊穿过网眼进入分支。

** 如何将 OTW 球囊送入分支

如果无法将快速交换型球囊推送过网眼,可以改用 OTW 球囊。这种球囊与导丝之间的过渡部分不明显,保持了良好的"推送性",因此可以顺利穿过网眼。由于只需插入一条器械,此法耗时较短。假如球囊无法通过,可快速前后推拉球囊并不断调整导引导管位置,这样有助于球囊通过(见图 14.15)。

** 充盈主支内球囊作为标记

如果导丝送入分支时导引导管弹出,另一种实用的方法是充盈主支球囊作为固定。轻轻插入导引导管后,通常将 1.25mm 或 1.5mm 的顺应性球囊送入分支。应小心分支充盈球囊,以避免破裂。分支球囊一旦到位后,应排空主支球囊以减少缺血。逐步将分支扩张到适当直径。

** 充盈主支球囊以打开分支

如果球囊无法穿过主支支架网眼进入分支,可将球囊推送至分支附近,使其先端穿过网眼。扩张球囊可扩大网眼,形成一个小开口。重复一两次,然后推送球囊穿过网眼。如无法推送,可更换为 1.5mm 的快速交换型顺应性球囊。仍不奏效时,通过分支开口的其他位置送入导丝,然后尝试插入球囊。如还不行,使用固定导丝的球囊。

*** 润滑球囊

　　可将球囊或支架浸泡在润滑剂(Rotaglide)中，促进其进入分支。

策略变化

球囊送入分支的最佳方法

　　1.第一种方法:检查导丝位于血管主支腔内。

　　2.第二种方法:将固定导丝球囊的先端推送过网眼，然后扩张球囊。

　　在一些病例中，可将球囊或支架浸泡在润滑剂(Rotaglide)中,促进其进入分支。

*** 在主支支架后扩张小球囊以便打开分支

　　如果分支完全闭塞，或存在症状性闭塞,导丝因撕裂无法通过主支管腔进入分支,可沿着(位于支架小梁和血管壁之间的)预留导丝推送小球囊并扩张。应尽量使用最小的球囊,增加从支架小梁下方穿过的机会,避免主支支架发生严重变形[15](见图14.15)。

*** 如何抽出预留的分支导丝

　　有时预留导丝被卡住，需要用力才能抽出，但会使导丝折断,导引导管深入,引起左主干撕裂。此时可将一条球囊沿着预留的导丝推送到主支支架内。然后轻轻拉出分支导丝,避免上述并发症。

　　而在预防模式中,无需过深地送入分支导丝。运用挤压技术之前,先撤回分支导丝,只在分支开口处预留一小段导丝。

扩张分支球囊

　　植入主支支架后，如果嵴线偏移导致分支开口严重残留狭窄,利用小球囊扩张足以扩大分支开口。如果斑块偏移导致开口处严重残留狭窄,则可以低压扩张相对较大的球囊,以便进一步扩大分支开口。

操作要点

** *主支植入支架后,扩张分支的球囊大小与压力*

目测评价主支近端直径 <2/3 ×(主支+分支)后,有两种选择:使用血管内超声(IVUS)精确计算出主支直径,或者根据两支血管直径计算出主支直径(见 Finet、Murray 和 Mitsudo 公式)。但主支和分支直径差异较大时例外。在这种情况下,分支使用直径很小的球囊, 会导致对吻结果不满意, 造成分支支架严重扭曲。

对吻球囊扩张

主支和分支植入支架后,为使两条血管达到最佳效果,可同时施行 KBI(见图 14.3)。因此,血管近端直径如小于分支直径,则不适用该技术。此时需用非顺应性高压球囊依次扩张两条血管,最后施行低压 KBI 来限制支架变形。不要尝试用超尺寸的球囊。首先扩张支架内球囊,达到 5~6atm 后再开始扩张分支球囊。两条球囊压力均达到 6atm 后同时排空。

主支和分支支架扭曲

在 KBI 中,当主支球囊直径小于最初的输送球囊时会发生支架扭曲。任何支架设计和分叉治疗技术都会发生扭曲现象。我们可用尺寸适当的球囊重新扩张主支来纠正支架扭曲[16]。所以,最终 KBI 可以完全扩张分支开口内支架并修复主支支架扭曲。当分支角度达到 70°时,KBI 会引发此结果。相反,如分支角度不足 70°,KBI 不会扩张开口处的分支支架。为了在角度>70°时完全扩张支架,首先应用球囊对分支进行后扩张,而且该球囊只能突入到主支内几毫米,从而完全保持笔直,不会弯曲。该球囊排空之后,利用适当尺寸的主支球囊进行扩张修复扭曲[17]。

对吻结果不满意

另一个值得关注的重要问题是对吻结果不满意(KUS)。

KUS 的定义为手腕现象，或分支球囊至少存在 20% 的残留狭窄。通常，分支球囊在依次扩张时完全扩开，但在 KBI 时会出现不同程度的缩小。KUS 表明分支开口处支架网眼扩张不充分。此外，一个支架植入后施行 KBI 时，分支球囊尺寸过小是导致 KUS 的另一个原因。这也是支架植入后分支开口处狭窄率升高的可能原因之一。

操作要点

*** 完美的对吻球囊扩张**

最关键的问题是，对分支进行高压球囊扩张，以保证分支支架完全张开。然后，用中等压力(两个球囊同时充盈时常为 15atm)施行 KBI 以避免近端撕裂。同时排空球囊可防止支架进一步变形，避免其贴壁不良[17]。

建议 KBI 的充盈压切勿超过 16atm。尽量缩短两条球囊在近端的重叠长度，减少它缠绕的机会。

新技术：花瓣支架植入技术

"花瓣支架植入技术"是在分支内植入支架，并使一个网眼伸入主支内。从距嵴线最近的网眼穿入导丝，然后扩大网眼或形成"花瓣"，随后通过一系列主支扩张(包括主支支架和对吻球囊扩张)让突出的花瓣贴在嵴线上，确保完全覆盖开口，起到支撑作用。

优势与局限性

此技术的最大难度就是将导丝穿过距嵴线最近的网眼。即使是专家级的医生也需要在 IVUS 引导下操作，而且不能保证每次成功。该技术的主张者进行了改良，让试验导丝先穿过近端网眼，然后将球囊送入该网眼治疗开口病灶(类似于 Szabo 技术)。这种方法需要在支架插入导引导管前，先部分扩张支架近端。为此，他们发明了一种笨重，却能克服同类器械不足的双导丝和球囊系统。这些不足之处包括：导丝缠绕、导丝偏移以及阻碍器械推进的夹层。这一重要的用于左主干远端分叉病变的技术，能够克服"花瓣支架植入技术"的大多数缺点[18]。

重点总结

　　血管分叉处病灶 PCI 治疗的器械选择至关重要。无论单支架还是双支架技术,大多数病例均会用到 KBI,因此术前应仔细考虑导引导管的内径。例如:除了使用两条直径超过 3.0mm 的球囊或支架的病例以外,6F 导引导管适用于大多数手术。而 7F 导引导管能满足全部手术需要,包括 1.75mm 旋磨头的旋切术。分支预留导丝应选用不带亲水涂层的导丝,二次进入分支不适合使用亲水涂层导丝。

　　如采用必要时分支支架植入技术,IVUS 有助于判断分支开口狭窄的原因,亦即嵴线偏移和(或)斑块偏移所致。假如分支开口因嵴线偏移而变窄,则相对较小的球囊足以扩大开口。但如果是斑块造成偏移,则需要用较大球囊扩张分支开口。这种情况下应极力避免分支撕裂。如选用双支架技术,使用非顺应性球囊扩张分支非常关键,然后还要施行高压 KBI。KUS 是导致远期不良事件的独立因素。

参考文献

1. Colombo A. Bifurcational lesions: Searching the solution. *Catheter Cardiovasc Interv* 2005;**65**:17–18.
2. Iakovou I, Ge L, Colombo A. Contemporary stent treatment of coronary bifurcations. *J Am Coll Cardiol* 2005;**46**:1446–55.
3. Furuichi S, Airoldi F, Colombo A. Rescue inverse crush. A way to get out of trouble. *Catheter Cardiovasc Interven* 2007;**70**:708–12.
4. Hermiller MD. Bifurcation intervention: keep it simple. *J Interven Cardiol* 2006;**18**:43–4.
5. Mohaved MR. Major limitations of randomized clinical trials involving coronary artery bifurcation interventions: Time for redesigning clinical trials by involving only true bifurcation lesions and using appropriate bifurcation classification. *J Interven Cardiol* 2011;**24**:295–301.
6. Morino Y, Yamamoto H, Mitsudo K, et al. Functional formula to determine adequate balloon diameter of simultaneous kissing balloon technique for treatment of bifurcated coronary lesions clinical validation by volumetric intravascular ultrasound analysis. *Circ J* 2008;**72**:886–92.
7. Ormiston JA, Webster MWI, Ruygrok PN, et al. Stent deformation following simulated SB dilatation: A comparison of five stent designs. *Catheter Cardiovasc Interv* 1999;**47**:258–64.
8. Barlis P, Tanigawa J, Kaplan S, et al. Complex coronary interventions: unprotected left main and bifurcation lesions. *J Interven Cardiol* 2006;**19**:510–24.

9. Kwan TW, Vales L, Liou M, et al. Tips and tricks for stenting of bifurcation coronary lesions. *J Invasive Cardiol* 2010;**22**:440–4.

10. Ge L, Airoldi F, Iakovou I, et al. Clinical and angiographic outcome after implantation of drugeluting stents in bifurcation lesions with the crush stent technique: importance of final kissing balloon post-dilation. *J Am Coll Cardiol* 2005;**46**:613–20.

11. Colombo A, Bramucci E, Sacca S, et al. Randomized study of the crush technique versus provisional side-branch stenting in true coronary bifurcations: The CACTUS (coronary bifurcations: Application of the crushing technique using sirolimus-eluting stents) Study. *Circulation* 2009;**119**:71–8.

12. Erglis A, Kumsars I, Niemelä M, et al., for the Nordic PCI Study Group. Randomized comparison of coronary bifurcation stenting with the crush versus the culotte technique using sirolimus eluting stents: The Nordic Stent Technique Study. *Circ Cardiovasc Interv* 2009;**2**:27–34.

13. Chen SL, Ye F, Zhang JJ, et al. DK crush technique: modified treatment of bifurcation lesions in coronary artery. *Chinese Med J* 2005;**118**: 1746–50.

14. Sianos G, Vaina S, Hoye A, et al. Bifurcation stenting with drug eluting stents: Illustration of the crush technique. *Catheter Cardiovasc Interv* 2006;**67**:839–45.

15. Aminian A, Dolatabadi D, Lalmand J. Small balloon inflation over a jailed wire as a bailout technique in a case of abrupt Side branch occlusion. *J Invasive Cardiol* 2010;**22**:449–52.

16. Ormiston J, Currie E, Webster M, et al. Drug-eluting stents for coronary bifurcations: Insights into the crush technique. *Catheter Cardiovasc Interv* 2004;**63**:332–6.

17. Colombo A. Bifurcational lesions and the crush technique: Understanding why it works and why it doesn't – a kiss is not just a kiss. *Catheter Cardiovasc Interv* 2004;**66**:337–8.

18. Colombo A, Azeem L. The artisan approach for stenting bifurcation lesions. *J Am Coll Cardiol Interven* 2010;**3**:66–7.

第 15 章
并发症

Ashok Seth, Nguyen Ngoc Quang, Vijay Dave, Thach N. Nguyen

难点

在经皮冠状动脉介入中，存在三种可能的机械并发症：急性或濒临闭塞、穿孔及无复流。这些事件会导致缺血延长、血流动力学不稳定、虚脱及死亡。急性或濒临闭塞的病因包括夹层、血栓形成、空气栓塞、壁外压迫及前向性主动脉夹层等。其他并发症包括无复流、逆向性主动脉夹层、中枢神经系统栓塞及对造影剂的反应。并发症发生率取决于操作者的技术、可用的科技手段以及患者的选择。严格的预防措施可以预防并发症的发生。操作者的经验，尽管可能很难鉴定，对于使并发症的发生最小化并对其进行治疗极为重要。随着目前小径球囊与高扭导丝的使用，大多数拥有简单狭窄病变的患者即使在相对缺乏经验的操作者手中手术也会获得良好的效果。然而，对于复杂解剖病变或简单病情复杂化时，有经验的操作者（每年至少完成75~150例）可能会获得更优的结果[1]。应用更佳的设备、更有效的抗血小板药物以及有更富有经验的操作者，支架手术的并发症发生率非常低：死亡率、突发闭塞或急诊搭桥手术发生率<0.4%。这就是为何有多重危险因素及复杂解剖病变的手术应由更具经验的操作者完成。预防永远是第一位的，因为远离麻烦永远强于摆脱麻烦。

造影剂肾病

PCI 术后的造影剂肾病(CIN)被定义为肌酐水平自基线增高>0.5mg/dL 或 25%。造影剂肾病的危险因素见表 15.1[1]。

水化

通常的做法是最晚于术前 3h 开始予患者等张盐水,并在术后继续至少 6~8h,总计至少 1000mL。建议初始滴注速度为 100~150mL/h,术后依据临床情况进行调整,谨慎注意已知存在左室功能不全或心衰的患者。

碳酸氢钠

等张碳酸氢钠溶液在一项研究中被证明在高危患者中对于造影剂肾病的预防较生理盐水有轻微优势[1]。在研究中,术前在 1h 内予等张碳酸氢钠溶液 3mL/kg,术后在 6h 内予等张碳酸氢钠溶液 1mL/kg。

药物治疗

对于有造影剂肾病风险的患者,应在术前总览全部用药,并在临床允许的情况下暂停潜在的肾毒性药物,包括氨基糖苷类抗生素、抗排异药物、非甾体抗炎药物或某些治疗糖尿病的药物(如二甲双胍)。尽管优化容量状态非常重要,对于利尿治疗的中

表 15.1　造影剂肾病的术前临床危险因素

可调节危险因素	不可调节危险因素
造影剂剂量	糖尿病
水化状态	慢性肾脏病
同时应用的肾毒性药物	休克/低血压
近期造影剂使用	高龄(>75 岁)
	进展期充血性心衰

断必须个体化考虑。血管紧张素转化酶抑制剂(ACEI)的药物治疗可以继续,但在造影剂肾病发生的危险阶段(术后 48h 肌酐水平达到峰值)度过前,既不应开始 ACEI 治疗,也不应调整其剂量。

N-乙酰基半胱氨酸

尽管存在多个研究以及若干荟萃分析,N-乙酰基半胱氨酸(NAC)的真正益处仍不清楚。在最近的 ACC/AHA 指南中,NAC 被认为无效并不再建议使用。

低剂量造影剂

直觉来说,造影剂用得越少,造影剂肾病的风险越低。然而,并不存在前瞻性评价这一假说的研究。回顾性研究提示,诊断性造影<30mL 造影剂或介入治疗<100mL 造影剂能够降低造影剂肾病的发生风险[1]。预防造影剂肾病的推荐见表 15.2。

支架应灵活应用,以缩短手术时间并达成稳定结果。可以应用血管内超声(IVUS)来监测手术过程。多种附件可用于辅助定位支架或球囊,如间隔标记导丝和数字路图。所有这些尝试均为术中所使用的造影剂剂量最小化。当然,对于已经行透析的患者,造影剂并无肾毒性风险,但仍不应忽视容量过量[1]。

操作要点

如何用 20mL 造影剂完成 PCI?

在 PCI 起初,患者体内有两条导丝:一条穿过病变,一条在邻近侧支。在整个手术过程中,球囊与支架的定位参考于导丝的分叉。不同于常规造影,以 1.5mL 造影剂完成的选择性造影是沿着标记导丝将运输导管插入动脉近段,再于其尖端注射造影剂。IVUS 应在术中反复使用,以核实每次的操作结果。正是由于这些使造影剂使用量最小化的方法,整个操作完成仅需 15mL 造影剂[1]。

表 15.2　预防造影剂肾病的推荐

1. 确定风险

   a. 低危—评估肾小球滤过率(eGFR)<60mL/1.73m²

   　i. 优化水化状态

   b. 高危—eGFR<60mL/1.73m²

   　i. 计划提早门诊水化或延迟手术,以充分水化

   　ii. 考虑以下推荐(2~5)

2. 处理用药

   a. 如临床允许,暂停潜在的肾毒性药物,包括氨基糖苷类抗生素、抗排异药物及非甾体抗炎药

   b. 予 N-乙酰基半胱氨酸(数据不清,见文)

   　i. 使用造影剂前 4 次给药:600mg PO q12h

3. 管理血管内容量(避免脱水)

   a. 最晚术前 3 小时开始予患者等张盐水,并在术后继续至少 6~8h,总计至少 1000mL

   　i. 起初滴注速度为 100~150mL/h,术后依据临床情况进行调整

   b. 碳酸氢钠(有限数据,见文)

   　i. 术前 1h 开始予 154mmol/L 碳酸氢钠溶液 3mL/kg/h

   　ii. 术后持续 6h 予 154mmol/L 碳酸氢钠溶液 1mL/kg/h

4. 造影剂

   a. 最小化剂量

   b. 低渗或等渗造影剂(数据积累中,见文)

5. 术后:出院/随访

   a. 术后 48h 随访血清肌酐数值

   b. 考虑在肾功能恢复正常前暂停临床允许的某些药物,如二甲双胍、非甾体抗炎药物

策略变化

PCI 时最小化造影剂剂量的最佳选项

　1. $ 第一种方法:间隔标记导丝。

　2. $ 第二种方法:将微导管插入目标动脉中,于其尖端注射 1.5mL 造影剂以完成选择性造影。

　3. $$ 第三种方法:仅用 IVUS,不行造影。

造影剂过敏

预防

预防造影剂反应的关键是识别具有最大风险的患者，并应用预防措施以减小风险。之前发生过造影剂反应或有过敏体质、哮喘病史的患者发生造影剂反应的风险增高。在这些患者中，常使用较低渗透压的造影剂，如碘克沙醇（威视派克）。许多预处理方案使用糖皮质激素、H_1 受体拮抗剂与 H_2 受体拮抗剂。通常，在术前 13h、7h 及 1h 予 50mg 泼尼松。如果术前未予类固醇，在术中静脉予 100mg 琥珀酸氢化可的松钠。

包括瘙痒、皮疹或荨麻疹等的轻微反应通常为自限性，除需立即识别与小心监测进展外无需进一步处理。像支气管痉挛这样的反应需马上以 0.1~0.3mL 肾上腺素（1:1000 稀释）肌内注射治疗。如果患者存在低血压，可致周围血管收缩，肌内注射药物会出现弥散不良。在严重反应（框 15.1）时，如严重支气管痉挛、喉头水肿或心跳呼吸骤停，静脉予 1:10 000 稀释肾上腺素 1~3mL。单独推注肾上腺素效果不及根据临床情况滴定静脉注射剂量。此外，氧气与充足的静脉液体输注能够分别减轻低氧血症与低血压[2]。

濒临或急性闭塞

濒临闭塞被定义为 PCI 术中存在活动性缺血证据（胸痛或心电图改变）的小于 50% 的动脉狭窄病变。有多种原因造成急性闭塞，包括夹层、冠状动脉痉挛、空气栓塞及斑块和（或）血栓的远段栓塞。然而，最令人害怕的病因是夹层。

框 15.1　休克的早期征象

窦性心动过速

脉压减小

窄主动脉压力曲线

夹层

夹层被定义为两腔被一大块组织片分隔。夹层由球囊扩张或器械操作所致过度的医源性斑块破裂及后续的血管壁层间分离所致。

在诊断性造影或介入操作中，导管尖端可导致左主干或右冠口夹层，进一步可顺向或逆向进展。

顺向延展夹层可能在之前放置支架的区域终止，由于三层血管壁被支架紧压，或在具较大侧支的分叉处终止。如果夹层在包裹在房室沟中的左旋支(LCX)近段或中段发生，其一般可能不会向远端进展太远。然而，由于夹层被限制在紧张的空间中，其对于真腔的侵占更为严重(图 15.1)。

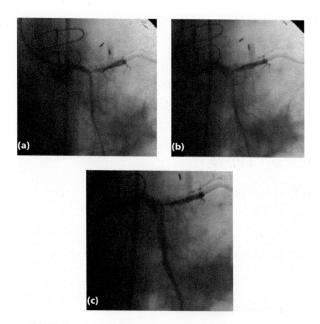

图 15.1   导管导致左主干夹层的解剖。(a) 注射造影剂示出左主干与左旋支。(b)进入处出现夹层并向远端延展。(c)完全夹层出现，阻遏流向远端的血流，在左旋支中段停止。(Courtesy of the Cardiac Catheterization Laboratories of Community Healthcare System, St Mary Medical Center, Hobart, IN.)

　　除了左主干、右冠、左乳内动脉及大隐静脉桥的顺向夹层外,夹层可能逆向方式向远端延展。左乳内动脉在选择性造影或引导导管插管时很容易发生夹层。大隐静脉桥在近段(尤其到右冠的大隐静脉桥)或开口处的局部夹层是由导管操作所致,看上去可能很安全,但可能迅速进展为急性闭塞。

　　治疗性的斑块破裂(球囊扩张)与濒临夹层无法清晰划分。NHLBI 对于夹层的分类见框 15.2[3](图 15.2)。

策略

　　夹层后决定预后的两个因素分别为受累血管的长度与前向血流的完整性。小的夹层若不影响冠状动脉血流,无需治疗。如果血管直径<2.5mm,最佳策略为反复进行低压球囊扩张,时间延长,球囊略大或更长。长夹层(导致大于50%的残余狭窄)以及影响血流的夹层较为严重,应立即以支架处理,尤其当血管直径>2.5mm 时。

　　保证并维持导丝通过堵塞动脉在处理急性血管闭塞中是最重要的一点。在螺旋夹层时,在夹层远端放置支架阻止了夹层的进一步延展,在夹层破裂口放置支架,阻止了夹层的来源。然而,由于严重的近端扭曲和血管直径过细等原因,一些夹层无法放置支架(2%~3%)。大多数未导致急性缺血并发症的夹层会随时间愈合而并不会在未来导致狭窄。及时急性闭塞逆转的预防措施与技术见框 15.3。

框 15.2 冠状动脉夹层分级

A 型:冠状动脉腔内少量造影剂未充盈,在造影剂清除后仅少量或无残余

B 型:造影剂注射时出现双轨或双腔,中间有造影剂无充盈区域,在造影剂清除后仅少量或无残余

C 型:造影剂清除后在腔外区域仍残存造影剂

D 型:螺旋样充盈缺损

E 型:新出现持续腔内充盈缺损

F 型:夹层导致无远端前向血流的完全堵塞

夹层类型	描述	血管造影像
A	血管腔内少许内撕裂透亮影,造影剂排空大致正常	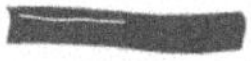
B	平行的内膜撕裂成双腔,无明显造影剂潴留或轻度排空延迟	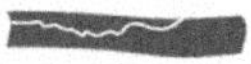
C	假腔形成伴造影剂排空延迟	
D	管腔内螺旋形充盈缺损	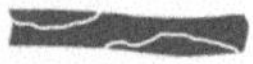
E+	新出现的持续充盈缺损	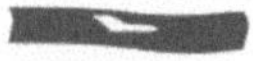
F+	non-A-E 导致的血流受损或完全闭塞	

+可能代表栓塞。

图 15.2　A 型夹层代表冠状动脉腔内在造影剂注射时存在少量无充盈区域,造影剂清除后仅少量或无残余。B 型夹层在造影剂注射时表现为平行两条或者一未充盈区域隔开的双腔,造影剂清除后仅少量或无残余。C 型夹层表现为造影剂充盈在腔外帽,造影剂清除后仍有残余。D 型夹层代表螺旋形腔内充盈缺损,多见于过量造影剂对于夹层假腔的染色。E 型夹层代表新出现的持续腔内充盈缺损。F 型夹层代表导致无远端前向血流完全堵塞的夹层。在少见情况下,冠状动脉夹层可能逆向延展并累及升主动脉。

操作要点

** 从类似夹层的病变中识别夹层

　　腔内瓣片或腔外线形或螺旋形造影剂外渗均提示夹层。腔内边缘光滑的充盈缺损,椭圆形或模糊一片,或扁平、圆形区域,均提示为血栓。痉挛会表现出末端逐渐变尖。在 IVUS 下,痉挛表现为无斑块的狭窄。其他假性夹层的可能原因见表 15.3。

处理

　　局部夹层的处理为立即支架,而开口处夹层向远端延展的处理为先对左主干或右冠开口处置入支架,再对远端夹层处置

框 15.3 预防措施与技术以及逆转急性闭塞

1.保持导丝横跨病变

2.立即行球囊再扩

3.立即行支架植入以阻止夹层

4.以 5F 鞘管准备好对侧的动静脉通路,当需要血流动力学支持时使用 IABP(除非动脉立即植入支架)

5.PCI 前,造影评估腹主动脉是否能够耐受 IABP 或 LVAD 置入

6.在选择的患者中可以预防性植入或随时准备好植入 IABP 或 LVAD, 以防低血压或缺血并发症

表 15.3 夹层的鉴别诊断

病因	纠正性技术
1.造影剂流动	将指引导管插入更深口处,更有力、更稳地注射造影剂
2.指引导管插入过深	将指引导管稍退回
3.导丝过硬将血管拉直	回撤导丝使其柔软尖端位于新病变近端
4.射线无法穿透导丝重叠	回撤导丝尖端至新病变近端
5.细小分支动脉与靶动脉平行	改变投照角度

入支架。在任何情况下,导丝均应跨过夹层病变。

如果仅存小型夹层,无需治疗。在支架植入后的边缘夹层中,无需覆盖所有在 IVUS 下显示参与管腔大于 50%或位置不重要(非左主干或主要分支开口处)的小型边缘夹层[1]。

操作要点

* 预防夹层

为了预防夹层,通常以 6~8atm 低压进行预扩。然而,对于重度钙化病变,由于未充分的预扩,一些支架无法充分扩张。所以预扩的要点为使用一个非顺应性小球囊(如 2.5mm 直径)充分扩张,使得中间无腰。其他策略包括在支架植入前进行最小化操作,以限制在开口处或病变近端节段发生夹层。在夹层节段立即

植入支架能够避免夹层进一步延展。

* 在左乳内动脉插管时预防夹层

这种夹层可以通过非选择性插管避免。先插入导丝,将球囊向前通过左乳内动脉口,并调整指引导管与球囊及导丝共轴以支持。在锁骨下动脉中使用一根伙伴导丝以避免指引导管进入病变开口处过深,使用小口径指引导管(5F 或 4F),这些均为避免开口处夹层的方法。

** 重新通过夹层节段

一旦导丝位置丢失,可使用非常柔软的而非硬导丝尝试重新穿过病变。仔细观察球囊扩张后造影,在多个相互垂直的投照角度下找到夹层平面与进入真腔最可能的入口。然后将导丝尖端置于该点并置入真腔。

通常,在计算机模拟的液体动力学研究中,由于心肌侧高度剪应力,胆固醇斑块在动脉的心包一侧形成。所以夹层平面处于斑块与内肌层之间。为使导丝进入真腔,导丝尖端应指向内侧曲线或动脉的心肌侧。

如果导丝重新通过病变节段或进入假腔出现问题,应行IVUS,以使第二根导丝平行 IVUS 重新通过,从而使导丝能够在IVUS 的引导下进入真腔。

** 在支架区域再次进入真腔

当导丝尝试通过支架时,事实上导丝可能会进入到支架外撑杆后的区域。在这种情况下,球囊沿导丝前进,进入到支架后,在错误的路径上扩张。这时可能出现夹层,顺向或逆向延展。这样的话,一根新导丝需要插入真腔,以确保能够持续进入真腔。除非存在强有力证据证明导丝在假腔中,否则不要将通过病变的导丝移除。应仔细观察造影,以决定夹层(开口处或局部)起源并判断导丝是否在真腔中。夹层处理的总结见表 15.4。

** 早期发现在大隐静脉桥插管中出现的夹层

当怀疑逆向夹层时,将指引导管拉回并注射造影剂入冠状动脉窦中,可清楚显示逆向夹层累及主动脉。

表 15.4 根据起源位置对于夹层的处理

起源点	导丝处理
开口处	导丝不动,开口处置入支架
局部(非开口处)	导丝不动,局部置入支架
局部,导丝位于假腔中	导丝不动,在真腔中插入第二根导丝,仅有力证明处于假腔中才将第一根导丝移除,将真腔狭窄处置入支架

左主干夹层

左主干夹层是灾难性血管闭塞的先兆,可由左主干开口处操作或前降支开口处介入所致。左主干与前降支呈锐角,在球囊扩张处理前降支开口处病变并部分覆盖左主干时,是左主干夹层的危险因素[1]。通常对于左主干损伤的处理是搭桥手术。然而,在等待急诊手术的过程中使患者保持稳定非常必要。在美国,对于大多数操作者来说,无保护左主干 PCI 并非常规操作。即使如此,为拯救生命,急性闭塞的左主干需要被紧急打开,类似于心包填塞时的心包腔穿刺。策略是要在插入临时起搏器与 IABP 前就打开左主干。全部急救操作需要在几分钟内完成,以防血流动力学紊乱、休克或死亡的发生。一旦患者稳定,可以考虑是否行搭桥手术(见图 15.1)。左主干支架技术在第 9 章中讨论。

操作要点

** 左主干夹层可能被小号指引导管忽略吗?

许多情况下,剧烈的临床表现(严重胸痛、低血压、ST-T 改变)与冠状动脉造影结果相互不平行。此时,需要应用额外的垂直投照角度,以明确冠状动脉未受累或主动脉夹层是否存在或左主干夹层伪装成急性心肌梗死。诊断造影中,小号指引导管可以通过严重的左主干开口处病变而不造成压力心室化改变,故左主干开口处病变或夹层可能被忽略。在胸前导联广泛 ST 段抬高而高度提示左主干夹层时,应使用更大号的指引导管行重复造影,以发现夹层所致的开口处病变。另一种检测左主干夹层的方法是将指引导管拔出至刚刚在左主干开口外时注射造影剂,可显示全部左主干节段[4]。

逆向性主动脉夹层

冠状动脉夹层继发的逆向性主动脉夹层通常在右冠 (更常见)近段或前降支(图 15.3)球囊扩张时发生。尽管很少见,若在任何开口处或近段病变球囊扩张或支架后出现无法解释的胸痛、低血压,或在主动脉根部持续造影剂填充,均应充分排除。如果及早发现,需立即采取补救措施,包括对开口处病变置入支架,以封闭夹层。当出现严重主动脉瓣膜反流、主动脉上血管受累及夹层延展时,应请外科会诊。如以上情况均未出现,应仔细观察[5]。随访胸部 CT 能够鉴别无需进一步治疗的稳定患者与出现并发症需手术的患者[5]。

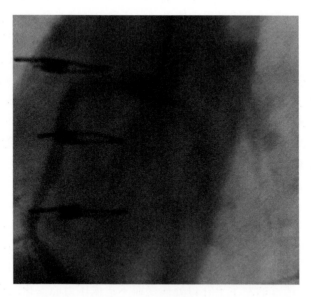

图 15.3　在右冠近段球囊扩张后,在主动脉壁上右冠开口处出现持续的造影剂填充。(Courtesy of the Cardiac Catheterization Laboratories of Community Healthcare System,St Mary Medical Center,Hobart IN.)

关键点

医源性主动脉冠状动脉夹层的病理生理机制与自发性主动脉夹层不同,这也就是为何其处理方法与预后也不同。在自发性升主动脉夹层中,动脉壁中膜严重退化促成了夹层的延展,造成广泛动脉损伤,需要紧急外科处理[5]。另一方面,并无证据指出主动脉中膜退化是导管相关主动脉冠状动脉夹层发展的先决条件。不仅如此,胶原纤维丰富的主动脉瓣上纹可能限制了医源性夹层超越主动脉根部的窦—血管连接处向上发展[6]。

逆向主动脉夹层患者,何时手术,何时药物治疗

广泛主动脉夹层这一概念根据迄今最大的报道而随意定义为自冠状动脉瓣向上延展超过 40mm 的夹层[5]。应用这一定义,文献中报告的 8 例广泛主动脉夹层中 7 例均经外科成功治疗,其中 2 例死亡。1 例广泛主动脉夹层被认为不适合手术治疗(由于夹层程度以及之前的心脏手术史)而成功保守治疗。文献中 13 例夹层局限于 40mm 内,其中 12 例成功行药物治疗,无死亡,另 1 例行手术治疗,但其指征主要是搭桥而非主动脉修补[5]。犯罪血管中主动脉夹层的破口处成功置入支架。所有患者均出院,其中只有 2 例需要后续手术(其中一例由于心包积血,另一例夹层太过广泛而延展到了腹主动脉分叉)[5]。教训是,如果患者有>40mm 的逆向主动脉夹层,建议手术治疗,如果<40mm,则行药物治疗。

如何分辨

一般来说,医源性夹层的绝大多数均局限于冠状动脉窦,然而一部分可以延展到升主动脉或逆行,导致主动脉瓣反流和(或)心包积血。对于局限性夹层,大多数患者都可于开口处植入支架治疗,但也有很多可以采取保守治疗。对迅速进展的夹层来说,即使需要心包腔穿刺以处理心包积血,支架置入效果很好。迅速进展的夹层如果保守处理,或同时合并心肌梗死,其预后最差。因此,所有努力都应用于阻止夹层的进一步延展上,应立即并适当地置入支架,以封住夹层的破口而阻断血流入假腔。此外,如果在入口处置入支架未能阻止夹层进展,也不会破坏手术修补成功的机会[6]。

> **重点总结**
>
> 能够降低医源性主动脉夹层发生率的预防性措施包括:
>
> 1.避免指引导管插入过深
>
> 2.在任何介入或诊断设备从动脉内撤出时,稍微后撤指引导管。持续监测指引导管的尖端防止其陷入(动脉内)
>
> 3.不要将指引导管放在左冠状动脉主干深部太长时间
>
> 4.每次冠状动脉注射之前应检查压力波形,若观察到心室波,应撤出导管或轻轻扭转导管,直至观察到正常的动脉压力波形
>
> 5.及时识别夹层阻止其进一步逆向和顺向扩展,每次完成诊断或介入操作都要检查装有仪器血管的近端和开口段
>
> 6.快速置入支架封闭夹层
>
> 7.出现血流动力学不稳定时,准备/插入主动脉球囊反搏并呼叫外科医生

急性血栓性闭塞

即使 PCI 技术方面完美无瑕,由于未能控制血小板聚集并新形成阻塞性血栓导致急性闭塞的机会仍然存在,常伴血管痉挛发生。血栓是逐渐变大的或腔内移动的造影剂未填充区,其在稳定性心绞痛中发生率很低。然而,在急性冠状动脉综合征、血栓性病变、长而弥漫的病变或退化的静脉桥中,由于血栓形成或远端栓塞,导致急性闭塞的概率很高[7]。支架置入后,如果支架撑杆与血管壁未能完全顶住,或支架近端或远端发生未能识别

的机械性堵塞,亚急性血栓可能形成并导致急性闭塞。为预防血栓形成,在内皮损伤很小的短程操作中,除肝素或比伐卢定抗凝外,术前口服抗血小板药(如阿司匹林加氯吡格雷)足够有效。300mg 或 600mg 的氯吡格雷应分别在术前 24h 或 6h 给予患者口服。对于由于介入操作而内皮损伤很大的情况,复发血栓形成可以由术前静点糖蛋白 Ⅱ b/Ⅲ a 抑制剂而预防[7]。这就是为什么在支架置入前使动脉腔内操作最小化可以限制病变近端及附近血管壁的损伤深度与程度。

支架置入后急性闭塞的病因

如果支架置入是预防或治疗堵塞的最好手段,支架置入后又怎么会发生阻塞[7]? 球囊扩张及支架置入术后闭塞的通常病因为远端夹层及血栓栓塞。然而,支架置入后,组织突出或支架撑杆错误贴壁均可导致管腔受影响而产生血栓。这些闭塞的共同点是远端血流受阻而促进血栓形成。那么,支架置入后完美的TIMI 3 级血流就是预防严重血栓并发症的最好方法[7]。

处理血栓同时,通常的急诊措施还包括:IABP 以保证血压、临时起搏器及静脉输注液体等。ACT 应>250s。

策略变化

闭塞性冠状动脉内血栓的溶解或移除

介入操作中,如果在病变区域或近端节段出现轻微模糊,就是血栓形成的早期迹象。此时主要的目标即为获得 TIMI 3 级血流,因为完美的血流是预防血栓形成及抵抗激活血小板聚集的高剪切应力的最好方法。

支架断裂

支架断裂相关的再狭窄被认为与药物洗脱支架(DES)在断裂处的异常给药与导致新生内膜增生的局部机械性刺激相关。游离的金属支架撑杆暴露于腔内可以激活血小板而导致血栓形成。血栓形成与支架内再狭窄在临床上可能会表现为包括稳定性与不稳定性心绞痛、STEMI与潜在心源性猝死的一系列疾病谱。局部狭窄与支架断裂相关,发生在支架中部多见。支架断裂的分类见图 15.4。

无再狭窄的无症状患者可以密切随诊而不进行干预,而双重抗血小板药物治疗可能应该考虑延长至 1 年以上。如果症状出现,应考虑进一步的介入治疗。当症状存在且断裂导致再狭窄时,通常采取支架内套支架技术处理[8]。

无复流

无复流被定义为近端无明显阻塞时远端血管中造影剂淤滞不动。仅单纯球囊扩张后无复流的发生率为 2%,旋切术后无复流的发生率为 7%,直接球囊扩张术后发生率为 12%,而退化大隐静脉桥的 PCI 后无复流的发生率则高达 42%。原因主要为粥样斑块物质的栓塞,又为释放血管活性物质(如血清素)的富血小板血栓微栓塞所加重,导致远端微动脉剧烈痉挛[8]。明显无复流现象的鉴别诊断包括夹层,与并不总是轻易为常规造影识别的近远端急性血栓形成。

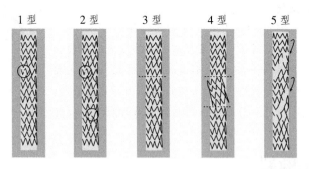

图 15.4　支架断裂。(Reproduced from Adlakha et al.[7] with permission from Wiley.)

即兴设备

　　一个同轴整体交换型(OTW)球囊、微导管或抽吸导管能够帮助找到无复流的病因。导管沿导丝插入至无复流区域的远端,然后移去导丝。测量导管尖端与指引导管的压力差,通过终孔注射造影剂能够帮助区别无复流还是近端堵塞性病变。边慢慢回撤导管至导引导管中,边注射 3~5mL 造影剂有助于发现任何近端病变,然而血流动力学上不会有明显改变。一个具有多个小刺孔的单轨球囊在适应证外应用,能够在充分稀释造影剂的情况下,通过球囊腔注射进入远端。

优势与局限性

　　即兴设备最大的限制即为其无法维持远端导丝位置，尤其在夹层时。一个大号的血栓切割导管的限制在于其可能加重夹层或卡在支架撑杆上。可以选用 IVUS 来决定在血流停止区域是否存在夹层或血栓。然而,IVUS 无法决定远端血管的血流与远端血栓是否存在[8]。在这种情况下，可将另一根导丝插入远段以保证获得。

专用设备

Twin-Pass 导管

E

　　专用设备,如 Twin-Pass 导管能够在更安全和更佳环境下进行诊断。Twin-Pass 双重导管是一种亲水涂层双腔导管,设计用于动脉血管中。这种导管在介入操作中为 0.014 英寸×0.36mm 的导丝提供支撑, 而双腔设计使得其可以保持一根导丝位置不变而插入另一根导丝到远端血管。远端出口为 20cm 长的单轨导丝腔,而近端出口连接一个以同轴整体交换方式一直延伸回接口的管腔[9]。

　　Twin-Pass 导管有一个硬芯,这个硬芯为导管插入过程提供支撑与推进性, 它与最小内径 0.058 英寸×1.47mm 的导引导管兼容。Twin-Pass 导管在终末尖端向近端大致 1mm 处与向近端大致 10mm 处穿通管腔开口各有一个不透射线的标记点。终末尖端的直径<1.9F,干径 3F[10]。

根据制造商的说明书,通过 OTW 管腔的最大推荐流速为盐水 0.31mL/s 及 76%离子型造影剂 0.047mL/s。Twin-Pass 导管应与可操纵导丝一同使用,以进入不易到达的区域及周围血管床,从而更容易地在双导丝操作中将导丝放置并进行导丝交换,从而传递诊断性或治疗性药物。

在任何情况下,Twin-Pass 导管均应沿远端放置导丝传递,在无复流处远端 3~5cm。40%的造影剂(碘美普尔 350)及 60%的 0.9%盐水构成 1~3mL 液体,手动注射,既能减少黏着性,也可足够显像。一步一步撤回导管的同时反复注射造影剂,直到血流终止部位,这样的操作是必要的[9]。

Twin-Pass 导管在怀疑近端夹层的情况下,也可以向远端血管床给药而并无丧失导丝位置的风险。

有了诊断性导管的帮助,在远端造影剂注射与导管回撤逐步向近端注射时,有 5 项需要注意观察:远端前向血流及其流速、反向血流、心肌染色、血管壁中造影剂淤滞、腔内充盈缺损及其种类(局部、球状、纵行夹层平面)与向远端血管床中的血流。根据不同的病理过程,结果显示出 4 种不同的临床情景。

慢血流的分类与处理

近端闭塞性病变

起初向远端注射造影剂显示出远端血管床良好的前向血流,表现出心肌染色,无逆向血流。逐步注射显示出在近端闭塞处的夹层片、血栓或远端的支架边缘夹层。

在 PCI 术中,任何动脉节段的操作都可能破坏内皮屏障的完整性而导致血栓形成。出现血栓并非问题所在,而在于机械性损伤的结果,故最终的治疗需针对这些方面:斑块破裂、夹层、支架用力卡在内皮造成剥脱、远端血栓栓塞、盘旋球状导丝尖端的前进所致远端损伤以及开口腔内的壁内血肿。在这些情况下,病变可通过血栓抽吸(如果合适)或支架置入(如果有指征)处理[9]。

远端血管床功能障碍

向远端注射造影剂显示几乎无前向血流、心肌染色或显著逆向血流。诊断为远端微血管痉挛与堵塞所致的无复流,这是一项排除性诊断,以血管扩张剂治疗并以预防栓塞器械或糖蛋白 Ⅱ b/Ⅲ a 抑制剂来预防其发生[9]。

有无前向血流的局限性夹层

在保留有前向血流的严重夹层情况下,远端导丝处于真腔中,向远端注射造影剂可以发现正常的前向血流、好的心肌染色与无或很少的逆向充盈。逐步近端注射造影剂可在血管壁最小造影剂淤滞的情况下揭示夹层平面。夹层的流入与流出亦可被发现。可以行支架置入治疗。

对于血流不良的严重夹层,可以观察到无前向血流、极少逆向血流、无心肌染色及明显管壁内造影剂淤滞[9]。

严重远段疾病

然而如果没有梯度,撤回导管的造影方式可以显示一些常规通过导引导管前向造影无法看到的远端严重病变,因为造影剂无法通过远端节段,模仿了远端无复流。对于病变的纠正可以恢复无复流现象并缓解患者症状[9]。

药物治疗

治疗包括通过导引导管用力注射血液来提高毛细血管床的驱动压力。另一种方法为推注小量的硝酸甘油(100~200μg,快速推注)和(或)钙离子通道拮抗剂(100~200μg 维拉帕米)或腺苷(12~18μg)。维拉帕米在67%的动脉痉挛中可有效恢复前向血流。硝普钠 40μg 到 100~200μg 推注也可以使用,2min 内起效[10]。肾上腺素可以使用,尤其是对于低血压患者,剂量在 50~200μg 之间,根据患者是否存在低血压及程度调节。重要的是应通过球囊导管或微导管将药物传递到远端动脉。糖蛋白 Ⅱ b/Ⅲ a 抑制剂可以通过负荷量静推加维持剂量方式给药。推荐通过冠状动脉内导丝临时起搏或静脉内起搏导联和(或)强心支持，或者可以在向远端动脉给药之前准备好，尤其是腺苷。

腺苷

腺苷是一种内源性嘌呤核苷，是动脉与微动脉的扩张剂，也能抑制血小板激活及聚集。尽管其可能作用于窦房结及房室结传导而导致严重的心动过缓，腺苷的半衰期极短而使得这些作用很少持续多于几秒钟。桥血管内预防性予腺苷似乎不会降低慢血流或无复流的风险，但出现慢血流或无复流后多次推注腺苷可以有逆转作用。对于出现慢血流或无复流的情况，与小剂量(少于 5 此推注)相比较，大剂量的桥血管内腺苷(每次 24μg，5次及以上)可以导致慢血流或无复流的逆转。快速、高流速在桥血管内注射腺苷在大多数情况下都能够成功逆转慢血流及无复流而恢复 TIMI 血流[10]。

硝普钠

硝普钠是氧化亚氮的直接提供者。在大隐静脉桥的介入中，冠状动脉内注射硝普钠(平均剂量为 200μg)可以获得，与治疗前造影相比，造影流速($P<0.01$)与血流速度($P<0.01$)显著而快速地改善。在这项研究中，硝普钠与显著低血压或其他不良临床事件无关，但可能在容量不足或基线低血压的患者中导致严重低血压[10]。

维拉帕米

介入前在桥血管内预防性予维拉帕米，与安慰剂组相比可能会减少无复流的出现，增加 TIMI 血流的级别，并改善 TIMI 心肌灌注级别。

尼卡地平

尼卡地平是一种强力的微动脉扩张剂，预防性桥血管内给药可以之后在退化的大隐静脉桥中在无远端保护设备下而直接置入支架[11]。

硝普钠的处理

一安瓿 100mg 硝普钠以 250mL 的 5%葡萄糖注射液稀释，

用 20mL 注射器吸取上述 1mL 液体并与 19mL 的 5% 葡萄糖注射液混合(含 400μg 硝普钠),给患者推注 3~4mL(1mL 含 20μg)[10]。

空气栓塞

如果小心谨慎操作,空气栓塞发生概率几乎为零。一旦发生,患者会感到类似急性心肌梗死时冠状动脉堵塞所致的胸痛与低血压。小的空气栓塞会迅速消散。典型的空气栓塞会使造影剂在与狭窄不同的位置终止。最好的治疗为立即呼吸纯氧。

操作要点

** 空气栓塞的处理

手动强力的造影剂注射可以帮助气泡碎裂排入远端的微血管床。胸痛可能会在 1min 内消失。然而,如果气泡很大,其通常会移动到相对抬高的部分而非远端血管,例如,一个大的气泡注入左主干,其通常进入较左旋支更加靠前的前降支,这是患者平卧时冠状动脉的最高位置。在这种情况下,操作者可以将 OTW 球囊、微导管、抽吸导管或更小的导引导管(5F 直接导引导管或 5F 多用途诊断性导管)插入气泡旁而将其通过中心腔吸出[11]。

** 大量空气栓塞的处理

在一项病例报告中,35mL 的空气在左室造影中被注入左心室。患者接受了 45min 的心肺复苏,后通过经皮心肺支持而复苏[12]。患者应被置于右侧卧位,以一猪尾巴导管进入左心室,在行心肺复苏时将空气吸出。在空气栓塞位于右心房或右心室中时,通常由于锁骨下静脉或颈静脉插管时空气进入,患者应被置于左侧卧位,而使空气移至右心房或右心室顶端,然后通过导管将其吸出。

壁内血肿

在球囊扩张后时常发生粥样斑块的破裂而造成滋养血管的破裂,导致斑块内、斑块周及腔外、心肌内血肿。这些血肿对于血流的压迫程度取决于它们的大小。堵塞在血流受阻时很是明显,尽管并无腔内夹层或血栓形成的表现。IVUS 可以明确原因。

临床表现与处理

当心电图改变和(或)胸痛在靶病变未出现突发闭塞的情况下出现时,需考虑多种可能性。左主干夹层可能会非常难以排除而需要多重投照角度,以充分观察。左主干堵塞的直接征象包括注射阻力、压力下降、严重疼痛、与狭窄不成比例的缺血与低血压。IVUS 在造影结果无法明确时能够帮助诊断。在仔细比较术前造影与事件发生时造影后,通常能够发现小分支堵塞。痉挛通常在球囊扩张处发生,但可能在同一血管中表现得更为弥漫,或甚至出现于远离介入操作的地方。尽管硝酸酯通常有效,痉挛可能会很难恢复而需要钙离子通道拮抗剂治疗。壁内血肿是一种很少被怀疑的缺血原因,所以高度怀疑时需通过 IVUS 明确后以有效治疗,即支架置入于显著影响血流动力学的阻塞节段[13]。

冠状动脉穿孔

导丝所致冠状动脉穿孔可能是无害的, 只要穿孔未无意间被球囊扩大。应用新设备来通过慢性完全性闭塞病变(CTO)的尝试越来越多,更硬的导丝与激光导丝存在穿透未识别的外膜下通路而进入远端真腔。之后的球囊扩张可能会撕开外膜,从而导致穿孔。在最为可怕的情况下,心外膜动脉可能出现撕裂而与心包腔相通。这样的血管撕裂几乎都会导致血流动力学的瘫痪而可能致死[14](框 15.4 和表 15.5)。冠状动脉穿孔导致局部心外膜血肿,由于其对于心外膜动脉的压迫,可表现为 STEMI[14](图 15.5)。

框 15.4　穿孔的危险因素

1.过大的球囊(球囊:动脉>1.2)
2.支架外高压球囊扩张
3.支架置入逐渐变窄的血管
4.支架置入已控制的其他设备所致穿孔
5.支架置入严重夹层或突发闭塞后再次通过的病变
6.支架置入识别或未被识别的内膜下导丝通道的完全闭塞
7.支架置入<2.6mm 的小血管

表 15.5 穿孔分类

分类	定义	心包填塞风险(%)
I	腔外凹陷,无造影剂外渗	8
II	心包或心肌染色,无造影剂喷射	13
III	造影剂通过明显的穿孔(<1mm)喷射	63

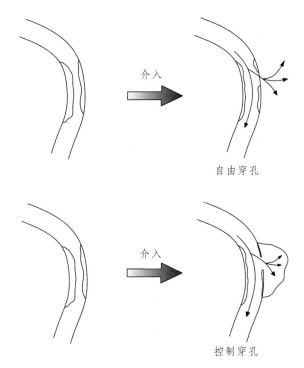

介入

自由穿孔

介入

控制穿孔

图 15.5 两种穿孔:控制或自由流动。(Illustrated by Quoc Nguyen.)

策略

　治疗包括在 III 型穿孔处立即低压 (动脉:球囊比为 0.9:1.1) 球囊扩张 10min。由于穿孔的灾难性结果,操作者必须熟练掌握心包腔穿刺技术。延长的球囊扩张在 60%~70% 的穿孔中成功治疗[14]。如果封堵不成功,开始在 10~30min 内逐渐增加剂量予鱼精蛋白,每次 25~50mg,直至 ACT<150s。在喷射样造影剂外渗及腔内造影剂外流时亦应相同处理。如果存在血流动力学异常时必须行心包腔穿刺。在美国,现在可以用覆膜支架(Jostent graft)以封闭穿孔[15]。一旦造影剂外渗终止,患者应于病房观察并复查心脏彩超,以明确是否出现进一步心包积液。详细的穿孔处理见框 15.5。血小板输注在用阿昔单抗治疗的患者中可有效逆转其抗血小板作用,但对于替罗非班及依替巴肽无效。然而,逆转抗凝可能会导致急性动脉闭塞或支架内血栓,所以逆转抗凝的风险及获益应被充分考虑。当穿孔较大以致保守治疗不足时,有两种方法可以采用:①用凝胶泡沫颗粒、聚乙烯乙醇颗粒、皮下脂肪组织或弹簧圈栓塞进行远端血管栓塞(在一些导丝所致穿孔中);或②用覆膜支架封闭破裂的血管壁[15]。

策略变化

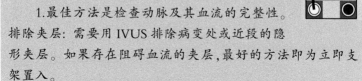

移除血栓的最佳方法

　　1.最佳方法是检查动脉及其血流的完整性。排除夹层:需要用 IVUS 排除病变处或近段的隐形夹层。如果存在阻碍血流的夹层,最好的方法即为立即支架置入。

　　2.第二种方法:当近段或中段新出现模糊(小血栓)时,一些操作者会用力注射造影剂或生理盐水,以冲开小而软的血栓。

　　3.$$▨ 第三种方法:用球囊挤压血栓将其压到血管壁上。

　　4.$$▨▨♠♠ 第四种方法:用血栓切割导管或设备移除血栓。

框15.5 处理冠状动脉穿孔的策略:逐步法

1.首先,2~6atm 低压球囊扩张,延长至 10min

2.若发生心包填塞,用侧孔导管行心包腔穿刺

3.如果出血持续,逆转抗凝:

   a)初始 4h 内每予 25U 肝素予 1mg 鱼精蛋白:在 10~30min 内最大静脉给药 25~50mg,直到 ACT<150s

4.近段或中段穿孔动脉可选用覆膜支架

5.远段穿孔可选用弹簧圈栓塞

操作要点

** 以导丝预防穿孔的措施

为避免穿孔,导丝尖端应轻缓前进,遇阻力不要用力,应自由移动。一旦位于远段,应避免将尖端置于小分支中,由于其可不经意间前移而穿孔。应频繁检查其位置,尤其是在进入或撤离任何大型设备,如长球囊或支架、切割斑块设备或穿过迂曲及钙化病变的长支架时。

** 预防球囊扩张或支架置入所致穿孔

球囊扩张后应将缩小的球囊保持在原位, 观察心电图是否恢复到基线,并询问患者胸痛是否缓解。然后少量注射造影剂,以检查严重夹层及穿孔。如果远端有良好血流且无明显血流外渗,将球囊撤回导引导管中。如果存在任何问题、夹层或穿孔,球囊已准备好再次进入或再次扩张。除非一切清晰,否则不要撤回球囊。等待 2min 以上再行下次扩张,使得缺血预适应充分发挥。如果存在穿孔,低压扩张球囊。

** 处理近段及中段穿孔

延长球囊扩张治疗,在一些幸运的情况下,可能会使组织瓣永久地覆盖穿孔病变而解决问题。然而,对于严重撕裂来说,覆膜支架是一项很好的选择。对之前有搭桥史的患者来说,PCI 术后罕见心包填塞,由于在搭桥中,心包打开并移除,瘢痕组织形成,故穿孔大多局限可控,多见肌间或纵隔内出血而非明显出血或心包积液(图 15.6)。如果有覆膜支架,大型穿孔可以被成功处

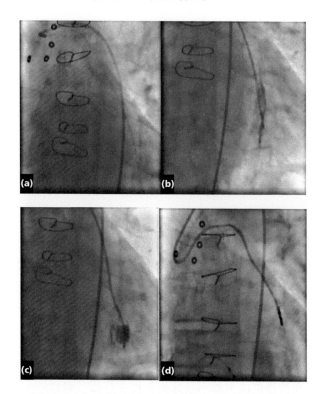

图 15.6 搭桥手术后控制住的冠状动脉穿孔。在 2mm 球囊扩张后,(a)造影剂外渗,(b)更加明显。故远段行弹簧圈栓塞以封闭穿孔。

理。由于聚四氟乙烯(PTFE)覆膜支架尺寸较大,故近端节段需预扩,导引导管位置调整好,且需额外的 buddy 导丝。操作手工皱缩的聚四氟乙烯覆膜支架不应过分用力,因为其可能与球囊滑脱而远端栓塞。遗憾的是,目前的 PTFE 覆膜支架只有有限的活动性,且尺寸较大,需 8F 指引导管,尺寸均大于 3.0mm。

　　为了成功置入覆膜支架,需要大号导引导管,这样原位冠状动脉导丝的交换导引导管技术或双导引导管技术才能够根据血流动力学状态而应用。

　　如果缩小覆盖穿孔的球囊后血流动力学状态仍保持稳定,球囊可以撤出。硬质 0.035 英寸或 0.038 英寸的交换导丝应置于主动脉根部，然后将更大的导引导管在冠状动脉导丝及延长导丝原位时进行交换。如果血流动力学不稳定，球囊需要持续扩张，以避免进一步出血,对侧动脉(股动脉)应行血管穿刺,而在之前导引导管附近置入另一导引导管。通过新的、更大的导引导管,另一根冠状动脉导丝在球囊缩小、扩张的配合下进入穿孔区域。这时覆膜支架可以成功置入病变处以治疗穿孔。记住,覆膜支架在高压扩张后可以被缩短[15]。

*** 即兴设备

如何用球囊材料制作覆膜支架

在一个冠状动脉穿孔的病例报告中，当时无聚四氟乙烯覆膜支架，建议将轻度扩张球囊的两端切掉以得到圆柱形结构。然后将一个支架塞入另一个已经置于球囊上的支架，处理的球囊圆柱在两支架之间。这就做出了一个临时的覆膜支架[16]。

** 糖蛋白 II b/III a 抑制剂的逆转

小分子抑制剂(依替巴肽、替罗非班)对于血小板的抑制程度是通过高血浆浓度维持。停药后药效在 2~3h 内消失。相比之下,阿昔单抗在低血浆浓度下大多数亦与血小板结合,故逆转其药效需输注血小板。

关键点

逆转抗凝的指证与不利之处

一个核心的问题是，处理穿孔是否意味着 PCI 终止，或者在出血控制后继续 PCI。如果 PCI 终止,鱼精蛋白逆转硫酸肝素是应该的。但这应延迟到球囊和导丝撤离冠状动脉内之后。静脉予糖蛋白 II b/III a 拮抗剂在发生穿孔的大多数情况下应停止。直接凝血酶抑制剂比伐卢定并无明确的解救药物,但半衰期较短,停药后 1~2h 后凝血功能恢复。

鉴别差异

覆膜支架或弹簧圈栓塞

覆膜支架在有侧支的血管中必须谨慎使用，因为支架可能将其阻塞。这些支架比裸金属支架弹性差，故更难以置入迂曲及钙化的血管中，使得其急诊应用非常困难。与所有支架相同，在小血管中发生的穿孔难以置入覆膜支架。在远端终末血管中的穿孔无需覆膜支架处理。

自体静脉覆膜支架对于治疗冠状动脉穿孔及破裂来说需要花费更多的时间，包括找到并切下移植物（通常为头静脉）、置于支架之上并缝于其上。由于这些步骤耗费时间，使得自体静脉覆膜支架对于自由流动穿孔与心包填塞的急诊处理用处有限。

冠状动脉穿孔的弹簧圈栓塞，尤其是对于远段血管来说，其被用作经皮的临时补救措施。一般来说，大多数研究提到的微弹簧圈栓塞为铂或不锈钢材质，直径 0.014~0.025 英寸。然而，更大的弹簧圈在冠状动脉破裂或大节段穿孔中也应用过[17]。

弹簧圈的大小应比血管直径略大，以预防脱位或移动。在一些情况下，应在心包腔内开始放置弹簧圈而通过穿孔置入冠状动脉。这种操作对于穿孔较小的情况比较困难。弹簧圈突入冠状动脉的程度取决于穿孔的位置（如远段对中段）。弹簧圈可能也会与其他的治疗方法（如局部凝血酶注射）同时使用[17]。

专用设备

球囊扩张覆膜支架

E

iCAST 覆膜支架是一种球囊扩张的 316L 不锈钢支架，覆以极薄的微孔聚四氟乙烯。支架直径为 5~12mm，以 1mm 为单位增加，长度有 16mm、22mm、38mm 与 59mm，导管长度为 80cm 及 120cm。支架载于 Anertia Tri-Fold 球囊并拥有较小的直径，允许 6F 鞘管置入 5~6mm 的支架，7F 鞘管置入 7~12mm 的支架。这使得该支架拥有经过迂曲血管并避免置入更大鞘管而可能损伤股髂动脉的优势[17]。

Jostent GraftMaster 冠状动脉支架移植系统被美国 FDA 认证为自由穿孔治疗的人道主义治疗设备(HUD)。自由穿孔定义为冠状动脉或直径>2.75mm 的隐静脉桥中造影剂自由外渗入心包腔中。支架长度包括 9mm、12mm、16mm 及 26mm,直径包括 3.0mm、3.5mm、4.0mm、4.5mm 及 5.0mm。需要治疗 7F 的导引导管[17]。

弹簧圈栓塞

弹簧圈及微弹簧圈通过促进局部血栓形成而起效,已被用于血管内治疗,如血栓化动脉瘤(多用于脑内)、动静脉瘘、假性动脉瘤及穿孔。弹簧圈通常为金属材质,如不锈钢、铂或铂钨合金,可促进血栓形成及最终的纤维化。栓塞弹簧圈的基本设计为紧紧缠绕的金属丝(通常钢或铂),构成直线的一级弹簧圈,进一步构成多种二级结构(如三维环、螺旋及球)。弹簧圈通常打包为呈递装置,在挤出时恢复原形态[17]。

弹簧圈间的差异

不锈钢及 MRI 弹簧圈比铂弹簧圈有更好的径向强度,然而,更加柔软的铂弹簧圈可能在血管中更为顺从,从而理论上提供更优化的闭塞。弹簧圈可能是非纤维或涤纶、尼龙等人造纤维化的,其中纤维化弹簧圈更易促使血栓形成而导致更大程度的血栓形成[17]。

技术:弹簧圈栓塞

弹簧圈栓塞技术在一定程度上取决于设备与制造商。大多数现代弹簧圈均有设备特有的应用说明。然而,一般技术包括:①使用传递或导引导管提供置入并形成弹簧圈的必要支撑,②使用高径向力的弹簧圈作为框架,其中置入更多小而软的弹簧圈以形成致密的弹簧圈,③在分支血管中置入部分弹簧圈作为锚点,然后将其余弹簧圈在靶血管中展开。分支血管被牺牲[17]。

一些弹簧圈的使用需要专门的微导管及小的选择性导管,具有足够小的内腔直径,然而其他一些需要特别的装置,如弹簧圈推进器、弹簧圈定位导管,以允许其于释放前重新定位且可撤回[17]。

　　弹簧圈栓塞也适合于以逆向方法封闭复杂慢性闭塞性病变的侧支血管穿孔。

技术:颗粒栓塞剂

　　将 3mL 的 250~355μm Contour Emboli 与造影剂混合,制备稀释的、充分悬浊的液体。250~355μm 的 Contour Emboli 通过微导管注射入穿孔节段。在将 2.9F Progreat 微导管尖端卡在受累节段后,将相对分子量较大的聚乙烯酒精(PVA)颗粒顺血流方向注射,可以防止主要分支与小分支中任何显著的反流。导管必须足够小,以将病变血管选择性插管,但又需足够大以注射栓塞颗粒。栓塞颗粒必须不能造成导管阻塞,但不可太小而通过毛细血管[17]。

　　OTW 球囊导管不被认为是合适的载体,因为其最大内径 0.36mm 仍远小于微导管 0.53mm 内径。由于 PVA 颗粒大小为 250~355μm,OTW 球囊导管堵塞的概率很高[17]。

> **即兴设备**
>
> 　　凝胶泡沫 (可吸收明胶-压缩的由纯化猪皮明胶制成的海绵样物质)及 6F Angio-Seal 闭塞设备的胶原纤维在几乎类似的情况下曾被报道使用。然而,必须切为适合的大小,用微导管准确置入非常小的远端分支可能会非常困难。用微弹簧圈栓塞来处理冠状动脉穿孔也有报道,然而,适合尺寸的微弹簧圈必须备于导管室。近期,报道了一例右冠微泄露,用动脉内胶水注射成功治疗。然而,在转运过程中要谨慎防止胶水凝结。血小板灌流液也是很好的选择[18]。

先进技术

操作要点

** 用 OTW 导管栓塞远段血管

　　在保持球囊扩张时, 可以通过 OTW 导管注射颗粒以防止进一步泄露。重要的是要用小直径 PVA 颗粒($<300\mu m$)通过直径 0.014 英寸的管腔。要极其小心避免由于导引导管移位所致的栓塞物质反流入近端血管甚或颅内动脉。正是由此，使用中央腔输注时，近端球囊扩张可能非常适宜[19]。

** 用皮下组织堵塞远段动脉

为了在穿孔血管中栓塞或形成血栓，计划将皮下组织置入血管中。皮下组织可由右股区域鞘管置入处获取，含有大量脂肪。尽管微导管尖端几乎完全阻塞了血管，组织被置入微导管中并以导丝推送直至导丝尖端从微导管中突出 1cm 左右。随着导丝前进，推送组织的阻力逐渐减小。在导丝尖端从微导管突出 2min 后，将其撤回微导管中，再将微导管及导丝从导引导管中撤出。冠状动脉造影可示小血管被闭塞，无出血迹象。当由于充分肝素化而无法自身形成血栓，或心脏导管室无其他栓塞材料（微弹簧圈、吸收性明胶海绵、PVA、微纤维胶原及凝血酶）时，皮下组织可以被用作栓塞物质[20]。

*** 以双重导引导管封闭穿孔

在一例前降支 PCI 术中，前降支中段看到穿孔。球囊马上扩张堵住穿孔。然而，每次缩小球囊，血压都会下降。球囊复扩并以 8F 鞘管开通左股动脉通路。一根 7F 或更大的导引导管进入冠状动脉开口。第二根导引导管到位时，第一根导引导管逐渐从开口处移开，不影响堵塞穿孔的球囊。第二根导丝进入第二根导引导管而通过穿孔处，堵塞的球囊短暂缩小以通过导丝。覆膜支架准备好并进入到第二根指引导管尖端。然后将球囊缩小撤出，迅速将覆膜支架置入穿孔处并覆盖，撤回第一根导丝，高压展开支架重复造影以确定穿孔被封闭[21]。

*** 交换球囊技术

在这项技术中，覆膜支架在另一球囊扩张止血时置入（图 15.7）。

动脉远段终点穿孔的处理

如果穿孔在大血管或分支的远段终点，通过逆转抗凝状态、

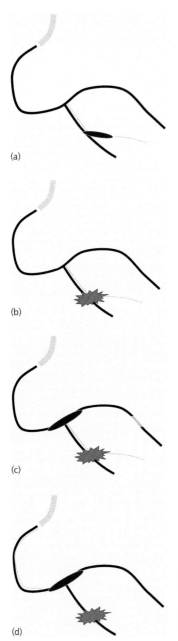

图 15.7 　(a)导丝通过外膜进入血管外区域。(b)球囊扩张导致穿孔与血液外渗。(c)导丝在冠状动脉外,在穿孔处扩张球囊是不可能的,所以在近端扩张球囊。(d)插入微导管至穿孔处以栓塞穿孔分支。(待续)

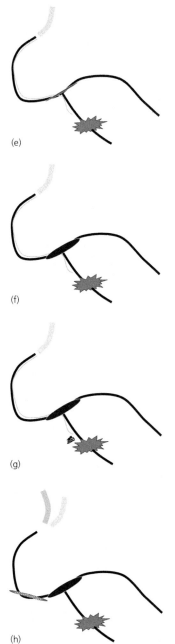

(e)

(f)

(g)

(h)

图 15.7(续) (e)球囊简短缩小以使微导管通过进入穿孔分支。(f)球囊复扩以阻止穿孔分支血流。(g)置入弹簧圈栓塞,然而其未能封闭穿孔。(h)第二根导管插入,覆膜支架进入冠状动脉。(待续)

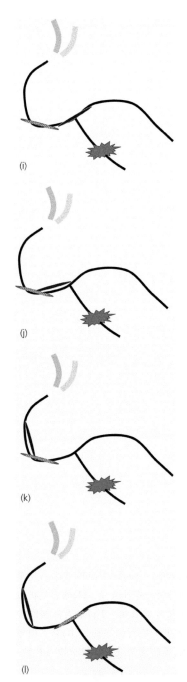

(i)

(j)

(k)

(l)

图 15.7(续) (i–l)第一个球囊缩小并与新的覆膜支架交换。(待续)

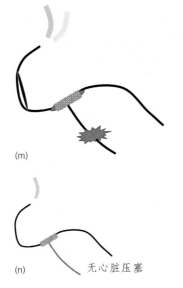

(m)

(n)　无心脏压塞

图 15.7(续) (m)覆膜支架充分展开(n)。

患者耐受相关缺血时以球囊封闭近端节段、向远端分支注射凝血酶及以栓塞物质(包括血小板注射液、已凝血或弹簧圈)封闭穿孔分支治疗。

关键点

如果穿孔,哪种治疗更好,覆膜支架或延长球囊扩张?

穿孔后,治疗选择包括在逆转肝素抗凝同时扩张常规球囊或置入 PTFE 覆膜支架。如果患者仍需抗凝以保持刚刚扩张或支架的病变开通,覆膜支架方法更优。如果在 PCI 术后无需抗凝,逆转肝素作用并扩张球囊以封闭穿孔是一个可以接受的选择。充分逆转肝素及持续球囊扩张所致延长的缺血可以导致远端血管床慢血流或覆膜支架的早期血栓形成。所以使用覆膜支架时最好不要完全逆转肝素作用及糖蛋白 Ⅱb/Ⅲa 抑制作用。

注意事项

冠状动脉穿孔后行搭桥的决定

　　冠状动脉发生穿孔后,如果手边没有覆膜支架或栓塞物质,且在长时间局部球囊扩张后仍流血不止时,患者需要外科手术。然而,手术并不容易。很多时候,穿孔区域会出现壁内血肿而使整个心肌区域水肿,尤其是当穿孔靠近主动脉(LM或近段LAD)或在冠状沟时(LCX)。在这种情况下,几乎不可能定位穿孔分支,故外科医生会仅仅将更近段节段结扎。外科手术不会重新灌注内科尝试拯救的穿孔分支。如果患者临床上能够耐受小分支或大血管末段闭塞,可能无需外科手术。为预防穿孔,重要操作时需考虑的问题见框15.6。

心包积液与填塞

　　心包积液为心包腔内所积存的液体。在经皮介入时,液体可突然积累,仅 100mL 即可导致血流动力学失代偿。非顺应性的心包具有陡峭的压力–容积曲线,随着心包腔内压力升高,跨壁压差导致右心房压力最先跌落,然后随着越来越长的舒张期,右心室压力跌落。左侧的房室腔受压通常在严重的心包压塞时出现,或在一些情况下,仅左心某些部分受累。临床表现多样,取决于液体累积速度、累积的绝对体积或是否存在相关基础心脏疾病。

框 15.6　为预防穿孔,重要操作时需考虑的问题

1.时常监视远端导丝尖端

2.严肃看待怀疑的穿孔,尤其在用糖蛋白 Ⅱb/Ⅲa 抑制剂的患者中

3.于导管室内行心包腔穿刺,插入 5F 或 6F 猪尾巴导管引流

4.在离开导管室前采用局部措施以封闭穿孔

5.收入 ICU,频繁随访超声心动图

临床表现部分取决于 5 个因素：导致穿孔器械的大小、穿孔结构（如心房对心室、右房对左房、右室对左室）、穿孔时血流动力学状态、心包自身情况及凝血状态。在心脏手术后，心包可能不复存在或附着于心肌折返处，可能会预防填塞出现（见图 15.6b），尽管并非永远如此，心包压塞与血流动力学不稳定可能由后部局限心包积液导致（在心包穿刺时可能部分难于触及，通常需手术引流）[22]。

加重因素

穿孔结构内压力是心包压塞发展与严重程度的重要决定因素。故在非抗凝患者中，右室小型穿孔在临床可能并不明显，然而，肺动脉高压或抗凝状态下的右室穿孔可能是灾难性的。同理适用于右心房及左心房[22]。此外，设备相关的穿孔大小很重要：冠状动脉导丝或经间隔穿刺针所致穿孔在予静脉肝素抗凝前可能会被充分耐受，无血流动力学损害，然而尽管尝试抢救，封闭设备的输送系统所致的裂痕可能是致命的[22]。

减轻因素

更厚的左心室壁（≥10mm）可能会封闭小的穿孔，以平衡更高的室内压力。然而，如果穿孔发生于左室流出道受阻的患者，即使小导丝所致穿孔也无法耐受，如严重的主动脉瓣狭窄。在这种情况下，左室压力及后负荷很高，可能会作用于新形成穿孔而使得血液倾向于进入最初压力更低的心包腔[22]。

相比之下，右心房小穿孔在一些不抗凝的患者中可能被良好耐受，由于腔内低压，驱动压力较低。最后，穿孔几何形态也很重要。切口样穿孔可能会导致与圆形穿孔不同的液体积累模式，尤其是当受累壁很薄时，如左心房或左心耳[22]。

临床表现

在一些高危操作后，如高压后扩张、旋磨术、定向旋切术、硬质导丝通过慢性闭塞性病变样钙化病变、困难间隔穿刺、房间隔孔扩张、输送系统内封堵设备在薄壁左房内的移动或成人钙化缩窄的球囊扩张，术中心肌穿孔及之后在心包腔内液体积累的出现应在临床上得到怀疑。PCI 中最早出现的穿孔或填塞迹象通常为心包炎样胸痛，而先天性结构缺损介入中通常的症状为低血压或血管迷走样反应[22]。

新发心包刺激的典型疼痛是一种胸骨下不适，有时会放射至颈部及下颌。急性心包刺激也可表现为非典型症状，如肩部不适、腹部不适甚至恶心。在一些情况下，患者可能会描述一种濒死的感觉，即使在血流动力学改变可以被发现之前。另一方面，如果最初的表现为急性心动过缓及低血压，则反映了一种对心包突发张力的血管迷走反应，伴或不伴恶心与胸部不适[22]。

中心主动脉压及右房压力可以为穿孔与之后的填塞提供良好的间接证据。在早期阶段，血压反应多变。尽管低血压是心包压塞的典型标志，全身主动脉压可能起初实际上会随心率增快而增长，作为对心包刺激的交感反应。然而，如果填塞由切割样裂口导致，心包腔内迅速积累的血液总会由持续低血压体现，均需用晶体液体或强心药物治疗[22]（框 15.7）。

脉压

然而，脉压会减低。同时吸气时脉压明显减低的奇脉体征会出现。此时，右室充盈压开始升高。在填塞早期，右房压力曲线相应改变。纵轴下降减少，而对于窦性心律患者，心房收缩对应的 a 波会更加显著。随着心包压塞的发展，主动脉收缩压会显著下降，右房压升高。脉压在吸气时可能非常小，以至于观察者无法检查到单个心跳。在血流动力学改变早期，一旦出现可察觉的奇脉，即使系统压力未出现下降，介入也具有指征[22]。

胸片

胸片在一些情况下会有帮助[22]。左心缘变直且在造影下不运动是可靠而敏感的心包压塞的辅助标志，与显著的血流动力学恶化同时出现。典型情况下，大量心包积液会表现为球形心，边缘锐利、清晰，有时被称为"水瓶样"。如果心包积液在造影时发展，可通过心包轮廓透明线的发展来识别，即所谓的心包晕征

> **框 15.7 心包压塞**
>
> **临床表现**
>
> - 早期出现心动过速或心动过缓
> - 低血压
> - 颈静脉压升高,纵轴下降显著
> - 奇脉
> - 心音遥远
> - 潜在病因体征(如结缔组织病)
> - 胸片上心影增大
>
> **血流动力学改变**
>
> - 低血压
> - 心腔充盈压均升高
> - 心腔舒张压压力相等
> - 右房压力曲线纵轴下降显著
> - 右室与左室收缩压峰值不同步
> - 主动脉压力峰值改变>10~12mmHg
> - 心排血量减低

或脂肪垫征[22]。

超声心动图

典型的右室塌陷及右房内陷的二维超声心动表现在填塞早期可能无法见到，因为这些表现的发生均需要跨壁压大于心腔内压力。因此,这些表现在有心腔内压力升高基础疾病的患者中可能也不会或延迟出现,尤其在右室肥厚的患者中,右房或右室不会塌陷。检测早期心包压塞的最敏感方法之一为二维超声中发现室间隔移位,表明心室间相互依靠(图 15.8)。脉搏波多普勒检查二尖瓣内流速度也是检测早期亚临床阶段心包压塞的重要方法,胸腔内压与心腔内压分离,心室间交互作用变强。这会导致吸气时在经二尖瓣流速曲线上起初的 E 峰流速减低。典型的心包压塞中,由于舒展早期低充盈,E:A 峰流速比会降低。然而,起初的 E 峰流速在吸气时会进一步降低,由于左心充盈压减低,与吸气时右心充盈增加相反[22]。

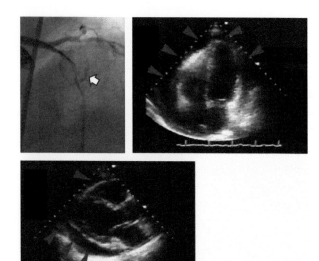

图 15.8 在左前降支中段穿孔后，心包腔内可见血液。

注意事项

无超声游离空间的心包填塞

　　超声心动起初均会看到心包腔游离空间。然而，随着抗凝终止，或心包腔内液体开始凝血，游离区域可能不再清晰可见。对于影像的仔细分析与血流动力学监测能够识别并解决这一问题。

处理

　　医源性心包积液的治疗是不同的。典型情况下，当记录到新出现的心包积液时，操作应终止，任何抗凝治疗逆转。在一些患者中，当仅存少量积液时，以上治疗足够防止血流动力学进一步恶化。另一个极端的填塞需要紧急心包穿刺置管并保持引流的复苏治疗。如果心脏结构出现裂口，经皮引流可能无法成功解决问题，尽管不常发生，需要手术治疗。在这些情况下，建议将导致填塞的器械维持原位以临时防止出血，同时行心包穿刺并持续以猪尾巴导管负压引流，直至送入手术室[22]。

技术：超声引导下的心包穿刺

运用超声引导，从心尖处或肋下观察，心包穿刺的最佳时间窗可以被明确，尤其在急性填塞中，在心包腔后部大部分积液在心尖处可以清晰看到，需从心尖处向后行穿刺引流。在一些情况下，如果积液通过心尖处不可见，肋下或更低的胸骨旁可能是最好的选择。一般来说，穿刺路径应为进入心包腔最短及最容易的入路。如果使用剑突下入路，应注意避免伤及肝左叶。对于肋间，应注意将穿刺针置入肋骨上缘以避免损伤。充分的局部麻醉非常重要。一些操作者用长鞘 16~18 号穿刺针插入，然而其他一些人更倾向选择微穿刺方式。20mL 注射器在插入过程中局限抽吸非常有用，一旦吸出血液，震荡盐水应在超声引导下注入，以确保穿刺入心包腔而非心室腔。一旦穿刺路径确定，鞘管进入心包腔中[22]。

技术：无引导心包腔穿刺

尽管超声引导的心包穿刺是优选的，如果超声机器无法到位而血流动力学即将崩溃时，也不应推迟穿刺。心左缘变直且不运动，尤其是在间隔穿刺前确认运动良好的情况下，通常是心包填塞的特征。如果患者迅速恶化，通常与严重填塞有关，无引导超声在此时一般是安全的，应从剑突下或肋下尝试穿刺，而不应等待超声。在急性情况下，通常的动脉穿刺针可以在剑突下应用，导丝通过针插入心包，在透视下确定导丝位置，然后再将普通 6F 鞘管插入心包腔（以确保导丝游离漂浮且通路与心外穿刺相符合）。在插入鞘管后，用 20mL 或 50mL 注射器局部抽吸以迅速改善血流动力学状况。血压增长、心率下降以及抽吸的脉搏感是良好心包穿刺的可靠标志[22]。

无论哪种方法，6F 或 5F 的猪尾巴导管均被插入并连有持续负压。在某些情况下，心包腔抽出的血液可以重新输入患者体内。然而，如果心包血中存在栓子，患者可能会出现严重的肺栓塞。猪尾巴导管应在引流不明显 1~2 天后拔出，以避免心包炎并减少胸痛[22]。

可能的话应尽量避免气管插管或高通气，因为增加跨胸腔压力会导致心搏骤停[22]。姑息药物治疗是有争议的：迅速输入液体被大多数操作者支持，在行心包穿刺时予多巴胺或多巴酚丁胺对于一些患者可能有益[22]。

低压心包压塞

低压心包压塞可能在低容量血症患者中发生，存在压缩性心包积液。临床表现可能会包括低至正常血压，无颈静脉怒张或奇脉。如果怀疑低压心包压塞，在侵入式血流动力学纠正措施使用前静推液体可能会帮助暴露掩盖的潜在心包压塞或缩窄性心包炎[22]。

合并右室或左室功能不全的心包填塞

之前存在显著左室功能不全患者心包压塞的临床诊断常常很难。在这些患者中，左室舒张末压高于右室舒张末压及心包内压。类似地，单独右心衰（COPD）及右室舒张末压增高的患者，心包内压也会增加以平衡左室舒张末压，但仍低于右室充盈压。右室与左室功能不全可导致见不到奇脉。合并左室功能不全的心包压塞，在右房及心包内压相平衡而在整个呼吸周期相符合的情况下，可得到血流动力学的诊断。类似地，以右心衰为主的患者，右室舒张压较高，肺毛细血管嵌顿压（PCWP）与心包内压在整个呼吸周期中相符合[22]。

注意事项

无心包压塞的肺水肿

对于心包穿刺后左室功能很差的患者，应集中监测由肺血流与左室充盈突然升高所致肺水肿的发生发展。如果肺毛细血管嵌顿压在完全引流后持续升高，操作者应考虑之前就存在心肌病的可能性。大容量心包穿刺被报道可能导致一过性左室功能不全与严重的右室功能不全，导致心源性休克[22]。一般来说，心包压塞中抽取100~200mL血液，如果抗凝逆转且穿孔不大的话，已足够恢复血流动力学状态。

病例学习:不典型表现

单纯左房压缩无心包积液的心包压塞

诊断性造影示通畅前降支内支架无明显再狭窄,与较细左旋支及第二钝缘支内的支架再狭窄。LCX 与第二钝缘支处行成功对吻球囊扩张。一个控制的 LCX 中段 Ⅱ 型动脉穿孔,位于房室沟中,一个小的心房支 Ⅱ 型动脉穿孔,均为导丝所致。在接下来的30min,造影显示控制的冠状动脉旁造影剂染色而无任何泄露。术后患者保持无症状且无血流动力学损害,直到 4h 后,患者突然出现严重的心动过缓与低血压,由静脉予液体、阿托品与儿茶酚胺部分纠正。床旁经胸超声心动图提示了左房旁大型血肿,无任何心包积液。怀疑为继发于左房局部压迫的心脏压塞。患者一直不稳定,并被立即送回手术室,术前再次行超声心动图显示血肿体积显著增长。正中胸骨切开暴露了血肿,位于房室沟中,压迫左心房。局部应用生物胶及补片以修补冠状动脉穿孔。患者术后正常恢复。

> **所获教训**
>
> 血流动力学受损的心包压塞很少出现于之前经历心脏手术的患者,部分是由于部分心包切除与继发的心包粘连。部分心包粘连可能促进了血肿从穿孔处移动,从而造成临床表现。教训是:血肿能够压迫任何心腔而导致填塞症状而不存在心包积液[22]。

病例学习:不典型表现

右室血肿导致休克

右冠 PCI 术后 5h,患者表现为休克(血压为 60/40mmHg)与心动过速。冠状动脉造影与右心导管均行。RCA 通畅,无造影剂外渗证据。Swan-Ganz 导管进入肺动脉非常困难,不像之前的右心检查。右心导管显示肺动脉与右心室压力差,肺动脉压为23/15mmHg,右室压力为 53/25mmHg,低心指数(CI 1.90l/min/m²,

之前为 2.93l/min/m²)，高平均右房压(26mmHg)，心源性休克(血压为 48/36mmHg)。血流动力学的崩溃由真性肌力药物与充分补液治疗。行右心室造影，发现右室流出道受压(RVOT)。因此，低血压被认为是右室流出道被血肿压迫的结果。在胸骨左缘行心包穿刺，插入血肿。在插入 6F 鞘管后，通过猪尾巴导管打入造影剂，确定心包腔封闭。共 411mL 血液从血肿中抽出，术后肺动脉与右心室压差变得可以忽略(分别为 28/17mmHg 与 30/14mmHg，压差 2mmHg)，右房压下降(26~12mmHg)，心指数升高(4.17l/min/m²)，血压升高(104/68mmHg)[12]。

病例学习：不典型表现

致命的心外膜下夹层血肿

前降支上的大隐静脉桥插入点支架置入术后 5 个月，患者反复胸痛并重复造影，示弥漫支架内再狭窄。他被建议行冠状动脉血管成形术及血管短程放疗。狭窄处被通过并在 8atm 压力下行球囊扩张，支架显得相对扩张不足。另一球囊在 16atm 再次扩张，然后一个 3.0mm×10mm 的切割球囊在 14atm 下扩张，使得支架充分展开。最后的球囊扩张后静脉桥吻合处暴露一个较大穿孔。穿孔立即被支架内扩张的切割球囊封闭。通过第二根导丝引入一个 2.5mm×20mm 的 Crossail RX 球囊，迅速与切割球囊交换，进一步封堵。予 50mg 鱼精蛋白使得 ACT 降至 131s。15min 球囊扩张后，患者血流动力学稳定，造影显示穿孔已被封堵。在接下来的 5~10min，患者出现胸痛及心动过缓，造影显示大隐静脉桥形成血栓，远端 TIMI 血流 1 级。临时经静脉起搏导丝置入，以 4F Angiojet 导管行血栓切割。再予 5000U 肝素提高ACT 至 248s。尽管行血栓切割，大隐静脉桥近段仍存在血栓证据。置入 3.0mm×23mm 支架以治疗。远端予 100μg 硝普钠后，最终获得了 TIMI 2 级血流。

导管室内行经胸壁超声心动图示左侧壁旁游离空间。右心导管未发现压力均衡化。这一次，患者仍有胸部不适并出现低血压。心电图示弥漫 ST 段抬高。重复造影示大隐静脉桥通畅，持续慢血流,无穿孔。IABP 置入,患者转入 CCU。心脏超声造影显示持续局部的造影剂积聚及整体严重运动不良。患者返回导管室,复查造影示之前血流正常的 LAD 出现严重的慢血流,且未向远端充盈心尖。大隐静脉桥-第一对角支通畅,存在慢血流,无穿孔。由于患者血流动力学愈发不稳定,且全心缺血,行外科手术。术中显示,心包腔内既无液体也无血液,心脏发绀而肿大。心外膜切开,示心外膜下血肿腔,从前壁延伸至后壁。无数来自心外膜血管的穿通支被 2cm 的血肿撕扯。

血肿被清除,但心外膜下仍持续渗血,无可见可灼烧止血的血管。心外膜用生物胶粘回到裸露的心肌上,出血得到控制。然而,3 天后患者死亡,行尸检。心外膜下血肿自前至后,压迫前降支。存在左室急性透壁心梗,累及前壁、侧壁、前部室间隔以及部分后部室间隔与后壁。患者死因为大隐静脉桥穿孔后心外膜下夹层血肿所致的广泛急性心肌梗死。在本例中,穿孔在几秒内成功控制,但患者持续恶化,直到在手术室中诊断为心外膜下血肿。心外膜下血肿的风险由于心脏手术后心外膜与心包粘连而大大增加[23]。

病例学习:不典型表现

局部填塞导致右向左分流

床旁超声心动图示少量心包积液在左心后,右室旁无液体,右房显示不清。右心导管显示正常的右心压力,无舒张压均衡化。然而,患者持续需要吸氧,鼻导管 4L 吸氧时指氧仍仅为 85%。查体未发现容量过载或充血性心衰的体征。复查超声心动图示大量局部的心包积液,直径 8cm,包围并压迫右心房,高度活动的房间隔,在彩色多普勒及激荡盐水造影下显示通过卵圆孔的右向左分流。重复造影确认了大隐静脉与远端 RCA 中 TIMI 血流 3 级,无持续穿孔。一系列床旁超声心动图显示心包积液量不变,持续右向左房间分流。然而,随着患者持续表现出明显的缺氧,他最终经 VATS 打开心包腔取出了大约 150mL 的血液,缺氧得到缓解。重复经胸壁超声心动图显示心包积液很少,未见右向左分流[24]。

冠状动脉瘤

　　冠状动脉瘤(CAA)是一种少见疾病,特点为冠状动脉的局部异常扩张。形态学上,冠状动脉瘤可能是囊状、梭状,单个或多个。

　　PTFE 覆膜支架的引入促进了经皮治疗冠状动脉瘤的技术。Jostent Graftmaster(以及自我扩张的 Symbiot 支架系统)目前可用于封闭冠状动脉瘤。然而,PTFE 覆膜支架的使用有许多需注意的地方,包括:①活动性降低,使置入迂曲血管复杂化,②因缺乏通透性而不适于分支病变,因其在分支病变处堵塞分支。

　　为了克服这些复杂处,非覆膜金属裸支架(BMS)可以单独使用或与 PTFE 覆膜支架一起使用。Orlic 等报道了一例很大的右冠动脉瘤由 2 个 PTFE 覆膜支架与 1 个金属裸支架,运用序列技术封闭进行治疗[25]。

　　定制的分叉系统被用于治疗前降支近段包含对角支分叉的大的动脉瘤。PTFE 覆膜支架用于主支,金属裸支架用于侧支,5个月后随访时显示了很好的临床与造影结果[26]。

** 预防覆膜支架内再狭窄

　　然而,同任何支架置入术后一样,支架的边缘,与中心相比较,存在显著的内膜再狭窄趋势(支架内再狭窄)。由于药物洗脱的 PTFE 覆膜支架尚未面世, 再狭窄的问题可以由同时置入一个 PTFE 覆膜支架与药物洗脱支架解决。需要特别注意完全覆盖支架两端,以使由于内膜增生所致边缘再狭窄的风险最小化。置入时应有高压力,以获得合适的支架扩张。即刻与随访造影均显示良好的结果,没有相关的晚期血管腔损失[27]。

新型专用设备
用可取回支架以弹簧圈栓塞冠状动脉瘤 **E**

　　58 岁女性偶然发现左主干分叉处动脉瘤,造影及 CT 示直径 11mm 拱形通过 6mm 颈部与前降支及左旋支相连通。IVUS 示很宽的动脉瘤颈。为防止弹簧圈脱位进入前降支腔内,一个可取回自扩张支架(Solitaire)被置入,从左主干直到前降支,覆盖动脉瘤颈部并稳定微导管。在弹簧圈栓塞后,支架被移除。IVUS显示前降支腔内开通,动脉瘤内超声可见弹簧圈。这是第一例报道的可取回支架用于支持冠状动脉瘤弹簧圈栓塞的病例[28]。

脑血管事件

在介入操作中,进入中枢神经系统的栓塞物质可能导致TIA或致残性脑卒中。较少为人所知的问题为一过性或永久性致盲或癫痫发作。最有力的独立预测因素为 PCI 前溶栓、PCI前后使用肝素、低肌酐清除率、脑血管事件病史与糖尿病[29]。

一旦栓塞性脑卒中明确,可静脉予溶栓药物:tPA 0.9mg/kg,最大剂量 90mg,负荷 10%,余下在 1h 内输注[30]。

一过性及永久性致盲

枕叶性失明很少发生,通常在几小时内消失。然而,栓塞可以造成永久性致盲。MRI 可以显示造影剂外渗,无脑缺血或出血。这些表现也可以在后侧白质脑病综合征中见到。其机制为造影剂造影后一过性的血管病破坏了血脑屏障,导致一过性皮质性失明。主要治疗为强化控制血压与头痛的症状控制[31]。

室性心动过速与室颤

室速、室颤或心脏停搏均可导致心搏骤停。患者在以气管插管、体外心脏按压、IABP 或起搏器置入抢救时,心脏停搏的患者在行 CPR 时通常血压维持在无法接受的 50~60mmHg 的水平,冠状动脉系统几乎没有血流。

策略变化

处理穿孔血管的最佳方法

1. $ 第一种方法：球囊封堵，如能耐受，在近段行延长的球囊封堵

2. $ 第二种方法：如果封堵不成功，用鱼精蛋白逆转抗凝

3. $ 加用新药——血小板产品：如果远端需要被封闭，通过运输导管或 OTW 球囊内腔向远端穿孔末端注射 3~4mL 血小板灌注液。不要向主要动脉开口处注射血小板灌注液，整个动脉可以产生血栓。同时也有延迟出血的风险

4. $$ 加用新器械：覆膜支架可被用于封闭侧支开口或与弹簧圈封闭远端穿孔

5. $ 加用新药：注射凝血酶、吸收性明胶海绵（Gelfoam）或 PVA 到远段，以将远端血管血栓化

唯一的方式——CPR 时冠状动脉穿孔

在 CPR 时，正如主动脉压证实，血压很低。如果心脏停搏前左室功能正常，良好恢复的机会很大。介入心脏病医生可以通过保持导引导管在左主干中，轻轻拔出，抽出氧合血液到连接导引导管的大注射器中，再将其注射到冠状动脉系统中这样的方式来辅助冠状动脉灌注。将血液与造影剂混合后注入，以检查流向远端冠状动脉系统的血流以及左心室微弱的运动。呼吸机氧合良好（如果患者插管）、电解质及酸碱失衡纠正、急性闭塞动脉（造成心脏停搏）打开，同时注射氧合血液进入冠状动脉保证灌注，可以使复原概率更高。尽量不要由于移动导引导管而造成左主干夹层。

操作要点

*** 如何通过心内心电图鉴别室速与室上速

记录心内心电图，用 0.014 英寸的 Choice Floppy 血管成形导丝置于 6F 多用途导管腔内，导丝尖端突出最小。导丝近端用无菌的弹簧夹连于体表心电图的 V1 导联。在连续心电图和压力监测中，导管手动从右心室及右心房中拔出[32]。右室心电图更宽一些，右房心电图小一些。室速中右室心电图中图形由于房室

分离而很宽。室上速中右房心电图图形与右室心电图相符合。

心动过缓或心脏停搏

操作要点

冠状动脉导丝起搏

将导丝与起搏器负极相连,将正极与患者体表相连。一个大的皮肤电极是理想的,即使在起搏高输出时,患者也不会感觉到掐皮肤。在急诊情况下,可以将针插入麻醉的腹股沟甚至未麻醉的胸壁而为单极起搏做准备。

首先, 很重要的是要知道冠状动脉导丝尖端需要深入营养心肌(如室间隔)而非心外膜的冠脉侧支。

其次,应绝缘尽可能多的导丝长度,一直到导引导管的冠脉开口处。冠脉内,单轨或 OTW 球囊导管前进至导丝尖端附近会有帮助。第三,起搏输出应在最初就被设为最大值,只有在起搏已经完成时减小[33]。

参考文献

1. Ellis S. Elective coronary angioplasty: Techniques and complications. In: Topol EJ (ed.), *Textbook of Interventional Cardiology*, 3rd edn. new York: Lippincott-Raven, 1998: 147–62.

2. Nayak K, White AA, Cavendish J, et al. Anaphylactoid reactions to radiocontrast agents: prevention and treatment in the cardiac catheterization laboratory. *J Invasive Cardiol* 2009;**21**:548–51.

3. Huber MS, Mooney JF, Madison J, et al. Use of a morphologic classification to predict clinical outcome after dissection from coronary angioplasty. *Am J Cardiol* 1991;**68**:467–71.

4. Sakurai H, Saburi Y, Matsubara K, et al. A pitfall in the diagnosis of LM coronary obstruction due to aortic dissection. *J Invasive Cardiol* 1998;**10**:545–6.

5. Bergelson BA, Fishman RF, Tommaso CL. Abrupt vessel closure: Changing importance, management, and consequence. *Am Heart J* 1997; **134**:362–81.

6. Abdou, SM, Wu, CJ. Treatment of aortocoronary dissection complicating anomalous origin right coronary artery and chronic total intervention with intravascular ultrasound guided stenting. *Catheter Cardiovasc Interv* 2011;**78**:914–19.

7. Adlakha S, Sheikh M, Wu J, et al. Stent fracture in the coronary and peripheral arteries. *J Interv Cardiol* 2010;**23**:411–19.

8. Kaplan BM, Benzuly KH, Kinn JW, et al. Treatment of no-reflow in degenerated SVG interventions: Comparison of intracoronary vera-

pamil and nitroglycerin. *Catheter Cardiovasc Diagn* 1996;**39**:113–18.

9. Meerkin D, Balkin J, Shaheen J, et al. The twin-pass dual access catheter for assessment of the no-reflow phenomenon. *J Invasive Cardiol* 2010;**22**:125–9.

10. Hillegass W, Dean N, Laio L, et al. Treatment of no-reflow and impaired flow with the nitric oxide donor nitroprusside following PCI: Initial human clinical experience. *J Am Coll Cardiol* 2001;**37**:1335–43.

11. Haraphongse M, Rossall RE. Large air embolus complicating angioplasty. *Catheter Cardiovasc Diagn* 1989;**17**:244–8.

12. Kawase Y, Hayase M, Ito S. Compression of right ventricular out-flow due to localized hematoma after coronary perforation during PCI. *Catheter Cardiovasc Interv* 2003;**58**:202–6.

13. Flaherty M, Dawn B, Solankhi NK. Iatrogenic submedial coronary artery intramural hematoma presenting subacutely. *J Invasive Cardiol* 2009; **21**:e128–31.

14. Kashiwase K, Ueda Y, Ogasawara N, et al. A large dissecting subepicardial hematoma and cardiac tamponade following elective percutaneous coronary intervention. *J Cardiol* 2008;**52**:163–6.

15. Wedge D, Hauge M, von Birgelen C, et al. Treatment of coronary artery perforation with a new membrane covered stent. *Z Kardiol* 1998;**87**: 948–53.

16. Pienvichit P, Waters J. Successful closure of a coronary artery perforation using makeshift stent sandwich. *Catheter Cardiovasc Interv* 2001;**54**:209–13.

17. Yeo KK, Rogers JH, Laird JR. Use of stent grafts and coils in vessel rupture and perforation. *J Interven Cardiol* 2008;**21**:86–99.

18. Patel T, Shah S, Kuladhipati I. Management of guidewire-induced coronary artery perforations through transradial route-a simple approach. *J Invasive Cardiol* 2009;**21**:E248–51.

19. Iakovou I, Colombo A. Management of right coronary artery perforation during percutaneous coronary intervention with polyvinyl alcohol foam embolization particles. *J Invasive Cardiol* 2004;**16**:727–8.

20. Hirotaka O, Masato O, Yashiro M, et al. Wire-induced coronary artery perforation treated with transcatheter delivery of subcutaneous tissue. *Catheter Cardiovasc Interv* 2005;**66**:369–74.

21. Silver K, Bauman W, Berkovitz K. Dual-catheter covered stenting: A novel approach to the treatment of large coronary artery perforations. *J Invasive Cardiol* 2003;**15**:348–50.

22. Holmes D, Nishimura R, Fountain R, et al. Iatrogenic pericardial effusion and tamponade in the percutaneous intracardiac intervention era. *J Am Coll Cardiol Interv* 2009;**2**:705–17.

23. Quan V, Stone J, Couper G, et al. Coronary artery perforation by cutting balloon resulting in dissecting subepicardial hematoma and avulsion of the vasculature. *Catheter Cardiovasc Interv* 2005;**64**:163–8.

24. Varghese V, Mogtader A, George JC. Regional cardiac tamponade resulting in hypoxia from acute right to left inter-atrial shunting. *J Invasive Cardiol* 2011;**23**:E96–8.

25. Orlic D, Vitrella G, Corvaja N, Colombo A. New technique to seal a long giant coronary aneurysm with PTFE-covered stents: A case report. *Catheter Cardiovasc Interv* 2006;**67**:41–5.

26. Iakovou I, Colombo A. Treatment of a coronary aneurysm involving bifurcation with the use of a custom-made polytetrafluoroethylene-covered bifurcation stent system. *Catheter Cardiovasc Interv* 2005; **64**:169–72.

27. Süselbeck T, Haghi D, Borggrefe M, Kaden JJ. Percutaneous treatment of a coronary aneurysm by stent graft and drug-eluting stent implantation: A potential method to reduce stent graft restenosis. *J Interven Cardiol* 2008;**21**:325–8.

28. Schumm J, Ragoschke-Schumm A, Hansch A, et al. Embolization of a coronary aneurysm with support of a retrievable stent. *J Am Coll Cardiol Interv* 2011;**4**:361–2.

29. Dukkipati S, Deo D, Sadeghi M, et al. CVA after PCI: Incidence, predictors, outcomes. *J Am Coll Cardiol* 2003;**41**:6–2A.

30. The National Institute of Neurological Disorders and Stroke rt-PA Stroke Study Group. Tissue plasminogen activatorfor acute ischemic stroke. *N Engl J Med* 1995;**333**:1581–7.

31. Zwicker JC, Sila C. MRI findings of a case of transient cortical blindness after cardiac catheterization.*Catheter Cardiovasc Interv* 2002;**57**:47–9.

32. Holmes D, Kern M. Simplified intracardiac electrocardiography for Ebstein's anomaly. *Catheter Cardiovasc Interv* 2002;**57**:367–8.

33. Meier, B. Coronary or left ventricular pacing, the easy and obvious way out of asystole during cardiac catheterization. *Invasive Cardiol* 2011;**23**: 115–16.

第 16 章
高危患者

Ramesh Daggubati, Rajasekhar Nekkanti, Vinh N. Pham, Nguyen Duc Cong, Phan D. Phong, Dan D. Le, Ali Oto, Vijay Dave, Thach N. Nguyen

难点

　　所谓高危，是指存在较大可能性，突然出现大的侧支或远端血管闭塞，或痉挛导致的微循环障碍等危急情况。侧支或远端血管闭塞可通过冠状动脉造影明确诊断，而斑块破裂导致的微循环障碍则需要通过慢血流或无复流间接反映。出现以上这些情况的即刻临床表现及远期预后与患者被阻断血流的心肌面积和此处本身的血流储备相关。对于冠状动脉突然闭塞，主要的治疗方法是迅速行 PCI 术，开通闭塞血管。而作为预防，可通过置入远端保护装置进行边支及微循环保护。最终目的是保持冠状动脉通畅及左右心室的收缩功能，避免局部或整体负性重构。如果准备行 PCI 的患者为高龄且入院状态不佳，他们非常容易在广泛夹层和血栓导致的不可逆的急性血管闭塞中受到打击。为提高复杂 PCI 的短期及长期成功率，应遵循以下策略：①通过临床和冠状动脉造影特点，准确识别复杂 PCI；②果断选择 PCI 或 CABG 术；③选取手术策略，保证最佳即刻和远期疗效[1]。

　　预测冠状动脉急性闭塞的院内死亡率和院内发病率的危险因素见框 16.1[2]。其中，最重要的危险因素是严重的左室功能不全。然而，高度复杂的病变形态和 PCI 过程(如左主干病变、成

框 16.1 冠状动脉急性闭塞院内死亡率和院内发病率的临床及解剖学预测因子

1.左室 EF<30%

2.肌酐>1.5mg/dL

3.糖尿病

4.三支病变

5.年龄>70 岁

6.急性冠状动脉综合征(ACS)

7.女性

角<45°、血栓病变、长病变、分叉病变、多支病变)决定了围术期冠状动脉急性闭塞的发生率。当原本开通的冠状动脉出现急性闭塞,患者在死亡前最常见的临床表现是心源性休克。导致血管闭塞后出现心源性休克的高危因素见框 16.2。急性冠状动脉闭塞的高危因素多与病变本身的形态相关,相反,与心源性休克和(或)死亡率相关的高危因素多与患者的临床特点相关(包括严重的心功能不全和广泛的冠状动脉粥样硬化改变)。在实施复杂病变的介入治疗时,术者应对可能发生的并发症有所预期,并且研究出发生并发症时的补救策略[3]。如果发生急性冠状动脉闭塞,维持患者血压稳定非常重要,低血压状态与患者死亡呈正相关[4]。因此,在对患者进行心肺复苏或紧急开通闭塞血管的同时,应尽量维持患者的血压。高危患者进行复杂病变 PCI 的治疗策略见框 16.3[4]。

框 16.2 导致血管闭塞后出现心源性休克的高危因素

1.左室功能不全(EF<30%)

2.罪犯血管供血范围>50%

3.双侧心室乳头肌供血受累

4.高危评分>3[3]

框 16.3　复杂、高危病变的 PCI 策略

1.充分预估可能出现的并发症,规范并发症的处理策略

2.控制危险因素:包括控制血糖,充分水化,控制对比剂用量等

3.尽早并合理给予抗血小板治疗

4.对于低血压或左室功能不全的患者,给予血流动力学支持(如 IABP)

5.精心处理穿刺部位

6.进行必要且充分的镇静和麻醉

7.合理的器械选择

8.简短的操作步骤

9.当手术过程不十分顺利时,尽快完成手术,而不要一味追求完美的结果

10.在灾难降临前,适时停止手术,把患者的安全放在首位

11.严密的术后监护

12.对于某些患者(如左主干病变),尽早行冠状动脉造影随访

危险因素的控制

左室功能不全

左室功能不全是冠心病患者即刻和远期生存率最重要的预测因子。当发生冠状动脉急性闭塞时,EF<30%和闭塞血管供血范围>50%被认为是病情加重或死亡的高危因素[5]。这些患者的死亡率为 12%~33%。因此,应优化药物治疗并控制出入量,尽力纠正心力衰竭,根据患者病情在必要时进行 PCI 术前心血管内外科会诊。术中应注意缩短球囊扩张的时间,将心肌缺血的时间控制在最短。对于容易导致慢血流或无复流的病变(血栓病变、静脉桥血管病变等),PCI 操作一定要谨慎。对于术前左室功能不全的患者,建议给予右室压力监测、IABP 和左室辅助装置。左室舒末压力反映了患者的液体潴留情况。

右心压力评估及检测

在复杂冠状动脉介入手术中,对于每一名患者(尤其是左室

功能不全和肾功能不全的患者),适当的水化维持稳定的冠状动脉和肾动脉灌注压非常重要。术前肺毛细血管楔压(PCWP)的监测有助于实现最佳的液体管理,以避免引起充血性心力衰竭和肺水肿。在某些情况下,PCWP升高,术者应在药物治疗后,患者达到最佳临床状态时再行介入治疗。这些患者可能会从IABP中获益。

对于低心排量的患者,介入术中应降低后负荷或增加心排量。

主动脉内球囊反搏(IABP)

对于左室功能不全的患者,IABP是复杂冠状动脉介入治疗中最常用的辅助手段。其机制是增加心脏舒张压,以此增加舒张期冠状动脉灌注。随着主动脉瓣关闭,40mL的IABP球囊充气膨胀,相当于增加心室输出量30%。PCI术前置入IABP的适应证见框16.4。对于左室EF<25%,收缩压<100mmHg和PCWP>20mmHg的患者,建议术中备用IABP[6]。在患者顺利进行复杂PCI术后,IABP可撤除。在某些情况下(如患者左室功能恶化,充盈压升高,或PCI过程不顺利),术后继续使用IABP是有益的。若术后患者的PCWP正常,PCI过程顺利,IABP可在患者离开导管室之前拔除。合理采用血管缝合器止血。

极其高危患者的治疗策略

一般情况下,伴有严重左室功能不全的复杂病变患者属于冠状动脉介入治疗的极高危患者,应尽量避免给予PCI治疗(框

框16.4　PCI术前置入IABP的适应证:EF<25%,加上以下任意一条

1.罪犯血管供血面积广泛
2.危险积分(Jeopardy score)>3
3.静息状态下血流动力学异常(收缩压<100mmHg且PCWP>24mmHg)
4.心源性休克和多支病变

16.5）。但随着左室辅助装置的应用,有一些患者可以借助左室辅助装置,完成 PCI 治疗[7]。

急性冠状动脉综合征(ACS)

一般情况下,ACS 患者存在持续地、反复地、或难以缓解地心绞痛时,应考虑给予冠状动脉造影检查,必要时给予 PCI 治疗。由于 ACS 患者存在冠状动脉内血栓和斑块破裂引起的高凝状态,这类患者行 PCI 术出现并发症的可能性很大。有效的抗血小板治疗对于稳定患者术前病情,并减少围术期不良事件的发生有重要作用。肌钙蛋白升高的患者可以在术前给予Ⅱb/Ⅲa 受体拮抗剂。对于低危患者(如 A 型病变),或手术操作难度大(如 CTO 病变),或动脉粥样硬化斑块负荷重,或远端斑块碎片引发栓塞可能性大(如静脉桥血管病变)等情况,Ⅱb/Ⅲa 受体拮抗剂无法改善患者预后[8]。若患者患有腹主动脉瘤,IABP 可以从肱动脉置入[9]。

多支病变

并不是所有病变都需要血运重建(包括位于血管远端的病变、位于小侧支的病变及完全心肌梗死区域的病变)。对于需要血运重建的多支病变(MVD)患者,其 PCI 术需考虑到安全性,严格把握适应证,并精心设计手术策略(见框16.6)。

框 16.5 不适合行 PCI 术的情况:EF<20%,加上以下任意一条

1. 仅存的开放冠状动脉(尤其是大隐静脉桥血管)的 PCI 术
2. PCI 术中需要指引导管深插
3. 需采用经皮腔内斑块旋切术
4. 病变形态复杂(如别无选择的患者)
5. 失代偿的心力衰竭、严重的肺动脉高压导致的血流动力学不稳定
6. 支架置入无法达到完全血运重建

框 16.6   多支病变的 PCI 策略

1.术前评估

　　a.严格把握适应证

　　b.对手术风险进行综合评价

　　c.实际预估手术成功率

　　d.与患者及家属深度沟通,充分讨论手术的风险与获益

2.术中操作策略

　　e.根据维持血压的能力,将多根病变血管进行分层,区别各支血管的重要性

　　f.不能将起维持血压作用的最重要血管作为第一根行 PCI 术的血管

3.保证安全性和成功率的操作策略

　　g.将要手术的病变部位做一个最佳排序

　　h.操作过程中进行实时监测

　　i.尽早发现血流动力学的不稳定

　　j.以最快的速度,完成第一处病变的扩张

　　k.将高危的多支病变 PCI 术转化成单支病变 PCI 术

注意事项

识别带来灾难的病变

　　在 PCI 过程中,若出现靶病变血管的急性闭塞,从难以纠正的心源性休克到死亡,一系列灾难可能将随之降临。心源性休克由难治性右心和左心衰竭引起,并随着乳头肌缺血诱发的二尖瓣关闭不全而加重。其他随之而来的问题包括完全性心脏传导阻滞或右心室心肌梗死。这些情况如果出现在左室功能尚好的患者身上,尚且不致命。不幸的是,很多高危患者存在左室功能衰竭。他们对心肌缺血或低舒张压引起的冠状动脉灌注减少的耐受性很差。所以,对这类患者的病变处理,术者必须清楚地知道即将可能发生的并发症,并注意预防并发症的发生,或者在并发症发生早期注意将其逆转。可能诱发灾难性并发症的病变位置见框 16.7。

框 16.7　可能诱发灾难性并发症的病变位置

1. RCA 近端

   大量心肌由 RCA 供血

   窦房结动脉的闭塞可导致完全性心脏传导阻滞

   后降支(PDA)的闭塞可导致急性二尖瓣关闭不全

   分布于右室的动脉闭塞可导致右室心肌梗死

2. LAD 近端

   大量心肌由 LAD 供血

   对角支闭塞可导致急性二尖瓣关闭不全

3. 窦房结动脉

   导致完全性心脏传导阻滞

4. 第一对角支

   引发前-侧乳头肌缺血或梗死,导致急性二尖瓣关闭不全

5. 第一钝缘支

   引发前-侧乳头肌缺血或梗死,导致急性二尖瓣关闭不全(右优势型)

6. 右室支

   右室心肌梗死导致持续性低血压

7. PDA 或 LCX 的后侧支

   引发后-侧乳头肌缺血或梗死,导致急性二尖瓣关闭不全

注意事项

选择哪些病变作为最先扩张的病变可能是安全的?

很多时候,选择对维持血压起非决定性作用的血管作为第一个处理的血管是比较安全的。若已经形成侧支循环,最好选择受血血管作为第一个处理的血管。其原因在于若供血血管发生急性闭塞,会殃及受血血管的供血区域也发生心肌梗死。供血血管的 PCI 术仅应在受血血管 PCI 成功后实施,此时受血血管可以反向给供血血管供血。

对于 ACS 患者,首先应处理"犯罪"病变。对于 AMI 患者,在没有外科团队待命的情况下,直接 PCI 开通梗死相关

血管是可以接受的。对于稳定性心绞痛患者,最佳策略是首先处理非维持血压必需的血管。对于两个重要程度相同的病变,无论先做哪个病变都可以,但如果其中有 A 型病变,则先选择 A 型病变进行 PCI 术。

策略

高危患者多支病变的 PCI 术,其手术策略的选择重在对各个冠状动脉的识别,包括血管上是否有病变存在,哪根冠状动脉是对维持左室收缩力并对稳定血压具有重要意义的(换句话说,就是哪根冠状动脉是维持生命必需的)。首选非维持血压必需的血管处理是安全性最佳的手术策略。原因是即使术中出现目标血管的急性闭塞,患者血压仍可维持。另一方面,一些重要部位的病变若出现急性闭塞,会引起难以纠正的低血压、心源性休克及死亡。另一种手术策略是选择成功率高的 A 型病变入手。下面将从临床、无创、有创等不同方法评价病变及患者。

操作要点

** 挑战最初的几分钟

当球囊膨胀后,应密切观察患者的 ECG 变化和临床症状。若出现 ST 段抬高、严重胸痛、恶性期前收缩或低血压等,均预示若该病变发生急性闭塞,将会给患者带来严重的心血管事件[10]。所以最先扩张的球囊应快速到位,用较小的压力,平缓的速度扩张球囊。第一次扩张和第二次扩张的间隔时间至少为 2min,已达到缺血预适应的目的[10]。

关键点

为什么有些病变是"良性的",而另一些病变则会带来出人意料的结果?

若患者的冠状动脉已经形成侧支循环,PCI 受血血管通常不会引起血流动力学不稳定,除非其远端被血栓栓塞,阻断了供血血管的血流。对于 AMI 患者,开通梗死血管不会引起血流动力学紊乱,除非出现短暂的迷走神经反射,无复流或严重的远端栓塞。因为若患者耐受了梗死血管的急性闭塞并存活,那么短暂的球囊扩张阻塞血管并不会引起严重的低血压。同样的情况也出现在心肌酶升高的 ACS 患者、陈旧性 MI 患者、CTO 患者及右冠次全闭塞的患者中。对于稳定性心绞痛的患者(不伴有陈旧性MI)或不稳定性心绞痛患者(不伴有心肌酶升高),这些患者对于病变血管急性闭塞的耐受力未经评价。这些患者未经缺血预适应,所以他们对于血管急性闭塞的反应也是不可预知的(框 16.8)。

如何从心电图和冠状动脉造影中判定犯罪病变

应由介入心脏病学专家来到患者床边,询问病史、体格检查,并进行综合评价。通常,心电图可能会显示犯罪病变位置,血管造影也会提供一些线索。下面的案例报告说明这一策略。

病例分析

根据病史、心电图和冠状动脉造影评估

一位 73 岁的护士,安静状态下反复发生典型心绞痛,冠状动脉造影显示 LAD 中段近端和 RCA 近端严重病变。病变血管迂曲程度不严重,病变也不太靠近开口,没有分支受累。应该先

框 16.8 应首先进行球囊扩张的病变

1.有侧支循环的受血血管

2.没有形成 Q 波的 AMI 犯罪病变

3.AMI 梗死相关动脉

4.陈旧 MI 病变

5.慢性完全闭塞病变

6.右冠开口病变

7.小血管病变

扩张哪支血管呢？必须辨认犯罪血管，明确球囊扩张顺序。心电图显示Ⅱ、Ⅲ和 aVF 导联 ST 段轻微压低，犯罪血管很有可能在 RCA。RCA 次全闭塞伴血栓影是破裂斑块不稳定的标志。在 LAD 中段病变严重，边缘清晰，所以最有可能是一个稳定的病变。患者成功接受 RCA 病变的 PCI 治疗，置入支架，未发生支架术后并发症。

如何通过病史和心电图评估病变：找到扩张顺序的依据

　　一个评估两病变严重程度的途径是：通过临床症状的发病顺序，显示陈旧病变的临床稳定性(AMI 后发生稳定心绞痛的患者)和新鲜病变的临床不稳定性(不稳定心绞痛的患者)。如果病变由 MI 引起，那么包含该病变的动脉在维持稳定临床情况和保持血压方面是不起主导作用的。对该病变进行 PCI 术基本是安全的。下面的案例报告说明了这一策略。

病例分析

陈旧 MI 病史患者的评估

　　一位 80 岁女性患者有不稳定型心绞痛，冠状动脉造影显示 LAD 近端和 RCA 中段严重狭窄，二者均为 A 型病变。PCI 术从技术上而言应该都比较容易。应该先扩张哪支血管呢？需要依据各病变症状、各血管在维持血压中的作用、静息心电图和详细病史进行综合评价。患者 7 年前曾发生 AMI(V 导联 Q 波)，之后出现稳定心绞痛。这就意味着 LAD 病变只引起稳定性心绞痛，对左室收缩和血压的维持没有太多影响。大约 6 个月前，她开始出现低于日常活动水平的胸痛，静息时胸痛，有气促和眩晕等不稳定型心绞痛症状。这些症状最可能由 RCA 的病变进展导致。基于这个分析，在 LAD 行 PCI 术未引起低血压。一旦成功，RCA 的 PCI 术没有技术难度。然而，患者出现胸痛、低血压，以及Ⅱ、Ⅲ和 aVF 导联 ST 段抬高则归因于 RCA 远端血流缓慢。冠状动脉造影显示新支架段远端无复流，使用血管扩张剂后血流恢复。在这种情况下，显然 RCA 是维持正常血压的血管。首先对 LAD 行 PCI 是合理的。如果首先对 RCA 行 PCI，在没有侧支循环的情况下左侧系统没有充足的血液供应，会出现严重的低血压心源性休克甚至死亡。

非侵入评估病变

　　一般来说，一方面通过完整的病史来确定犯罪病变和它对维持血压的作用，另一方面，非侵入性研究(心电图、负荷超声心动图等)能够客观地确定犯罪病变及其损害区域、可逆性缺血程度、室壁运动异常或 ST 段改变。核素扫描也可以很容易地识别其他区域在休息或压力下有充足的血液灌注。由此，PCI 应在局部缺血的区域最先施行，而在其他区域有充足的血液供应可以保证维持正常的血压。

策略变化

识别重要病变和非重要病变的最佳方法

　　1.不增加成本的第一种方法：病史症状区分引起稳定性心绞痛的陈旧病变和引起新发心绞痛的不稳定性病变。

　　2.$ 第二种方法：静息心电图识别 Q 波或 ST-T 降低的位置。

　　3.$$ 第三种方法：核素扫描可逆性缺血变化以及异常和正常区域的程度。

　　4.不增加成本的第四种方法：根据 RCA 开口病变造影导管插管期间的压力追踪显示心室压力。

操作要点

***RCA 心室压力检测的重要意义*

　　开口次全闭塞病变和心室压力检测可能表明动脉在维持血压方面的作用。下面的病例报告说明了这种策略和在开口次全闭塞病变行 PCI 的安全性。

病例分析

RCA 次全开口病变和 LM 病变患者的 PCI 策略

患者因静息时反复发生心绞痛就诊。冠状动脉造影显示 RCA 开口次全闭塞病变以及 LM 中段和末端 50% 病变。此患者在 RCA 开口处行 PCI 是否安全？心脏外科医生拒绝做 CABG 手术，因为 LM 病变没有严重到需要行 CABG 手术。在血管造影过程中，有严重开口病变的 RCA 使用 4F Judkins 导管持续引起收缩压和舒张压降低，但没有症状。鉴于此 RCA 次全闭塞的患者使用 Judkins 导管无临床症状，很有可能 RCA 的 PCI 不会引起严重的血流动力学改变。由此可知，术者成功地进行了开口病变的一个复杂 PCI 术并且未引起任何血压下降。按照同样的策略，另一位严重 RCA 开口和 LAD 近端病变的患者成功地进行了两支血管的 PCI 术。由于 RCA 似乎没有维持血压的作用，所以选择首先成功地扩张 RCA 病变可以避免首先对 LAD 行 PCI 术容易引起的问题。

注意事项

核素扫描假象

核扫描的主要原理是显示不同部位之间的同位素摄取的差异。但如果病变弥漫，即使存在严重病变，不同部位的同位素摄取也不会有太大差异。三支病变的患者核素扫描结果可能是正常的。

如何进行 ACS 或 AMI 患者的 PCI 治疗

非 Q 波的 AMI 患者，开通次全闭塞的血管可能不会造成任何血流动力学不稳定，除非有一个短暂的血管迷走神经反射，无复流，或远端栓塞。其原因是，该患者耐受急性短暂血管闭塞并存活下来，因此球囊扩张导致的短暂血管闭塞不会引起严重的低血压。肌钙蛋白水平升高的 ACS 患者(非 Q 波 MI)行 PCI 治疗是同样的道理。这一策略并不适用于没有心肌酶升高 ACS 患者(不稳定型心绞痛)。下面的案例报告说明这些极其高危患者的 PCI 过程中的策略。

病例分析

非 Q 波 AMI 患者急性短暂完全闭塞病变的 PCI 治疗

一位患者因胸痛于急诊就诊,V1–V4 导联 ST 段抬高,血压为 80~90mmHg。当患者到达导管室,疼痛消退,心电图变化不太显著,但血压仍然在 80~90mmHg 的范围。冠状动脉造影显示的 RCA 和 LAD 陈旧性完全闭塞。LCX 急性闭塞伴末端极少的分支。左心室舒张末期压(LVEDP)为 30mmHg。患者使用 IABP 在 LCX 中段成功地进行了 PCI 手术。该病变成功应用了一个小于病变大小的球囊,和一个与病变实际大小一致的支架。策略是球囊应该略小,从而减小对解剖和血流动力学的影响。第一次扩张时间很短(10s),在较低的压力,球囊膨胀的速度是缓慢和渐进的(图 16.1)。

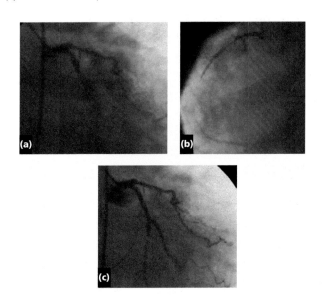

图 16.1 三支血管病变和急性心肌梗死患者 PCI 的战略战术。(a)左前降支开口闭塞。它被看作是一个树桩。左回旋支(LCX)急性闭塞。只有一个中间支。(b)右冠状动脉严重弥漫病变。(c)使用球囊预先扩张 LCX 并成功植入支架。

左心室辅助装置

目前,有两种可以放置在心脏导管中的经皮心室辅助装置(pVAD),TandemHeart pVAD 和 Impella Recover LP 2.5 和 5.0[11]。

专用设备

Tandem Heart

E

Tandem Heart 是经皮左心房到髂动脉的旁路,由外部的离心泵供电,通过标准的植入技术可提供高达 3.5~4L/min 的前向血流。为了连通左心房和髂动脉,动脉和静脉的连通必须在股血管处完成。静脉连通后,执行间隔穿刺,使用两种型号的扩张器(14F 和 21F)扩张房间隔并将 21F 流量导管植入左心房。此后,利用标准的 seldinger 技术将 15F(最大估计流量,3.5L/min)或 17F(最大估计流量,4.0~5.0L/min)的流出导管通过股动脉插入髂动脉。也可以在双侧股动脉使用两个 12F 的导管,通过降低最大流速(约 2.5L/min)可以减少血管损害。真空导管与外部离心泵连接,提供抗凝作用,血液开始流动。

优势与局限性

相对复杂的插入技术要求间隔穿刺插入时间在非紧急情况下要平均超越 30min。并发症包括填塞、大出血、严重肢体缺血、败血症、心律不齐和残余房间隔缺损。禁忌证包括主动脉瓣关闭不全、室间隔缺损和周围重要血管疾病。基于这些原因,在间隔穿刺和末端造影时如果植入此装置前需要双髂径流,只能由有经验的内科医师执行[11]。

专用设备

Impella recover 2.5 L 和 5.0 L

E

Impella 使用小型化的轴流泵装配到猪尾导管,直接降低左心室负荷量并输送血液到升主动脉,模拟正常生理现象。有迹象表明,无论是提供部分(Impella 2.5)或全部(Impella 5.0)血流动力学支持两个可用的设备,分别可使最大流量达到约 2.5L/min 和 5.0L/min。

技术

抗凝后,使用多用途导管和标准技术的逆行方式跨过主动脉瓣。应用单轨技术(21F Impella 5.0),用交换长度 0.018 英寸的坚硬导丝交换 13F Impella 2.5 导管。在透视引导下设备通过弯头定位在主动脉瓣,去除导丝,血液开始流动[12]。

优势与局限性

优势为容易使用,并且避免如间隔穿刺那样复杂的技术,具有唯一动脉进入的要求,导管直径更小,所以似乎比串联心植入更快速(约 10min),并发症发生率更低。

5%~10%的患者在首个 24h 内频繁出现溶血现象。Impella LP 5.0 需要 21F 的导管,并且可能需要股骨血管切开。对于左心室和右心室,Impella LD 和 RD 5.0 升主动脉直接插管只能由心外科医生完成。设备放置的禁忌证包括周围主要血管疾病在直径<4mm 的广泛股动脉,至少中等(<1.5cm²)主动脉瓣狭窄或不足,室间隔缺损,左心室血栓。

鉴别差异

AMI 合并轻至中度心衰和心排血量减少的患者,似乎再次体现出 Impella 2.5 的优先性,因为它可以给予静息状态的心脏和全身正常化灌注和静脉压充足的血流动力学支持,然而伴随的心肌保护作用却限制了梗死面积。

然而,由于心脏衰竭的程度恶化,特别是存在心源性休克

（因急性心肌梗死、慢加急心脏衰竭或暴发性心肌炎），血流动力学支持将成为首要关注的问题。在这些患者中，Impella 2.5 装置被证明是不够的，并且 TandemHeart 或 Impella 5.0 设备似乎可以增加心排血量的水平，避免终末器官功能障碍，尽管他们需要更长的时间才能注入以及更高的相关并发症发生率（包括心脏和血管）。当考虑到血流动力学支持和心肌保护两个因素时，Impella 5.0 似乎更胜于 TandemHeart 装置。

在失代偿性终末期心脏衰竭时，经皮心室辅助装置的选择取决于心脏指数（CI）。如果 CI>1.5，一个 Impella2.5 可能就足够了；然而，如果 CI<1.5，建议使用串联心。

对于右心室的支持，目前在美国唯一可用的经皮装置是串联心。Impella RP 正在开发中。对于 LV 的支持，在高风险的 PCI、VT 消融、急性心肌梗死和心源性休克，如果需要的话，Impella 2.5 很易于使用而且可桥接至 5.0-I 装置。对于主动脉狭窄或 LV 血栓的患者，建议使用 TandemHeart，而 Impella 是禁忌[13]。

IMPELLA 在主动脉狭窄中的应用

Impella 导管跨过主动脉瓣部分的外径是 12F(4mm)。使用公式计算，面积=3.14×(半径)^2，这一部分导管的横截面面积将是 0.13cm^2。因此，在放置跨越面积估计>0.9cm^2 的主动脉瓣区的 Impella 导管可以预计是没有困难的。干预期间的连续超声心动图并没有表现出显著的主动脉瓣关闭不全[14]。

操作要点

Impella 插入提示

1.避免在主动脉内壁捕获导丝–退出导丝。沿内壁拉直设备导管和导丝。经常在透视指导下拉导丝。

2.避免在钙化、迂曲或病变的股动脉或髂动脉使用任何设备。建议使用远侧主动脉径流造影。

3.伴随严重心源性休克使用多种升压药物的 AMI 患者的小型股动脉，由于外周血管收缩，股动脉大小可能会比 7F 鞘更小。股动脉的逐步扩张可使设备插入。

4.一旦泵经过最大性能的检查,就要在透视引导下重新配置(P9)。在高速转动时,泵有一种将自己吸入左心室的倾向。

5.如果需要在没有透视引导的情况下重新配置导管,降低泵到 P2 级水平并按照波形调控。

6.如需移走 Impella,经控制台调控至 PO。

7.建议使用 Prostar、预闭合或两个预闭合设备封闭穿刺部位。对于较大的设备,介入心脏学医生应学会血管切开和修复。

8.插入 Impella 后应每隔 6h 测量溶血指数。

Tandemheart 的技术指导

1.间隔穿刺是最重要的。你做得越多,在此过程中得到的就越多。间隔穿刺的细节在本书二尖瓣球囊扩张章节有讨论。

2.经食管或心脏内超声心动图(TEE 或 ICE)应用于间隔穿刺和导管初始配置已在美国使用。

3.左心房插管重新配置可以在 TTE 引导下在床旁进行。

4.血管通路和封闭 17F 血管切开术是相似技术。有的为了减少并发症和确定普遍股动脉适当的连通位置在超声引导下进行。

5.流体状态:Tandemheart 高度依赖预先加压,并且通过增加流体支配大多数流动问题都解决了。

6.控制血压:高血压使 pVAD 射血工作更加困难,所以要使患者血压维持正常。

7.在 RV 梗死时,为支持右心室,早期插入 Tandemheart 很重要。

同时适用于两个设备

1.控制感染:要非常警惕这些患者的感染控制。经过专业培训的工作人员应严格使用无菌敷料,患者和工作人员都要使用面罩,密切监视路线。

2.来自灌注/临床专业部门的好的技术支持,特别是你不经常看到的设备—你需要再培训。

复杂的综合介入技术

MIDCAB 和 PCI 的杂交

　　一位有严重并发症的患者在 LM-LAD 分叉处、大中间支和 LM 远端处有严重病变。此患者如果接受传统 CABG 术，死亡风险太高，所以决定给予此患者左内乳动脉（LIMA）移植到 LAD 的手术，而分支和 LM 病变行 PCI 处理。常规麻醉通过左侧肋间一个 2 英寸的横向切口将 LIMA 与 LAD 吻合 [微创搭桥手术（MIDCAB）]。证实 LIMA 到 LAD 桥开放。患者在手术室准备接受 LAD 的 PCI 术。因 LAD 支配范围现有新的血管桥保护，所以开口分支和回旋支病变给予临时分叉支架策略处理。患者已经用阿司匹林预处理，并使用普通肝素维持活化凝血时间（ACT）> 250s。该分支已成功植入支架。后续血管造影显示支架已到达被 LIMA 桥保护的 LAD 开口。回旋支开口看起来还是令人满意的，因此认为无需干预。患者在手术室拔管[15]。

主动脉瓣狭窄患者的 PCI 术和 CABG 术

　　目前很多年长患者同时存在 CAD 和不同严重程度的主动脉瓣狭窄（AS）。轻至中度 AS 患者可以像其他患者一样接受 PCI。在 PCI 过程中可能遇到的问题是球囊充气膨胀时间要短（10~15s），因为患者可能发生显著低血压。一旦球囊放气，血压就会回到原来的水平。AS 患者有一个固定的心排血量，这就是为什么从短暂局部缺血到心肌功能障碍过程中他们很难维持一个相对比较正常的血压。指标病变短暂急性闭塞过程中更难维持相对比较正常的血压。这就是为什么要做出非同寻常的努力使球囊扩张时间缩短，如果有急性闭塞要迅速植入支架。在一般情况下，患者在接受经皮主动脉瓣置换术之前应先行 PCI 术[16]。这些患者在微创主动脉瓣置换术前还接受药物洗脱支架的 PCI 术，因为 CABG 和主动脉瓣置换（AVR）联合手术使年长患者围术期死亡率非常高，而单纯微创主动脉瓣置换术不联合 CABG 的死亡率很低。在使用氯吡格雷和肝素的情况下患者行 PCI。PCI 结束后,患者直接从心脏导管室转移到手术室行微创主动脉瓣置换术[16]。最近研究显示,同时行 PCI 和 AVR 应在危险性较低的患者施行[17]。而高危险性的患者推荐行分期 PCI。

参考文献

1. Davidson C, Ricciadi MJ. Complex sngioplasty. In: *Cardiac Catheterization and Interventional Cardiology: Self Assessment Program*. Bethesda, MD: American College of Cardiology, 2001: 53–8.

2. Daniel WC, Lester SB, Jones P, et al. Risk factors predicting in-hospital mortality following balloon angioplasty versus stenting. *J Am Coll Cardiol* 1999;**33**(suppl A):24A.

3. Ellis SG, Myler RK, King SB, et al. Causes and correlates of death after unsupported coronary angioplasty: Implications for use of angioplasty and advanced support techniques in high risk settings. *Am J Cardiol* 1991;**68**:1447–51.

4. Mehran R, Ambrose JA, Bongu RM, et al. Angioplasty of complex lesions in ischemic rest angina: results of the Thrombolysis and Angioplasty in Unstable Angina (TAUSA) trial. *J Am Coll Cardiol* 1995;**26**:961–6.

5. Vogel RA, Shawl F, Tommaso C, et al. Initial report of the national registry of the elective cardiopulmonary bypass supported coronary angioplasty. *J Am Coll Cardiol* 1990;**15**:23–39.

6. Colombo A, Tobis J, eds. The high risk patients. In: *Techniques in Coronary Artery Stenting*. London: Martin Dunitz, 2000: 297–306.

7. Kollar A, Misra V, Pierson R III. Postoperative coronary revascularization on LVAD support for surgically inaccessible myocardial ischemia. *Catheter Cardiovasc Interv* 2002;**55**:381–4.

8. Ellis S. Elective coronary angioplasty: Techniques and complications. In: Topol E (ed.), *Textbook of Interventional Cardiology*, 3rd edn. Philadelphia, PA: WB Saunders, 1999: 466–74.

9. Takahashi A,Taniguchi N. Supported percutaneous coronary intervention using a novel 6-Fr intra-aortic balloon pump catheter via the brachial artery in a nonagenarian patient with an abdominal aortic aneurysm. *Catheter Cardiovasc Interv* 2011;**77**:1045–8.

10. Tanaka T, Oka Y, Tawara I, et al. Effect of time interval between two balloon inflations on ischemic preconditioning during coronary angioplasty. *Catheter Cardiovasc Diagn* 1997;**42**:263–7.

11. De Souza CF, De Souza Brito F, De Lima VC, De Camargo Carvalho AC. Percutaneous mechanical assistance for the failing heart. *J Interv Cardiol* 2010;**23**:195–202.

12. Kar B, Adkins LE, Civitello AB, et al. Clinical experience with the TandemHeart® percutaneous ventricular assist device. *J Tex Heart Inst* 2006;**33**:111–15.

13. Gregoric ID, Bruckner BA, Jacob L, et al. Techniques and complications of TandemHeart ventricular assist device insertion during cardiac procedures. *ASAIO J* 2009;**55**:251–4.

14. Harjai KJ, O'Neill WW. Hemodynamic support using the Impella 2.5 catheter system during high-risk percutaneous coronary intervention in a patient with severe aortic stenosis. *J Interven Cardiol* 2010;**23**:66–9.
15. Zimrin D, Reyes PA, Reicher B. A hybrid alternative for high risk left main disease. *Catheter Cardiovasc Interv* 2006;**69**:123–7.
16. Kuchulakanti P, Rha SW, Satler LF, et al. Safety of percutaneous coronary intervention alone in symptomatic patients with moderate and severe valvular aortic stenosis and coexisting coronary artery disease: Analysis of results in 56 patients. *J Invasive Cardiol* 2004;**16**:688–91.
17. Goel S, Agarwal S, Tuzcu M, Kapadia S, et al. Percutaneous Coronary Intervention in Patients with Severe Aortic Stenosis: Implications for Transcatheter Aortic Valve Replacement. *Circulation* 2012;**125**:1005–13.

第 17 章
移除可导致栓塞的介入器械

Thach N. Nguyen, Tung Mai, Quoc Nguyen, Katrina Nguyen,
Kirk Garrat

难点

冠心病的经皮冠状动脉介入治疗(PCI)技术正在日新月异地发展,但直至目前仍存在的一个共同特点是:各种复杂仪器的技术操作都是局限在冠状动脉内部进行,而且都是远距离操作。当这些器械经过重度病变的冠状动脉时,就有可能发生脱载或在冠状动脉循环中形成栓塞,尤其是那些由可拆卸的部件组装的器械更为显著。在本章中,我们回顾并讨论如何处理这些易导致栓塞的介入器械的相关策略。

策略

在冠状动脉系统或升主动脉内的栓塞现象是由有瑕疵的器械(包括无法扩张的支架、缠绕型导丝头端展开、由金属疲劳导致的球囊非对称扩张、扭曲的指引导管等)引起的,最理想的方法是在肾动脉水平以下移除整套器械,以免脑组织或其他重要器官引起栓塞的可能。

在冠状动脉系统内操作时,如果支架从输送的支架球囊上滑脱,并不能简单地通过回撤整套器械把支架带到髂动脉。单纯牵拉冠状动脉内的指引导丝可能会把一个松弛的、单独的支架遗落到冠状动脉内,因此应竭尽全力保证导丝在支架内并穿过病变,为捕获器械保留一个通路。当支架从推送球囊上滑脱时,有两种补救措施:重新捕获撤出冠状动脉,或者在一个安全的、非靶病变的位置释放支架。

　　一旦脱载的支架到了肾动脉水平以下位置,接下来最重要的步骤就是如何从股动脉鞘管顺利移除该支架,且保证对股动脉无损伤或免于动脉切开术。当导丝还在病变范围内时,一切步骤都要尽快完成,同时要密切观察并确保患者临床状况平稳,以便能够继续并顺利完成预计的 PCI 操作。

　　对于易导致栓塞的冠状动脉介入治疗器械的不同处理措施见框 17.1,具体包括使用抓取器等标准技术,以及操作时临时采用的技术等,成功应用这些技术则可以挽救患者的生命。在本章中所提及的所有技术策略仅供参考。具体在临床操作时到底选择哪一种方法或器械主要取决于患者当时的临床状况、术者对回撤器械的熟悉程度以及心脏介入导管室对这些器械的配备情况等。本章主要针对脱载的冠状动脉支架的捕获进行了更多的讨论,但这些技术策略同样适用于其他可能会导致栓塞的介入器械。

框 17.1　导致栓塞的介入器械的捕获策略

1. 对外周血管脱载的小型支架无需特殊处理
2. 在冠状动脉的非重要位置直接释放置入脱载支架
3. 通过抓取器移除脱载支架
4. 通过抓取器移除断裂的导丝
5. 通过指引导管送入一个由介入导丝做成的环状圈套器,从而捕获栓塞性介入器械
6. 通过缠绕在一起的双导丝技术移除管状支架
7. 小球囊技术:如导丝已不在支架内,用一个固定导丝球囊穿过支架,远端扩张将支架回撤至指引导管内
8. 重新经由输送导管送入支架球囊,进而重新置入支架
9. 在冠状动脉开口位置,通过活检钳抓取脱载的支架

移除脱载的冠状动脉支架

目前应用的支架大部分都是球囊扩张支架，其有别于那些由多重导丝交错构建的自膨胀支架。冠状动脉支架是 PCI 操作系统中一个可拆卸的部件，因此极有可能从整套器械上偶尔发生脱载。重度冠状动脉钙化、扭曲以及指引导管位置不佳等都会导致支架脱载而引起栓塞。支架导致的周围性栓塞结局还比较好一些，而全身性栓塞除了对脑循环有重要影响外，还并未导致其他严重的临床后果。断裂的较短的导丝片段保留在完全闭塞的冠状动脉内并未造成长期的不良后果。既往已有许多关于四肢和外周支架栓塞事件的报道，但并没有证据表明产生不良后果。这些介入器械如果在体内停留时间超过一周的话，可能会被纤维组织包裹和覆盖，就已经不再适合通过经皮介入的方法取出。如果强行把这些物质取出的话，有可能会发生血管损伤或穿孔。

支架脱载性栓塞事件的风险

支架脱载的冠状动脉风险主要包括重度钙化、血管近端扭曲或中-重度成角，既往曾行冠状动脉旁路移植术（CABG），经过近期首次置入的尚未完善内皮化的支架再次输送支架等。支架脱载的技术层面的危险因素包括人为的支架褶皱、指引导管支撑力不足、支架僵硬度增加，以及没有进行预扩张就直接置入支架等[1]。既往描述的支架置入过程中所发生的并发症主要包括负压条件下支架在指引导管内位置不佳，导致支架从球囊上脱载并塞入了指引导管的远端。如果经由既往曾置入支架的冠状动脉近端再次植入新的支架，那么这个新支架很容易从输送球囊上剥落而造成支架移位[1]。

临床情境

典型的支架脱载一般有三种形式。第一种形式，支架成功地被送入冠状动脉系统中，但并未到达靶病变，主要原因是由于冠状动脉靶病变近端的血管扭曲、僵硬、钙化，以及预扩张不充分。第二种形式，未进行预扩张而直接尝试置入支架，可能会遇到预料之外的困难。在这种情况下，需轻柔地把支架回撤到指引导管内移除体外，然后进行靶病变的预扩张。如果支架远端已经覆盖了部分病变，再继续推送支架就有可能发生支架从球囊上剥落的情况，因此球囊回撤后支架仍然植入在了病变处，冠状动脉导丝通常仍保持在最佳位置，即在支架管腔和病变内。大多数情况下，在这些器械由冠状动脉内回撤至指引导管的同时，支架从支架球囊上移位脱载，指引导管的尖端（尤其是 Judkins 右冠导管原始 90°的夹角）可能会造成支架近端的嵌顿，从而进一步从支架球囊上剥落。脱载的支架将会被遗留在靶血管开口或开口附近的导丝上来回摇摆[1]。

操作要点

** *如何顺利回撤支架而不造成栓塞？*

　　由于冠状动脉靶病变近端血管扭曲或血管严重狭窄，支架不能顺利通过，不能被顺利推送到靶病变处，支架不得不被回撤至指引导管内。指引导管的头端必须与送入的导丝以及支架保持良好的同轴性，否则应回撤指引导管，直至指引导管与支架达到理想的相互位置。有时可能会需要把指引导管回撤至股动脉鞘管的头端，这是为了使指引导管尖端保持顺直以便于器械回撤[2]。

通过抓取器移除支架

标准配套器械

　　GooseNeck Amplatz 鹅颈微型抓取导管是镍钛合金材质，由两端带孔的传输导管以及一个环状圈套器组成，导丝可以在这一导管内自由移动，即导丝从导管的近端进入，从导管远端伸出，然后导丝折返并由导管远端孔再次进入导管管腔，从导管的近端孔穿出，如果回撤导丝的一端或两端，就会使导丝环缩进到导管的远端孔中。导管的近端是 4F 号，到远端孔逐渐变细至 2.3F，从而有利于靶目标的抓取。4F 的传输导管可以在 6F 的指引导管中轻松通过[3]。

从冠状动脉中回撤管状支架

一旦支架从传送球囊上脱载，位于支架中心的导丝应尽可能地向前伸，伸到远处的血管内，同时移除球囊，然后组装好 4F 的传输导管和一个鹅颈圈套器。从传输导管前端伸出的圈套器的环越过血管内的指引导丝，使环套住导丝，继续前进到冠状动脉开口，在 X 线全程透视引导下，操作圈套器进入冠状动脉，套住未释放的脱载支架，应尽量去套住支架的远端部分(远端是指近心端，近端是指近股动脉开口端)，一旦套环到位，就将传输导管向前送，从而收紧套环，进一步固定脱载的支架。随后，指引导管连同被捕获的脱载支架作为一个整体，一起从髂动脉撤出。如果从常规的 6~7F 股动脉鞘管中无法撤出脱载的支架或撤出困难，可以将股动脉鞘管更换为较大的 9F，从而将栓塞住的脱载支架取出。栓塞后的导丝残存部分或任何其他栓塞异物均可通过圈套器用同样的方法取出(图 17.1)。

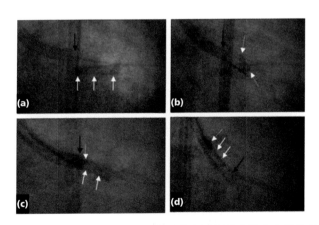

图 17.1　一系列血管造影术显示用微圈套来网罗并移除左主干的栓塞支架。(a)可见未置入的支架(白色箭头所示)位于指引导管尖端的下方(黑色箭头所示)。(b)打开圈套(白色虚箭头所示)并定位于支架(白色实箭头所示)周围。(c)围绕支架(白色实箭头所示)收紧圈套并将其拉回至指引导管(黑色箭头所示)。(d)支架被完全回收至指引导管中[4]。

产自日本的新器械

器械设计

此器械由四部分组成，一是超低剖面直径 2mm 的钳子，二是其操作杆，只有 1.8mm 直径，长度为 85cm，三是通过控制手柄和按钮可以使钳子打开及闭合，四是 7F 的保护鞘管，如图 17.2。在每片钳子的尖端和中间部位分别设计了两颗牙齿，用来稳固地抓住支架。由于钳子通过一个位于连接杆中的线圈链接在控制手柄的按钮上，当按钮位于直立位置上时，钳子嘴是张开的，当向后拉动按钮，钳子嘴就会闭合，如图 17.2。

为了能使此装置安全地进入中等粗细的动脉内，在此装置的中心设计了一个可容纳 0.014 英寸的冠状动脉导丝自由通过的空腔(图 17.2)。这样，此装置就可以一种所谓骑着导丝的方式进入动脉腔内。钳子的尖端有足够的空间可使导丝自由通过，这

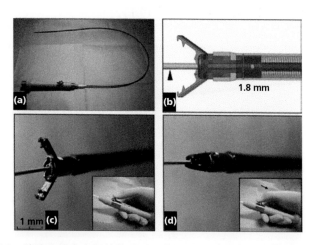

图 17.2　移除血管内支架的装置：(a)俯视图。(b)链接杆的尖端和关键部位详图。此装置的中心有个管腔，可容纳 0.014 英寸的冠状动脉导丝(如箭头所指)通过。(c)将控制手柄上的按钮放到直立位置时，带牙齿的钳子嘴就会张开。(d)向后拉动按钮，钳子嘴就会闭合，注意，导丝可以自由地穿过钳子的中心。

甚至可以使我们在操作此装置移除异物的过程中或移除之后仍可以将导丝保留在血管腔内,7F 的外层鞘管不仅可以被用作指引鞘管,还可用来包住此装置及被钳子抓住的异物。

移除过程

血管腔内的支架等异物可通过以下 5 个步骤来移除。首先,使导丝穿过靶支架,第二步,插入前述装置,使其沿着导丝接近脱载的支架。第三步,通过向后拉动按钮,使钳子紧紧抓住支架,第四步,小心地将外层鞘管送入,包裹住钳子及支架,之后撤出钳子是非常重要的一步, 因为简单地用暴力拖拽被捕获的支架会导致血管内壁的严重损伤,第五步,也是最后一步,整个装置除了导丝都要从动脉中撤出[5]。

优势与局限性

利用鞘管去封包支架可能有利于防止如血管较大切割等严重血管损伤并发症的发生,但在移除支架的过程中,微小的切割损伤还是时有发现。支架边缘已经被此装置中的钳子夹扁了,导致其对血管内壁的划伤,因此,在不用封面鞘管而简单地利用此装置来拖拽支架对血管内壁的损伤程度要比应用鞘管严重得多,因此封闭鞘管对减少血管损伤应该是必要的、有帮助的[5]。

在其反复应用过程中发现,此装置还是有明显的不足之处,首先, 其体积较大, 就其目前的体积, 冠状动脉内需配套应用 10~11F 的鞘管和导管。这个拽回装置应做得更柔韧,且直径应该再减少 50% 以上才能更加实用,才能和现有的冠状动脉内技术相匹配[5]。

方法与技巧

*** 临时利用指引导丝自行装配一个圈套器

如果没有市售的圈套器, 可以利用导管室内的指引导丝临时制作一个。这个圈套器是通过一个 4F 的传输导管反折一根 300cm 长的 0.014 英寸导丝来做成的。一旦自制圈套器到达传输导管的头端,拉动导丝的一端,同时轻轻前送另一端,会使经过强力反折后导丝形成的锐角部分移动到导管内, 从而使其在移动圈套器时不会损伤血管或心脏内壁,通过前送导丝的一端,而稳定住另一端,前面圈套直径会越来越大,直到达到满意的直径,这时就制成了一个可以应用的圈套器(图 17.3)。栓塞在血管内的异物可以用此圈套器通过常规方法套住,当圈套环在导管远端成功收紧后,用血管钳在导管近端固定导丝,然后将此圈套装置作为一个整体向股动脉方向撤出。

鉴别差异

环状圈套器的艺术[6]

临时圈套器与市售圈套器的最重要差别在于传输导管前端的圈套器角度。鹅颈环与导管有一个合适的角度,而临时自制圈套环是与导管平行的。在将这个环放到位并评估它的位置时,这

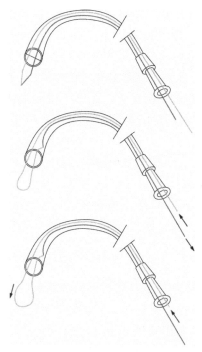

图 17.3　利用血管造影导丝制作圈套:前进导丝的一端,同时抓住导丝的另一端,直到出现想要的直径,一个可行的环形圈套便从导管尖端浮现。(Illustrated by Quoc Nguyen.)

个差别就显得至关重要。一旦支架从递送球囊上脱载,应将导丝保留在支架的中心位置,这样可以把支架的位移控制在沿导丝纵轴的方向上,导丝位置将对捕获支架提供极大的帮助,因为通过导丝可以及时地接近脱载的支架。将鹅颈圈套器的环套住导丝送进指引导管,当圈套器的环套住支架近端时,说明圈套器已经到达了理想位置,然后向前推送传输导管,收紧圈套器的环,此时,脱载的支架、圈套器和导丝就构成了一个整体,准备一起拉出,用临时自制的圈套器也可以完成以上操作,但由于它的环与导管之间未形成一个合适的角度,所以需要更多操作。有时,断裂的导丝残段或游离的支架未在指引导丝上,要想捕获它们就需要精细的操作,将圈套器的环准确地套住它们[6]。

操作要点

** 环状抓取器的适应证是什么[6]?

如果要捕获的异物(导丝或支架)有一端是游离的,用环形圈套器进行捕获非常有效。操作者要在放射线下调整患者体位来定位异物的两端,明确哪端是游离的(通常会随心跳搏动),然后将环套住游离端[6]。

** 抓取器的精确定位——与被抓取物保持垂直[6]

抓取器要与被抓取物保持合适的角度,术者需在全程透视下操作,确保 X 射线下能看到导丝的全部长度(要抓取的导丝或支架与 X 射线保持垂直),可以看到抓取器呈一直线或闭合的环状,然后导丝游离的一端被抓取。如果环状圈套器与损坏的导丝或支架保持平行的话,基本无法成功抓取(图 17.4)。

** 抓取断裂的导丝片段[6]

接下来最重要的一个步骤就是确保栓塞性导丝或支架被抓取器环绕,向前推送传输导管,操作抓取器使断裂的导丝断端或支架弯曲。

不推荐通过回撤导丝的一端来抓取导丝或支架的方法,因为这样可以导致操作失败(被圈套器包绕的支架或导丝会脱离环状圈套器)(图 17.5)。一定要谨记通过前送传输导管来收紧圈套器,以确保导丝固定。

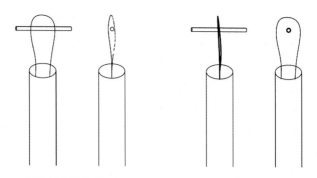

图 17.4　环状抓取器与断裂导丝或脱载支架的相对位置的重要意义。在 X 线透视下，环状抓取器呈一直线状或闭合环状，确保与导丝或支架保持垂直。（Illustrated by Quoc Nguyen.）

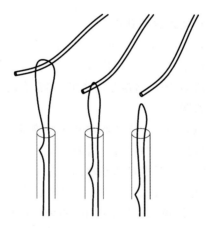

图 17.5　非恰当的抓取方法：回撤导丝的一端来捕获导丝或支架，导致操作失败。（Illustrated by Quoc Nguyen.）

*** *如何安全操作尖头的圈套器*

　　如果圈套器对折的头端太硬，不能回撤至导管内形成圆环状，那么在导管内部的输送过程中就会呈尖头状。当导管头端接近栓塞的介入器械附近，导丝圈套器的头端仍然在导管内，当到达合适位置后，回撤导管暴露圈套器，此项操作技术可以避免血管受到坚硬的、对折的尖头状圈套器的损伤[6]

（图 17.6）

*** 衍生的"发夹"技术

应用亲水、非锥形导丝从距离其末端 5cm 处对折（图 17.7a-c），做成的"发夹"头端送入靶血管，由指引导管的远端到达脱载支架处（图 17.7d-e）。"发夹"进入血管靶病变后回撤，并勾住脱载的支架（图 17.7f），导丝的头端被牵拉回指引导管（图 17.7g）。随后在指引导管内扩张球囊，捕获导丝，固定"发夹"，成功捕获脱载支架（图 17.7h,i），因此可以避免脱载支架的意外释放[6]。

通过球囊移除支架

沿着导丝送入一个 1.5~2.0mm 的小直径球囊，在支架以远行球囊扩张后回撤，将支架撤回到指引导管内。如果球囊无法完全穿过支架内部，可尝试低压扩张，至少可以部分穿过支架。大多数情况下，可以在导丝未发生移位或不必移除指引导管的情况下移除脱载支架，如果使用的是 7F 或 8F 指引导管的话，操作起来会更加顺利。但在有些情况下，脱载的支架位于指引导管的远端，扩张的球囊无法回撤至指引导管内，此时就需要沿着导丝把球囊和指引导管一起作为一个整体移除。延长的导丝可以保证冠状动脉的入路通畅，从冠状动脉内移除扩张

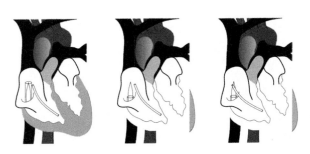

图 17.6　应用尖头状圈套器的抓取技术：当导管头端接近栓塞的介入器械附近，导丝圈套器的头端仍在导管内，当到达合适位置后，回撤导管暴露圈套器。（Illustrated by Quoc Nguyen.）

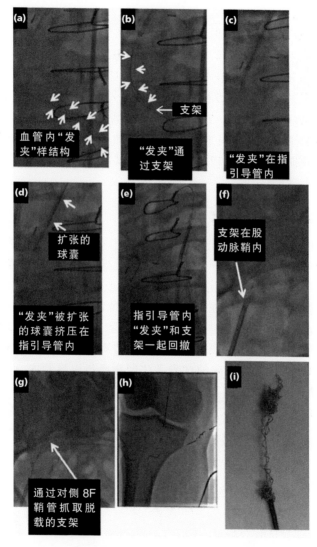

图 17.7 (b)通过导丝做成的"发夹"送入桥血管(大隐静脉桥)到达右冠状动脉的后降支,然后回撤勾住脱载支架。(c)把导丝做成的"发夹"的头端再次送入指引导管内。(d)导丝"发夹"被扩张的球囊捕获。(e)包括"发夹"、导丝、支架在内的整套器械从静脉桥移除。(f)整套器械回撤时不能进入同侧的股动脉鞘管。(g)整套器械经由对侧的 8F 股动脉鞘管被成功捕获。(h)在导丝意外移除后,脱载的支架到达右侧胫腓动脉主干。(i)支架被成功捕获。

的球囊一般来说并没有风险。球囊的型号应足够小,而且冠状动脉应该足够粗,以便扩张的球囊在冠状动脉内自由移动。

双导丝技术移除支架

发生支架脱载时,在没有抓取器的情况下,还可以采用双导丝技术,即送入第二根导丝,穿过支架的网孔,一起扭转两根导丝的末端,使导丝远端缠绕在一起而将支架裹在其中,然后一起回撤导丝和支架[7]。

操作要点

*** 通过操作导丝移除脱载的支架

一旦支架从输送球囊上剥落,一定要确保导丝在支架内,从而保证支架能够在导丝的长轴范围内自由移动。通过导丝移除支架,需要送入第二根导丝直至穿过未扩张的支架的网眼,但并非从支架中间管腔穿过。如果脱载的支架已经部分扩张,一定要确保支架的网眼足够大,能够容纳第二根导丝的头端。第二根导丝应尽可能地送到冠状动脉远端,然后旋转两根导丝的近端,使导丝远端缠绕在一起而将支架裹在其中, 从而通过回撤移除体外。当两根导丝缠绕的时候,导丝远端的软头没有足够的硬度来缠绕住支架。因此,要想成功地捕获支架,两根导丝在冠状动脉内需要送入得足够远,以便支架能够顺利地被缠绕其中。当导丝移动缓慢时,要确保指引导管深插至冠状动脉开口,这是支架可以被准确抓取的标志。理论上,如果第二根导丝走行到了支架的中央管腔,两根导丝可以被轻易地撤出,而把支架仍然遗留在了冠状动脉内。因此,第二根导丝应穿进支架的旁边网眼中而不是中央管腔。应轻柔而持续地牵拉整套器械(指引导管、被两根导丝缠绕的支架)直至移出体外[7]。

释放脱载支架

一般情况下,把脱载的支架就地释放是最直接的做法。沿导丝把支架球囊完全回撤至支架范围内,即使支架并未完全覆盖病变,也应该用支架球囊最大程度地把支架扩张释放。如果支架球囊不能很好地回撤至支架内,就应该插入一个型号略小的、头端柔软的球囊导管。如果标准型号的球囊无法通过,就要考虑选择更小型号的球囊(1.5~2.0mm),以便随后送入更大内径的球囊。在实际操作中,基本上可以把部分球囊回撤至支架范围内,并且可以把部分支架扩张释放,而支架其余部分仍然可以随后被扩张。偶尔也会需要小型号球囊来扩张脱载支架的未扩张部分。对靶病变进一步预扩张(通常应用扩张脱载支架的那个球囊即可)可以确保新支架的顺利植入。

减少损伤

释放或移除脱载的支架

在支架发生脱载后,明确是采取释放还是移除的策略之后再开始操作非常关键,因为一旦支架部分释放,接下来将不得不把支架的其他部分尽可能地完美释放,并尽量使支架良好贴壁(不管是在冠状动脉的什么位置)。部分释放的支架会影响血流,从而导致急性或亚急性血管闭塞。因此该支架要么被释放,要么被移除。直接移除一个完整的支架(尚未释放的)要比移除变形的或被挤压的支架容易得多。在患者病情相对稳定时就地完全释放脱载的支架相对比较容易,而随后冠状动脉内被部分扩张的支架附近形成急性血栓闭塞的血管病变相对来说较难处理,后者临床上多以急性心肌梗死为表现形式。假如术者尝试打开支架近端,就要尽可能地打开到最大程度,因为还要由此置入另外一个球囊来扩张未充分打开的支架。如果支架的开口部分偏小或弯曲,尝试置入一个更大型号的球囊将会变得非常困难。一旦脱载的支架被释放,其他一些介入器械(包括一个新支架)也要穿过此支架来对远端进行扩张并置入支架。如果首次置入并脱载引起栓塞的支架未能很好地释放,且管腔未足够大的话,PCI处理远端病变将会变得非常困难,或基本不可能处理。如果能顺利解决上述这些挑战的话,可以帮助术者做出理智的决定,究竟是选择直接移除脱载的支架,还是应用抓取器,或者把支架就地释放。

移除断裂的导丝

在冠状动脉介入治疗中,冠状动脉血管成形术所使用的每一种器械都是经由导丝送入冠状动脉系统内,如果介入操作过程中过于用力,冠状动脉导丝柔软的、无损伤性的头端会很容易断裂,并在冠状动脉循环中形成栓塞。这种情况主要发生在可塑型的导丝尖端送到了动脉粥样硬化斑块内时,在回撤导丝时,导丝头端从体部分离。这在过去发生的较为频繁,当时的导丝在生产时,在导丝圆形末端熔合了一个扁平塑型带。而近来生产的导丝操作杆延伸的尖段呈锥形变细,因此当前导丝的设计中,焊接点和其他相对薄弱的环节都得到了良好的改善,但导丝头端的断裂仍然无法避免。

回撤导丝的非缠绕性塑型带(Uncoiling Ribbon)

在导丝旋转角度>180°的情况下,缠绕型导丝的远端部分就会展开,此时能观察到导丝可透过 X 线的远端部分。不能牵拉导丝以尝试把导丝移除冠状动脉, 最好的方法就是使指引导管保持在最佳位置,如果可能的话,沿着包括展开的部分的整个导丝送入一个 OTW 球囊或传输导管, 并到达导丝非透 X 射线部分的远端,就可以把指引导管、传输导管和导丝作为一个整体移除体外。如果球囊导管未能顺利沿导丝送入,可能就需要动脉切开了。在这种情况下,简单地把导丝和其他所有器械一起牵拉出体外是相对较好的选择。如果导丝远端发生断裂,可以通过送入两根以上无涂层的导丝至该断端的远端, 然后利用导丝缠绕技术把该导丝的断端牵拉出体外。

操作要点

** 移除导丝断端

在 PCI 治疗过程中,通过送入两根造影导丝来抓取断裂导丝的办法较为容易。操作时需在一个金属圈内把两根导丝的头端和尾端并在一起并送入冠状动脉内,并且可以旋转多次。在旋转过程中,断裂的导丝与这些导丝缠绕在一起,随后把三根导丝一起移除。如果此种方法不能奏效,就要考虑借助抓取器等器械了(图 17.8)。

从髂动脉移除可以引起栓塞的器械

一旦栓塞性器械被带到了髂动脉,最重要的问题就是如何从动脉鞘管内顺利移除而无需血管切开。如果 6F 或 7F 的动脉鞘管太小的话,则需要置换成 9F 的鞘管。一般在髂动脉或鞘管头端捕获脱载的支架时,胆道钳、鳄牙钳或心肌活组织检查钳等都可以选用。鳄牙钳可以成功捕获环状支架[8],活组织检查钳可以成功捕获管状支架[9],但此类器械仍有许多待完善的方面:

(1)临床上仍需要直接抓取型号较小的支架;

(2)有操作损坏支架本身的可能性;

(3)操作对血管内膜的损伤;

(4)在捕获支架过程中导丝移位。

因此,现在已经研发了如何应用目前较易获得的器械来进

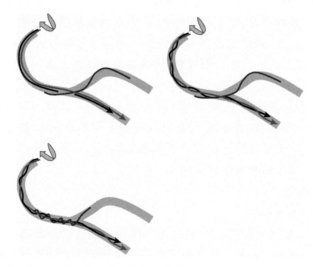

图 17.8　通过导丝缠绕技术移除导丝断端。选取另外两根导丝送入冠状动脉,穿过导丝的断端,一起旋转 40~50 圈,然后把三根导丝同时移除。

行创新的脱载支架捕获技术。目前大部分上市支架都是非透明的,并且很容易在 X 线透视下定位。支架捕获器械主要用于肾动脉水平以下的支架,而熟悉每一种捕获器械的使用对于并非常见的支架脱载来说非常必要。

活组织检查钳或鳄牙钳

大多数心血管医生对鳄牙钳并不陌生,而标准的心肌活组织检查钳的设计则完全遵循了鳄牙钳的设计理念。此种类型的钳子在内科或外科临床上被广泛使用,其类似"咬下颌"的动作过程,对于抓取容易引起栓塞事件发生的物品来说非常行之有效。大部分医院的导管室内都配备了许多这样的器械,但其中大多数型号并不适合在血管内部使用,这主要是由于该介入器械体部不够长、轴径太大或器械太硬,这些因素均影响了该器械在冠状动脉系统内的安全使用。现代导管室内迅速配备并使用了更为纤细、柔软以及易于应用的活组织检查钳,但这些器械在临床操作中仍然存在普遍较硬的问题(血管开口位置除外)。活组织检查钳的口部很锐利,因此抓取任何器械时都要非常谨慎,以免把相应器械薄层的金属结构切割掉[2]。

Cook 网篮套取工具

Cook 网篮套取工具是一种类似于导丝固定的球囊扩张导管,拥有从近端就可以灵活操作的"机械臂",一旦启动这个"机械臂",就可以"陷阱-门"的形式启动 Cook 网篮套取工具。对于捕获脱载支架来说,沿着支架的残留部分顺利送入该器械非常关键,但该器械相对来说又大又硬,因此在一定程度上影响了在冠状动脉系统内的安全使用,目前已上市的网篮套取工具的长度为 80cm 和 145cm[2]。

操作要点

** 回撤支架至指引导管

一旦支架被带到了髂动脉,且支架与指引导管保持良好的同轴性,那么就可以把脱载的支架回撤至指引导管内。在这些情况下,把指引导管回撤至动脉鞘内就可以拉直指引导管的头端。如果支架与指引导管没有很好的同轴性的话,支架有可能会从球囊上剥脱[2]。

*** 利用支架抓取器从髂动脉捕获支架

在全程 X 光透视下,抓捕器垂直置于支架之上,然后在支架远端紧紧抓牢该支架(心脏的远端侧,股动脉的近端侧)。此时支架就可以被牵引到指引导管内从而被捕获。捕获支架时应抓取支架的远端,也就是距离操作者较近的一端。通过牵引支架的远端,操作者可以把支架抓取到股动脉鞘内,然后成功捕获支架。如果支架的近端被抓取(与心脏之间的相对位置做比较),把支架牵引到指引导管内相对来说是比较困难的。如果支架的近端被挤扁,整个支架被毁,较大的面积很难通过股动脉鞘。如果支架远端被挤扁,那么支架只有一小部分面积被损坏,操作者仍然可以把支架牵引到股动脉鞘内。更换成一个较大型号的动脉鞘管(9F)可能会更利于把支架牵引至动脉鞘内[2]。

*** 如何经过两根造影导丝和指引导管更换较大型号的支架

如果一个支架从球囊上滑落,接下来要做的事自然就是送入抓捕器并抓取支架,但抓取器与支架的庞大复合物往往很难通过 6F 的动脉鞘管,最大的挑战就是如何经过抓捕器和冠状动脉导丝,成功地将 6F 的指引导管更换为更大的 8F 以上的指引导管,以便 4F 的抓捕器导管能够顺利移除并一直保持抓捕器保持适当的抓取力度。冠状动脉指引导丝要一直保持在支架内部,尤其是支架被抓捕器捕获的过程中。8F 鞘管扩张器的内径不能完全容纳抓捕器的轴和冠状动脉导丝。在 8F 股动脉鞘管内,沿抓捕器的轴置入 6F 鞘管扩张器,较大的鞘管以及较小的扩张器正好保证了冠状动脉导丝在鞘管与扩张器之间。在此成功操作之后,被抓取的支架经过 8F 鞘管成功地从患者的血管内移除,而并未损伤血管壁[10]。

重点总结

在当前的介入治疗实践中,器械引起的冠状动脉系统的栓塞现象主要源于支架脱载,而支架脱载比较常见的原因是靶病变预扩张不充分和(或)指引导管与冠状动脉开口的不同轴性。冠状动脉极度扭曲以及较大的钙化斑块往往也增加了支架脱载的发生概率。为了避免支架栓塞相关并发症的发生,其中最重要的方面就是为了完成介入治疗需要选择合适的器械以及介入策略。常规对靶病变进行预扩张,确保指引导管与靶血管开口良好的同轴性,并选择合适的指引导丝等都能降低支架脱载的发生率。本章主要阐述了重新捕获脱载支架的特殊技术,其中被大家广泛认可、易于使用且容易获取的使用器械是冠状动脉环状圈套器,但其他所有器械在冠状动脉器械性栓塞并发症的治疗中都起了重要作用。因此,在当代的介入治疗实践中,我们需要充分了解并能即刻操作这些器械。

参考文献

1. Wilke L, Divakaran VG, Mungee S. In-stent deployment of a stripped stent during percutaneous coronary intervention of a right coronary artery. *J Invasive Cardiol* 2009;**21**:E180–3.
2. Garratt K, Bachrach M. Stent retrieval: Devices and technique. In: Heuser R (ed.), *Peripheral Vascular Stenting for Cardiologists*. London: Martin Dunitz, 1999: 27–37.
3. Eisenhauer AC, Piemonte TC, Gossman DE, et al. Extraction of fully deployed stents. *Catheter Cardiovasc Diagn* 1996;**38**:393–401.
4. Paulus BM, Fischell TA. Retrieval devices and techniques for the extraction of intravascular foreign bodies in the coronary arteries. *J Interven Cardiol* 2010;**23**:271–6.
5. Tsuchida M, Kawashiri MA, Uchiyama K, et al. An Enhanced device for transluminal retrieval of vascular Stents without surgical procedures: Experimental studies. *J Interven Cardiol* 2010;**23**:264–70.
6. Brilakis ES, Abdel-karim AR, Banerjee S. Hairpin-trap: A novel stent retrieval technique. *Catheter Cardiovasc Interv* 2011;**77**:213–16.
7. Wong PHC. Retrieval of undeployed intracoronary Palmaz-Schatz stents. *Catheter Cardiovasc Diagn* 1995;**35**:218–23.
8. Eckhout E, Stauffer JC, Goy JJ. Retrieval of a migrated coronary stent by means of an alligator forceps. *Catheter Cardiovasc Diagn* 1993;**30**:166–8.

9. Berder V, Bedossa M, Gras D, et al. Retrieval of a lost coronary stent from descending aorta using a PTCA balloon and biopsy forceps. *Catheter Cardiovasc Diagn* 1993;**28**:351–3.

10. Larose E, Rogers C, Simon D. When size matters: Lessons learned from left main stent embolization and retrieval. *J Interven Cardiol* 2006;**19**:350.

第 18 章

Inoue 球囊二尖瓣成形术

Jui-Sung Hung, Kean-Wah Lau

难点

经皮球囊二尖瓣成形术(BMV)由 Inoue 等[1]于 1984 年提出,其开辟了二尖瓣狭窄患者治疗的新局面。大量临床研究已经证明这种低侵入性、非外科手术是某些经筛选的二尖瓣狭窄患者安全、有效的治疗方法[2-8],且疗效相似甚至更优于外科粘连部切开术[9-13]。

成功的球囊瓣膜扩张,二尖瓣面积有 2 倍的增长[2-8],跨二尖瓣压力差、左房压及肺动脉压显著下降。这些血流动力学获益反映在术后患者症状及活动耐力的改善上[14]。BMV 的长期结果非常好,尤其是在期性结果最佳及瓣膜形态好时更是如此[14-19]。

除了应用尺寸调节、自定位球囊导管的原始 Inoue 技术,一些进行 BMV 的使用固定尺寸球囊导管的其他技术也发展起来。这些技术包括通过 1 个或 2 个房间隔穿刺使用 1 个或 2 个球囊导管的前向(经静脉)入径[20,21],或有或无房间隔途径的逆向(经动脉)入径[22]。然而,经静脉途径的 Inoue 球囊导管系统仍然是目前 BMV 的基本技术。

我们在 Inoue MVP 的大量经验证明, 术者的经验和 BMV 技术的不断改良促成了几乎 100%的手术成功率及并发症的显著降低,尽管其也存在需要大量复杂技术及并发症高风险的情况[4,14,23-25]。本章聚焦于讨论 Inoue BMV 的误区和技巧,以确保手术成功并将并发症减少到最少。我们期望本章能够使所有拥有不同经验水平的 Inoue BMV 术者获益。在过去,Inoue 球囊导管系统的设备已经得到了充分的描述[1,3],因此在本章省略了此部分。

穿房间隔入径

穿房间隔导管插入是 BMV 的重要部分。经房间隔穿刺必须安全操作,以避免心脏穿孔,而且需选择恰当的房间隔穿刺点,以便球囊跨过狭窄的二尖瓣。Inoue 球囊经皮经静脉二尖瓣成形术(PTMV)通常经右股静脉进行。而其他可选择的路径过去已经描述。Josef 等[26]报道颈静脉途径和左股静脉途径用于两名右股静脉血栓患者[27,28]。

为避免穿房间隔导管置入时造成心脏穿孔,一些术者常规在术中行经食管超声心动图检查,尽管有超声的指引,仍可能发生心脏穿孔[29]。因此,掌握穿间隔的基本技巧非常必要。双翼透视设备更适合穿间隔的实施,但对有经验的术者来说,单翼透视通常已经足够。在 PTMV 中,心脏内超声指引穿间隔导管置入非常有效[30],但同时也增加了手术成本。

房间隔穿刺的设备

必要的设备包括:①Brockenbrough 穿刺针,②7F 或 8F 的扩张导管及③Mullins 外鞘。可选但推荐使用鞘,特别是对经验不足的术者,这主要有如下两个原因:避免在插入穿刺针时扩张造成无意穿孔;导管/针进入左房时造成左房穿孔,而鞘头端能够作为房间隔的安全阻挡。

导管/穿刺针拟合试验

导管/穿刺针适配应在插入患者前进行。首先,将穿房间隔针完全插入直至其头端达到伸出导管外部(图 18.1a)。然后,回撤针直至其头端少许隐藏入导管头部(2~3mm)。术者需将自己的右示指固定穿刺针介于方向指引器及导管轴间(图 18.1b),以避免穿刺针的意外前向活动或伸出导管头端,在导管/穿刺针的操作过程中,这非常重要。穿刺针的方向指引固定在拇指和示指间(图 18.1c)。

最佳穿刺点的标志

为选择最佳穿房间隔穿刺点位置,首先需要定义两个假想参考线:①垂直"中线"和②水平"M 线"。而房间隔穿刺的目标点通常位于垂直"中线"和水平"M 线"的交汇点。

垂直"中线"的定义

Inoue 造影法

Inoue 为 Inoue BMV 设计了专门的穿房间隔穿刺技术,该技术融合了垂直"中线"概念,此线假定将房间隔分为前部分和后侧[31]。此线在正位正常呼吸下右房造影的标志基础上定义得来(图 18.2a,b)。

Hung 改良法

在多数二尖瓣狭窄病例中,左房轮廓在透视下是能够看到的,笔者之一(JSH)改良了 Inoue 法的"中线"定义。在此改良法中,因其临近,将主动脉瓣而非三尖瓣作为标志。因此,T 点由在正位下达到主动脉瓣(通常为 Valsalva 非冠状窦)的猪尾导管的头端所代替(图 18.2c,点 A)。从点 A 至 L 划出水平线,在这里此线与左房的右侧缘交汇。由此衍生出的"中线"通常与 Inoue造影法相一致。

操作要点

**"中线"变异

间隔位于两个心房间的重叠区内的房间隔线,因此此区域外无房间隔。房间隔的边限(或后限)是内侧心房(通常是左房)的侧方边界。少有情况下(如左房巨大的患者),右房的侧方边界在左房的侧方边界内侧,因此 L 点应在右房边界,这是因为没有房间隔侧方超过此点。

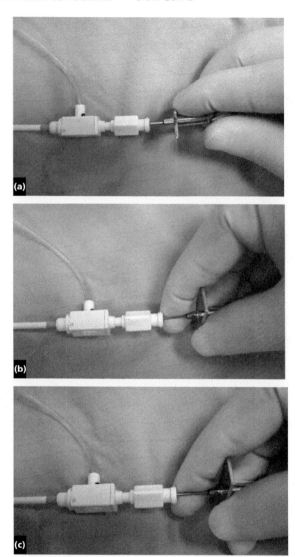

图 18.1   导管/穿刺针拟合操作:(a)首先,完全插入穿间隔穿刺针直至其尖端过扩张器头部。(b)然后穿刺针撤回至与扩张器头部齐平。(c)撤回更多,使得少许针头(2~3mm)隐藏于扩张器头部。示指作为阻挡器固定针介于方向指引器和导管轴间,以防止针前向活动或突出扩张器头部。这在导管/穿刺针的操作过程中非常重要。阻挡器指(c)的宽度和角度根据每个导管/针装置的方向指引器和导管轴的距离调整。方向指引器的每个边分别由拇指和示指握住。这使得指引器的旋转更容易,也使方向指引器的钝面易于术者和导师看到。(Courtesy of www.ptmv.org.)

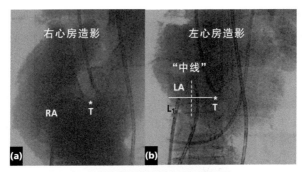

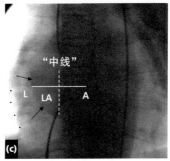

图 18.2 "中线"——造影法：(a,b)收缩期三尖瓣的上端(T 点,标为星号)由停帧正位右房造影像确定(a)及由停帧左房影像翻译而来(b)。在后一个图像中,假想水平线从 T 点画至 L 点,此线与首先遇到的心房侧边相交(通常是左房,正如此案例中)。L 点被假定为房间隔的下限。穿过 T 点和 L 点中点的垂直虚线即"中线"。(c)透视法：水平线由猪尾导管头部(A 点)至 L 点(左房影,黑色箭头)标出,虚线表示右房影。(Courtesy of www.ptmv.org.)

*** *半卧位的穿间隔穿刺*

BMV 可以对半坐卧位的患者实施,如患者由于重度肺水肿需要紧急行 BMV 时而不能承受卧位。在这种情况下,"中线"可以在适当尾部倾斜的正位下定义[32]。图像增强器需要依据半卧位角度向足位倾斜,以消除患者的倾斜并使胸内结构的位置关系"正常化",如:患者以水平 30°躺下,图像增强器应向足位旋转 30°。

水平"M 线"的定义

M 线是右前斜(RAO)30°左室造影舒张停帧下获得的跨过二尖瓣环中央(M 环)的水平线(图 18.3a)。此线与脊柱相关记忆,因此无需在图像监测屏幕上以虚线标出。房间隔穿刺及球囊

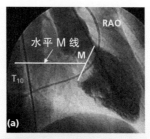

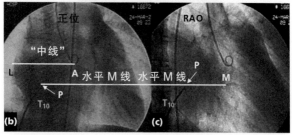

图 18.3 水平 M 线、垂直"中线"和穿刺点的确定。(a)M 线由 RAO 位左房造影获得。此线可以与脊柱 T10 相联系记忆,及(b)前位记录(c)RAO 位记录。垂直"中线"在正位透视定义。房间隔穿刺目标点(P 点)位于垂直"中线"和水平 M 线(B 板)的交点。A,猪尾导管头端;RAO,右前斜位;T10,第 10胸椎。(Courtesy of www.ptmv.org.)

导管操控时的停帧血管造影也作为标测使用。

在具体病例中,此线相关的穿刺点可以调整,如对有更垂直起源的左室患者,穿刺点少许高于水平"M 线"。对左房巨大的患者,术者常常被迫将穿刺点向足侧靠近。

操作要点

**Inoue 法的恰当性——左房巨大,脊柱后侧凸

Inoue 造影法适合以下情况:

(1)房间隔穿刺技术经验少的术者;

(2)透视下心房影不明显的病例;

(3)房间隔穿刺特别困难的病例,如左房巨大[31]或重度脊柱后侧凸[33]。

在这些病例中,应行双面(额面和侧面)右侧造影,以准确看到房间隔定位和左右心房、三尖瓣和主动脉的相对解剖关系。

*** 半卧位房间隔穿刺

在紧急情况下可对因重度肺水肿无法采取卧位的半卧位患者实施 BMV。此时,"中线"可以通过适度的足侧倾斜的正位下获得[32]。正位图像增强器需要根据半卧位程度向足侧倾斜来抵消患者的倾斜,以使胸内各种结构的位置关系"正常化",如患者以水平 30°仰卧,正位图像增强器应向足位旋转 30°。

房间隔穿刺

穿房间隔导管/针的放置

导管/鞘通过右股静脉在导丝指引下送入上腔静脉达隆线水平。导丝撤出后,导管随呼吸浮动。然后,连接含纯对比剂的 5mL 注射器的 Brockenbrough 针插入导管,在透视下小心前送直至尖端到达预定位置(参考上一节"导管/穿刺针拟合试验")。针在通道中能够自由旋转。右手指稳固地保持在导管轴及方向指引间,以阻止针前移(见图 18.1)。应非常小心防止在随后的操作导管/针的过程中针向前滑动。

导管/针的操作

在正位透视下，方向指引器指向 4 点钟位置的针匹配穿间隔导管从上腔静脉向下(足)缓慢撤出。将方向指引器顺时针旋转使导管/针到达"中线"。导管/针继续回撤直至其头端达猪尾头水平，接近主动脉瓣(见图 18.3b)。

在侧位下，在助手推注对比剂同时，术者将导管/针继续向足位回撤(间隔浮动法)[31]，或者术者在左手固定导管轴和方向指引器的同时，以右手回撤，以描记间隔的右房缘(图 18.4c，d)。导管头端最终放置在"M 线"高度的房间隔曲线部分(图18.4e)。

随后，在右前斜 30°下透视导管针/针头端位置，与左室造影标测图对比，以确定最佳房间隔穿刺点，避免穿刺到其他部位(图 18.4d)。现在"M 线"上已经能够看到导管/针，通常就在椎体前离开降主动脉、冠状窦和三尖瓣。前位和侧位对经验丰富的术者已经足够，但对经验少的术者，右前斜位非常重要。

操作要点

** 导管/针头端的精确定位

对于大多数二尖瓣狭窄的病例，当穿间隔设备落向边缘进入卵圆孔时，常无法观察到头端导管/针的向左侧的突然剧烈运动。这是因为房间隔显著凸向右房，使得卵圆孔更浅。当间隔膨出出现在间隔上部，从上腔静脉撤出的导管/穿刺针横向进入"中线"。在这种情况下，把穿刺针转向 3 点钟方向可能会导致导管/穿刺针转向中间部位。如果不行，穿刺针可轻微撤出，导管柔软的尖端转向内侧。然后穿刺针轻微向前，仔细地将其尖端带回到最初的位置，同时保持导管尖端处于内侧位置。如果上述方法也无法立刻放置导管/穿刺针，进一步向下回撤至靠近左心房的下缘(通过膨出的尾端)。导管尖端从内侧转向"中线"，然后仔细地向前转向头部。

顺时针旋转使穿刺针和导管头端指向或靠近靶点。

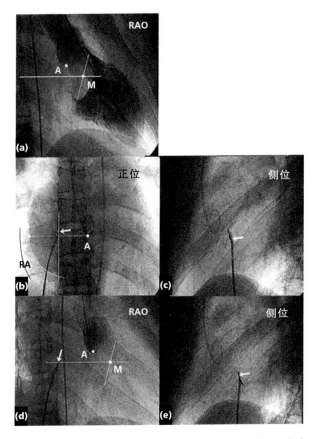

图 18.4 导管/针操控:(a)RAO 30°停帧左室造影显示水平、M 线跨过二尖瓣环中央。(b)正位透视下,穿刺针拟合穿间隔导管缓慢从下腔静脉向下(足侧)回撤至导管/针与垂直中线齐平。导管/针继续回撤,直至头端达接触主动脉瓣的猪尾导管头端水平(点 A)。(c)侧位下,导管/针继续向足侧回撤,同时注射对比剂(间隔冲洗法),以勾勒间隔右房缘。(d)导管/针继续回撤,使头端在 M 线水平达间隔曲线部分。在此点,导管/针可见到背侧指向。(e)随后,导管/针头端位置以 RAO 30°体位透视,与左室造影标侧相比较(A),以确定最佳间隔穿刺点同时避免穿刺到其他结构(主动脉、冠状窦、三尖瓣)。现在在 M 线上可见到导管/针头端,常恰在椎体前。RAO,右前斜位。

** 巨大左房的导管 / 针头端的精确定位

　　若房间隔显著凸入右房,尤其是左房巨大时,导管头端与"中线"齐平并垂直于房间隔将非常困难。当导管头端触及突起的间隔面,导管头端在 4 点钟位置将面对强力阻力。当顺时针旋转针时,导管/针会突然让路。实际上,针头端翻越过凸起峰并在 9 点钟位置指向患者右侧。为避免这种情况,在针顺时针旋转至 6~7 点钟时,导管应轻轻压向间隔。同时,导管轻微顺时针旋转,左手抵抗针的多余顺时针旋转。若凸起峰恰在"中线",则无法在此线上穿刺。在这种情况下,穿刺点固定在"中线"的稍侧边。

** 首次尝试失败后的导管 / 针重定位

　　若穿间隔导管/针首次通过并不成功,未能送至恰当的穿刺点,则针撤出导管,沿导丝在上腔静脉开始再次尝试重定位导管。有经验的术者的备选方案是导管/针高位重定位于右房。通过将针定位于 12 点钟方向(腹侧)并小心向上(同侧)移动导管/针,同时轻轻顺时针和逆时针旋转针头方向指示器(以确保导管头端在右房内自由活动且不会阻碍右心耳或右房壁)完成。

** 针头端重塑型

　　在下列情况下,远段针的重塑型(以使其弧度更大)可能是必需的:①尽管方向指示器逆时针旋转向 3 点钟方向,导管/针头端易于在"中线"的侧方;和②在目标穿刺点,存在导管/针头端和房间隔间的锐角,因此使得房间隔穿刺无法完成或在前送针时引起房间隔夹层。

房间隔穿刺技术

　　若术者对目标穿刺点满意,紧紧将导管/针压向房间隔。通常握住导管/针的右手感觉到心脏冲动(所谓的间隔反弹)。应保持导管稳固地压于房间隔,以避免导管滑离穿刺点,术者释放阻挡指并前送针。回吸针头,注射对比剂确定针进入左房。若无血流回吸,针分割了房间隔或陷入了增厚的房间隔内。以注射小量对比剂(间隔染色法)[31]的房间隔染色能够轻松区分两者(图

18.4）。这种间隔染色无危害是因为对比剂迅速吸收。当高房间隔夹层时，以更垂直的形式染色。这种情况下回撤针并选择稍微更靠足侧位的房间隔穿刺点。

操作要点

** 如何穿刺增厚的房间隔

若针陷入增厚的房间隔内（常在肌间隔内），染色有着更倾斜的方向（图 18.5c,d）。在这种病例中，导管/针应小心地按照下文描述的跨房间隔或在另一位置尝试穿刺。当前送导管/针的过程中，在间隔完全被导管/针穿透前可观察到房间隔的"帐篷"。以压力监测无法区分高间隔的夹层和针陷入厚间隔。这也是我们行跨间隔穿刺而未进行持续性压力监测的另一原因。

间隔穿刺过程中遇到明显阻力时，应持续压导管/针。并非少数情况下，几个心搏后，在导管/针进入左房后，感受到"突破

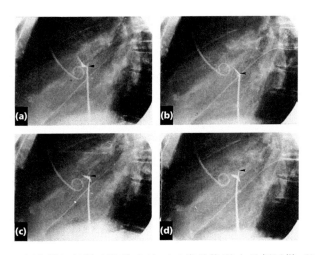

图 18.5　侧位描记间隔冲洗/染色法：(a)当导管/针向足侧回撤，以对比剂冲洗，勾勒出房间隔右房缘。导管/针（黑色箭头）头端位于高前间隔处。(b)导管/针回撤以使头端达穿刺点，针前送。(c)穿刺点位于增厚肌间隔，斜位房间隔染色证明针陷入房间隔内。当前送导管/针时，可观察到间隔"帐篷"。(d)针小心的穿破间隔。(Reproduced from Hung et al.[30]with permission from Elsevier.)

感"或透视下见到突破。若此方法无法将导管/针穿过间隔,插入并展开有钝头的 Bing 针。右手前推同时左手抵住将导管/针小心地穿过坚硬的间隔。在此过程中,导管一进入左房内,术者必须准备好回撤针,以免出现多余的前向运动并穿透左房壁,引起心脏压塞。

如何避免穿刺主动脉、三尖瓣和冠状窦

当导管/针定于"中线",可以避开这些结构的穿刺。在 RAO 体位下确定后,原计划穿刺点清晰地离开主动脉、三尖瓣和冠状动脉窦(见图 18.3c)。

避免穿刺"中线"内侧

当穿刺点位于线的内侧,有穿刺主动脉、三尖瓣或冠状窦的风险。更重要的是,穿刺点接近二尖瓣,从而使得球囊很难,甚至不可能跨过二尖瓣,除非使用后环法(见"跨二尖瓣")。穿刺点少许侧偏向"中线"是允许的,特别是对于左房较小的患者。

失误穿到主动脉

经注射对比剂或记录压力确定发生此罕见事故时,若立即回撤针通常并无风险,但如果术者不知情地前送导管入主动脉,不应回撤。应保留导管于主动脉内,立即送患者行紧急外科手术。

如何避免穿刺右房

为避免伤及右房,导管/针应小心操控,并使针头端始终保持在导管头端内。当心包腔内对比剂影观测到右房穿孔,不要前送导管,应立即回撤针/导管。通常心脏压塞不会马上出现,术者可在最佳穿刺点继续尝试穿刺。注意可能不会有房间隔位于靠近"M 线"足侧的房间隔下界,因为心房常向足侧凸起与真实间隔界之外。这更见于左房巨大的患者。若此区域刺破,导管/针可能穿破右房壁然后进入左房(所谓的"订书机"现象)[31]。在导丝置入左房、导管回撤后,心脏压塞即发生。为避免穿刺到右房,间隔的导管/针头端可以由①观察"间隔反弹"和②上文讨论的间隔冲洗/染色法(见图 18.4 和图 18.5)确认。

确认进入左房

确认针进入左房后,首先应注射对比剂,随后记录压力,针

定位在 3 点钟方向(患者左侧)。若无或仅少许阻力,前送导管/针进入左房约 2cm。然后,在回撤的同时,仅继续前送导管 2cm(或直到鞘管头端在间隔处遇到阻力)。

肝素化

导管置入左房后,一旦针撤出,应立即给予肝素 100U/kg。在观察基线血流动力学后,进行 BMV。若患者行 BMV 之前已服用华法林,术前停药 2~3 天,并替代以静脉内肝素或皮下低分子肝素直至术前。

球囊导管的选择

在行可控逐步扩张技术中,为避免 BMV 造成重度二尖瓣反流,选择恰当尺寸的球囊导管至关重要。球囊选择法从我们降低并发症的不懈努力中不断进步[4,14,23-25](表 18.1)。

选择指南基于球囊参考尺寸,而这些参考尺寸来源于患者的身高、二尖瓣经胸超声心动图结果和透视下存在瓣膜钙化。参考尺寸(RS)的简易公式计算[24]:患者身高(cm)四舍五入并除以10,比值加 10 得到 RS(mm),如身高=147cm,则 RS=150/10+10=25mm。对瓣膜柔韧、无钙化且造影示二尖瓣反流 ≤1+ 的患者,使用带有命名球囊至少为 RS 尺寸(RS 匹配导管)的导管。相反,出现重度二尖瓣反流高风险[瓣膜钙化和(或)重度瓣周疾病]的患者选择比 RS 匹配小一尺寸的球囊导管。因此,在上述

表 18.1 导管选择以及根据患者身高和瓣膜状态选择球囊尺寸

参考尺寸(RS)(mm)

身高(cm)(四舍五入)× 1/10 + 10,如

身高=147cm

RS=150×1/10+10=25mm

导管选择

瓣膜状态	球囊导管
柔软	RS 匹配(如 RS=25mm,则为 PTMC-26)
钙化/SL	<RS 匹配 1 尺寸(如 RS=25mm,则为 PTMC-24)

RS25mm 的例子中, 柔顺、无钙化瓣膜应使用 PTMC-26 的导管, 而瓣膜钙化和(或)有重度瓣周疾病(SL)应使用 PTMC-24 的导管。

操作要点

** 球囊－注射器不匹配的预实验

注射器红色标识预定的压力和其完全扩张时的相应球囊尺寸已经由生产商测定, 但球囊–注射器不匹配可能还是会出现。尽管不匹配常为轻度, 导管和注射器来自不同包装或消毒后再用时可能会出现较大的不匹配。这种不匹配若未被发现, 可能会导致球囊的扩张不全或过膨胀。前者可能导致瓣膜扩张非最佳, 后者导致重度二尖瓣反流。因此, 在将球囊导管插入每名患者前, 应以两步实验法确定直径。首先, 注射器应注入稀释过的对比剂达相应球囊直径选择第一次膨胀(见下文"球囊尺寸")。球囊应完全扩张, 并且以卡尺测量其直径。如果球囊导管与注射器不匹配, 应记下二者差异大小, 并在下一步检测中适当调整, 以使球囊达到命名直径。

预实验完成后, 注射器与导管球囊分离开有两个原因。一是排净注射器内的残余气体, 另一个原因是避免球囊过膨胀超过其命名压。球囊导管到达左心房后连接注射器, 注射器内充满稀释的造影剂(造影剂量根据预设的球囊扩张直径确定)并排净空气。

球囊导管的前送

对多数患者来说, 沿 0.025 英寸、不锈钢、环形头端的导丝很容易将展开的 Inoue 球囊插入右股动脉。偶然情况下, 股动脉穿刺点或房间隔出现阻力时难度增加。

操作要点

** 腹股沟入径阻力

为避免造成皮下通道, 从而在球囊导管插入过程阻力增加, 初次血管穿刺穿刺针的角度应比平常更垂直(应与皮肤表面呈60°)。间隔穿刺和环形头端导丝插入左房后, 用动脉钳将皮下通道沿导丝充分伸展开。随后使用 12F 扩张器(包装在 Inoue 球囊装置内），也用于扩张房间隔。最后，在插入已展开的球囊导管时，可能需要以指尖腹部头端指向穿刺点且在皮下路径上稳固压迫来帮助导管进入。

若球囊导管在插入过程中遇到明显的阻力，应以更大角度的 90°刺入静脉直至导管头端触及静脉下壁。然后将导管水平倾斜并沿导丝前送。在后者的操作过程中，为更容易地插入导管并避免打弯导丝，应稳固压迫穿刺点头端和皮下路径（如前文所述），并请助手拉直导管。若此技术失败，应使用 14F 的扩张器重新扩张皮下通道和静脉。若使用了这些小心的方法，甚至因既往导管手术而形成右腹股沟瘢痕的患者，为插入球囊导管需要 14F 血管内鞘的情况少见。但在插入导管过程中遇到困难时，术者应不犹豫地使用 14F 血管鞘来避免打弯导丝或金属管。

需要指出的是，在插入导管至股静脉的过程中，导管绝不应扭曲，以免金属管打弯。若导管不小心打弯，应更换新的金属管。另一方面，若导丝打弯，应沿导丝重新插入 12F 扩张器并小心地保留在左房内，以便交换导丝。

** 房间隔阻力

房间隔穿刺和置环形头端导丝入左房后，前送球囊导管跨房间隔，特别是当穿刺点间隔显著增厚时，偶然可能存在困难。出现困难时，必须避免暴力动作，因为导管可能在下腔静脉内额外打弯，造成患者的腹部不适。或者说，在前送球囊导管时（螺丝刀操作），应常以顺时针方向轻微转动来克服间隔阻力。在少数情况下，此方法也失败时，用扩张器再次扩张房间隔。跨房间隔后，勿将导管头端推向左房顶部也很重要，否则导丝可能弯曲成锐角，造成随后的导管操作困难。

** 导管深置入左房

在正位透视下沿环形头端导丝送球囊导管入心房，形成一头端在二尖瓣孔内侧，指向 6~7 点钟方向的大环（图 18.6a）。此放置有以下优点：①当注射器前送至导管头端时，此位置的导管不易跳入左心耳；②导管不会进入肺静脉；且③随后跨二尖瓣操作中，仅深置导管需要回撤。因此，避免了前送导管过程中陷入房间隔的可能。

跨越二尖瓣

导管深置入左房后,透视角度从正位变为 RAO 30°(图 18.6b),侧面显示左室长轴。左房大的患者,需要另外使用侧位透视以便跨瓣。

跨越的方法

针插入导管头端,用右手(右利手的术者)逆时针旋转(通常为 180°)部分膨胀的远端球囊指向前位二尖瓣孔。然后用左手慢慢回撤球囊,直至水平观察到球囊的水平摆动,表明球囊靠近二尖瓣。然后参考以下四种方法尝试跨越二尖瓣:①垂直法,②直接法,③滑行法,④后环法。垂直法是最常成功的跨越法。

垂直法

观测到即使在导管并不与孔–心尖轴平行,球囊在舒张期进入左室(图 18.7a,c),收缩期活动出左室(图 18.7b,d)。舒张期同时,仅针回撤。为完成这一目标,术者必须小心地观察心脏有节律地活动。这使得导管远段以更水平方向跨过瓣膜深插入左室(图 18.6e–g)。若导管远段仍垂直起源且指向左室下壁(图 18.7g),应小心回撤导管使其与孔–心尖轴平行(图 18.7h)。在此操作过程中,可能需要扩张远端球囊以防其弹入心室。此种垂直法使得导管不会无意弹入左心耳,也将血栓局限于心耳部的病例的导管陷入左心耳的风险降到最低[34]。

直接法

垂直法失败时,球囊导管继续回撤,直至导管球囊靠近二尖瓣且导管与瓣孔–尖轴平行良好。此时可见"啄木鸟"征,即沿二尖瓣–心尖轴球囊在收缩期离开二尖瓣,舒张期向二尖瓣靠近。一旦啄木鸟征显著,球囊就位于跨二尖瓣的位置了。仔细留意节律运动,随着球囊靠近瓣孔,术者将针少许拉回(4~5cm),同时用左室前送导管控制球囊穿过瓣膜深插入左室。因时间至关重要,术者 BMV 经验不足时,推荐选择窦性心律患者,因为利用

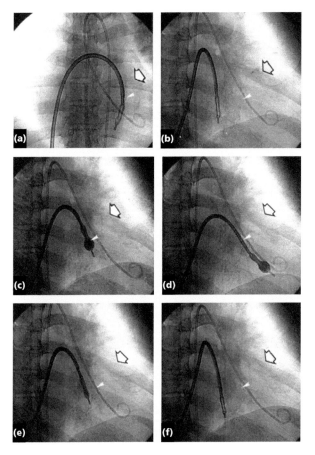

图 18.6　在正位透视下沿环形头端导丝送球囊导管入心房,形成一头端在二尖瓣孔内侧,指向 6~7 点钟方向的大环(a)。导管深置入左房后,透视角度从正位变为 RAO 30°。(b)针插入导管头端,部分膨胀的远端球囊送向二尖瓣开口。然后逐渐回撤导管,将球囊指引向二尖瓣(白色箭头)(c)并跨瓣(d)。球囊膨胀后,导管球囊回撤至左房,随后以逐步扩张技术跨二尖瓣中,针插入导管头端(e)并前送导管深置球囊(f)。在 RAO 30°透视下操控球囊导管的过程中,应保持导管头端预置于左室猪尾导管左侧,以免损害左心耳区(宽箭头)。

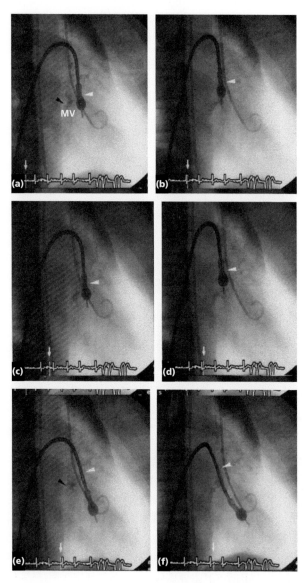

图 18.7 垂直法。操控 Inoue 球囊导管跨二尖瓣过程中的右前斜 30°透视图像。(a–d)在舒张期(a,c)导管球囊跨越钙化二尖瓣(黑色箭头)进入左室,但收缩期(b,d)球囊导管弹回左房。(e)同一心搏周期的舒张期(d),仅回撤注射器,远端球囊采取更水平方向,使得球囊能够进入左室。(待续)

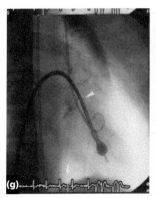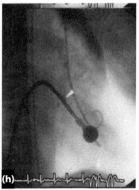

图 18.7(续)　(f–h)导管回撤与左室长轴平行。每帧底部的白箭头指心电图心脏周期的时间（见下文讨论）。(Reproduced from Hung and Lau[34]with permission from Journal of Invasive Cardiology.)

规律心动周期来前送球囊跨二尖瓣孔会更容易。

操作要点

** 探针的最佳位置

在垂直和直接法中,将弹簧针插入球囊导管头端以增加球囊导管的力量十分重要。但偶然情况下,针可能太短无法到达导管头端,造成导管头端轻微弯曲。在这种情况下,针末端的近段橡皮柄可以更多地拉回以使针暴露的部分更长,或者,从远端切断橡皮柄 1~2mm 并移除。为维持球囊前向(向二尖瓣),在任何时间针都必须保持弯曲。有时特别是在左房巨大时,为保证导管头端向前,需要额外的逆时针旋转。在这些情况下,房间隔被明显向前地替代,并且球囊导管更易指向后侧。在这些情况下,另外的侧位透视会使球囊跨二尖瓣的导管/针的操控更便捷。

导管滑行法

若垂直法或直接法失败,另一种可能穿过二尖瓣的方法是导管滑行法[23]。此方法适于房间隔穿刺位置靠下和(或)左室水平位(图 18.8a)。通过保持针逆时针旋转,球囊首先指向二尖瓣。通过回撤针清除球囊段使远端球囊段更灵活(图 18.8b)。轻轻扩张的球囊一旦到达二尖瓣孔处,心肌收缩将会引起球囊段在收缩期向上倾斜(图 18.8c)。在舒张期,球囊段与导管轴平行(图18.8d)。术者应仔细观察心脏周期的节律性运动。仅在舒张期前送导管(保持针固定)跨越瓣膜(图 18.8e)。然后前送针,以帮助导管与瓣孔–心尖轴平行(图 18.8f)。

后环法

对巨大左房的患者,用上述方法球囊导管可能很难跨越瓣膜,或者房间隔穿刺不正确向头侧或太向前关乎二尖瓣。在这些情况下,可以使用环法。既往充分描述[23]的这种方法在我们的经验中并不常用。

操作要点

** 探针重塑型

多数情况下,原弧度 J 形针将指引球囊指向并跨过二尖瓣孔。然而,当以使导管与瓣孔–心尖轴平行的方法指引球囊向二尖瓣孔十分困难时,应根据房间隔穿刺点和二尖瓣孔的位置关系重塑型,如巨大左房的患者的穿刺点关乎二尖瓣,常更向足侧和侧位,针的远段能够重塑型为更大的平滑弧度,以使球囊更易跨过二尖瓣。相反,对左房较小的患者,穿刺点并不是最好时,应更向内侧或向前(与二尖瓣的位置),针可以重塑型呈更小的环(或使用前文描述的"后环法")。

球囊扩张

确保左室内球囊自由活动

BMV 的致死并发症之一是需要外科手术的重度二尖瓣反流的出现。一旦跨过二尖瓣,为预防灾难性事故(如源于随后腱索间完全膨胀的腱索、乳头肌和瓣叶断裂),应确保左室内部分膨胀的远端球囊的自由活动。为确保部分扩张的远端球囊自由沿着口–心尖轴滑动,这时通过同时向反方向("手风琴"法)[23]推送导管和轻撤注射器完成。

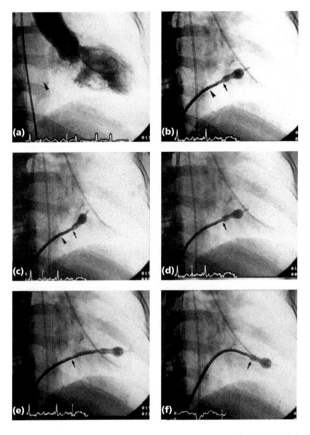

图 18.8 球囊滑行法。(a)右前斜 30° 左室造影,显示跨间隔穿刺点的位置 (箭头),在二尖瓣孔的足侧,左室更多地为水平位。(b)针(箭头)从球囊段轻 轻回撤。(c,d)心动周期中,球囊段随收缩期和舒张期上下摆动,表明二尖瓣 孔位于导管头端的正确位置。(e)舒张期中,球囊向下摆动并与远段球囊平 行(如 d),仅导管前送(固定针),以置球囊于左室内。(f)因此,启动扩张过程 前,应仔细前送针使导管与二尖瓣孔/心室心尖轴平行。(Reproduced from Hung and Lau[23] with permission from Wiley.)

操作要点

** 若球囊缠于腱索内

跨过二尖瓣后,球囊导管可能会指向更垂直并远离口-轴。

这些提示导管缠绕于腱索内。为校正此位置,更多地扩张远端球囊以避免球囊无意回撤入心房,谨慎地将导管往后拉,以确保一更水平的方向。导管与口−心尖轴完成满意的校正后,导管前送至心尖,在开始扩张前进行上述手风琴法。同样地,扩张过程中的球囊扭曲也提示导管缠在腱索内。在这种情况下,应立即放弃扩张并重新定位球囊。

瓣周状态的再评估

BMV 前,术前经胸超声心动图和透视可确定二尖瓣状态(瓣膜钙化出现),然后选择相应的合适球囊导管。许多研究者发现,广泛瓣周疾病是严重二尖瓣反流的预测因子。鉴于超声心动图(经胸或经食管)常会低估瓣周疾病的程度[23],即使表面上瓣膜形态良好,BMV 术也可能造成重度二尖瓣反流。因此,在球囊扩张中,需警惕辨别既往未发现的重度瓣周疾病。笔者和其他研究人员发现了其他的一些重要瓣周牵涉征象[14,25,35]。甚至术前超声未发现重度瓣周疾病的患者,当出现以下所述征象时,球囊扩张方案应按照以下方案相应调整(见下文"球囊尺寸")。

操作要点

** 未被超声心动图发现的重度瓣周疾病

下列征象提示或表明严重瓣周疾病。

行手风琴法有困难

这是由瓣周水平阻力造成的。若不能理解这种困难,随后的球囊扩张将会发生在左室内,因为球囊未锚定于二尖瓣上。因此,是瓣周装置而不是二尖瓣进行扩张。严重的二尖瓣反流可能源自这类意外的瓣周扩张[35],但这种扩张通常无害,应迅速发现并迅速撤气。随后尝试锚定球囊于二尖瓣时应减小远端球囊的尺寸。

扩张的远位球囊的明显压痕(球囊压迫征)(图 18.9)

这表明了重度瓣周疾病[14,25]。一旦观察到压迫远端球囊,就应立即放弃扩张并重新制订扩张策略。

"球囊困境"(图 18.9f)二尖瓣狭窄的病例

跨瓣可能有困难,甚至在导管与左室长轴完全平行以及远端

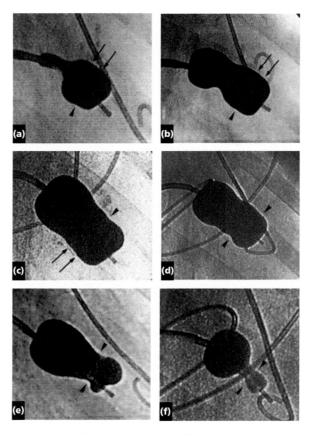

图 18.9　严重瓣周疾病造成的各种扩张球囊畸形：(a-e)远端球囊可见压迹(箭头)和挤压(箭头)。(f)二尖瓣处球囊原位扩张试验，近段而非远段膨胀，因为远段受重度瓣周疾病(见讨论内容)挤压(箭头)。(Reproduced from Lau and Hung[25] with permission.)

球囊部分扩张时。在这种情况时，应逐渐减小球囊尺寸直至二尖瓣口能够容纳。在极端和罕见的情况下，即使球囊并未扩张，导管也困于二尖瓣。我们将这种现象命名为"球囊绝境"，其反映了重度阻塞性瓣周疾病引起的阻力[25]。出现这种征象时，以常规导管和球囊尺寸行 BMV 有可能会撕裂二尖瓣叶和(或)腱索，且造成重度二尖瓣反流。我们有限数量患者的经验提示：除了先前强调的逐步扩张,小尺寸球囊导管可能能够预防重度二尖瓣反流的并发症[25]。

齿轮阻力

少数情况下,为使球囊固定在二尖瓣上,回撤部分扩张的球囊时可能会遇到齿轮阻力。这种表现提示存在瓣周疾病。

可控逐步扩张

为避免或使二尖瓣反流的并发症最小化,选择合适的球囊导管(上述讨论的)和可控的逐步扩张技术是必需的。此外,术者应熟悉压力–体积关系和目前使用的第二代导管的非顺应性球囊的扩张限制[24]。

球囊压力–体积关系

球囊内压力从"低压"区随球囊膨胀至其命名压内 2mm 升至"高压"区,如 26mm 球囊导管内 24~26mm 区。每个导管因内置安全边界能够安全地最大扩张至命名尺寸之上 1mm。不论瓣膜形态,球囊直径位于高压区时不能进行初始球囊扩张。

球囊尺寸

逐步球囊扩张技术的球囊尺寸在避免重度二尖瓣反流并发症方面非常重要(表 18.2)。为使并发症最小化,我们的球囊–尺寸法通过我们的不断努力得到了长足进展。特别是对重度瓣周疾病的患者,通过坚持下面概述的谨慎方法,可使明显的二尖瓣反流(造影增加≥2+)发生降到最小[4]。

操作要点

** 柔韧、无钙化瓣膜患者的球囊尺寸

对柔韧、无钙化瓣膜且没有重度瓣周病变的患者,由上面概述的再评估的瓣周情况决定选择先前陈述的 RS 匹配的球囊导管。初始扩张球囊直径是 RS-2mm。在随后的扩张中,球囊尺寸以 1mm 增加。当有已存在的二尖瓣反流或二尖瓣反流程度增加问题时,高压区压力增加应为 0.5mm。此途径也用于过去扩张发生时

表 18.2 基于患者身高和瓣膜状态的球囊尺寸

球囊尺寸		
瓣膜状态	初始	增加
柔韧	(RS-2)mm	高压区 [a](如果 MR 或单侧联合处分裂)
		1mm, 或 0.5mm
钙化/SL	(RS-4)mm	1mm(低压区 [b])
		0.5mm(高压区 [a])

MR,二尖瓣反流,过去存在或者有所增加的;RS 匹配,球囊命名压≥RS 的导管;SL,重度瓣周病变。

[a] 高压区=球囊直径在命名球囊尺寸 2mm 内。

[b] 低压区=球囊直径<命名球囊尺寸 2mm。

单侧连接处分开,透视下观察到的不对称球囊腰的处理。为避免尺寸过大,最终的直径最好维持在高于 RS 1mm 内;既往有研究[14]发现,此组患者中球囊尺寸过大是造成重度二尖瓣反流的危险因素。

** 瓣膜钙化和(或)重度瓣周疾病患者的球囊尺寸

对透视下可见瓣膜钙化或重度瓣周疾病的患者,出口处选择的球囊导管应比 RS-匹配的尺寸小一号(如经胸超声心动图所见,而不是 RS-匹配的)。术前超声未能检测到的瓣周病变,已经置入患者的 RS 匹配导管仍可能在额外留意情况下进行扩张操作使用。理想状态下,应换成较小的导管,但价格会很高。

第一次扩张中应使用<RS 4mm 的球囊。在随后的扩张中,在低压区,球囊尺寸以 1mm 增加,高压区以 0.5mm 增加,直至达到满意结果或出现二尖瓣反流。对压力差已经降至一半的病例及经多次扩张尝试未能降低更多的病例,为避免重度二尖瓣反流,须终止手术[24]。假设心率和心搏输出不变,经 Gorlin 公式计算,二尖瓣跨瓣压减少一半会带来二尖瓣面积增加 41%。既往研究[24]发现对于坐式生活方式较多的患者,瓣膜面积改善 40%足以改善症状。

**"球囊困"情况下的球囊尺寸

若出现球囊困(见图 18.9f),不论二尖瓣超声情况,应将一直使用的导管换成较小尺寸的 PTMC-18 或 PTMC-20 导管来预扩瓣膜和瓣膜结构[25]。我们不再如既往推荐的[12]通过拉长和延伸放气的球囊段，迫使常规尺寸的球囊穿瓣膜至左室，我们也不再推荐沿预置左室内的导丝前送球囊跨过二尖瓣。这两种操作法可能引起导管缠绕于腱索，且用大尺寸球囊导管时，术者难以或无法通过预防的"手风琴"法来确保导管没有缠绕于腱索。

然而，若小尺寸 PTMC-18 或 PTMC-20 导管用未扩张导管也无法穿过二尖瓣，可拉长和延伸此小球囊导管的球囊段跨过二尖瓣。在球囊扩张前，可练习远端球囊稍许扩张的"手风琴"法来确保球囊导管在左室内自由移动。大尺寸导管使用此法可能不会成功。随后进行初始扩张，使球囊直径达其命名压。需要后继扩张的话，则交换成尺寸大一些的球囊，依据先前讨论的重度瓣周病变患者的尺寸法逐步进行扩张。

不同尺寸球囊导管的交换

交换球囊导管有两个原因。第一，如上文描述的，减少因重度瓣周扭曲造成的"困局"的导管尺寸。

第二个原因出现在罕见的实例——由于血流动力学改善不足，需将球囊导管扩大一号。在这种情况下，在换一个较大的导管之前，从患者体内完全撤出后，需重新测量并检查初始导管的最终球囊直径，特别是当气囊膨胀超过其命名尺寸时。这种预防性锻炼是必要的，因为这种情况并不罕见，尽管预测试，球囊在体外使用之后其尺寸比它预定的要小。当发生这种情况时，重新测试原先的球囊导管，重新确定达到最大球囊大小时注射器内稀释造影剂的实际体积（如上所述，Inoue 球囊破裂前可耐受超过其命名尺寸 1mm 的量），原先的球囊导管重新进入患者体内，重复扩张过程。然而若球囊与其预先设定的尺寸相符，则换成较大尺寸的球囊导管并扩张较大的球囊。若在膨胀较大的球囊之前未重新验证最大球囊尺寸，则会带来严重二尖瓣反流的危险。

操作要点

** 球囊"弹入"左房

球囊扩张二尖瓣后,球囊可能会在随后的大尺寸球囊扩张过程中偶然滑入左房。为防止再次滑入左房,将注射器继续前送至球囊段使导管僵硬,在导管回撤以锚定球囊在口处,扩张远端球囊使球囊比上一个尺寸稍大。一旦球囊达到漏斗钟样,轻轻前送导管以防进入左房,然后进行完全球囊扩张。额外扩张,尽管二尖瓣压力差可能有所变化,超能观察到减低更多的 A_2-开瓣音间隔和增加联合分裂,如超声心动图所评估的。

球囊"爆裂"标志着二尖瓣口扩大。这在柔软的非钙化瓣膜的患者中比较常见,预示着较好的二尖瓣球囊扩张术结果。然而,有时即便出现了球囊"爆裂"信号,也不会出现理想的血流动力学改善,这在房颤患者中易出现。在这些情况下,即使二尖瓣可因膨胀的球囊而被迫适应,实际上有效的二尖瓣区域受增厚、僵硬的小叶和心房无效收缩限制。

** 随后的瓣膜跨越和扩张

初始球囊扩张过程完成后,回撤导管球囊至左房内,同时保持球囊头端位于猪尾导管左侧(见图 18.6e)。以观察左房压力曲线和测量跨二尖瓣压和听诊的办法评估球囊扩张效果。若出现大 v 波和新出现或加重的收缩期杂音怀疑二尖瓣反流,则可行超声心动图或左室造影。在随后采用逐步扩张技术的跨二尖瓣中,将针插入导管头端并前送导管使球囊深置(见图 18.6f)。此后,重复上述操作,跨二尖瓣瓣膜扩张。

** 导管陷入房间隔

当间隔穿刺部位厚且困难,导管可能困于间隔,从而会使随后的跨二尖瓣尝试变得较为困难。术者应在间隔穿刺遇到明显阻力时留意受困的可能性。这一令人烦恼的事并不常发生于第一次跨瓣过程中,这是因为如前所述,导管已经深置且在左房内呈环。然而,受困可能出现在随后的跨瓣中,当有必要前送导管,瓣膜扩张后无意中回撤太多进入左房且陷入肥厚的房间隔。若不能前送带着始终插入导管头端的针的导管,应顺时针旋转针,使导管头端后侧指向，与间隔平面或多或少地垂直。然后导管可能带着针前送（图 18.10c，d）。若此方法也失败，应再插入弯型头端导引导丝，以便导管深置入左房。

** **避开左心耳**

仅进行不甚敏感的经胸超声心动图检查的 BMV 患者的左心耳血栓可能无法被发现。为使不经意血栓移位和全身血栓栓

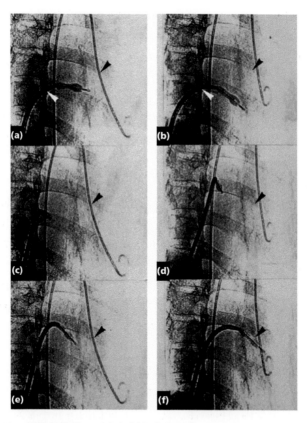

图 18.10　摆脱导管陷于后房间隔的步骤顺序：(a)针插入头端的球囊导管困于房间(白色箭头)。(b)推导管时，并不向前，而是向下旋转。(c)针轻微顺时针旋转，指引导管头端指向后侧。(d)导管目前多少与房间隔平面垂直，能够有效前送入左房。(e)逆时针旋转针，以使指引导管头端指向前。(f)小心回撤导管使导管头端指向二尖瓣孔(黑色箭头)。

塞风险最小化,应避开前侧心耳区。在 RAO 30°透视下操控球囊导管的过程中, 导管头端应一直保持预置在左室内猪尾导管的左侧(见图 18.6)。当熟稔下列预防措施后,左心耳血栓的患者安全行 BMV 术成为可能[36,37]。

可替代的措施包括左心耳血栓患者转行二尖瓣外科手术和对稳定患者推迟 BMV 经华法林治疗,在血栓消失后进行[37]。

** 自心室内撤出导管

每一步球囊扩张步骤完成后,为了更好地控制导管头端并预防伤及左心耳,注射器应前送至球囊段一半处,随导管回撤至左房,轻轻顺时针旋转注射器。球囊导管的头端指向后侧,分步小心回撤导管和注射器,使球囊导管安全地拉向心房。但导管在操作过程中不应回撤太多(见"导管陷入房间隔")。然后为测量左房压将注射器完全从导管中移开,使得已放气的球囊垂直指向。在血流动力学测量过程中,应小心避免偶然把导管推进左心耳。

** 随后的跨越

导管自左室撤出后,没有环形成,相对直立。因此,下一步跨过二尖瓣,需谨慎保持导管位于猪尾导管左侧。注射器应小心插入导管头端, 使导管向下弯曲成远段导管段调整的更垂直的大弓(见图 18.6f)。然后逆时针旋转注射器,缓慢回撤导管,以指引部分膨胀的球囊达二尖瓣。

** 避免进入左心耳

需注意若导管头端指向更水平,导管易进入左心耳。注射器在跨越尝试失败后可能会出现大力撤回。为避免这种情况,注射器在左房内的任何操作都不应回撤太多, 尤其是当使用滑或后环法时。

** 房间隔损伤最小化

固有的前向 BMV 途径造成房间隔缺损。幸运的是,多数缺损小且无临床结果,易于随时间自发闭合。

应采取一些预防措施来减少这些损伤的发生,避免隔膜撕脱。首先, 球囊充分扩张前, 即球囊呈沙漏状并稳定锚定在二尖瓣上,球囊导管远段(房间隔穿刺点至球囊)应保持形状舒展,从而保证球囊导管跨越二尖瓣时张力能够得到释放。第二,在球囊穿过房间隔时(包括进入和撤出左心房),应严格将球囊细化。第三,在把拉伸的球囊导管从左心房撤回至右心房之前,指引导丝应撤出,仅留下其柔软的远端部分。这可以避免在撤出导管/导丝输送系统过程中导丝的刚性部分"切割"房间隔。

** **球囊头部弯曲**

如果在内管从锁定位置释放前回撤导丝,展开球囊的扭曲发生于导管置入左房内。球囊段,未被金属管或导丝支撑,可能也会无意间被前送内管打弯。一旦头端弯曲,随后用导管跨二尖瓣的尝试会非常困难甚至无法成功。此外,可能不能再将导丝插入,从左房挽救球囊。这一问题可能通过以下几种方法克服:①将内管拉至极限,以缩短球囊导管,②小心扩张左房内的全部球囊,以充分加强扭曲的内管,和③将导丝穿过气球囊重获原始形状(图 18.11)。

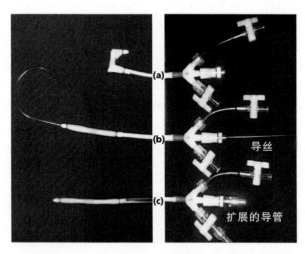

图 18.11 球囊打折:(a)当内管推向伸展导管球囊时,非支撑球囊段出现打折。(b)导丝支撑球囊段。(c)扩展的导管支撑球囊段。

适应证

BMV 手术患者的选择是一项包含多项考虑因素的过程,包括临床特征、瓣膜形态和术者技术。

BMV 手术最适于症状性二尖瓣中至重度二尖瓣狭窄(二尖瓣面积<1.5cm²)和拥有良好二尖瓣形态(柔韧、非钙化,无明显瓣周疾病的瓣膜)的患者。在这些患者中,BMV 可预见地产生较好的结果且由此产生的重度二尖瓣反流风险较低。BMV 可在非心脏外科手术或计划妊娠前对无症状、瓣膜解剖良好的患者进行。

Inoue BMV 在技术上要求少且很明显比双球囊途径更简单,因此手术时间和辐射时间少[38]。此优点对妊娠患者(向胎儿照射的危害至关重要)非常重要,肺水肿患者迫切需要快速 BMV[32]。然而,为使胎儿照射的危害最小化,应在 5 个月后,对腹腔和盆腔完全充分保护,最少透视(放弃诊断性右心导管和左室造影),且由擅长房间隔穿刺瓣膜成型技术的介入心脏医师完成。

对不良瓣膜形态[二尖瓣钙化和(或)重度瓣周疾病]患者应用 BMV 尚不明确且有争议[38]。多数术者主张这些类型的患者更适于外科手术,即二尖瓣置换术,因为 BMV 在此类患者合并发症风险高且有不良长期结果[14,39,40]。对瓣膜外科手术高风险的患者,BMV 可能是一个更好的选择,且有时是对此类患者的唯一治疗方法。另一方面,由于严重并发症风险低,尤其是导致重度二尖瓣反流的风险低,且在大量患者中此手术连续提供持续的功能上的获益,因此一些经验丰富的术者[41,42]提倡更广的适应证。尽管如此,BMV 在此类患者中实施对技术要求很高,也需要更高水平的技术并在手术中更加小心。

操作要点

*** 双孔二尖瓣狭窄(不完全桥型)(图 18.12)

双孔二尖瓣(DOMV)是一种罕见的以两个二尖瓣孔,每个都拥有独立的乳头肌连接为特点的先天性异常[43,44]。DOMV 可以是一种独立异常,更通常的情况是合并其他先天性异常,如心内膜垫缺损、二叶主动脉瓣畸形和主动脉狭窄[44,45]。

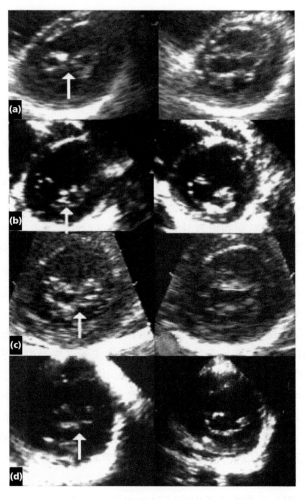

图 18.12   8 例经胸二尖瓣二维超声心动图二尖瓣球囊成形术前(a–d)及术后(e–g)。每例中,两个狭窄孔均由纤维桥组织(a–d 箭头)分隔。球囊分隔纤维造成单个二尖瓣孔扩大(e–g)。(Reproduced from Lo et al.[48], with permission from Journal of Invasive Cardiology.)(待续)

DOMV 以超声心动图表现分为三种类型:完全桥、不全桥和孔型[46]。完全桥型以纤维组织遍及瓣缘至瓣环为特征,而不完全型,纤维连接仅出现在瓣叶缘(图 18.12)。孔型中,在正常瓣膜联

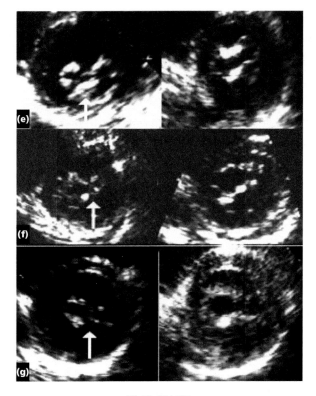

图 18.12(续)

合处形成一附加孔。

DOMV 的独立型更常在桥型中见到。我们连续遇到 14 个中度有症状的狭窄性不完全桥型 DOMV 中年患者。他们的临床表现和体格检查发现与风湿性二尖瓣狭窄有明显差别。但第一例病例经验所获的警惕性促成了在随后患者中迅速通过超声心动图识别不完全桥型 DOMV。14 名患者全部成功,以常规术式完成 Inoue BMV[47,48]。

禁忌证

BMV 有 2 个绝对禁忌证:①重度(≥3+级)造影二尖瓣反流,及②左房内血栓出现。

*** 生物二尖瓣狭窄

此外,鉴于 BMV 在此种情况下的危害(自破裂的生物二尖瓣叶导致的术后重度二尖瓣反流和易碎的瓣叶碎片的血栓风险),我们警告对生物二尖瓣狭窄的患者进行 BMV[49]。

很明确≥3 级的二尖瓣反流的治疗是二尖瓣置换术。左房血栓患者依据二尖瓣状态进行开放式二尖瓣联合部切开术或二尖瓣置换术。左房移动性血栓的患者有高度全身血栓的风险,需紧急行二尖瓣外科手术。

然而, 如果临床和血流动力学状态无法保证立即行外科手术,且适合行 BMV,对左房内非移动性血栓的患者可以选择长期(3~12 个月)华法林治疗。每隔 3 个月行经胸超声心动图发现血栓固定后方可行经食管超声心动图[37]。通过经食管超声心动图确定左房血栓消失后,BMV 可安全地进行[23,36,37,50]。基于我们的连续 129 例左心耳血栓(没有突向左房腔内)患者行 Inoue BMV 病例的经验,未遇到血栓形成并发症。因此在我们中心,限于左心耳的血栓不是禁忌证。此类患者行 BMV 时应用 Inoue 球囊应更加小心[23,36]。

对 12 个月华法林治疗纤溶抵抗的患者应考虑行开放式外科联合部切除术同时直视下行血栓移除。

参考文献

1. Inoue K, Owaki T, Nakamura T, et al. Clinical application of transvenous mitral commissurotomy by a new balloon catheter. *J Thorac Cardiovasc Surg* 1984;**87**:394–402.
2. Inoue K, Hung JS. In: Percutaneous transvenous mitral commissurotomy: the Far East experience. In: Topol EJ (ed.), *Textbook of Interventional Cardiology*. Philadelphia: WB Saunders, 1990: 887–99.
3. Inoue K, Hung JS, Chen CR, et al. Mitral stenosis: Inoue balloon catheter technique. In: Cheng TO (ed.), *Percutaneous Balloon Valvuloplasty*. New York: Igaku-Shoin Medical Publishers, Inc., 1992: 237–79.
4. Hung JS, Lau KW, Lo PH, et al. Complications of Inoue-balloon mitral commissurotomy: Impact of operator experience and evolving technique. *Am Heart J* 1999;**138**:114–21.
5. Arora R, Kalra GS, Murty GSR, et al. Percutaneous transatrial mitral commissurotomy: Immediate and intermediate results. *J Am Coll Cardiol* 1994;**23**:1327–32.
6. Ruiz EC, Zhang HP, Macaya C, et al. Comparison of Inoue single-

balloon versus double-balloon technique for percutaneous mitral valvotomy. *Am Heart J* 1992;**123**: 942–7.

7. Iung B, Cormier B, Ducimetiere P, et al. Immediate results of percutaneous mitral commissurotomy. *Circulation* 1996;**94**:2124–30.

8. A report from the National Heart, Lung, and Blood Institute Balloon Valvuloplasty Registry. Complications and mortality of percutaneous balloon mitral commissurotomy. *Circulation* 1992;**85**:2014–24.

9. Turi ZG, Reyes VP, Raju S. Percutaneous balloon versus closed commissurotomy for mitral stenosis. A prospective, randomized trial. *Circulation* 1991;**83**:1179–85.

10. Patel JJ, Shama D, Mitha AS, et al. Balloon valvuloplasty versus closed commissurotomy for pliable mitral stenosis: A prospective hemodynamic study. *J Am Coll Cardiol* 1991;**125**:1318–22.

11. Arora R, Nair M, Kalra GS, et al. Immediate and long-term results of balloon and surgical closed mitral valvotomy: A randomized comparative study. *Am Heart J* 1993;**125**:1091–4.

12. Reyes VP, Raju BS, Wynne J. Percutaneous balloon valvuloplasty compared with open surgical commissurotomy for mitral stenosis. *N Engl J Med* 1994;**331**:961–7.

13. Farhat MB, Ayari M, Maatouk F, et al. Percutaneous balloon versus surgical closed and open mitral commissurotomy. Seven-year follow-up results of a randomized trial. *Circulation* 1998;**97**:245–50.

14. Hung JS, Chern MS, Wu JJ, et al. Short- and long-term results of catheter balloon percutaneous transvenous mitral commissurotomy. *Am J Cardiol* 1991;**67**:854–62.

15. Pan M, Medina A, de Lezo JS, et al. Factors determining late success after mitral balloon valvulotomy. *Am J Cardiol* 1993;**71**:1181–5.

16. Iung B, Cormier B, Ducimetiere P, et al. Functional results 5 years after successful percutaneous mitral commissurotomy in a series of 528 patients and analysis of predictive factors. *J Am Coll Cardiol* 1996;**27**: 407–14.

17. Dean LS, Mickel M, Bonan R, et al. Four-year follow-up of patients undergoing percutaneous balloon mitral commissurotomy. *J Am Coll Cardiol* 1996;**28**:1452–7.

18. Meneveau N, Schiele F, Seronde MF. Predictors of event-free survival after percutaneous mitral commissurotomy. *Heart* 1988;**4**:359–64.

19. Hernandez R, Banuelos C, Alfonso F, et al. Long-term clinical and echocardiographic follow-up after percutaneous mitral valvuloplasty with the Inoue balloon. *Circulation* 1999;**99**:1580–6.

20. Lock JE, Khalilullah M, Shrivastava S, et al. Percutaneous catheter commissurotomy in rheumatic mitral stenosis. *N Engl J Med* 1985;**313**: 1515–18.

21. Al Zaibag M, Ribeiro PA, Al Kasab S, et al. Percutaneous double-balloon mitral valvotomy for rheumatic mitral valve stenosis. *Lancet* 1986;**i**:757–61.

22. Stefanadis C, Toutouzas P. Retrograde nontransseptal mitral valvuloplasty. In: Topol EJ (ed.), *Textbook of Interventional Cardiology*, 2nd edn. Philadelphia, PA: WB Saunders, 1994: 1253–67.

23. Hung JS, Lau KW. Pitfalls and tips in Inoue-balloon mitral commissurotomy. *Catheter Cardiovasc Diagn* 1996;**37**:188–99.

24. Lau KW, Hung JS. A simple balloon-sizing method in Inoue-balloon percutaneous transvenous mitral commissurotomy. *Catheter Cardiovasc Diagn* 1994;**33**:120–9.

25. Lau KW, Hung JS. "Balloon impasse": A marker for severe mitral

subvalvular disease and a predictor of mitral regurgitation in Inoue balloon percutaneous transvenous mitral commissurotomy. *Catheter Cardiovasc Diagn* 1995;**35**:310–19.

26. Josef G, Kurttukulam SV, Baruah DK, Chandy ST, Krishnaswami S. Transjugular approach to transseptal balloon mitral valvuloplasty. *Catheter Cardiovasc Diagn* 1997;**42**:227–8.

27. Patel TM, Dani SI, Rawal JR, Shah SC, Patel TK. Percutaneous transvenous mitral commissurotomy using Inoue balloon catheter: a left femoral vein approach. *Catheter Cardiovasc Diagn* 1995;**36**:186–7.

28. Vyas C, Shah S, Patel T. Percutaneous transvenous commisurotomy via left femoral vein approach – exploring an unusual approach for left atrial entry. *J Invasive Cardiol* 2011;**23**:E145–6.

29. Goldstein SA, Campbell A, Mintz GS, et al. Feasibility of on-line transesophageal echocardiography during balloon mitral valvulotomy: Experience with 93 patients. *J Heart Valve Dis* 1994;**3**:136–48.

30. Hung JS, Fu M, Yeh KH, Chua S, Wu JJ, Chen YC. Usefulness of intracardiac echocardiography in transseptal puncture during percutaneous transvenous mitral commissurotomy. *Am J Cardiol* 1993;**72:**853–4.

31. Hung JS. Atrial septal puncture technique in percutaneous transvenous mitral commissurotomy: Mitral valvuloplasty using the Inoue balloon catheter technique. *Catheter Cardiovasc Diagn* 1992;**26**:275–84.

32. Wu JJ, Chern MS, Yeh KH, et al. Urgent/emergent percutaneous transvenous mitral commissurotomy. *Catheter Cardiovasc Diagn* 1994;**31**: 18–22.

33. Ramasamy D, Zambahari R, Fu M, Yeh KH, Hung JS. Percutaneous transvenous mitral commissurotomy in patients with severe kyphoscoliosis. *Catheter Cardiovasc Diagn* 1993;**30**:40–4.

34. Hung JS, Lau KW. Vertical approach: A modified method in balloon crossing of mitral valve in Inoue balloon mitral valvuloplasty. *J Invasive Cardiol* 1998;**10**:548–50.

35. Hernandez R, Macaya C, Banuelos C, et al. Predictors, mechanisms and outcome of severe mitral regurgitation complicating percutaneous mitral valvotomy with the Inoue balloon. *Am J Cardiol* 1992;**70**:1169–74.

36. Yeh KH, Hung JS, Wu JJ, et al. Safety of Inoue balloon mitral commissurotomy in patients with left atrial appendage thrombi. *Am J Cardiol* 1995;**75**:302–4.

37. Hung JS. Mitral stenosis with left atrial thrombi: Inoue balloon catheter technique. In: Cheng TO (ed.), *Percutaneous Balloon Valvuloplasty*. New York: Igaku-Shoin Medical Publishers, Inc., 1992: 280–93.

38. Lau KW, Hung JS, Ding ZP, et al. Controversies in balloon mitral valvuloplasty: The when (timing for intervention), what (choice of valve), and how (selection of technique). *Catheter Cardiovasc Diagn* 1995;**35**: 91–100.

39. Dean LS, Mickel M, Bonan R, et al. Four-year follow-up of patients undergoing percutaneous balloon mitral commissurotomy. *J Am Coll Cardiol* 1996;**28**:1452–7.

40. Yoshida Y, Kubo S, Tamaki S, et al. Percutaneous transvenous mitral commissurotomy for mitral stenosis patients with markedly severe mitral valve deformity: Immediate results and long-term clinical outcome. *Am J Cardiol* 1995;**76**:406–8.

41. Hung JS, Lau KW. Percutaneous transvenous mitral commissurotomy is an acceptable therapeutic alternative in patients with calcified mitral valve. *J Invasive Cardiol* 1999;**11**:362–3.

42. Wahl A, Meier B. Percutaneous mitral balloon valvuloplasty in non-

ideal patients: Go for it without expecting too much. *J Invasive Cardiol* 1999;**11**:359–61.

43. Rosenberg J, Roberts WC. Double orifice mitral valve: study of the anomaly in two calves and a summary of the literature in humans. *Arch Pathol* 1968;**86:**77–80.

44. Bano-Rodrigo A, Praagh SV, Trowitzsch E et al. Double orifice mitral valve: A study of 27 postmortem cases with developmental, diagnostic and surgical consideration. *Am J Cardiol* 1988;**61**:152–60.

45. Warnes C, Somerville J. Double mitral valve orifice in atrioventricular defects. *Br Heart J* 1983;**49:**59–64.

46. Trowitzsch E, Bano-Rodrigo A, Burger BM, et al. Two-dimensional echocardiographic findings in double orifice mitral valve. *J Am Coll Cardiol* 1985;**6:**383–7.

47. Kim MH, Cha KS, Kim JS, et al. Successful Inoue-balloon mitral commissurotomy in double-orifice mitral stenosis. *Catheter Cardiovasc Interv* 2000;**49:**200–3.

48. Lo PH, Hung JS, Lau KW, et al. Inoue balloon mitral valvuloplasty in double-orifice mitral stenosis. *J Invasive Cardiol* 2003;**5**:301–3.

49. Lin PJ, Chang JP, Hung JS, et al. Balloon valvuloplasty is contraindicated in stenotic mitral bioprostheses. *Am Heart J* 1994;**127**:724–6.

50. Hung JS, Lin FC, Chiang CW. Successful percutaneous transvenous catheter balloon mitral commissurotomy after warfarin therapy and resolution of left atrial thrombus. *Am J Cardiol* 1989;**64**:126–8.

第 19 章
逆行经皮主动脉瓣成形术

Ted Feldman, Thach N. Nguyen

难点

虽然主动脉瓣球囊成形术(BAV)在许多导管室并不常用，对于不能耐受主动脉瓣膜置换术的患者,BAV 发挥重要的作用。作为一个姑息手术,BAV 可用于缓解主动脉瓣狭窄引起的充血性心力衰竭症状。美国心脏病学学会/美国心脏协会(ACC/AHA)指南[1]推荐 BAV 适用于 21 岁以下主动脉瓣狭窄的年轻人和儿童(表 19.1 和表 19.2),建议分类为 1 类;合并多种疾病且不能耐受外科瓣膜置换的老年患者,建议分类为 2B 类(表 19.3)。我们中心约有 1/3 的患者为 90 岁的老年人,一半为 80~90 岁的患者。许多患者既往曾行外科旁路移植术或者二尖瓣置换术,或者合并慢性肺疾病等并发症和多器官功能病变。这些患者一般在 1 年内症状明显缓解,减少再住院率[2]。并不是所有的获益都来自手术,其他一些因素也可能发挥作用,这是明确的[3-5]。

标准技术

逆行 BAV 的基本技术包括通过股动脉逆行输送导管至主动脉瓣,放置导丝至左心室尖,然后通过股动脉鞘管送球囊至主动脉瓣。很多特殊的技巧和窍门对手术成功是至关重要的。

表 19.1 诊断和治疗的指征

定义	分类
普遍认为治疗有用/有效	I
证据有矛盾和(或)观点有分歧	II
证据/观点倾向于有用/有效	IIa
证据/观点不倾向于有用/有效	IIb
有证据和(或)共识证实采取的措施无实用性/可能有害	III

表 19.2 主动脉瓣狭窄和心脏输出量正常的年轻(<21岁)患者行球囊瓣膜成形术

指征	分类
心绞痛,晕厥,劳累性呼吸困难合并跨瓣压大于 50mmHg	I
导管测试的跨瓣压大于 60mmHg	I
新发的心电图改变或者活动跨瓣压大于 50mmHg	I
跨瓣压大于 50mmHg,患者希望进行竞技运动或者怀孕	IIa
导管测试的跨瓣压大于 50mmHg,无症状或者心电图改变	III

表 19.3 主动脉瓣狭窄成年人的球囊瓣膜成形术

定义	分类
血流动力学不稳定,为行 AVR 高危的患者过渡	IIa
合并严重并发症的患者姑息治疗	IIb
紧急非心脏外科手术前	IIb
替代主动脉瓣置换术	III

操作要点

** 置入临时起搏器的必要性

右心室(RV)快速起搏用于降低球囊扩张时的 LV 输出量,使球囊从 LV 弹出。球囊扩张前,使用 160~220 次/分快速起搏可使主动脉压力增加 50~60mmHg。球囊扩张至最高压力时,终止起搏,此时撤出球囊或者从 LV 弹出。这个过程需要术者、助手和导管室工作人员的配合。术前心电图对计划此项手术非常重要。术前存在束支传导阻滞或者室间传导延迟(IVCD)应置入临时起搏器,至少置入起搏器静脉鞘管。完全性心脏传导阻滞并不常见,一旦发生很难进行处理。右心导管和左心室置入的球囊,均可损伤室间隔,导致房室(AV)传导障碍。除此之外,既往有传导障碍的患者,球囊扩张导致主动脉环状钙化移位,可能影响 AV 传导系统,加重心脏传导阻滞或者加重以前传导延迟。完全性心脏传导阻滞通常在 12~24 小时自然恢复,但可能永久存在。这些患者术后需要置入永久性起搏器。我们发现术前告知大多数患者和家属,需要置入永久性起搏器只是个例,这点非常必要。

** 血管入路

行 BAV 术最重要的一点是评估股动脉。透视下穿刺股动脉是非常必要的,以避免误穿股浅动脉或者股深动脉。使用球囊扩张需要大的鞘管,穿刺点应该在股动脉分叉以上。对于 2/3~3/4 的患者,穿刺点在股骨头中部水平一般可以穿刺至股动脉。对于老年人,股骨折痕不是股动脉穿刺可以信赖的标志。肥胖患者有两个折痕,而很多瘦的老年人由于重力作用折痕移向股骨头。鞘管置入后行股动脉造影评估也是必要的。我们喜欢开始用 6F 的长鞘管,如果股动脉造影证实有太多的动脉粥样硬化病,可以使用左内乳动脉诊断导管通过髂动脉分叉处至左髂动脉和股动脉,以评估是否适合行主动脉瓣膜成形术的大鞘管。除此之外,如果穿刺点在股动脉分叉之下,鞘管应置在原有右侧鞘管的上方,如果在左侧,应造影指导穿刺点。

** 缝合器缝合的准备

Preclosure 缝合在手术过程中是重要的[6,7]。交换 6F 鞘管,由 10F 的 Preclosure 装置缝合至动脉。当然,缝线不在这一点上,导丝重新置入 Perclose 传递装置,传递装置退出动脉,然后用 12F 或 14F 鞘管通过导丝至动脉。使用特别硬的导丝以便为大的动脉鞘管提供通道。我们的经验是使用 30cm 的长鞘管。有时,由于髂血管迂曲或者钙化不能缝合,需要使用短鞘管。

** 使用利多卡因处理局部疼痛

利多卡因广泛用于局部麻醉,以便患者能耐受大鞘管。同时,在老年患者,特别是既往有卒中或者癫痫的患者,应注意不能出现利多卡因毒性。手术过程中出现的意识改变可能提示一系列并发症,应了解利多卡因毒性可能是其中的一个原因,在瓣膜成形术中,如果患者有意识改变,应随时检测利多卡因水平[8]。

** 低心排出量:多巴酚丁胺

右心导管置入和测定基础压力后,应特别考虑心排出量。对于心排出量<3L/min 的患者, 使用多巴酚丁胺对症处理非常有用,对于心排出量<2.5L/min 的患者更是如此。心排出量低的患者不能耐受球囊扩张血压下降。我们的经验是, 术前使用低剂量的多巴酚丁胺改善心排出量,一旦静脉输注多巴酚丁胺,应重新评估瓣膜面积[9]。

通过主动脉瓣

通过主动脉瓣在手术过程中是一个重要的挑战。我们喜欢使用专门为 BAV 设计的导管[10]。有两种导管类型:直角设计(B型)和曲线设计(A 型)。每一种都有小号(A、B)和中号(A1、B2)弯曲长度。从导管杆部到导管头部及导管的最远端小、中、大弯曲导管的长度分别 4cm、5cm 和 6cm。一个可移动的中心直线可以用于改变导管的角度。主动脉根部比较小时,用导丝将导管拉直,类似 Judkins 的右弯曲。除非左心室和主动脉成小的锐角,对于大多数患者来说, 这种型号的导管通常能到达主动脉根部的中央。弯曲导管设计能到达小锐角的左心室壁, 但是在有些患者到达左心室则非常困难[10]。

操作要点

** 操作导管

一般根据主动脉根部的透视宽度来选择导管。通过直导丝进入主动脉根部,顺时针旋转导管的尖部指向主动脉根部中心。可移动的中心直线可以用来改变导管的角度,便于术者观察主动脉瓣膜的表面。锥形导丝硬度不足。导丝中心有 7.5~10cm 可移动的回撤部分,通常比较软,可使导丝头端随意塑形。导管头部根据严重钙化瓣叶判断进入主动脉瓣膜的中央部。直导丝反复直至进入主动脉瓣。有时主动脉瓣上的手动注射造影剂有助于确定狭窄连接处的中心位置。当然,导丝可通过狭窄联合处一段距离,但中心点的确定为成功手术提供了最好的机会。导管通过导丝至左心室,然后撤出导丝。所有的患者首先选用小或者中型的导管。根据导丝的方向选择导管。应当注意的是两种导管比冠状动脉导管更容易到达左心室。

** 导丝

测定血流动力学明确主动脉瓣狭窄程度后[11],使用长 260cm、直径 0.038 英寸的交换导丝进入左心室, 用于交换或者主动脉瓣成形术。导丝必须足够硬,但头部弯曲以免造成左心室心尖部穿孔。为了避免左心室心尖部受到损害或者穿孔,使用止血钳把握导丝的尾端非常有用。导丝越硬越好,这使球囊顺利通过主动脉迂曲部位,并使球囊扩张时保持在主动脉瓣的位置。助手保持导丝的位置对手术的成功是至关重要的。

球囊操作

一旦球囊通过主动脉瓣膜口,保持适当的位置是具有挑战性的。对于左心功能减退的患者,很少有球囊被左心室喷射出去。当左心收缩功能正常时,球囊会在扩张时出现“西瓜子”现象。

操作要点

** 球囊扩张

球囊通过瓣膜前,在主动脉瓣膜上面及降主动脉低压力扩张球囊是非常有用的,以便低压力扩张的球囊在主动脉瓣口充分扩张。如果球囊在瓣膜口充分扩张,仍然来回移动,可能选择的球囊直径过小。球囊充分扩张时固定在瓣膜,可产生足够的扩张压力以使瓣叶移位。如果第一个球囊太小,对鞘管进行评估是必要的。直径 20mm 的球囊导管需要 12F 或者 13F 的鞘管。我们的经验是使用 12.5F 的鞘管。23mm 球囊需要 14F 的鞘管。

** 球囊的准备

由于球囊扩张钙化的主动脉瓣膜时经常出现破裂,仔细准备球囊是必要的。在准备过程中,球囊需要充分排气。如果造影剂充分稀释后,球囊准备和球囊扩张比较容易。7:1 的比例可在透视下观察到球囊,但是充分扩张和非充分扩张存在一定的困难。造影剂是老型的离子型造影剂,较低渗透压的造影剂黏度要低。我们的经验是使用 50mL 一瓶的造影剂,用 350mL 的盐水稀释至 400mL。心导管室的很多容器是有刻度的,但是在造影剂导入碗里后,无须使用注射器即可使用有刻度的容器加至 400mL。

** 球囊扩张的设置

球囊设置包括连接到扩张腔的短压力管,与高压旋塞阀相连。60mL 和 10mL 注射器分别旋塞阀的两侧。如果用 60mL 注射器扩张球囊,不能产生足够的力量使球囊充分扩张[12]。一旦使用 60mL 的注射器使球囊充分扩张,旋转旋塞阀以便 10mL 注射器完成扩张,或者球囊充分扩张。如果在准备台体外球囊扩张,你会发现增加注射器充分扩张时,球囊能得到更大的扩张。因此,在体内,球囊通过主动脉瓣,使用 60mL 注射器充分扩张时,旋塞阀旋转,用 10mL 注射器额外扩张使球囊充分扩张。所有患者均用 PTA(经皮腔内血管成形术)球囊行 BVA。BAV 一般从股动脉分叉上方穿刺,将导丝送至左心室。球囊通过导丝送至主动脉瓣后扩张。

球囊通常充气 3~4 秒,在瓣膜保持 5~7 秒。我们在一系列患者中使用新的技术,用 Atlas PTA 扩张球囊代替标准球囊,因为这种球囊由强非顺应性材料制成,可使高压传送至需要扩张的区域,压力快速至 18atm。大多数行 BAV 的球囊只能低压快速扩张(3~4atm),在处理明显钙化、非顺应性瓣膜时可能存在问题。而且,球囊破裂很常见,在一项大型研究中,672 例患者中 111 例(16.5%)发生球囊破裂。Atlas 球囊是聚对苯二甲酸乙二醇酯基并包裹着薄的强矩阵,可以获得较高的压力。这种矩阵包裹也消除了"西瓜子"滑移问题。Atlas 16×40 适用于体型较小的患者[体重指数（BMI）≤24]；对于 BMI >24 的患者，球囊选择主要基于超声心电图测定主动脉的长度。Atlas 球囊比标准的 BAV 球囊外径要小，需要小的动脉入路鞘管，从而使出血并发症减少。因此，球囊承受较大的压力易于扩张瓣膜。使用盐水/造影剂通过压力注射球囊扩张球囊，球囊在 1 秒内快速扩张并在高压扩张主动脉瓣后迅速放气。因此，球囊在瓣膜只保持 2~3 秒，希望降低由于瓣膜阻塞所造成的并发症[13]。

** **球囊放气**

球囊放气的策略与球囊扩张的策略一样重要。一旦球囊在瓣膜完全扩张，系统血压明显下降，通常出现明显心室移位。不用待球囊放气从瓣膜撤出，在仍处于充气状态即从主动脉瓣膜口弹出至主动脉根部，或者球囊刚开始放气即出现血流的恢复。患者更容易耐受这种简单的阻断主动脉血流，而不是在主动脉瓣膜口循环进行充气-放气。球囊从主动脉根部撤出时，可能会阻塞主动脉弓部，必须注意避免阻塞颈动脉开口。

低血压的处理

术中出现低血压是手术的最大挑战之一[14,15]。球囊扩张过程中血压必然会下降，大多数患者球囊放气后收缩压可立刻恢复，如果手术成功，主动脉收缩压峰值较基线升高。可以通 12F 的鞘管监测压力。如果球囊扩张后血压不能马上恢复，最好不要继续球囊扩张。这表示左心室功能受损，可能需要服用 1~2 天的升压药。

操作要点

** **低血压的鉴别诊断**

考虑低血压的其他原因。动脉鞘比较大，应考虑股动脉血肿、腹膜后出血，甚至从静脉入路的出血都可能造成出血。明显贫血的患者在术前考虑输血，以便在手术开始前有充分的准备。如果处于临界值，或者有输血相对禁忌证的患者，考虑得到一种血型的血和交叉配血以便在需要时使用。虽然迷走反射很罕见，使用大口径的鞘管仍可能发生。只有认真评估和排除了出血才考虑迷走反射。在球囊扩张时,导丝进入左心室心尖部,球囊的顶部以一定的冲力影响心尖部。低血压也要考虑另外一个重要的因素,即心室穿孔。持续出现低血压时,应在导管室用超声心动图排除这种可能性。最坏的结果是出现致命性的主动脉瓣环破裂或者瓣阀撕脱。这些并发症引起的低血压通常是致命的、不可逆转的。

** **导丝所致的低血压**

有些患者不能耐受心室内的导丝所致的长时间心室移位,也是低血压的另一个原因。导丝重新塑形或者重新置入导丝,可能在某种程度上减轻心室移位。有些患者因为心室移位而不能行此项手术治疗。我们遇到 1 例导丝置入左心室出现心室颤动需要直流电复律的患者。尝试两次均如此,该患者不适合行主动脉瓣成形术。如果出现主动脉瓣解剖扭曲,应考虑瓣叶穿孔(CP)的可能。使用直头亲水导丝通过狭窄的主动脉瓣很可能造成瓣叶穿孔,特别是锋利的导丝通过开口时。使用亲水导丝更容易进入冠状动脉开口并导致夹层。我们的经验是使用柔软易操控的导丝(例如 0.035 Cordis)快速通过严重狭窄、偏心及钙化的主动脉开口,所有患者均未出现 CP。我们建议通过开口时使用软头、非亲水易操控的导丝轻柔通过瓣膜。

瓣叶穿孔的诊断

在手术过中有很多重要的发现和征象均提示 CP 可能。

传送和操作诊断性 Amplatz 或者猪尾导管进入左心室时如果感觉阻力较大,应怀疑有 CP 的可能。术者应该避免使用小口径的导管进入左心室,因为这样只会增加穿孔面积。如果 6F 或者 7F 诊断导管按照通常的方法不能通过至左心室,应该可以排除 CP。诊断导管异常成形,导管的第二部分在瓣膜平面和心室基底成小锐角,应考虑导管进入心室的位置不是主动脉瓣口,怀疑 CP 可能。

如果仍未检测到 CP,在置入球囊特别是小口径的球囊时,如遇到比平时更大阻力,可以在行 BAV 时进行检测。手动操作排除 CP 需将使用球囊在降主动脉稍微充气扩张,增加球囊直径,以明确进入的位置为真正的主动脉瓣口。

另外一个重要的体征是 BAV 球囊扩张时出现未充分膨胀,而放气时出现额外的反冲力。

如果仍未检测到 CP,行 BAV 后操作传递导管通过主动脉瓣口困难,应怀疑 CP 可能。一旦怀疑 CP,在两个垂直位置行造影检查(导管仍通过 CP 在左心室),以明确导管通过主动脉瓣口进入的位置,并作为参考标志。下一步尝试使用诊断导管重新通过主动脉真口跨过瓣膜,或者 Amplatz 超硬导丝重新进入左心室。一旦通过主动脉真口跨过瓣膜,右前斜位导丝成像非常清楚。

导丝从 CP 撤出进入真口,术者可以继续行 BAV 和主动脉瓣膜手术。如果未检测到 CP,则手术效果差,并发症发生率增加,如 BAV 术后瓣叶撕脱、卡瓣和栓塞。通过 CP 行经皮主动脉瓣植入可能导致瓣膜排列不齐及假体膨胀不全,从而无法有效解决潜在主动脉瓣严重狭窄的问题。最坏情况患者可能由于医源性并发症而行高危主动脉根部外科手术,而 CP 在心导管室容易诊断和纠正[16]。

拔除鞘管

拔除鞘管是患者管理的一个重要挑战。过去,25% 的患者大口径的股动脉鞘管与输血率相关,5%~10% 的患者需要血管外科修复。近年来经皮闭合器可用于鞘管的拔除。在使用 12~14F 的鞘管前,10F Perclose 鞘管可成功用于 90% 的患者,几乎没有发生因拔除鞘管引起的输血。对于使用 Preclosure 缝合不成功或者因股动脉解剖有禁忌的患者,使用气动加压装置如 RADI FemoStop 是非常必要的。因为使用大口径的鞘管必须延长压迫时间,手动压迫本身非常困难。这种刚性的压迫无法充分止血,或者过渡压迫可能增加血栓形成的风险。FemoStop 装置可用于压力梯度的患者,因此根据收缩压的水平充气。该装置是透明的,可以直接观察止血效果。根据活化凝血时间,每 10~30 分钟减压 10~20mmHg,直至完全止血。该装置另外的益处是在血管压迫期间保持患者不能活动。

术后管理

除了穿刺的管理外,主要的问题是球囊扩张是否引起左心室功能下降。手术中出现肺淤血的患者需要特殊检测,可能需要在术后 1~2 天内使用正性肌性药物和重症心力衰竭管理,直至左心室功能恢复。长期随访只是要求检测症状的复发,定期行超声心动图检查检测跨主动脉瓣压力梯度。随访中还要考虑其他瓣膜病变情况。成功行主动脉瓣膜降低后负荷,从而改善晚期主动脉瓣狭窄患者常伴发的二尖瓣反流。

对于再发狭窄的患者,可以重复行主动脉瓣成形术,手术成功率较高[17]。

行此项手术的患者在术后 6~8 个月内很少出现再狭窄。对于在术后 1 年或者更长时间获益的患者,可以重复 BAV,有的患者甚至行 3 次或者 4 次手术,但疗效通常不如首次操作。

参考文献

1. Bonow O, Carabello B, Chaterjee K, et al. ACC/AHA 2006 Guidelines for the management of patients with valvular heart disease. Executive summary. *Circulation* 2006;**114**:450–527. Available at: www.americanheart.org (accessed August 10, 2007).
2. Levinson JR, Akins CW, Buckley MJ, et al. Octogenarians with aortic stenosis. Outcome after aortic valve replacement. *Circulation* 1989;**80**(3 Part 1):I49–56.
3. Safian RD, Berman AD, Diver DJ, et al. Balloon aortic valvuloplasty in 170 consecutive patients. *N Engl J Med* 1988;**319**:125–30.
4. Otto CM, Mickel MC, Kennedy JW, et al. Three-year outcome after balloon aortic valvuloplasty. Insights into prognosis of valvular aortic stenosis. *Circulation* 1994;**89**:642–50.
5. Valvuloplasty Registry. Percutaneous balloon aortic valvuloplasty. Acute and 30-day follow-up results in 674 patients from the NHLB. *Circulation* 1991;**84**:2383–97.
6. Feldman T. Percutaneous suture closure for management of large French size arterial and venous puncture. *J Interven Cardiol* 2000;**13**:237–42.

7. Solomon LW, Fusman B, Jolly N, Kim A, Feldman T. Percutaneous suture closure for management of large French size arerial puncture in aortic valvuloplasty. *J Invasive Cardiol* 2001;**13**:592–6.

8. Guth A, Hennen B, Kramer T, Stoll HP, Bohm M. Plasma lidocaine concentrations after local anesthesia of the groin for cardiac Catheterization. *Catheter Cardiovasc Interv* 2002;**57**:342–5.

9. Feldman T, Ford LE, Chiu YC, Carroll JC. Changes in valvular resistance, power dissipation, and myocardial reserve with aortic valvuloplasty. *J Heart Valve Dis* 1992;**1**:55–64.

10. Feldman T, Carroll JD, Chiu YC. An improved catheter for crossing stenosed aortic valves. *Catheter Cardiovasc Diag* 1989;**16** 279–83.

11. Fusman B, Faxon D, Feldman T. Hemodynamic rounds: Transvalvular pressure gradient measurement. *Catheter Cardiovasc Interv* 2001;**53**:553–61.

12. Feldman T, Chiu YC, Carroll JD. Single balloon aortic valvuloplasty: increased valve areas with improved technique. *J Invasive Cardiol* 1989;**1**:295–300.

13. Eles GR, Fisher DL, Khalil R, Dajani Z, Spotti JP, Lasorda D. Balloon aortic valvuloplasty for aortic stenosis using a novel percutaneous dilation catheter and Power injector. *J Interven Cardiol* 2011;**24**:92–8.

14. Feldman TE. Balloon valvuloplasty. In: Nissen SE, Popma JJ, Kern MJ, Dehmer GJ, Carroll JD (eds), *CathSAP II*. Bethesda, MD: American College of Cardiology, 2001.

15. Feldman T. Percutaneous therapies for valvular heart disease. In: Baim DS, Grossman W (eds), *Grossman's Cardiac Catheterization, Angiography and Intervention*, 7th edn. Philadelphia, PA: Lippincott Williams & Wilkins, 2005: 543–61.

16. Ussia GP, Sarkar K, Tamburino C. Aortic valve perforation during aortic valvuloplasty: Identification and strategies for prevention. *Catheter Cardiovasc Interv* 2011;**77**:876–80.

17. Feldman T, Glagov S, Carroll JD. Restenosis following successful balloon valvuloplasty:bone formation in aortic valve leaflets. *Catheter Cardiovasc Diagn* 1993;**29**:1–7.

第 20 章
经皮主动脉瓣植入术

Stefan Toggweiler, John Webb

难点

外科瓣膜置换术在治疗重度主动脉瓣狭窄(AS)的患者中发挥重要作用,可改善患者症状,提高生存率[1],但是,很多并发症的患者不适合心脏开胸手术,因而不能行此操作。经导管主动脉瓣植入术(TAVI)可用于治疗不能外科手术的患者。最近的 PARTNER 研究证实,与药物治疗相比,TAVI 使 1 年内死亡率降低20%,同时改善了生活质量[2]。

当前的瓣膜

早期有关第一代经导管瓣膜的随访已经超过 5 年,提示患者对其有良好的耐受性,血流动力功能正常,未见心脏结构损伤[3]。

目前使用两种球囊膨胀主动脉瓣膜。SAPIEN THV 是牛心包连接在球囊膨胀型不锈钢支架上。瓣膜直径通常为23cm 和 26cm,分别需要 22F 和 24F 的鞘管。新的 SAPIEN XT THV 对牛心包和钴铬管架结构进行改良,使其具有更薄的柱状结构和更加开放的单元设计,从而保持较低的卷曲形及径向强度(图 20.1)。牛心包是心脏瓣膜使用抗钙化处理。与外科瓣膜相比,体外加速磨损试验证实可耐受 10 年。第一次经导管心脏瓣膜(THV)定位差或者型号过小,这些有限的经验提示有关第二次植入 THV 在短期内有好的结果。目前型号有 23mm、26mm 和 29mm 直径的

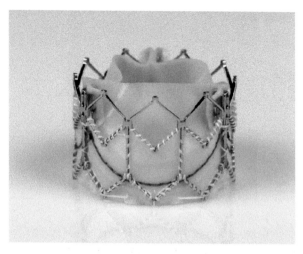

图 20.1 SAPIEN XT 是一种经导管球囊扩张瓣膜。此人工瓣膜包括牛心包和缝合在钴铬管架结构上的纺织密封箍/袖口。

瓣膜。目前的 SAPIEN XT 瓣膜比 NovaFlex 导管口径要小,呈弯曲状,NovaFlex 导管是由相对比较硬、短锥形头的可偏转导管组成,以便容易通过主动脉。瓣膜的每一个型号都对应一个匹配的传送系统。相对应的鞘管尺寸如表 20.1 所示。

CoreValve THV 是自膨胀式结构而不是球囊扩张式框架,由长轴 53~55mm 的镍钛合金支架组成(图 20.2)。瓣膜的下部径向力高,用以锚定原位的主动脉瓣膜。瓣膜的中部呈锥形,包含人工瓣膜,这部分并不和主动脉或者冠状动脉窦直接相连,并未通过支架钢梁影响冠状动脉的血流。上部向外展开,锚定在升主动脉。自 2005 年来,器械已进行多次改良,鞘管尺寸从 24F 降低至目前第三代器械的 18F。

早期的临床试验已经应用几个新的瓣膜。这在很大程度上代表了人们试图改善鞘的大小、传递、定位,以及如果初始植入效果不佳可重新定位的能力。

表 20.1　SAPIEN XT 瓣膜的瓣膜尺寸和相应的鞘管直径

环 (mm)	瓣膜	传送导管	内鞘直径 (F)	外鞘直径 (mm)	最小推荐动脉直径 (mm)
18~22	SAPIEN 23mm	RetroFlex 3	22	8.4	7
22~25	SAPIEN 26mm	RetroFlex 3	24	9.2	8
18~22	SAPIEN XT 23mm	NovaFlex	18	7.2	6
22~25	SAPIEN XT 26mm	NovaFlex	19	7.5	6.5
20~23	CoreValve 26mm	CoreValve	18	6.5	6
24~27	CoreValve 29mm	CoreValve	18	6.5	6

预计其他尺寸的瓣膜包括 20mm 和 29mm 的 SAPIEN XT 以及 29mm 的 CoreValve。

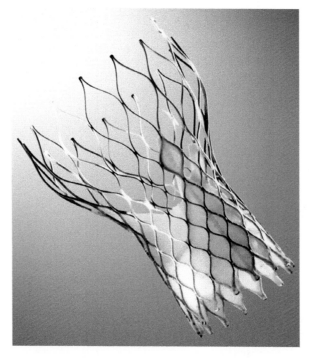

图 20.2 CoreValve 是自膨胀式镍钛合金支架瓣膜。

入路

经股动脉是目前最常用的入路。由于血管并发症很常见,早期大口径系统严重限制了这种入路的使用。对于大多数患者来说,传送系统尺寸减小至 18F 可以使用股动脉介入途径。股动脉直径小或者有病变,可以选用其他的途径。例如,小切口开胸手术经心尖部途径,胸骨小切口经主动脉途径,腹膜后手术经髂动脉途径,局部切开经锁骨下动脉/腋动脉途径。本章重点探讨与股动脉入路手术有关的操作。

患者的选择

由于 TAVI 的经验和临床随访数据有限,TAVI 仅限于需要手术或者开胸手术高危的患者。从大量外科数据库得到的在线风险计算器可以用于外科风险评估。胸外科协会(STS)30天死亡率(STS-PROM)>10%认为是外科高危患者(参见 www.sts.org/sections/stsnationaldatabase/riskcalculator)。但这些风险计算器不能充分考虑其他许多外科风险因素,如易破裂的主动脉、多瓣膜疾病、体质虚弱、胸部畸形或者肝病。因此,一名有经验的心外科医生的评估比高危外科死亡风险更可信。虽然死亡率非常重要,开胸致残率的风险增加(如功能恢复、活动及非致命并发症等)被认为是一个介入指征。

操作要点

* 超声心动图的作用

经胸超声心动图(TEE)是筛选的基石。诊断严重主动脉瓣狭窄基于出现平均主动脉压力差>40mmHg,喷射速度>4m/s,面积<0.8cm^2,或者面积指数<0.5cm^2。至今最多的经验就是三尖瓣钙化。由于 TAVI 在二叶主动脉瓣、风湿性、非钙化或者主要是反流患者的经验有限,其作用尚不清楚,而钙化的原位瓣膜需要安全的 THV。主动脉瓣狭窄患者出现低压力梯度(<40mmHg)应考虑中度狭窄,而不是重度狭窄或者由于低心排出量造成的假性狭窄。应在跨过瓣膜时更加详细地评估血流动力学。严重的主动脉瓣狭窄通常伴随二尖瓣或者三尖瓣反流。TAVI 术后患者对房室瓣膜反流的耐受性更好或者反流改善(由于减少后负荷和心室重塑)。对于双瓣膜手术或者单独主动脉瓣置换术的患者,需要个体化选择治疗方案。

* 主动脉瓣环的测定

与外科瓣膜置换术不同,TAVI 植入的瓣膜尺寸不能直接测定,需要非侵入检查评估。在胸部旁左室长轴切面从瓣叶联合处测定瓣环的直径(图 20.3),这并不等同更常用的既往左心室流出道直径。虽然经胸测定很常用,我们倾向于 TEE 测定,平均比经胸测定大 1~2mm 且更可重复[4]。一般来说,TEE 测定瓣环为 18~22mm、22~25mm 或者 25~28mm, 分别考虑使用23mm、26mm 或者 29mm 的 SAPIEN 瓣膜。瓣环为 20~24mm 或

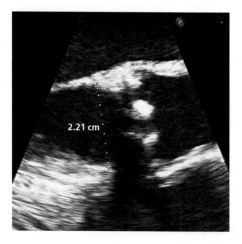

2.21 cm

图 20.3　瓣环的直径在瓣叶连接处测定,经食管超声心动图测定的直径平均比经胸超声心动图要大 1~2mm。

者 24~27mm 可能分别适合 25mm 或者 29mm CoreValve。

　　超声心动图仍然是测定主动脉瓣环的金标准,尽管计算机断层扫描(CT)的数据有限,越来越多用于主动脉瓣环直径的测量[5]。CT 的优点是主动脉瓣环是椭圆形的,长短轴均可测量。测定的尺寸通常比超声心动图稍大。

* 冠状动脉造影

　　冠状动脉解剖决定了缺血的潜在风险, 以及是否需要血管成形术或者外科手术进行血运重建。肾功能不全的患者应该评估左右冠状动脉。在心绞痛和中度冠状动脉病变的患者,TAVI可能改善症状,对于急性冠状动脉综合征的患者或者有潜在缺血性左心室功能不全的患者, 我们有时会在瓣膜置换过程中行血管成形术。常规行超声心动图检查,通常不行心室造影。右心导管用于评估临床上重要的肺动脉高压及瓣膜面积。当超声心动图提示跨瓣压力低(<40mmHg)或者瓣膜处于临界病变面积,通常跨过瓣膜,同时测定压力。

** 评估主动脉根部

　　TAVI 评估患者时常规行主动脉根部造影术。将猪尾导管直接放在主动脉瓣膜的无冠状动脉窦，注射 20mL/s 的造影剂，这是一个垂直于主动脉瓣的透视透析平面，能观察到同一平面的所有三个冠状动脉窦。对于大多数患者来说，主动脉瓣的平面倾斜向下和右前。因此，足 10°~15° 前垂直于主动脉瓣(图 20.4)。通常投射平面移至左前斜位，需要加头位以与主动脉瓣膜垂直。术前行 CT 检查或者术中行三维重建(如 Dyna CT)可用于决定瓣膜置换的最佳投射体位(图 20.5)[6]。

　　使用 SAPIEN 瓣膜，需要评估主动脉瓣和主动脉根部，而不是降主动脉或主动脉弓部。而使用 CoreValve 装置，瓣膜固定在冠状动脉和主动脉瓣之上，必须注意升主动脉。因此，应该注意升主动脉和横向主动脉的影像。越来越多地使用 CT 来评估主动脉尺寸，特别是 CoreValve 植入的患者。

** 评估髂股动脉

　　降主动脉造影是评估动脉入路的主体。我们通常把校正的猪尾导管(如 Beacon Tip Royal Flush)放在腹主动脉分叉处以上，

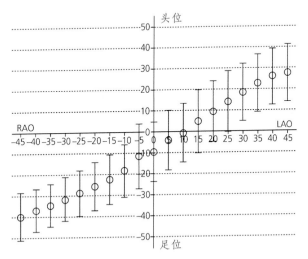

图 20.4　垂直的线：对于大部分患者来说，这条线意味着在右前斜位或左前斜位头位或者足位的角度，X 线可以垂直投射主动脉瓣。个别患者会有不同。

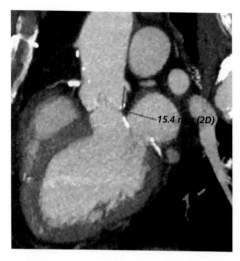

15.4 mm (2D)

图 20.5　计算机断层扫描评估冠状动脉开口到瓣环的距离、瓣叶的长度和钙化的分布和厚度是最精确的。从瓣叶结合处到左冠状动脉开口距离<12mm是增加冠状动脉阻塞的一个标志。

超过 2s 注射 35mL 的造影剂,可观察到髂股动脉(图 20.6)。我们根据导管的尺寸测量双侧髂股动脉的管腔直径,在未出现严重钙化或者迂曲的情况下,血管直径要比外鞘管直径小 1mm。但是,外鞘管直径比动脉直径大,入路并发症发生率明显增加。除了动脉直径外,应考虑迂曲和钙化程度。

　　髂股动脉 CT 造影有助于评估疾病边界,在 TAVI 中常规使用。可用二维或者三维影像重建评估迂曲。通造影剂增强的轴向成像来确定髂股动脉最小管腔直径。一般的 CT 在评估钙化的程度和范围时非常有帮助。环状钙化提示动脉不能扩张。

手术过程

　　手术需要在配备有高质量成像的心导管室或者杂交手术室进行。手术室需要采取严格的无菌预防措施以降低植入瓣膜的感染风险,股动脉穿刺点需要手术缝合。要得到最优结果,需要

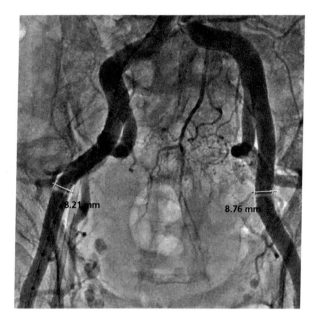

图 20.6　快速注射造影剂评估两侧髂股动脉,测定两侧最小管腔直径。

麻醉、心肺功能支持、冠状动脉和外周血管介入、心包穿刺术、开胸手术,以及一个跨学科的团队,包括介入心脏病学专家、心脏和血管外科医生、心脏麻醉师、体外循环医生和护士。

术前常规检查血红蛋白、电解质、肌酐和凝血状态。术前预估麻醉有助于识别突出的问题。术前需要使用阿司匹林、氯吡格雷及预防性使用抗生素(在头孢或者青霉素过敏的情况下使用 1g 头孢唑啉钠或者 1g 万古霉素)。

手术可以在意识清醒的情况下进行。但许多医疗中心宁愿全麻以便气管插管,患者安全及舒适。气管插管手术后通常可以马上拔除气管。

操作要点

** 血管入路

理想情况下,股动脉和髂动脉的直径应比鞘管直径大,根据当前的输送系统意味着最好大于 7mm。无明显钙化、动脉粥样硬化或者迂曲的情况下，直径>6mm 是可以接受的。有关外科切开股动脉的作用还存在争议。手术切开便于股动脉穿刺，并控制穿刺点上下的动脉。我们喜欢使用经皮穿刺和经皮缝合。

常犯的一个错误是低估目测股总动脉穿刺点的重要性。应该回顾造影或者 CT 扫描，选择直径大、迂曲较少、没有病变的股动脉和髂动脉作为置入大鞘管的一侧穿刺点。理想的穿刺点应该没有病变，低于腹腔，在髂内动脉的下方，股浅动脉和股深动脉分叉的上方，在股骨头的正上方以便压迫。通常我们将止血钳置于穿刺点上，在透视下判断其与股骨头的相对位置。如股动脉分叉位置高、肥胖、动脉硬化、钙化，应使用微鞘管、超声指导，通过对侧动脉导管造影观察穿刺点。

"Preclosure"通常使用两个 ProGlide 装置（缝合线在 10 点和 2 点方向）或者一个 Prostar 装置缝合。虽然血管损伤是经皮血管介入最常见的并发症，仔细观察和筛选可能降低并发症发生率。

** 起搏

常规使用右心室临时起搏，其作用是：快速起搏和备用起搏。

在球囊瓣膜成形术和(或)球囊膨胀瓣膜植入术前常以 160~220 次/分快速起搏。这可降低左心室充盈期，从而降低脉压、跨瓣膜血流和心脏活动，以及球囊扩张时球囊从心室出来的可能[7]。为了降低血流动力学不稳定的风险，最好是在快速起搏前确保收缩压>100mmHg，起搏间期<20s，以便在起搏期间有恢复的时间。

临时起搏导丝也提供备用起搏，为手术过程中出现新的房室传导阻滞做准备。起搏可经股静脉途径完成，通常在手术结束后即拔除导丝。但是，如果需要长时间留置起搏器，如 CoreValve 植入后或者已有传导阻滞的患者，首选颈静脉途径。

* 跨过瓣膜

我们通常在瓣膜上放置一个角形的导管如 Amplatz 左 1（或者根据水平根部使用 Amplatz 左 2）。用 0.035 英寸软头或者亲水导丝跨过瓣膜。轻柔送入导丝，直到碰到一个瓣叶向下偏转,这时回撤导丝,导管再重新定位。粗暴的操作对手术毫无用处,还可能造成动脉栓塞。将一根特别硬的 Amplatz 或者超硬 0.035 英寸的导丝(远端成"J"形),尽可能送至心室,未进入二尖瓣或者移位形成一个弯(图 20.7)。必须确保导丝在瓣膜植入前不能从心室撤出来。

** 瓣膜成形术

我们通常使用 4cm 或者 5cm 长,直径 20~22mm 的球囊。球囊直径应该比主动脉瓣环略小,以避免过度扩张。短球囊通常不稳定,而长球囊需要较长时间扩张和放气,容易造成长时间的低血压。自座哑铃型球囊(核)可增加稳定性。我们使用稀释 10%~20% 的造影剂来减少黏度和降低充气-放气时间。球囊应跨瓣膜,首选快速起搏,球囊立即扩张和放气,然后终止起搏,并从瓣膜撤出球囊以便恢复血流动力学。球囊扩张时,根据瓣膜的活动定位和评估冠状动脉阻塞的风险。在球囊膨胀时仔细观察非常

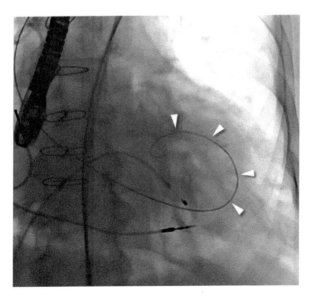

图 20.7 一个 0.035 英寸特硬或者超硬的 Amplatz 导丝,在末端手工做成"J"形,尽可能进入左心室形成一个弯。

重要。存在室间隔肥厚、窦管联合处水平缩窄或者二尖瓣进入左心室流出道的患者,在球囊扩张时容易移位。这可能增加在瓣膜植入过程中出现瓣膜膨胀不良的概率。

** 瓣膜植入

使用之前检测瓣膜和传送系统是非常重要的,球囊膨胀SAPIEN 瓣膜在球囊导管的定位与逆行经动脉和经心尖部操作的方向相反。瓣膜应该安装好以便封闭口在心室,而开放口在主动脉。

成像对瓣膜的精确定位至关重要。对于术者来说,定位主动脉环及相关标志的解剖平面非常重要。术前应常规行主动脉造影,我们常规用术前 CT 或者术中三维重建来发现与瓣膜尖同一平面的最佳荧光投射部位。TEE 并不常规使用,但对于有经验的医生而言非常有帮助,常规在植入过程中重复主动脉造影,并保持标准成像方式。术后即刻行主动脉造影和(或)TEE 评估定位、功能及瓣周漏的情况。

** 拔除鞘管

瓣膜植入后应立即拔除最大的股动脉鞘管。一旦拔除鞘管,应用手压迫动脉,以前使用 Preclosure 缝合以止血。如果缝合失败,大多数术者在股动脉留置一根导丝,或者从对侧置入一根导丝以便重新置入鞘管或者球囊。应该注意这项技术很少出现这种情况。还可以在腔内植入腹膜支架或者进行外科修复。

虽然使用大管径的鞘管会使正常血管扩张,动脉粥样硬化的管腔较小的髂股动脉很少出现破裂。如果在拔除过大的鞘管时突然出现血压下降,则很明显发生了血管破裂。如果怀疑出现穿孔,通过鞘管造影或者通过对侧置入导管造影即可诊断。如果导丝留在血管里面,鞘管和(或)扩张鞘或者阻塞球囊可以迅速置入堵塞出血。可以从对侧股动脉置入阻塞球囊至出血点或者出血点上方。采取适当的措施后,可以心平气和地完成腹膜支架植入或者外科修复。

无论血管缝合采用何种方法或者成功与否,止血后行对侧动脉顺行造影可以明确动脉无渗漏。

并发症

操作要点

* 低血压的处理

低血压应该考虑各种潜在的原因。气管插管、颈内静脉留置线等容易出现出血、气道阻塞和气胸。动脉穿孔导致的出血可能观察到，也可能观察不到。腹腔填塞可能由于起搏电极、硬导丝、导管或者瓣膜传送导管引起的左心室或者右心室穿孔所致。左心导管可能妨碍二尖瓣功能。主动脉的操作可能会引起压力感受器/迷走神经反射。球囊瓣膜成形术可剥离原有的瓣叶，新植入的瓣膜替代原来的瓣膜，可能阻塞左主干。可能出现定位不佳、尺寸不合适或者膨胀不良。超声心动图用于诊断冠状动脉堵塞。TEE 通过评估心室充盈量、主动脉和二尖瓣功能、收缩力的改变和左主干血流进行鉴别诊断。

瓣膜植入过程中导致低血压最常见的原因是心排出量降低和心肌需氧量增加螺旋改变，可引起冠状动脉灌注压和收缩力下降。快速起搏、心动过速、室性心律失常、造影剂、球囊瓣膜成形术、原有左心室功能不全、未治疗的冠心病和全身麻醉容易造成心肌缺血。主动脉瓣严重狭窄的患者应连续监测全身动脉压，因为低血压如果未治疗，容易迅速恶化为血流动力学崩溃。

我们的目标是收缩压 >100mmHg 或者平均主动脉压 >70mmHg。大部分全麻患者需要静脉使用升压药（如去甲肾上腺素、去氧肾上腺素）。一般不使用正性肌力和变时性药物（肾上腺素、多巴胺或者多巴酚丁胺），因为这些药物可加重心肌缺血。更重要的是，手术要控制好节奏，以便在起搏、冠状动脉造影及球囊瓣膜成形时有合适的恢复时间。

** 动脉损伤的处理

通常使用经皮介入治疗处理夹层或者血管阻塞，但是穿孔危害更大。血肿或者未能解释的低血压可能是血管穿孔的最初线索，应考虑使用猪尾导管通过大鞘管或者对侧鞘管行主动脉或者髂动脉造影。成功撤除大鞘管后，应维持对侧动脉入路。一且出现盆腔动脉穿孔,应迅速向主动脉置入顺应性阻塞球囊并扩张,同时可通过覆膜支架或者外科手术修复控制出血点。

** 主动脉瓣关闭不全

TAVI后出现明显的主动脉瓣关闭不全并不常见,大部分是由于使用硬导丝造成的瓣膜活动受损。但是,出现不同程度的瓣周反流比较常见,通常为轻中度且可以耐受。明显的溶血在临床上并不常见。罕见的情况是,由于植入的瓣膜太靠近心室或者主动脉出现了严重的瓣周反流,导致心力衰竭或者血流动力学改变。如果有必要,植入第二个瓣膜,但位置低于或者高于扩展的封闭口。瓣周反流也可能是由于植入的瓣膜未完全膨胀(球囊扩张效果可能较佳)或者植入的瓣膜较小(球囊扩张效果有限)。

** 术后房室传导阻滞

房室(AV)传导阻系统通过主动脉瓣膜下方的室间隔,受压后可能引起新的AV传导障碍。通常可立即出现明显的完全性心脏传导阻滞。易感因素包括术前存在AV传导阻滞(特别是右束支传导阻滞)、植入的瓣膜过大、位置过低接近室间隔[8,9]。由于CoreValve瓣膜比SAPIEN瓣膜易延伸至左心室流出道,故更容易增加起搏器置入的风险(15%~40%比3%~10%),且更易出现心脏传导阻滞。因此,大多数中心在SAPIEN瓣膜植入后未出现新的传导延迟时,立即拔除临时起搏器,而植入CoreValve瓣膜后需要留置颈静脉导丝一段时间。

参考文献

1. Bonow RO, Carabello BA, Kanu C, et al. ACC/AHA 2006 guidelines for the management of patients with valvular heart disease: a report of the American College of Cardiology/American Heart Association Task Force on Practice Guidelines (writing committee to revise the 1998 Guidelines for the management of patients with valvular heart disease): developed in collaboration with the Society of Cardiovascular Anesthesiologists: endorsed by the Society for Cardiovascular Angiography and Interventions and the Society of Thoracic Surgeons. *Circulation* 2006;**114**: e84–231.
2. Leon MB, Smith CR, Mack M, et al. Transcatheter aortic-valve implantation for aortic stenosis in patients who cannot undergo surgery. *N Engl J Med* 2010;**363**:1597–607.
3. Gurvitch R, Wood DA, Tay EL, et al. Transcatheter aortic valve implanta-

tion. Durability of clinical and hemodynamic outcomes beyond 3 years in a large patient cohort. *Circulation* 2010;**122**:1319–27.

4. Moss RR, Ivens E, Pasupati S, et al. Role of echocardiography in percutaneous aortic valve implantation. *JACC Cardiovasc Imaging* 2008;**1**: 15–24.

5. Wood DA, Tops LF, Mayo JR, et al. Role of multislice computed tomography in transcatheter aortic valve replacement. *Am J Cardiol* 2009;**103**: 1295–301.

6. Gurvitch R, Wood DA, Leipsic J, et al. Multislice computed tomography for prediction of optimal angiographic deployment projections during transcatheter aortic valve implantation. *JACC Cardiovasc Interv* 2010;**3**: 1157–65.

7. Webb JG, Pasupati S, Achtem L, Thompson CT. Rapid pacing to facilitate endovascular prosthetic heart valve implantation. *Catheter Cardiovasc Interv* 2006;**68**:199–204.

8. Baan J, Jr., Yong ZY, Koch KT, et al. Factors associated with cardiac conduction disorders and permanent pacemaker implantation after percutaneous aortic valve implantation with the core valve prosthesis. *Am Heart J* 2010;**159**:497–503.

9. Godin M, Eltchaninoff H, Furuta A, et al. Frequency of conduction disturbances after transcatheter implantation of an Edwards Sapien aortic valve prosthesis. *Am J Cardiol* 2010;**106**:707–12.

第 21 章

锁骨下动脉介入治疗

Gianluca Rigatelli, Paolo Cardaioli, Aravinda Nanjundappa

难点

　　近些年来,主动脉分支血管尤其是锁骨下动脉和无名动脉的经皮腔内血管成形术(PTA),已经成为大部分患者的首选,其治疗效果等同于或者优于外科手术[1-2]。锁骨下动脉植入支架而不引起任何并发症如卒中或夹层是一项巨大的挑战。

　　由于锁骨下动脉和无名动脉向脑部和上肢供血,如果锁骨下动脉或无名动脉近端闭塞,这两个区域会竞争血流,其临床症状可能相差很大[3]。

　　如果椎动脉反流导致脑血流量减少,则称为锁骨下动脉盗血综合征,将会出现椎基底动脉供血不足的症状,包括头晕、眩晕、共济失调、复视、恶心、呕吐、晕厥。同侧上肢缺血症状包括上肢跛行、轻瘫、粥样栓子致手指缺血。对于行乳内动脉(IMA)搭桥至冠状动脉的患者来说,同侧锁骨下动脉狭窄可引起乳内动脉供血区的心肌缺血,这就是临床所谓的冠状动脉-锁骨下动脉盗血综合征。临床表现为:

　　1. 锁骨下动脉盗血综合征将会导致椎动脉反流,因此会有后循环缺血的症状。

　　2. 锁骨下动脉狭窄会表现为急性或慢性上肢缺血症状,导致血栓栓塞或闭塞引起的劳累后乏力不适及功能障碍。

　　3. 冠状动脉盗血综合征即当锁骨下动脉近端狭窄时,血液从左侧乳内动脉桥血管反流至左上肢动脉，即导致左冠状动脉供血区域出现心肌缺血。

锁骨下动脉狭窄的主要病因为动脉粥样硬化,其他的病因包括纤维肌性发育不良、神经纤维瘤病、动脉炎、继发于放疗的炎症及压痛综合征。锁骨下动脉的创伤如肩关节脱臼、肩部骨折及损伤可引起急性上肢缺血。锁骨下动脉夹层非常罕见,但是可继发于车祸或与胸主动脉夹层相关。锁骨下动脉的假性动脉瘤可能继发于静脉内瘘或胸部钝挫伤[4]。

非侵入性评估

对于可疑的锁骨下动脉狭窄的临床评估非常简单，即同时测量双上肢血压;其差别大于 20mmHg 则应高度怀疑此病。锁骨下动脉狭窄的标准化评估流程包括超声心动图、计算机断层扫描(CT)和磁共振成像(MRI)。

超声检查

超声检查对于锁骨下动脉远端狭窄的检测十分有效，而对于锁骨下动脉近端狭窄的诊断则有限。然而,超声是非常重要的评估手段，其可通过测定椎动脉的反流量来评估锁骨下动脉盗血综合征，或者通过测定乳内动脉的最终反流量来评估冠状动脉-锁骨下动脉盗血综合征。超声还有助于判断斑块成分,如行颈动脉 PTA 时软斑块脱落容易导致血管栓塞,故应放置远端保护装置。

CT 和 MRI

锁骨下动脉的 CT 扫描对于判断锁骨下动脉狭窄十分有效。对于锁骨下动脉狭窄拟行血管内治疗的患者，行多探测器扫描是非常有必要的，尤其是复杂病例当超声不能明确判断椎动脉的起源时。CT 扫描对某些特殊病例的评估很重要,如锁骨下动脉夹层、胸主动脉夹层累及锁骨下动脉及锁骨下动脉假性动脉瘤[5]。MRI 对于肾功能受损的患者可能有益，但是对于可疑锁骨下动脉闭塞的患者其作用十分有限。

侵入性评估

血管造影

锁骨下动脉数字化血管造影仍然是评估动脉狭窄的金标准。当今,患者可以行冠状动脉造影、静脉或动脉桥血管造影以及锁骨下动脉造影,即使患者没有临床症状,对于可疑的锁骨下动脉狭窄也应该进行锁骨下动脉造影[6]。这种通过股动脉途径的技术包括以下几点:

1. 胸主动脉和锁骨下动脉通过注射造影剂而显影,将猪尾导管置于升主动脉,采用前后位投照;5F 的导管优于 4F 的导管,因为其可以注射更大剂量的造影剂(25mL 造影剂通常足够)。

2. 锁骨下动脉造影可以选用 5F 的 JR 导管或多用途诊(MP)断导管,并将其置于锁骨下动脉开口处(10mL 对比剂通常足够)。

3. 采用多体位投照:首先前后位,其次同侧斜位以便准确评估动脉的起源及其与椎动脉和乳内动脉的关系。

4. 将 5F 诊断导管从锁骨下动脉远端缓慢撤出至近端,并测量两端的压力差,当压力梯度为 25~30mmHg 时通常认为存在显著狭窄。

当患者通过压力测定诊断为锁骨下动脉狭窄时,应嘱患者上举手臂并置于头部后方,通过血流量的变化排除胸廓出口综合征(图 21.1)。

血管内超声

当血管造影术不能准确评估血管狭窄的长度及严重程度时,血管内超声(IVUS)可以帮助明确病变的严重程度、斑块成分及病变长度,从而选择合适的球囊–支架系统。

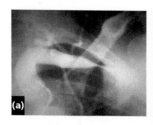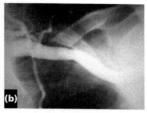

图 21.1 胸廓出口综合征的血管造影表现：(a) 锁骨下动脉造影示锁骨下动脉狭窄，且合并冠状动脉三支血管病变并拟行乳内动脉旁路手术。(b) 当患者上举手臂并置于头部后方时，狭窄明显减轻。

支架术

入路

股动脉和肱动脉入路均可以选择。6F 或 7F 的鞘管应该置于右或左锁骨下动脉病变处。对于锁骨下动脉完全闭塞或冠状动脉-锁骨下动脉盗血综合征患者，选择肱动脉入路更加合适。肱动脉入路需要强行通过锁骨下动脉开口或近端的闭塞段，由于指引导管和导丝置于主动脉弓中，通常不能提供足够的支撑力和穿透力。当主动脉与锁骨下动脉或无名动脉间的角度比较陡峭或者存在严重主动脉疾病时，应优先选择肱动脉入路。宜选择靠近鹰嘴窝处肱动脉的较下游处穿刺，因为在肱动脉的上游处压力较大[7]。不宜选择腋动脉入路，因为易形成血肿而损伤臂丛神经；血管再通失败的主要原因为进导丝时导致血管内膜下假腔形成。在血管再通过程中，IVUS 在引导导丝定位方面起着重要作用[8]。

导管

通常 5F、6F 或 7F 的 JR 或 MP 导管可提供良好的支撑，并且可防止损伤。当遇到分支发出的角度较大的病例时，选择 Sidewinder 或 Vitek 导管会非常有帮助。将导管定位于主动脉弓并将其插入锁骨下动脉。缓慢地顺时针旋转导管使其尖端向上进入锁骨下动脉开口处。如果导管进入右侧锁骨下动脉，不要从右侧锁骨下动脉拔出直接进入左侧颈总动脉，因为这样可能引起夹层或斑块脱落导致栓塞(图 21.2)。这时应首先从右侧锁骨下动脉移出，然后再调整导管进入左侧锁骨下动脉。

一旦进入锁骨下动脉，应注射 5~7mL 造影剂后采集造影图像来检测导管位置。路径引导技术有助于避免对比剂注射过多以及导丝准确定位。

导丝

0.035 英寸软头导丝如 Storque 导丝可用于非次全闭塞性狭窄病变；而 0.014 英寸硬支撑亲水冠状动脉导丝可用于次全闭塞性病变，这时需要进行预扩张或放置保护滤器[9-10]。确保导丝处于安全的位置，应远离颈动脉和乳内动脉；可以通过注射小剂量造影剂或者路径引导技术检查导丝位置。当锁骨下动脉狭窄

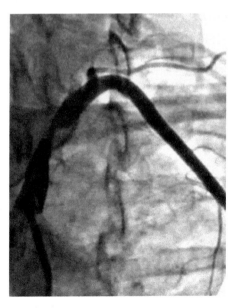

图 21.2　在标准多用途指引导管支撑下，将导管插入左侧锁骨下动脉。

部位邻近椎动脉开口时,应保护椎动脉;应将 0.014 英寸非亲水导丝置于椎动脉中。

操作要点

* 穿过病变

　　导丝头的形状像一光滑的 J 形曲线;避免选择角度尖锐的导丝,其可能导致开口处夹层。操作导丝时动作应尽量轻柔,以免导丝经过动脉开口时引起夹层。一旦发生夹层,应中止操作,推迟手术[7]。

** 鞘管或导管

　　操作导管或鞘管时,可以靠注射造影剂来明确可视病变与球囊和支架的关系,这是非常重要的一项能力。调整最佳角度来明确主动脉与其分支血管的关系也同样重要。选择最佳的角度显示关键血管(椎动脉、颈总动脉、乳内动脉)的起源也是至关重要的。由于呼吸的干扰,路径引导技术的帮助作用有限[7]。

** 可伸缩的鞘管或导管

　　当导丝穿过病变时,撤出诊断导管,选择较长的动脉鞘管(6~7F)或导管(7~8F)并送至病变近端。如果诊断导管足够长(125~135cm),可伸缩鞘管或导管可以覆盖诊断导管,那么就不用撤出诊断导管。绝不能使鞘管超过病变部位[7]。

远端保护

　　如果以前发生过血栓事件或存在不稳定软斑块(图 21.3a),则需要放置滤器。当锁骨下动脉直径至少达 5~7mm 时,应选择偏心滤器。当锁骨下动脉直径达 7~9mm 时,应选择同心滤器。PTA 提示椎动脉或右侧颈总动脉起始处严重狭窄(尤其是存在软斑块),且椎动脉或右侧颈总动脉仍有残存正向血流时,可以在神经保护方面提供指示作用[8]。存在椎动脉正向血流的患者更容易在椎动脉或颈动脉成形术中并发脑栓塞,提示椎动脉逆向血流可以作为抗脑栓塞的一个机体保护性因素。椎动脉起始处有较大的软斑块且不存在锁骨下动脉盗血综合征的病例,尤其容易发生脑栓塞。对于此类患者,应考虑使用双球囊对吻技术保护(尤其是近端的)神经系统[8]。

如果空间足够,应将滤器置于椎动脉的起始部位附近;如果没有选用左乳内动脉旁路手术,可置于左乳内动脉的远端(图21.3b)。在椎动脉和锁骨下动脉远端放置双滤器是非常困难和有挑战性的操作。一般来说,可使用非亲水导丝保护椎动脉,而在锁骨下动脉远端置入滤器保护锁骨下动脉。但是,如果病变累及椎动脉起始部位, 则应在锁骨下动脉支架植入之前撤出保护装置,故一定程度上限制了它的应用[8]。

球囊

在处理次全闭塞性病变时预扩张是十分有必要的, 预扩张后可以使支架更轻松地通过血管的狭窄部位。缓慢地给球囊充气(1atm/2~3s),并注意观察病变形状的变化。避免给予过大的压力,尤其是对于严重钙化的病变:6~9atm 通常足够。与其他重要血管不同的是,锁骨下动脉起始部位更脆弱,故充气时应缓慢谨慎,避免过度扩张致血管破裂,否则将会造成灾难性的后果[7]。

支架

由于单纯的血管成形术导致了较高的血管再狭窄率,故支架术逐渐成为锁骨下动脉狭窄血管内修复的标准化治疗方法[10]。支架型号和尺寸的选择取决于病变的直径、长度和形态。局灶、

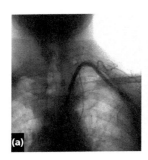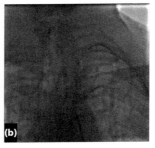

图 21.3 (a)锁骨下动脉造影可见一血栓性软斑块。(b)选择滤器导丝并将其定位于乳内动脉近端。

钙化的开口病变可选择不锈钢球囊扩张型支架;优点是容易在血管开口部位扩张,并且定位不需要注射过多的造影剂,这种特性取决于其完美的辐射不透过性和径向力等特点。累及开口的长病变或软病变可选用镍钛合金自膨胀式支架;因其不易完全覆盖开口,故定位更加困难,但是其紧密及强支撑力的特点降低了使斑块移位和血栓形成的风险。

操作要点

** 支架的选择

当病变累及左侧锁骨下动脉近端、左侧颈总动脉,尤其是无名动脉时,我们通常选择带球囊的支架。这种支架不易被压缩变形。通常不选择自膨胀式支架,因为它不能以毫米为单位精确定位在某个区域。更重要的是,自膨胀式支架可能会发生移位[7]。

** 支架的定位

另一个需要注意的问题是植入支架时应考虑主动脉异常搏动。当收缩压和舒张压压差较大时,可能会产生过多的动脉搏动。当准备植入球囊导管或自膨胀式支架时, 过多的动脉搏动可导致病变较大的位置移动(≥1cm)。所以对这些患者的血压控制是至关重要的,并应选择稍长的支架[7]。

** 完美的支架

对于不锈钢支架,应确保其超出主动脉开口 2~3mm(图21.4)。确保重要的血管如乳内动脉、椎动脉的血流不受影响。当选择球囊扩张型支架时, 选择直径稍小于血管直径的支架即可: 因为大部分球囊扩张型支架经后扩张球囊扩张后即可达到合适的大小。这样使操作更加安全,并降低了血管夹层和破裂的风险。选择自膨胀式支架时,应选择直径等于或稍大于血管直径的支架,并应超出主动脉开口 3~4mm 以确保完全覆盖开口。注射 4~5mL 造影剂重复检查支架的位置, 并应避免在自膨胀式支架植入过程中使用路径引导技术。如果想保护椎动脉,则应将支架充气至适当的压力,然后把锁骨下动脉的导丝置入椎动脉中,而把椎动脉的导丝置入锁骨下动脉中。由于主动脉弓搏动会引起球囊移动,故应将球囊固定牢靠,然后

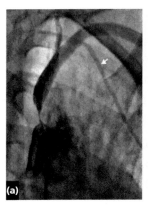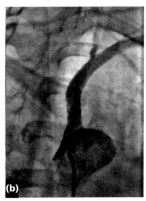

图 21.4 锁骨下动脉开口狭窄的支架植入术：(a)术前(b)植入球囊扩张型支架的最后结果。

植入支架并快速充气约8atm[7]。重新造影评估支架与血管直径的关系。如有必要可行球囊对吻(椎动脉选用直径为 3.5mm 的球囊通常合适)。

后扩张

通常需要后扩张,尤其是对于开口狭窄的病变。选用直径为 7~9mm 的单轨外周球囊用于后扩张常可获得满意的结果。如果选择 0.035 英寸的系统,那么球囊导管的长度应至少为 120cm,因为通常外周球囊导管长达 80cm。

操作要点

** 后扩张

支架释放之后,给球囊放气并撤出球囊,将其放置于支架的前 1/2 处,并在支架开口部位再次充气。此时不宜给予过大的压力:8~10atm 通常可以达到满意的效果。过高的压力容易造成球囊脱出支架并损伤锁骨下动脉远端。如果通过病变后压力梯度几乎下降至 0,即使血管造影的结果不甚满意,那也应该感到高兴。因为直径大于 6~7mm 的支架通常不易发生再狭窄。

锁骨下腋窝远端病变

当存在介入治疗指征时,通常在至关重要的区域优先行血管成形术,如第一肋骨和锁骨之间的区域,同时也是锁骨下动脉/腋动脉连接的部位,此处较弯曲且容易受压。如果血管成形术不能修复此病变,应行自膨胀支架植入术,可以选择Wallstents和镍钛合金支架。应选择比血管直径大1~2mm的支架,并且植入支架时应选择7~8F的鞘管。十分有趣的是,当植入自膨胀式镍钛合金支架时需要经过许多凹陷处。更重要的是,应注意支架近端部分,特别容易超过或未达到原计划放置的部位[7]。

无名动脉病变

处理无名动脉病变的技术方法类似于左侧锁骨下动脉和左侧颈总动脉的支架植入术。应十分注意右侧颈总动脉和右侧锁骨下动脉的分叉部位。如果病变累及这些血管的起始部位,可能需要对吻支架。对于处理右侧锁骨下动脉病变是否需要使用远端血栓保护装置目前还存在争议,尤其是当病变部位毗邻锁骨下动脉开口时。将滤器置于颈内动脉还是颈总动脉中行远端保护,取决于颈动脉的直径和可选滤器的大小。7.5mm的Guidant Accunet足以保护较细的颈总动脉[7]。

椎动脉相关病变

如果锁骨下动脉狭窄累及椎动脉,可应用对吻球囊技术和T支架技术同时进行处理;然而,几乎不会同时处理椎动脉和锁骨下动脉病变。仅在病变非常靠近椎动脉开口部位以及存在明确的临床适应证(如对侧椎动脉闭塞)时才会应用双球囊或支架技术[9]。

锁骨下动脉完全闭塞

锁骨下动脉再通仍然是一个争议性的问题:其并发症的发

生率高于锁骨下动脉狭窄,其结果略差于锁骨下动脉狭窄,支架植入部位同样如此。对于慢性闭塞,在导管、球囊和支架的选择原则上与急性闭塞相差无几,但是在操作方法和指引导管的选择方面有本质上的不同。

操作要点

** 理想的血管入路

如果有乳头应优选股动脉入路,而没有乳头则优选肱动脉入路。理想的导丝为亲水的 0.035 英寸导丝,其几乎适用于所有的病例。而强支撑、亲水的 0.014 英寸的冠状动脉导丝可用于某些特殊病例。对于某些非常复杂的病变,需要将长导丝置于肱动脉和股动脉之间,建立一个动脉通路,有助于球囊-支架系统顺利通过严重钙化的病变。应确定患者是否确实需要此操作。如果有血管外科作为第二种选择或备用则更完美了。推进导丝时应谨慎:应从两个垂直的体位投照协助导丝的定位。如果对导丝的位置不确定,换用 4F 或 5F 亲水交换导管(Glidecath),并向导管内注射对比剂使血管显影。对于急性或亚急性闭塞病变,尽管其发生率较低,流变血栓清除术和人工血栓抽吸术可能有助于血管再通,应选用 7F 或 8F 的大管腔指引导管进行以上操作。通常在血管再通后再进行支架植入以达到稳定斑块的作用。

病例分析

冠状动脉-锁骨下动脉盗血综合征

使用左侧乳内动脉(LIMA)行冠状动脉旁路移植术的患者,如果同时合并左侧锁骨下动脉狭窄,则会引起冠状动脉-锁骨下动脉盗血综合征。通常选用股动脉入路及导管技术完成锁骨下动脉支架植入术。对于冠状动脉-锁骨下动脉盗血综合征患者来说,此技术有明显的缺点,即对左侧乳内动脉开口显影不清楚以及斑块转移的病例很难通过病变,尤其是当椎动脉和左侧乳内动脉开口与左侧锁骨下动脉狭窄部位非常接近时。这种情况下,应优选左侧肱动脉入路行锁骨下动脉血管成形术和支架植入术[11,12]。

*** 通过鞘管注射造影剂监测介入治疗

选用一个 6F 或 7F 的 45cm 长、带瓣膜的抗弯曲鞘管,如 Super Arrow Flex 鞘管或 Cook Shuttle Check Flow:长鞘管进入锁骨下动脉开口时应在 X 线透视下进行。最好选用亲水的抗弯曲鞘管如 Arrow 或 Cook,以降低动脉损伤(图 21.5a)。选择直径适宜的鞘管,使其能通过足够剂量的造影剂,即使在支架植入术中球囊导管在鞘管中时。将鞘管置于 LIMA 桥血管开口之前,并选用 0.035 英寸×260cm 的 Storq 导丝通过病变部位到达降主动脉(图 21.5b)。可选择球囊扩张式支架或自膨胀式支架。通过向长鞘管中直接注射造影剂来协助支架的定位非常重要(图 21.5c)。

这项技术被认为是治疗冠状动脉–锁骨下动脉盗血综合征的最佳方法,其具有以下几项明显的优势:无操作导管插入动脉,

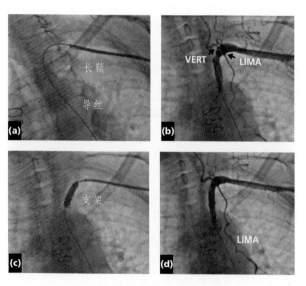

图 21.5　一名 70 岁的锁骨下动脉重度狭窄的女性患者。(a)将长鞘管推进至病变部位。(b)血管造影显示:狭窄非常接近左侧乳内动脉和椎动脉的开口部位。(c)刚植入支架后的影像。(d)经过血管成形术和支架植入术后的最后结果:左侧乳内动脉和椎动脉完美显影。

准确地将导管定位于左侧锁骨下动脉的狭窄部位,清楚显示了 LIMA 和椎动脉开口,对于存在斑块转移和置入血栓保护装置的血管,仍能轻易通过。更重要的是,与标准股动脉路径相比,肱动脉路径使用较少剂量的造影剂即可实现对狭窄血管的显影。

损伤和假性动脉瘤

锁骨下动脉假性动脉瘤可选择股动脉入路并使用 8F 的指引导管,因为该病变需要使用较大尺寸的指引导管才能完成支架植入。对于常规的锁骨下动脉狭窄病变,如前所述,操作方法比较容易。锁骨下动脉破裂是介入手术威胁生命的并发症之一,尽管介入手术技术有时可降低操作难度和操作时间,尤其对于复杂多创伤的病变。

*** 锁骨下动脉创伤的支架植入

选择股动脉入路,因肱动脉入路可能因无脉而穿刺失败。将导丝定位于降主动脉并确保其位于血管真腔中。选择能完全覆盖病变长度的支架。获得静脉通路并检查锁骨下静脉的情况,因为锁骨下动脉破裂常累及静脉。

病例分析

损伤相关锁骨下动静脉瘘的支架植入

一名青年男性患者,锁骨上窝有一 1cm 大小的穿刺伤口。急诊主动脉弓造影证实为一大的动静脉瘘,但由于对比剂的淡化很难准确显示血管情况。然后将导管插入无名动脉,注射大剂量的对比剂行血管造影,进一步证实为动静脉瘘。对甲状腺颈干和同侧乳内动脉行选择性动脉造影,操作很顺利。这说明动静脉瘘位于这些血管开口的远端。将导管进一步插入,经动静脉瘘部位送至上腔静脉。然后缓慢回撤导管,通过注射造影剂,最终退回至锁骨下动脉。选择大于 0.035 英寸交换长导丝及 10mm 球囊,依据解剖学标志送至锁骨下动脉开口部位,并给予较低的压力充气。球囊膨胀 2~3 分钟,患者的血流动力学逐渐平稳。此时应准备支架,当球囊放气后立即通过 9F 的鞘管将 9mm 的自膨胀式 Wallgraft 支架植入左侧锁骨下动脉,在透视引导及解剖学标志的帮助下,支架植入过程更加顺利。最后,将 10mm 球囊在植入支架的部位再次打气至较低压力水平,再次血管造影证实没有内漏[13]。

并发症

　　可发生多种并发症:脑部并发症,如短暂脑缺血发作或卒中;急性上肢缺血,其发生主要的原因为远端栓塞、动脉夹层或破裂;以及亚急性支架内血栓。可通过明确的规则、每一步细致的操作、精确的计划,以及对潜在并发症的高度警惕来预防并发症的发生。

先进技术

锁骨下动脉闭塞引发急性心肌梗死

　　一名 64 岁的男性患者曾行冠状动脉旁路移植术(CABG),左侧乳内动脉(LIMA)搭至左前降支(LAD),现突发剧烈胸痛。心电图证实为急性 ST 段抬高型心肌梗死。冠状动脉及主动脉弓的血管造影提示左侧锁骨下动脉开口部位闭塞,LIMA 和 LAD 无血流,左侧颈总动脉及无名动脉血流正常,左侧椎动脉未探测到逆向血流。选用 8F 的 MP 导管并插入 0.035 英寸的滑翔导丝(Glidewire),通过左侧锁骨下动脉开口的血栓闭塞病变。选用球囊导管扩张病变部位,并于闭塞部位植入一枚支架。最终的造影结果令人满意,LIMA 和 LAD 的前向血流重新建立。血液再灌注后患者胸痛消失、心电图恢复正常[14]。

除外锁骨下动脉瘤

　　一名 72 岁的男性患者因胸部 X 线片提示可疑纵隔肿物就诊于急诊室。胸部 CT 证实右侧有一巨大的锁骨下动脉瘤,直径为 5.3cm,位于颈总动脉起始处远端。该动脉瘤已经侵犯气管和食管,且导致气管明显受压。右侧锁骨下动脉的选择性造影证实动脉瘤有一较短的颈部,位于右侧颈总动脉起始部位以远。同侧椎动脉闭塞,选择性造影示对侧椎动脉呈优势动脉,且与右侧后循环存在广泛的吻合支。穿刺右侧股动脉,选用诊断性导管及交换-长滑翔导丝通过动脉瘤,并克服阻力到达动脉瘤远端。选用12F 的鞘管插入右侧肱动脉,选用 10mm 的 snare 逆向进入动脉瘤,以便捕捉上述的滑翔导丝。导丝的尾部应谨慎小心地撤出,避免损伤锁骨下动脉,最终将导丝置于股动脉和肱动脉之间。考虑到主动脉瘤近端有一较短的颈部、精确定位以及存在同侧颈动脉闭塞的潜在风险等因素,应采取逆行方法进行支架植入术。不需要椎动脉栓塞来避免逆向同向内漏,因为椎动脉原本就是闭塞的。在透视的帮助下定位,将 Wallgraft 支架的一部分置于右侧锁骨下动脉起始部。经股动脉入路将一软头导丝插入并置于支架近端,使用 9mm 的球囊固定装置的近端部分。在确定近端固定好之后,再将支架完全植入。将金属裸支架放置于邻近颈部的位置,以免后续操作导致支架移位。最终的动脉造影结果显示无明显的内漏[15]。

动静脉瘘加重冠状动脉盗血综合征

　　一位需要透析治疗的慢性肾功能不全的患者,既往曾行CABG 术,将 LIMA 搭至 LAD。此前无任何心绞痛症状。体格检查发现双上肢收缩压压差达 60mmHg (右上肢 150/70mmHg,左上肢 90/60mmHg)。多普勒检查显示左侧椎动脉存在逆向血流,而右侧椎动脉为正向血流,提示左侧锁骨下动脉存在严重狭窄。左侧椎动脉逆向血流可能继发于同侧动静脉瘘(AVF)的大量血流束,行磁共振血管造影(MRA)来明确主动脉的解剖情况。MRA证实左侧锁骨下动脉起始部位严重狭窄且合并锁骨下动脉盗血综合征。左侧锁骨下动脉开口处严重狭窄导致左上肢血压明显下降以及同侧椎动脉血液反流,后者已被多普勒、MRA、对比血管造影所证实。血液透析通过同侧前臂的动静脉瘘进行,使左上肢血流量减少,将会引起 LIMA 的血流量减少和左侧椎动脉反流。临床表现为血液透析过程中出现心绞痛和头晕。经皮血运重建以及左侧锁骨下动脉支架植入后,锁骨下动脉近端的压力差消失,因此左侧椎动脉和 LIMA 中的正向血流均较前降低[16]。

为经皮冠状动脉介入治疗通路而开通完全闭塞的锁骨下动脉

一名严重冠心病患者行血管造影显示双侧髂动脉、双侧锁骨下动脉及无名动脉均完全闭塞。已知右侧腋动脉闭塞的长度，而双侧髂动脉闭塞长度未知，髂动脉的短期开通成功率低于左侧锁骨下动脉，并且左侧锁骨下动脉闭塞长度最短。左侧锁骨下动脉的经皮腔内血管成形术(PTA)常选择左肱动脉入路。在导管的支撑下，0.035英寸成角的滑翔导丝(Terumo)成功通过了左侧锁骨下动脉闭塞段的绝大部分。尽管经过多次尝试，Terumo导丝尖端未能通过闭塞段的最后几毫米。经多体位投照并调整猎头导管的角度使导管进入主动脉，并通过推进坚硬的Terumo导丝最终完全通过闭塞段。将猎头导管送至导丝的前面，进入降主动脉，并撤出导丝。将0.014英寸×300cm的Platinum Plus导丝通过猎头导管插入降主动脉，然后撤出猎头导管，进行锁骨下动脉PTA。PTA术后行血管造影显示仍有70%的残存狭窄，但创建了一个足够完成冠状动脉造影和介入治疗的血管通路[17]。

参考文献

1. Rigatelli G, Rigatelli G. Vascular profile of patients with multivessel coronary artery disease. *Int J Cardiol* 2006;**106**:35–40.
2. Rigatelli G, Roncon L, Bedendo E, et al. Concomitant peripheral vascular and coronary artery disease: a new dimension for the global endovascular specialist? *Clin Cardiol* 2005;**28**:231–5.
3. Rigatelli G, Zanchetta M. Endovascular therapies for noncoronary atherosclerosis in the elderly: supra-aortic vessels and thoracoabdominal aorta lesions. *Am J Geriatr Cardiol* 2005;**14**:142–7.
4. Finlay DJ, Sanchez LA, Sicard GA. Subclavian artery injury, vertebral artery dissection, and arteriovenous fi stulae following attempt at central line placement. *Ann Vasc Surg* 2002;**16**:774–8.
5. Prokesch RW, Coulam CH, Chow LC, Bammer R, Rubin GD. CT angiography of the subclavian artery: utility of curved planar reformations. *J Comput Assist Tomogr* 2002;**26**:199–201.
6. Rigatelli G, Rigatelli G. Screening angiography of supraaortic vessels performed by invasive cardiologists at the time of cardiac catheterization: indications and results. *Int J Cardiovasc Imaging* 2005;**21**:179–83.
7. Rigatelli G, Rigatelli G. Simultaneous preoperative brachiocephalic angiography and coronary angiography to prevent coronary-subclavian steal syndrome in coronary surgery candidates. *Heart Surg Forum* 2005;**8**:E175–7.

8. Przewlocki T, Kablak-Ziembicka A, Pieniazek P, et al. Determinants of immediate and long-term results of subclavian and innominate artery angioplasty. *Catheter Cardiovasc Interv* 2006;**67**:519–26.
9. Zaytsev AY, Stoyda AY, Smirnov VE, et al. Endovascular treatment of supra-aortic extracranial stenoses in patients with vertebrobasilar insufficiency symptoms. *Cardiovasc Intervent Radiol* 2006;**29**:731–8.
10. Criado FJ, Abul-Khoudoud O. Interventional techniques to facilitate supraaortic angioplasty and stenting. *Vasc Endovascular Surg* 2006;**40**:141–7.
11. Rigatelli G, Giordan M, Cardaioli P, et al. Subclavian artery angioplasty allows for implantation of the in situ internal thoracic artery graft in patients scheduled for surgical myocardial revascularization. *J Thorac Cardiovasc Surg* 2006;**131**:e9–10.
12. Rigatelli G, Cardaioli P, Giordan M, et al. Peripheral vascular disease endovascular management in patients scheduled for cardiac surgery: a clinical-angiographic approach. *Int J Cardiovasc Imaging* 2006;**22**: 305–10.
13. Bates M, Campbell J. Emergent stent graft isolation of a knife-related subclavian arterial venous fi stula: Lessons learned during long-term follow-up. *Catheter Cardiovasc Interv* 2005;**66**:483–6.
14. Barlis P, Brooks M, Hare DL, et al. Subclavian artery occlusion causing acute myocardial infarction in a patient with a left internal mammary artery graft. *Catheter Cardiovasc Interv* 2006;**68**:326–31.
15. Bates M, AbuRahma, AF, Crotty B. Urgent endovascular surgery for symptomatic subclavian artery aneurysmal compression of the trachea. *Catheter Cardiovasc Interv* 2005;**64**:291–5.
16. Lee PY, Ng W, Chen WH. Concomitant coronary and subclavian steal caused by ipsilateral subclavian artery stenosis and arteriovenous fi stula in a hemodialysis patient. *Catheter Cardiovasc Interv* 2004;**62**: 244–8.
17. Yaneza LO, Sun LL, Bagsit NL, Baysa AN, Torres RN, Dy TC. Angioplasty of an asymptomatic total occlusion of the left subclavian artery to provide access for coronary angiography and intervention: A case report. *Catheter Cardiovasc Interv* 2004;**61**:310–13.

第 22 章

腹主动脉瘤腔内修复术

Aravinda Nanjundappa, Damras Tresukosol, Thach N. Nguyen

主动脉起始于左心室,是体循环的主干,腹主动脉从膈肌下开始发出,直至分成左右两支髂总动脉而终止。腹主动脉根据肾动脉位置又可分为肾上段及肾下段主动脉。主动脉由三层结构组成:动脉内膜、中膜和外膜。内膜在血管的最内层,正常的内膜很光滑,防御血栓形成;动脉的中膜很厚,由多层弹力膜组成,每层弹力膜由胶原纤维和平滑肌细胞交织连接,承载着收缩期射血时血管内血流的压力。随着年龄增长,动脉中膜的弹性及顺应性逐渐下降,形成主动脉退化、硬化,使得血管对长时间的机械创伤及损伤耐受力差,可能造成动脉内膜和中膜撕裂。动脉膨胀扩张形成腹主动脉瘤(AAA)。最常见的引起动脉瘤的原因包括动脉粥样硬化、囊性中膜坏死、梅毒、真菌感染、风湿性主动脉炎和创伤。

> **难点**
>
> 腹主动脉瘤腔内修复术的主要目的在于使用微创技术治疗膨出的主动脉瘤,不需要外科手术。成功的腔内修复术可抵抗血流的高压,动脉破裂的风险也将明显减小。

术前影像和评估

腹主动脉瘤患者在行腹主动脉瘤腔内修复术(EVAR)之前应进行增强 CT 扫描对患者进行评估,CT 扫描图像通过轴向面、矢状面、冠状面三维重建得出,断层扫描层厚<3mm。对于严重的肾功能不全、不能静脉注射造影剂的患者,血管内超声检查(IVUS)可以评估主动脉至髂动脉的血管情况,并评估瘤颈出现偏心性血栓及髂外动脉出现血管闭塞的风险。

术前需要进行以下几方面的评估:①腹主动脉瘤颈的直径;②正常主动脉段(即瘤颈)的长度;③肠系膜动脉的位置,尤其是腹腔干和肠系膜上动脉;④近端瘤颈成角。此外,还要评估远端血管情况:①髂-股动脉的大小;②是否存在钙化病变;③髂-股动脉的迂曲程度;④髂-股动脉是否存在瘤样改变。EVAR 的适应证见框 22.1。

危险因素

主动脉瘤颈的解剖结构是能否行 EVAR 手术的首要因素,如果主动脉瘤颈成角太小(即腹主动脉颈与动脉瘤的纵轴成角>60°),覆膜支架可能会移位而造成内漏(图 22.1)。与此类似,髂总动脉太粗大,可造成支架贴壁不良,最终形成内漏[1]。EVAR 的相对禁忌证见框 22.2。

框 22.1　EVAR 的适应证

1. 符合手术要求的髂/股动脉输送路径
2. 肾动脉下动脉瘤近端正常的主动脉(即瘤颈)长度 ≥1cm,且瘤颈直径一般要小于覆膜支架移植物直径的 10%~20%
3. EVAR 形态学要求:
   (a) 主动脉直径>5cm
   (b) 直径虽为 4~5cm,但过去 6 个月中直径增加 0.5cm
   (c) 为正常腹主动脉直径的 2 倍
   (d) 肾下腹主动脉瘤颈>10mm
   (e) 近端主动脉瘤颈成角<60°
   (f) 髂动脉直径足够放置 19F 的鞘管或髂动脉直径>7mm
   (g) 髂动脉成角<120°

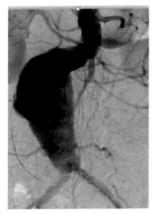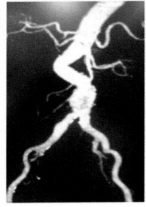

图 22.1　瘤颈成角。

框 22.2　EVAR 的相对禁忌证

1. 近段瘤颈长度<15mm

2. 腹主动脉直径<26mm

3. 髂外动脉直径<7mm 或>16mm

4. 双侧髂内、髂外动脉瘤

策略

　　EVAR 手术前应对患者血管的解剖学结构进行评估：①血管瘤近远端附着点是否适宜手术；②入路血管的评估；③明确腹主动脉-髂动脉血管分支的解剖学结构。

　　一旦决定行 EVAR 术，术者首先需选择最适宜的一侧进行穿刺，髂动脉入路应尽量选用迂曲程度最小的血管，保证传送装置能够顺利通过瘤颈近端，以便更好地操纵设备纵向和旋转能力。看似简单的入路动脉途径却可能遇到传送装置扭曲的尴尬，术者必须提前计划好整个过程，明确主要血管成角情况，并监测血管中心部位的血流情况，从而选择最合适的术式。当病变累及分支,轴位图像会提供移植物支架选择不当的信息。考虑到边支型或开窗型支架在此种情况下可以改善长期预后,应该选用这种不会造成移位的支架。如果主支覆膜支架下降 3mm,边支支架就会被挤压造成支架移位,所以边支支架需要足够牢固。术者必须确保整个手术过程在正常的动脉中进行,支架必要的交叉、重叠可以改善预后,减少支架移位的风险[2]。

近端附着部位(瘤颈)

能否行 EVAR 的一个最主要的因素是近端瘤颈的解剖学特点,最理想的近端覆膜支架的附着位点是肾动脉下缘距瘤腔上缘的一段非扩张的正常主动脉(通常所说的瘤颈),即肾下型锚定,而当符合瘤颈长度≥15mm、直径<32mm、成角<60°三个条件时,我们认为该术式能够很好地达到封闭主动脉瘤的治疗效果。Talent 或 Endurant 覆膜支架要求腹主动脉瘤颈至少长 10mm,病变近端才能锚定[3]。肾动脉下的瘤颈是行 EVAR 最先锚定的区域,故一个解剖形态适合的瘤颈是手术成功与否的关键。如果瘤颈太短、太迂曲、直径太大,或者瘤颈内存在钙化、大量血栓[4](图 22.2),则被认为是的“坏瘤颈”(框 22.3)。

肾上型锚定也是一个有效的手术方式,尤其当瘤颈形态不适宜肾下型锚定时。即使肾上型锚定有诸多优点,但应用时仍需

框 22.3 “坏瘤颈”的特点

长度<10mm

成角>60°

直径>28mm

≥50% 附壁血栓

≥50% 钙化

反锥型瘤颈(图 22.3)

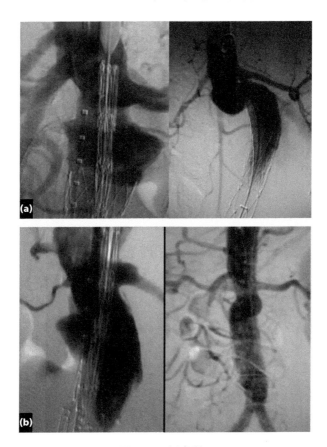

图 22.2　短瘤颈。

注意其出现的近、远期肾动脉、肠系膜动脉血栓及闭塞的风险。

远端附着部位

目前 95% 行 EVAR 的腹主动脉瘤患者应用的是分支型覆膜支架,这时支架远端附着点最好位于髂总动脉,这样有利于下腹部血管的血流灌注。但是,如果髂总动脉太短或存在瘤样扩张,远端附着点则应选在髂外动脉,并推荐予分支动脉栓塞术来降低 Ⅱ 型内漏的发生率。

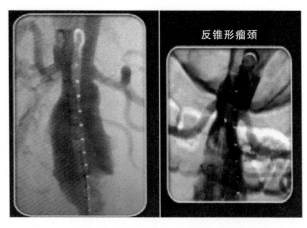

图 22.3　反锥形瘤颈。

麻醉前准备

麻醉前备好动脉通路及中心静脉通路,触诊或多普勒超声检查四肢搏动,并查看肌酐/肾小球滤过率(GFR)及红细胞沉降率。最终根据患者自身并发症情况选择局部麻醉、区域麻醉或全身麻醉。

血管入路

股动脉通路可以通过手术切开或经皮穿刺形成。最经典的方法是双侧腹股沟区手术切开形成双侧股动脉开放通路,即使患者存在股动脉闭塞性疾病,这种开放性通路仍能保证动脉内膜切除术或血管成形术所需的血管通路。大部分传送覆膜支架的导管外径在 18~26F,故髂动脉直径在 5.5~7.5mm 均可通过。

另外,随着血管通路微型装置的出现,经皮穿刺的股动脉通路被广泛应用于临床,其优势在于早、晚期血管通路局部相关并发症发生率低。

操作要点

*** 预置闭合器技术(即"Preclose"技术)

需要两个 Perclose ProGlide 装置:保留动脉导丝,沿导丝置入第一个 Perclose ProGlide 并向内侧旋转 30°,第二个向外旋转 30°。该技术要求在穿刺点近远端给予单线缝合,当 EVAR 完成、确认动脉已缝合完毕时取出闭合器。该技术失败的主要原因是通路血管壁钙化、严重纤维化，而肥胖及鞘管大小等因素与 "Preclose" 技术成功与否无关。

设备

腹主动脉瘤腔内修复有多种装置,血管腔内置入的覆膜支架包括两个部分：人工血管移植物及起固定作用的血管内金属支架。支架又可分为自膨胀式支架和球囊扩张式支架。自膨胀式支架的优点是释放简单且适用于瘤颈扩张的患者；缺点在于支架释放后有瘤颈扩张及支架移位的风险。球囊扩张式支架可以对病变进行精确定位,适用于近端瘤颈较短及存在成角的患者。

这两类支架都有直管型及分支型覆膜支架。如果动脉瘤到主、髂动脉分支的距离>2cm,可以植入直管型支架,除此之外均应植入分支型支架。分支型支架也有很多亚型,一些由三部分构成,但大部分由两部分构成。

目前在美国有 5 种血管内覆膜支架用于临床:Zenith、AneuRx AAAdvantage、Gore Excluder、AAA Endoprosthesis、Powerlink 和 Talent。

Powerlink 支架

这是一款特殊的一体化血管内覆膜支架,包含主支及双侧髂动脉分支支架。Powerlink 支架不需要行双侧股动脉手术切开,因为使用 9F 鞘管经皮穿刺对侧股动脉即可完成支架定位。

优势和局限性

一些术者更愿意使用一体式分叉型覆膜支架,即 Powerlink 支架。这种支架可以很好地模拟腹主动脉的生理结构,骑跨在腹主动脉分支上,与解剖结构一致。采用对侧股动脉经皮入路,且只需一侧股动脉小切口作为入路,相对较安全。

AneuRx 支架

该支架是由一个主要分支节段和对侧髂动脉节段构成的。通过 21F 鞘管置入主要分支节段，而对侧髂动脉节段可通过 16F 鞘管置入。AneuRx 支架要求主动脉直径在 20~28mm、髂动脉直径在 12~16mm。由于术后内漏的发生率高，术后 1、6、12 个月均应进行影像学随访，此后每年也应进行随访检查[5]。

Excluder 支架

Excluder 支架系统是由膨体聚四氟乙烯(ePTFE)覆膜材料制成，其外布满起支撑作用的自膨胀式镍钛合金支架，以保证支架较好的弹性及材料的持久性。Excluder 支架在传送系统内，并在导丝引导下于主动脉-髂动脉瘤病变处释放，起到封闭动脉瘤的治疗作用。该覆膜支架可通过 18F 的鞘管传送，而血管扩张病变一侧可通过 12F 的鞘管(美国最小型号的传送系统)传送[5]。

Zenith 支架

Zenith 支架是一种强支撑力的、自膨胀式分叉覆膜支架，在人工血管移植物内有多层不锈钢 Z 型支架结构，其能通过支架上的倒钩结构固定于血管壁上。这种支架系统的优势在于可预防肾上型腹主动脉瘤支架近端的移位，使支架贴壁良好，较好地封闭主动脉瘤体。Zenith 支架一般采用 18F 或 22F 的指引鞘管作为传送系统用于躯干动脉，选用 14F 或 16F 的指引鞘管用于髂动脉和四肢动脉。这种支架适用于近端瘤颈直径在 22~32mm 及髂动脉扩张直径达 8~24mm 的患者。

技术：Powerlink 支架输送

血管通路建立后，通过猪尾导管可行初步的腹主动脉造影术。术中无须以导管外的标记作为标准，因为腹主动脉成角可造成误差而影响判断。但是动脉瘤的长度可通过血管内导管的长度来判断。适用于腹主动脉瘤的 Powerlink 支架有两种型号(25mm、28mm)[6]。造影有助于选择支架大小，一般建议支架型号要比瘤颈直径大 10%~20%。Powerlink 支架的两个型号基本适用于绝大多数的临床情况，操作起来更加快捷。选择好型号后行双侧髂动脉球囊扩张。

　　术者在球囊扩张髂动脉之后，提起腹膜后腔，在股总动脉9F 鞘管的切口处予荷包缝合 (5/0 聚丙烯)，这样可以减少更换鞘管时的血液流失，因为荷包缝合可以在不损伤血管的情况下收紧伤口，防止血液流失。接着从一侧股动脉送导丝至另一侧股动脉，采用 snare 技术将导丝从股动脉置入腹主动脉，并从对侧股动脉进入，送入同侧的股动脉处。

　　然后，沿导丝从一侧腹股沟送入交叉导管 (Powerlink DL–35–90 双腔导管) 至对侧，接着沿交叉导管送入 EVAR 装置进行腹主动脉手术。对侧分支也是通过交叉导管传送至对侧腹股沟区。

操作要点

** 覆膜支架输送技术

　　如果发现很难送入覆膜支架，术者可采用推/拉技术：即在输送支架的同时回撤导丝。徒手压迫腹主动脉壁有助于支架前进，防止支架扭曲。

　　定位成功后，释放支架，并进行血管造影。使用顺应性球囊对支架的近、远端进行扩张，确保支架贴壁良好。最后，用常规方法闭合血管入路通道。

术中图像

　　手术过程中在 X 线下行血管造影检查是非常必要的，可减少不必要的肠系膜动脉及肾动脉的闭塞，并可以确定支架近端位置。支架植入后应同时行双侧血管造影术，这样可以充分观测双侧髂动脉血流情况。

术后治疗

　　患者在恢复室进行恢复后常常被送入监护室，手术当天患者即可下地活动、正常进食。导尿管会在当天夜间拔除，多数患者第二天便可以出院。出院后可继续服用术前的口服药物，术后6 个月应行腹腔、盆腔 CT 进行随访。

并发症

　　覆膜支架形态和结果的改变均会导致手术失败：支架及血

管移植物分离、支架近端锚定结构断裂、支架导丝未在血管真腔内、线圈的连接部分断裂、血管移植物损坏、支架移位、组件分离，以及血管移植物血栓或血管栓塞。这些手术失败多数会出现内漏，选用股总动脉或髂外动脉作为血管入路可降低内漏的发生。如果血管本身存在病变，应予 7mm 的短端支架血管(cuff)进行吻合，以降低血管入路处因反复活动引起的损伤。

内漏

根据内漏发生的部位以及血流进入瘤腔的途径可将内漏分成几种类型。

Ⅰ型内漏

Ⅰ型内漏为覆膜支架近、远端与腹主动脉壁附着处未能完全封闭。血流压力使血液进入瘤腔，导致瘤腔有破裂的风险。因此，这种类型的内漏无保守治疗方法，应该在植入覆膜支架后即刻发现并及时给予处理(图 22.4)。Ⅰ型远端内漏比较容易修复，可放置延长型支架血管进行封闭，直至髂外动脉水平。Ⅰ型近端内漏大多数继发于瘤颈解剖结构不理想或者患者选择不当，研究显示"坏瘤颈"(定义见上文)术中早期发生Ⅰ型近端内漏和需要介入处理的概率很高。近端放置 cuff 支架或者"Palmaz"型金属裸支架均可纠正近端内漏，但如果腔内介入术修复失败则常常需要外科手术修复。

Ⅱ型内漏

Ⅱ型内漏常常是由于腰动脉或肠系膜上动脉血流反流入瘤腔形成的。如果Ⅰ型和Ⅲ型内漏是直接流入瘤腔形成的，那么Ⅱ型内漏则是间接的，瘤腔内压力相对较低，不易引起瘤腔扩张和破裂。大多数Ⅱ型内漏可自愈，仅需定期 CT 随访。如果瘤腔进行性扩张和(或)内漏持续不愈合，则是Ⅱ型内漏行干预治疗的指证(图 22.5)。Ⅱ型内漏行干预治疗方法多样，可以采用经血管栓塞术、手术切开或腹腔镜下缝合结扎术、动脉瘤腔放置聚合填充物等方法。

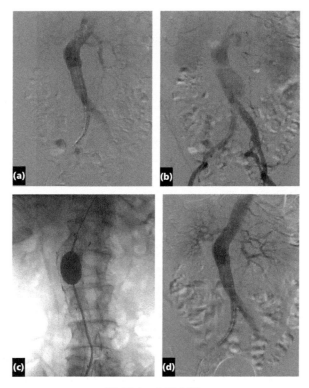

图 22.4　Ⅰ型内漏。

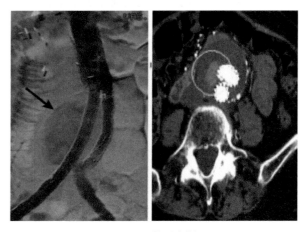

图 22.5　Ⅱ型内漏。

Ⅲ型内漏

Ⅲ型内漏继发于血管移植物断裂或者其自身连接部位贴合不严时,血流在高压下流入瘤腔内,造成瘤腔内压力突增,短时间内出现破裂的风险增加。与Ⅰ型内漏一样,一旦发生Ⅲ型内漏术者应在术中及时修复,不过由于支架技术的不断进步,此型内漏较罕见。对分支大小的错误的评估导致支架扭曲,也是引起Ⅲ型内漏的原因之一(图 22.6)。Ⅲ型内漏的治疗需要再放置一个覆膜支架对断裂部位进行修复。

内漏的预测因素

Ⅰ型内漏及支架移位最常见的预测因素包括瘤颈成角、瘤颈短缩、瘤颈直径过长、腹主动脉瘤最宽处直径过大、血栓形成及髂动脉解剖结构复杂。覆膜支架植入部位特别是瘤颈近端及髂总动脉分界处存在大量的血栓或者严重钙化,可以使覆膜支架锚定不满意,而增加支架移位及Ⅰ型内漏的发生。所以说,钙化和(或)血栓影响覆膜支架的植入锚定情况,并影响瘤腔闭合情况。

术后继发的Ⅰ型内漏及支架移位最常见的预测因素包括瘤颈扩张、被覆膜支架封闭的瘤腔发生形态学改变(最常见的是瘤腔纵向收缩)、覆膜支架短缩和近远端压缩导致的支架移位。除此之外,动脉瘤腔的大小也是预测支架是否发生移位的关键因素[7]。

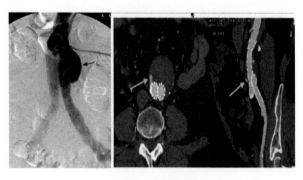

图 22.6　Ⅲ型内漏。

支架移位

　　EVAR 术中应用的大多数覆膜支架是依靠近端的钩状结构锚定在血管壁，动脉管壁不规则和钙化的存在可使近端支架附着能力下降，正常血流通过时易引发支架向远端移位。Powerlink 系统使用了一种新方法将降低这一问题。除了近端锚定之外，分叉型支架骑跨在正常的主动脉分叉处，也可以起到固定支架防止支架移位的作用。

支架移位的预测因素

　　支架移位的发生率与严重的肾下型瘤颈成角密切相关，严重的成角造成支架和瘤颈之间出现空隙，从而增加 I 型内漏的发生率。一项小规模的试验显示[8]，支架的硬度也是这类患者发生支架移位的原因之一[7]。

覆膜支架分支闭塞

　　覆膜支架分支闭塞一般发生在植入支架后 2 个月，患者出现不典型的下肢不适感、新发跛行或者急性下肢缺血症状。此时可给予切开或者经皮血栓切除术重新恢复下肢血流，然后查明闭塞原因如分支血管迂曲、狭窄或者远端夹层。分支支架闭塞的易患因素包括分支血管细小、狭窄，覆膜支架支撑力不够和覆膜支架延伸至髂外动脉处[9]。

髂内动脉闭塞

　　EVAR 术中根据病变情况有时需行髂内动脉栓塞，如行髂内动脉栓塞可能会出现勃起功能障碍、臀肌间歇性跛行、阴囊皮肤蜕皮、骶部褥疮性溃疡及肠缺血等并发症。当患者股深动脉本身存在病变时，这些并发症发生的概率更高，因为股深动脉也可以提供这一区域的供血。所以术前应充分考虑髂内动脉栓塞的利弊再制订手术方案[10]。

肾动脉闭塞

覆膜支架植入后有不经意造成肾动脉闭塞的可能,另外支架移位时也可引起肾动脉闭塞。如果覆膜支架植入不满意,重新送入鞘管或者拉动支架尾部可以找到肾动脉开口。

操作要点

** 纠正肾动脉闭塞

一旦覆膜支架放置完毕, 唯一纠正肾动脉闭塞的方法就是从一侧股动脉血管入路送入一根导丝穿过主-髂动脉分支处到达对侧血管, 之后沿导丝送入鞘管以保护血管移植物尾端不被损伤,回拉导丝就能找到肾动脉开口[10]。

主动脉分支缺血

与主动脉分支缺血相关的两个主要因素包括髂内血管(主要是腰动脉)缺血引起的盆腔缺血及Ⅱ型内漏。如前文所述,髂内动脉栓塞术通常用于髂总动脉远端或髂内动脉存在瘤样扩张时的血管腔内修复术中。单侧或双侧髂内动脉栓塞行 EVAR 术最常见的并发症是臀肌间歇性跛行和勃起功能障碍。主动脉分支缺血的并发症包括持续性臀肌间歇性跛行、阳痿、缺血性结肠炎、结肠坏死(见于既往肠系膜下动脉损伤,既往结肠手术中结扎了肠系膜上动脉,或者肠系膜上动脉狭窄或闭塞)。在实际临床中,肠缺血更常见的原因是盆腔血管动脉粥样硬化栓塞,而非髂内动脉近端闭塞[11]。

其他并发症

EVAR 术后患者有发生造影剂肾病的风险, 因为每例患者应用造影剂的剂量有很大不同。除此之外,EVAR 术中有动脉栓塞的风险。术中植入覆膜支架还有可能造成肾动脉闭塞,尤其是有些患者同时存在副肾动脉闭塞时。支架向近端移位的现象比较罕见,一旦发生将造成肾动脉闭塞,导致急性肾衰竭。

在 EVAR 术中可发生肠系膜及盆腔/臀部缺血,且发病急骤,但除栓塞外,其发生率极低,属于小概率事件。术前仔细进行图像分析、定位、必要时进行选择性或逐步血栓栓塞术均可以减少这种并发症的发生。前面已经介绍了一些肠系膜异常或支架植入位置不佳的例子,这些都是为了强调术前进行病史回顾及图像分析研究的重要性。术前要求进行图像分析、识别所有主要分支并精确测量其长度、直径。

注意事项

所有覆膜支架最大的局限性是支架系统的型号不全,尽管目前已有多种型号的支架,但仍存在潜在风险。髂动脉细小、迂曲和(或)存在严重疾病的患者有髂动脉破裂、穿孔的风险。这些并发症可以发生在术中的任意阶段,但最常发生在推送或拔除支架系统或鞘管时。最安全的方法是术中备用一个主动脉封堵球囊。

先进技术和特殊技术

近端锚定技术

为了适应一些肾下型腹主动脉瘤存在瘤颈迂曲的病变,一些制造商改进了他们最初的设计理念,增加了覆膜支架的柔韧性。新一代的覆膜支架(如 Zenith、Excluder、Aorfix)设计了倒刺形、回形针结构或钩状结构来进行近端锚定[7]。

操作要点

*** 怎样才能将传送系统顺利导入成角部位?

由于血管的解剖结构无法改变,预防血管成角引起的支架移位只能通过改进手术技术或者改进覆膜支架制造工艺来实现。改善手术技术可从改变导入传送系统的方式开始[12]。例如:如果血管在冠状面上向一侧成角,则应从成角的反方向导入传送系统以便顺利通过成角部位[7]。

*** 怎样测试覆膜支架

植入覆膜支架前应测试支架是否与瘤颈匹配,这通常是很有帮助的。在送导丝前进行导丝塑形可以帮助导丝顺利通过动脉瘤及瘤颈的中轴线[12]。在术中应用硬导丝(如 0.035 英寸的 Lunderquist 或 Amplatz 导丝)也有一定的优势,但需要同时保持谨慎、缓慢送入支架[12]。另外,尝试对已经释放的覆膜支架进行复位是不明智的,因为这会增加支架移位的风险。当患者存在严重的肾下型瘤颈成角和(或)短瘤颈时,可以采用 Excluder 覆膜支架来预防支架向远端移位及 I 型内漏的发生[7,13]。

*** 何时选用 Palmaz 支架

当肾下型瘤颈存在复杂的解剖学结构时,其中一种解决方法是在植入 Excluder 覆膜支架之前先放置 Palmaz XL 支架,这给我们提供了一个可靠的模型使 Excluder 覆膜支架更好地锚定并防止支架向远端移位。联合应用 Excluder 覆膜支架及 Palmaz XL 支架可以成功地预防 I 型内漏及远端支架移位的发生[7]。

***Endowedge 技术

Endowedge 技术对于肾动脉下瘤颈较短的患者也能够获得满意的效果,在 Excuder 支架植入时能较好地覆盖近肾段瘤颈[13]。这种技术能够使肾动脉成形术所需的球囊锲入 Excluder 支架近端 4mm 的扇形区域,而肾动脉球囊的传送可以通过上臂的动脉入路。覆膜支架头端的 2~3 个支架梁需要缓慢扩张(Flowering 技术),之后前送肾动脉球囊完成最终释放[7]。

***Kilt 技术

主动脉颈部呈漏斗状或反锥形的患者,可以采用一种称为"Kilt 技术"的辅助操作技术。这种技术是在支架主体部分展开前,在肾下主动脉瘤远端先展开一个主动脉 cuff 支架[13]。而 Exclude 支架近端有倒刺结构,这使支架锚定在主动脉上,从而防止支架移位。之后小心地送入适当型号的球囊进行扩张,达到封闭动脉瘤的治疗效果[7]。

一些新设备的临床研究结果

修复腹主动脉瘤的 Aorfix 支架系统

新一代的覆膜支架 Aorfix 支架系统可以克服存在复杂解剖

结构的肾下型瘤颈,目前在美国尚处于临床试验阶段,Aorfix 支架采用聚酯纤维材料制成, 其中镍钛合金框架起到一定的支撑作用。Aorfix 支架近端镍钛合金制成的回形针结构可以使支架固定在主动脉壁上。目前结果显示,术中应用 Aorfix 支架效果满意,各项指标良好:包括手术成功率、死亡率及并发症(如内漏、支架移位、支架断裂)发生率均得到满意结果[8,12]。该支架柔韧性好,可用于严重迂曲的肾下型瘤颈。另外, 由于 Aorfix 支架独特的环形设计,可以对抗支架扭曲变形、耐受支架型号偏大,且不会导致瘤腔压力增加。对于严重瘤颈成角的患者,应用 Aorfix 支架仅出现极低的 I 型内漏发生率[7]。

EndoRefix 镍钛合金夹

术后腹膜支架出现远端移位的患者,可以沿导管和 16F 的鞘管送入镍钛合金夹,使覆膜支架固定在血管壁上。目前在美国 EndoRefix 镍钛合金正进行临床试验,针对的患者是术后出现支架向远端移位或因肾下型瘤颈解剖结构复杂易出现支架移位及 I 型内漏的患者。既往植入聚酯纤维材料覆膜支架的患者才能应用 EndoRefix 镍钛合金夹。而聚四氟乙烯材料的覆膜支架则因存在被 EndoRefix 镍钛合金夹损坏的风险而不宜采用。另一个能预防支架移位的新型支架是 Aptus 支架,该支架包含的血管内锚定结构可预防支架移位[7]。

Anaconda 支架

Anaconda 支架目前也在美国进行临床试验,它是 EVAR 术下一代覆膜支架的代表。Anaconda 支架是目前唯一一款能够允许支架释放后重新定位的覆膜支架。它具有特殊的柔韧性及较好的操控性,可以帮助支架精确定位,即使是遇到复杂、有挑战性的解剖结构,该支架也能选择最佳的植入位置[7,14]。

操作要点

主动脉包裹技术

EVAR 术后无法修复 I 型内漏时,主动脉包裹技术是一个重要的外科修复手段。该技术要求开腹手术,在肾下的腹膜后腔左侧切一个约 5cm 切口,暴露主动脉瘤及双侧肾动脉,将肾动脉下的主动脉与周围组织分离并切开。然后将移植物通过植入主动脉处,通过移植物可使 12mm 的 Hemashield 血管移植物送入主动脉瘤颈处,从双肾动脉下开始包绕主动脉瘤颈。对移植物的植入情况进行评估并固定,予 2/0 的非吸收性聚酯缝线缝合。此时行腹主动脉造影检查 I 型内漏情况,如结果满意,为预防肠对血管移植物的腐蚀可将大网膜放置于十二指肠及主动脉移植物之间,最后常规缝合腹部切口[7,15]。

先进技术

*** 用 Amplatzer 封堵器封闭内漏

　　一名 65 岁的男性患者,出现典型症状发作,诊断为肾下型腹主动脉瘤。患者进行了聚酯材料的移植物植入术(Sulzer Vascutek),近端吻合位于肾动脉下,远端吻合位于主动脉分叉水平。2 个月后出现背痛、贫血、晕倒等症状,腹部 CT 造影检查示近端吻合口瘘,并且有高速流动的血液进入瘤腔,使瘤腔直径到达 9cm。图像很明显可以看到一个狭窄的颈连接着两个增大的瘤腔,一个位于近左肾动脉起始处,另一个位于肠系膜上动脉近端附近。经介入放射科和介入心血管科会诊后,决定尝试使用房间隔封堵装置经皮修复内漏。

　　患者被送往导管室后,予以局部麻醉,并于右股动脉行经皮穿刺术入路。送入 Simmons 2 导管,并手动注射造影剂。图像可见一个直径大约 4mm 的瘤颈,并且在到达巨大瘤腔之前逐渐变细。修复手术首先应用 6F 的 Judkins 右导管和亲水导丝,当导管推送入动脉瘤处时,将亲水导丝更换为支撑力更强的导丝。通过指引导管送入尺寸较大(腰部直径 8mm)的房间隔 Amplatzer 封堵器。从另一侧股动脉置入的导管注射造影剂,确认封堵器放置满意。封堵器放置后可见远端圆盘在动脉瘤内,而近端圆盘在主动脉瘤颈处,主动脉造影显示主动脉瘤内无明显造影剂进入,手术结束[16]。

参考文献

1. Alzubaidi A, MacDonald S, Clement J, et al. Percutaneous closure of a paraanastomoticm abdominal aortic graft leak. *Catheter Cardiovasc Interv* 2006;**68**:799–802.
2. Hallett JW Jr. Management of abdominal aortic aneurysms. *Mayo Clin Proc* 2000;**75**:395–9.
3. Tan JWC, Yeo KK, Laird JR. Food and drug administration–approved endovascular repair devices for abdominal aortic aneurysms: A review. *J Vasc Interven Radiol* 2008;**19**:S9–S17.
4. Dillavou ED, Mu luk SC, Rhee RY, et al. Does hostile neck anatomy preclude successful endovascular aortic aneurysm repair? *J Vasc Surg* 2003;**38**:657–63.
5. Chane M, Heuser R. Review of interventional repair for abdominal aortic aneurysm. *J Interven Cardiol* 2006;**19**:530–8.
6. Carpenter JP. For the Endologix Investigators. Midterm results of the multicenter trial of the Powerlink bifurcated system for endovascular aortic aneurysm repair. *J Vasc Surg* 2004;**40**:849–59.
7. Ghouri M, Krajcer Z. Endoluminal abdominal aortic aneurysm repair the latest advances in prevention of distal endograft migration and type 1 endoleak. *Tex Heart Inst J* 2010;**37**:19–24.
8. Albertini JN, DeMasi MA, Macierewicz J, et al. Aorfix stent graft for abdominal aortic aneurysms reduces the risk of proximal type 1 endoleak in angulated necks: bench-test study. *Vascular* 2005;**13**: 321–6.
9. Illig K, Green R, Ouriel K, et al. Fate of the proximal aortic cuff: implications for endovascular aneurysm repair. *J Vasc Surg* 1997;**26**:492–9.
10. Dieter R, Lair J. Endovascular abdominal aortic aneurysm repair. In: King S, Yeung A (eds), *Interventional Cardiology*. New York: McGraw Hill, 2007: 561–75.
11. Dadian N, Ohki T, Veith FJ, et al: Overt colon ischemia after endovascular aneurysm repair: the importance of microembolization as an etiology. *J Vasc Surg* 2001;**34**:986–96.
12. Albertini JN, Perdikides T, Soong CV, et al. Endovascular repair of abdominal aortic aneurysms in patients with severe angulation of the proximal neck using a flexible stent-graft: European Multicenter Experience. *J Cardiovasc Surg (Torino)* 2006;**47**:245–50.
13. Minion DJ, Yancey A, Patterson DE, Saha S, Endean ED. The endowedge and kilt techniques to achieve additional juxtarenal seal during deployment of the Gore Excluder endoprosthesis. *Ann Vasc Surg* 2006;**20**: 472–7.
14. Saratzis N, Melas N, Saratzis A, et al. Anaconda aortic stent-graft: single-center experience of a new commercially available device for abdominal aortic aneurysms. *J Endovasc Ther* 2008;**15**:33–41.
15. Younis G, Messner G, Gregoric I, Krajcer Z. Aortic wrap as a novel technique of type I endoleak repair. *Ann Vasc Surg* 2006;**20**:690–5.
16. Alzubaidi A, MacDonald S, Clement J, et al. Percutaneous closure of a paraanastomotic abdominal aortic graft leak. *Catheter Cardiovasc Interv* 2006;**68**:799–802.

第 23 章

肾动脉介入治疗

Gianluca Rigatelli, Ho Thuong Dung, Paolo Cardaioli

难点

  肾动脉狭窄(RAS)常见于高血压及周围血管病变患者。对于严重肾功能病变患者,如何成功植入支架,进而预防其导致的顽固性高血压、早发肾衰竭是一大挑战。

非侵入性评估

超声检查

  肾动脉超声及多普勒超声为评估肾动脉狭窄最经济有效的方法,包括功能评估,如跨病变压力阶差、血管组织阻力评估。其特异性、敏感性大约为90%,并且与操作者水平相关。

CT 和 MRI

  磁共振血管成像(MRA)及 CT 血管造影(CTA)诊断肾动脉狭窄的特异性(98%~99%)、敏感性(92%~93%)相似,选择哪一种检查方法取决于设备条件及患者情况(如肾衰竭患者使用碘造影剂受限,故不用 CTA;有股动脉植入物的患者则不推荐进行 MRA 检查)[1]。

肾脏闪烁扫描术

  核素血管造影或卡托普利闪烁扫描术的原理均基于双侧肾脏灌注不同,对于肾动脉狭窄的诊断并无帮助,但可用于肾动血运重建前后的功能评价[2]。

侵入性评估

腹主动脉成像

腹主动脉成像主要用于定位肾动脉起源、确定副肾动脉及狭窄病变最显著部位,尤其是开口病变,因其为肾动脉狭窄最常见的病变类型。同时腹主动脉造影还可用于鉴别其他合并的血管病变如血管瘤、夹层及血栓。

操作要点

* 诊断性主动脉成像

将 4~6F 诊断用猪尾导管置于膈肌下方,以 LAO 20°投照体位检查左右肾动脉。注射器以 8~10mL/s 速度注入 20~25mL 造影剂。对于难以屏息的老年患者,推荐使用数字减影技术处理图像,但并非必须进行。

诊断性肾动脉造影

数字减影血管造影(DSA)为确定肾动脉正常血管结构及病变情况的"金标准"。迄今为止,该方法是可行性最强、最广为应用的成像手段。肾动脉狭窄包括最常见的开口处狭窄(开口病变)、较少见的动脉段狭窄(真性病变)以及二者兼备型狭窄(混合病变)[3]。

技术:肾动脉造影

常用手术操作方法为以 LAO 30°投照体位在肾动脉上方的 L1~L2 水平插入 4F 或 5F 猪尾导管。注射器以 10~20mL/s 速度注入 25~30mL 造影剂,结合数字减影技术便可以清晰显示双侧肾动脉(图 23.1)。当肾动脉造影与冠状动脉造影同时进行时,应尽量减少造影剂剂量。对于病变严重程度不清楚或者在冠状动脉造影之后进行肾动脉造影的患者,应采用 Judkins 诊断性造影导管进行选择性造影。在上述情况中,尤其是肾功能较差或者肾功能不全者,每侧肾动脉造影使用 5~8mL 造影剂应足以判断狭窄程度(图 23.2)。

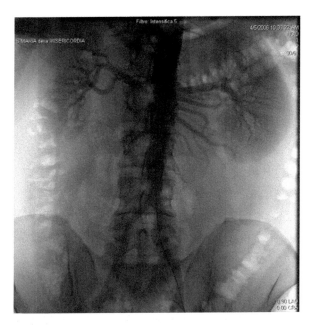

图 23.1　对一名冠状动脉三支病变、肾功能轻度受损的患者行腹主动脉造影,提示其右肾动脉严重狭窄。

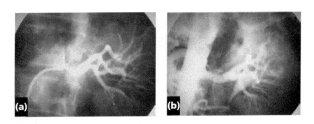

图 23.2　合并冠心病患者的肾动脉狭窄形式可能略有不同:(a)　常见开口病变可能变成混合形式。(b)混合型肾动脉狭窄需要更长的支架进行治疗。

　　对于有冠状动脉多支病变的患者而言,冠状动脉造影同时进行肾动脉造影可帮助判断全身血管的状态,以除外肌酐正常患者可能存在的肾动脉病变(框 23.1)[4]。

操作要点

** 桡动脉入路行肾动脉造影

通过桡动脉进行肾动脉造影较经股动脉造影更容易,因为其从近足端发源于主动脉。肾动脉造影可选用的导管包括Judkins 导管、多向导管、较长的乳内动脉导管(125cm)。经桡动脉植入肾动脉支架可采用冠状动脉介入治疗的方法,并且经桡动脉介入更易使导管到位。对于体型较大的患者,应采用更长的球囊导管(150cm)及支架[6]。经桡动脉介入的优点与经桡冠状动脉介入的优点相似:穿刺部位并发症少、患者可更早下地活动、可门诊治疗、费用更少。

血流储备分数

在某些病例中,通过血流储备分数(FFR)评估病变处压力阶差是可行的。以 0.9 为界值判断狭窄是否可能导致肾素增多,进而造成肾血管性高血压[5]。

技术:压力导丝测量

血管内压力可通过一种精准、微型探头(直径 0.014 英寸)的压力导丝 Presswire XT 进行测量。在肾动脉选择性注入罂粟碱后 60s,可测量 15~20 个周期后取平均值作为测量值。通过SmartFlow 系统进行数据分析,计算包括基线平均压差、充血状态平均压差、肾动脉 FFR。在狭窄远端选择性注入罂粟碱目的是使血管扩张最小化。用较小的导管(4F 或者更小)通过狭窄病变处。用非肝素化的生理盐水将罂粟碱稀释为 8mg/mL 溶液,然后弹丸式注射入肾动脉。而后将注射导管撤出,测量跨病变处压力阶差。测量结果按如下公式进行计算:肾动脉 $FFR = Q_{max}, s/Q_{max}, n =$

$(Pd-Pv)/(Pa-Pv)$。其中 Q_{max},s 指狭窄节段最大血流;Q_{max},n 指正常节段最大血流;Pd 指狭窄远端压力;Pv 指静脉压力;Pa 指主动脉压力。如将中心静脉压设为 0, 则公式可简化为肾动脉 FFR= Pd/Pa。该公式提示在无动脉狭窄的情况下,肾动脉 FFR=1[7]。

血管内超声

当病变严重度及长度难以确定或不能完全除外开口病变时,可采用血管内超声(IVUS)检查。

肾动脉狭窄的造影及血流动力学诊断标准

回撤时的压力阶差测定并不可靠。应用双导管法测量跨病变压差:在病变远端、近端分别放置导管(4F、6F)并进行压力测定。在病变远端压力导丝测定的值尚可接受。肾动脉狭窄诊断标准如下:

1. 定量冠状动脉分析判断狭窄达 80%。
2. 50%~80%的狭窄合并压差峰值>20mmHg。

支架术

有三种技术可用于肾动脉狭窄造影:导管技术(直接法)、双导管技术(间接法,将诊断性导管插入较大的导丝中)以及导丝技术(间接法),即进行双侧股动脉穿刺,一侧插入导丝,另一侧插入猪尾导管。

入路

通常使用 5F 或 6F(肾动脉直径 4~6mm)或者 7F(肾动脉直径 6~8mm)鞘管经对侧股动脉操作。从对侧股动脉操作可以使肾动脉开口处导管更容易到位、器械支持性最佳(图 23.3)。若髂股动脉间解剖关系复杂,或者肾动脉分支处夹角较大,则考虑选择肱动脉或者桡动脉入路。

导管

推荐导引导管为股动脉入路的肾脏双曲 Judkins 导管或者肱动脉、桡动脉入路的 MP 导管。对于严重钙化的主动脉,可使

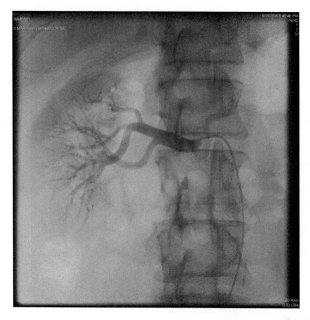

图 23.3　肾动脉狭窄的情况下,通过对侧入路可以获得更好的导管支撑。

用亲水导丝,头端外露 2cm 可以保证安全进行肾动脉插管,尤其是优选 7F 导管(无接触技术)。该技术可帮助避免主动脉或者肾动脉夹层。

导丝

如何选择导丝十分重要:0.14 英寸冠状动脉、软头、预成型导丝为大多数病例的首选。某些情况下,也可选用 0.18 英寸的导丝,但由于其僵硬度增加,所以操作时需要更加小心。应当避免使用亲水导丝,因为其穿透远端肾小动脉的风险会增加。将导丝置于肾动脉主支末端,远离肾皮质处(图 23.4)。

滤器

目前远端保护装置被认为有助于预防远端血栓及肾功能不全,但其相关证据尚不足。根据肾动脉粗细,可选择球囊阻塞

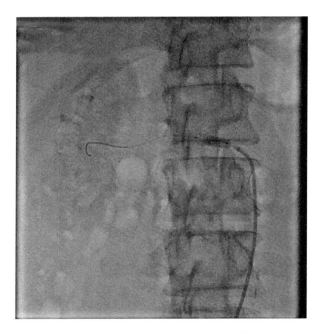

图 23.4 导丝不应插入过深至肾小动脉,以避免医源性穿孔。应使用非亲水性导丝。

(Percusurge)、偏心性(Filter-Wire)及向心性(Angioguard)滤器。一般情况下首选偏心性或者向心性滤器,因为其更容易到位且肾动脉穿孔风险更低,特别是对于软、乳白色、溃疡性狭窄(图 23.5),尤其是肾动脉主干长达 15~16mm 的情况(图 23.6 和图 23.7)。肾动脉早分叉为远端保护装置的禁忌证[8,9]。

球囊

对于大多数病变,直接支架治疗为首选方案,但某些情况下需要预扩张。小外径、0.014 英寸单轨冠状动脉球囊(1.5~2.5mm×15~20mm)充气后适用于大多数严重狭窄病变的支架植入术。球囊充气时应使用气压计,尤其是对于钙化严重的病变。以 1atm/3~4s 速度缓慢充气,观察病变处情况改善后可将充气压力加至最大 8~10atm。在充气过程中紧握球囊导管及导丝,以避免移位。患者

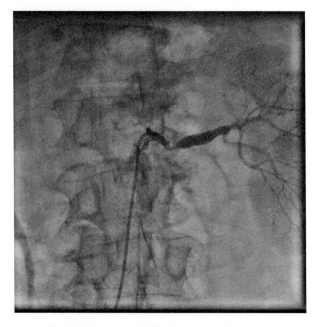

图 23.5 典型肾动脉狭窄，可从滤器辅助的经皮肾动脉血运重建中获益。分叉处距离狭窄病变较远，肾动脉长度<15mm。

感到疼痛时终止充气，并检查是否有夹层形成或肾动脉撕裂。

支架

选择合适的支架对于患者取得良好的近期及远期预后至关重要[10,11]。对于开口处及血管主体部分的局部钙化病变，轴向张力较高的支架，如 4~6mm×12~18mm 不锈钢材质、球囊扩张型支架应为首选。该类支架不仅可以被精确放置到位，而且在过度加压后也仅发生轻度缩短。漫长弥漫病变最好应用 4~6mm×15~18mm 不锈钢材质、球囊扩张型支架治疗。目前有意见推荐药物涂层支架，但尚处于研究中。对于肾动脉狭窄病变，开口狭窄以及肾动脉 4~5mm 情况下更推荐冠状动脉 Chromo-balt 支架而不是不锈钢材质的支架，因其更高的轴向张力可以更好地保护开口。在腹主动脉内，将球囊扩张型支架置于开口处以上 2~3mm 以保

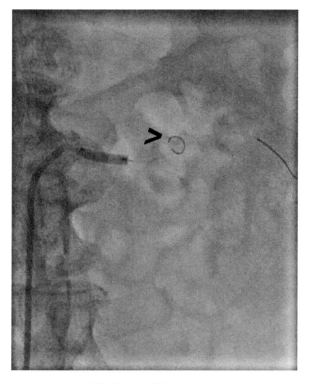

图 23.6　3.5~5.5mm 滤器(箭头)被放置于 0.014 英寸非亲水导丝上方。

证能够覆盖开口。12~16atm 应足以放置支架,支架放置到位后,将球囊回撤至开口处以外 2~3mm,同时缓慢推进导管直至达到同轴性,而后高压快速给球囊打气以扩张开口部位的支架。最后通过向导管内缓慢注入造影剂,评估肾实质全段。手术完成后,在腹主动脉内将导管换为诊断用猪尾导管。建议利用数字减影技术评估有无主动脉损伤。

操作要点

*** 肾动脉早分叉(短主干)的介入治疗

　　肾动脉主干较短的情况下有必要使用对吻球囊,选择 7F 或 8F 导管。强烈建议像冠状动脉介入一样在主支血管植入支架时,对边支血管进行扩张。在双侧肾动脉分支均放置导丝,根据

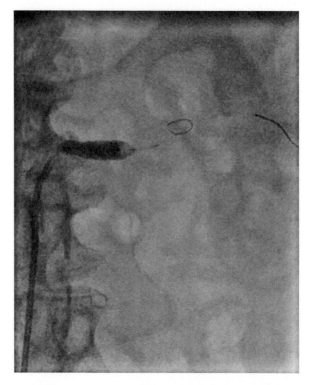

图 23.7 支架植入；注意开口严重钙化导致的切迹。

肾动脉大小选择球囊（例如，5mm 肾动脉主干选择 3mm×2mm 球囊）。球囊对吻后，同时以相同压力撤出球囊（10~12atm），在腹主动脉中支架近端将球囊撤离，而后以高压（12~14atm）扩张动脉开口部位的支架。

*** **肾动脉分叉病变的序列 crushing 技术**

　　肾动脉分叉病变的介入治疗方法类似于冠状动脉开口病变的治疗。如果使用 7F 导管，采用常规方法即可。如果使用 6F 导管，则需要采用序列 crushing 技术。冠状动脉球囊需充气至正常加压压力。首先在分叉病变上方的主支血管内放入非顺应性球囊，而后植入支架，保证其覆盖边支病变的同时，深入主支血管分叉处近端 4mm。随后撤出主支血管内的球囊，以保证其中点位于支架近端标志物的水平。以标准压力充气即可将支架放置到位。随后撤出支架球囊及相应导丝,此时,将主支血管内的球囊充气至 20atm 来挤压支架近端。然后撤出球囊并在主支血管内放入第二枚支架,后续按照常规进行后扩张、对吻技术即可[12,13]。

并发症

尽管发生概率很小,但仍有可能出现一些并发症,包括危及生命的情况。主要并发症包括:远端栓塞、主动脉夹层、肾动脉撕裂以及肾脏穿孔(表 23.1)。其中肾动脉夹层较为常见,但因有支架植入所以不会造成生命威胁。主动脉夹层则因为有生命危险需要手术治疗。

动脉撕裂及穿孔

与冠状动脉撕裂相似,肾动脉撕裂可以通过覆膜支架治疗(图 23.8)。肾动脉穿孔需要通过造影以及 CT 扫描评估,并且可以使用栓塞圈封堵。肾动脉造影中同样可使用微导管。小线圈规格应依据穿孔血管大小来决定:3F 微导管选取 0.014~0.07 英寸的铂微线圈。如果无法使用微导管,也可以选择使用导丝头端小球囊(1.5mm)释放微线圈。如果患者情况仍无好转,则需要考虑外科干预。

表 23.1　并发症处理

并发症	处理
肾动脉撕裂	以较低压力延长球囊扩张时间-覆膜支架
肾脏穿孔	立即栓塞
远端夹层	球囊或支架
急性及亚急性支架血栓	局部溶栓、再扩张
脂肪栓塞	抗聚药物、皮质类固醇
	心功能及肾功能不全的治疗方法

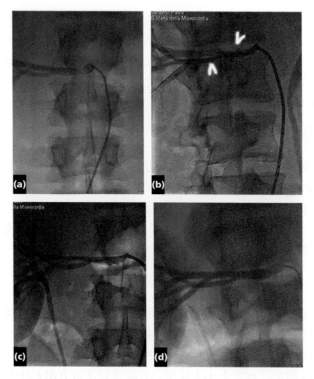

图 23.8 肌纤维发育不良患者肾动脉撕裂及夹层。(a)诊断性肾动脉造影显示狭窄部位位于开口以上。(b)球囊扩张后,动脉近端撕裂(箭头)及主要分支出现夹层(箭头)。(c)延长球囊扩张时间。(d)支架植入术后造影结果。

再狭窄

肾动脉支架通畅性较好,长期随访提示仅有 10% 的病变因支架内再狭窄需要行靶血管血运重建(TVR)。与其他患者相比,支架最终内经<5mm 的动脉及单肾的患者需要 TVR 的风险增加 2 倍以上。近期研究提示再狭窄发生率在肾脏小动脉(血管直径<4.5mm)为 36%,较大肾动脉(血管直径>6mm)为 6.5%[13]。支架内再狭窄球囊血管成形术治疗后 6 个月随访提示复发率为 22%~43%。支架治疗术后应通过多普勒血管超声及 CTA 进行随访,并且定期复查肌酐清除率、肾脏扫描成像法监测肾功能。

　　再次植入支架或者单纯球囊扩张治疗肾动脉支架内再狭窄仍是一大挑战,尤其是对于病情较重的患者来说。支架内再狭窄可通过 IVUS 指导下植入紫杉醇涂层药物支架治疗, 其 6 个月通畅率令人满意。

肾脏去交感神经消融术

　　肾脏交感神经活性增高对高血压的进展及维持有重要作用。肾动脉外膜的交感神经激活可以导致 Na^+ 重吸收增加,肾素分泌增加以及肾脏血浆流量减少。通过脊髓背根的交感传出神经,可以增强中枢交感神经活性[14,15]。肾脏去交感神经消融术采用头端带有电极片的消融导管, 通过发出超声波针对性消融肾动脉周围的传入及传出交感神经纤维。一般会通过桡动脉或者股动脉入路,在双侧肾动脉选择 4~6 个消融点实施手术。近期试验提示该方法可以在 2 年时显著降低收缩压 25~30mmHg、舒张压 10~15mmHg[16,17]。

病例分析

支架术后主动脉血肿

　　患者右侧肾动脉开口处存在 70%~80% 的狭窄,接受了肾动脉支架介入治疗。在狭窄病变处以 6mm×20mm 球囊预扩张并植入支架后,患者出现严重后背疼痛。收缩压从 170mmHg 降至 80mmHg。紧急动脉造影提示局部主动脉夹层存在,为 DeBakey Ⅰ型急性腔内血肿(动脉壁新月形增厚,升主动脉-腹主动脉无造影剂增强), 并且从右肾动脉开口处延伸出 5cm 长的主动脉夹层病变。高血压患者因为血压升高,可以导致动脉壁受损,因而在球囊加压后可能导致动脉撕裂。介入干预可导致滋养小血管破裂出血,形成急性腔内血肿。若主动脉存在较多钙化的粥样硬化性病变,可能会预防动脉夹层进展。对于急性腔内血肿累及升主动脉的患者,应考虑外科手术。但在某些病例中,强化药物治疗也可稳定患者病情[18]。

先进技术

伴有主动脉瘤夹层的肾动脉复杂支架植入术

60 岁白人男性,既往有胸主动脉瘤、中度主动脉狭窄、降主动脉夹层,曾接受主动脉瓣置换术以及主动脉根部假体置换。2个月后患者出现顽固性高血压。腹主动脉 MRA 提示有累及腹主动脉大部分的夹层。左肾动脉起始端显著狭窄,伴有左肾供血不足。夹层累及主动脉远端。管腔直径 2.2cm。患者接受了胸主动脉及腹主动脉造影,同时也接受了左右肾动脉选择性造影。从主动脉根部打入造影剂提示原植入假体出现畸形, 腹主动脉造影提示右肾动脉主支及侧支从此腔中发出,并且形态均正常。此腔中并无其他分支发出。可经左股动脉入路将 Storq 导丝在荧光导引下经猪尾导管送入主动脉根部, 以保证可以顺利进入升主动脉。随后将猪尾导管通过左股动脉逆行送入假腔,并再次做腹主动脉成像。该造影提示髂动脉、肠系膜上动脉及左肾动脉从假腔中发出。左肾动脉开口处被显著累及。在左肾动脉处放置7F 导管,选择性造影提示近端处 90%严重狭窄。对病变处进行扩张并植入支架,患者的高血压得到明显缓解[19]。

覆膜支架治疗肾动脉瘤

63 岁女性,高血压急剧进展,怀疑为肾血管性高血压,偶然发现左肾动脉存在动脉瘤。该樱桃形动脉瘤大小为 12~13mm,位于供应肾脏下极的两支叶间动脉起始处的近端。患者肾功能正常,无动脉粥样硬化性肾动脉狭窄征象。将 8F 左乳内动脉导管插入肾动脉,并且将自制覆膜支架成功植入动脉瘤处[20]。

参考文献

1. Jurgen J, Wildermuth S, Pfammatter T, et al. Aortoiliac and renal arteries: prospective intraindividual comparison of contrast-enhanced three-dimensional MR angiography and multi-detector row CT angiography. *Radiology* 2003;**226**:798–811.

2. Rigatelli G, Rigatelli G. Malpractice in invasive cardiology: is angiography of abdominal aorta or subclavian artery appropriate in patients undergoing coronary angiography? A meta analysis. *Int J Cardiovasc Imaging* 2005;**21**:591–8.

3. Rigatelli G, Roncon L, Rinuncini M, et al. Angiographic characteristics of renal arterial disease over the spectrum of coronary artery disease. *Am J Nephrol* 2005;**25**:116–20.
4. Rigatelli G, Rigatelli G. Predictors of renal artery stenosis in patients with normal renal function undergoing coronary angiography. *Minerva Cardioangiol* 2006;**54**:145–9.
5. De Bruyne B, Manoharan G, Pijls NH, et al. Assessment of renal artery stenosis severity by pressure gradient measurements. *J Am Coll Cardiol* 2006;**48**:751–5.
6. Blum U, Krumme B, Flugel P, et al. Treatment of ostial renal-artery stenoses with vascular endoprostheses after unsuccessful balloon angioplasty. *N Engl J Med* 1997;**336**:459–65.
7. Subramanian R, White CJ, Rosenfield K, et al. Renal fractional fl ow reserve:A hemodynamic evaluation of moderate renal artery stenoses *Catheter Cardiovasc Interv* 2005;**64**:480–6.
8. Edwards MS, Craven BL, Stafford J, et al. Distal embolic protection during renal artery angioplasty and stenting. *J Vasc Surg* 2006;**44**:128–35.
9. Henry M, Henry I, Klonaris C, et al. Renal angioplasty and stenting under protection: the way for the future? *Catheter Cardiovasc Interv* 2003;**60**:299–312.
10. van de Ven PJ, Kaatee R, Beutler JJ, et al. Arterial stenting and balloon angioplasty in ostial atherosclerotic renovascular disease: a randomised trial. *Lancet* 1999;**353**:282–6.
11. Lederman R, Mendelsohn F, Santos R, Phillips H, Stack R, Crowley J. Primary renal artery stenting: characteristics and outcomes after 363 procedure. *Am Heart J* 2001;**142**:314–23.
12. Granillo G, van Dijk LC, McFadde EP, et al. Percutaneous radial intervention for complex bilateral renal artery stenosis using paclitaxel eluting stents. *Catheter Cardiovasc Interv* 2004;**64**:23–7.
13. Bates MC, Rashid M, Campbell JE, Stone PA, Broce M, Lavigne PS. Factors influencing the need for target vessel revascularization after renal artery stenting. *J Endovasc Ther* 2006;**13**:569–77.
14. Symplicity HTN-1 Investigators. Catheter-based renal sympathetic denervation for resistant hypertension: durability of blood pressure reduction out to 24 months. *Hypertension* 2011;**57**:911–17.
15. Brandt MC, Mahfoud F, Böhm M, Hoppe UC. Renal sympathetic denervation. [A novel interventional treatment option for therapy-resistant arterial hypertension.] *Herz* 2011;**36**:8–11.
16. O'Brien E. Renal sympathetic denervation for resistant hypertension. *Lancet* 2009;**373**:96–81.
17. Krum H, Schlaich M, Whitbourn R, et al.Catheter-based renal sympathetic denervation for resistant hypertension: a multicentre safety and proof-of-principle cohort study *Lancet* 2009;**373**:1275–81.
18. Park JH, Rhee YS, Ko JK. A case report of type I acute aortic intramural hematoma with localized dissection as a complication of renal artery stenting. *Catheter Cardiovasc Interv* 2005;**65**:552–5.
19. Awadalla HM, Salloum JG, Smalling RW. Renal artery compromise treated percutaneously in a patient with chronic aortic dissection: A case report. *Catheter Cardiovasc Interv* 2004;**61**:445–4.
20. Pershad A, Heuser R. Renal artery aneurysm: Successful exclusion with a stent graft. *Catheter Cardiovasc Interv* 2004;**61**:314–16.

第 24 章

颈动脉闭塞性疾病

Gianluca Rigatelli, Paolo Cardaioli, Horst Sievert

> **难点**
>
> 　　大多数颈动脉疾病是由于高胆固醇血症导致动脉粥样硬化造成的。然而,其他罕见的病症如肌纤维发育不良、自发性颈动脉夹层和急性主动脉夹层延伸至颈动脉也可引起有症状的颈动脉疾病。颈动脉病变支架手术不造成脑卒中(主要的及次要的)的确是一个伟大的挑战。

肌纤维发育不良

　　肌纤维发育不良(FMD)不是一种以动脉粥样硬化及血管炎症而是以动脉血管壁增厚为特点的疾病[1]。颈动脉 FMD 在中年女性中最常见, 她们可能有症状或无症状, 临床表现包括脑卒中、短暂性脑缺血发作(TIA)、颈动脉夹层、Horner 综合征、颅神经麻痹或蛛网膜下腔出血。目前病理生理学和自然病史并不清楚。大体病理临床表现包括颈动脉伸长、扭曲、卷曲、自发性夹层及动脉瘤样变性。无论对于有症状患者甚至无症状患者都建议抗血小板治疗。外科血运重建和血管内途径血运重建都可减轻颈动脉 FMD 患者的缺血症状。

自发性颈动脉夹层

　　自发性颈动脉夹层是颈内动脉或椎动脉血管壁非创伤性撕裂,男或女青年患者并不少见(25%的卒中患者年龄<45 岁)[2]。

血管内膜的撕裂造成一个血管壁内的血肿。内膜下夹层往往会造成狭窄,而血管外膜夹层可导致动脉瘤样变性。大多数病理关系已做了介绍,其中多数为结缔组织疾病。90%的患者会出现夹层同侧颈动脉供血区域的局部症状和体征,但有 10%的患者是无症状的。头部、面部或颈部疼痛、搏动性耳鸣是最常见的症状,因此源于这些症状和体征诊断缺血性卒中之前,磁共振成像(MRI)、计算机断层扫描血管造影(CTA)是非常必要的。

急性主动脉夹层延伸至颈总动脉

这种情况通常会导致难以忍受的突发性撕裂性疼痛。升主动脉夹层往往表现为前胸正中线疼痛,而降主动脉夹层则表现为背部疼痛。主动脉夹层风险因素包括高血压、妊娠、动脉粥样硬化和其他因素如马方综合征和(或)Ehler-Danlos 综合征导致主动脉瓣退行性变。假如夹层逆行向颈总动脉撕裂,患者则会出现脑缺血综合征。对于主动脉夹层累及升主动脉,或夹层逆行撕裂导致新发的脑缺血事件,这些情况都需要手术治疗[3]。

治疗

目前的治疗主要包括戒烟、阿司匹林抑制血小板、他汀类药物降低胆固醇水平以及药物控制高血压和糖尿病等治疗。治疗变化包括额外使用噻吩砒啶、氯吡格雷或华法林[4]。颈动脉支架植入术后的禁忌证见框 24.1。

框 24.1　颈动脉支架的禁忌证

解剖禁忌证

严重迂曲、钙化、主动脉弓严重粥样硬化(主动脉弓 III 型)

股髂动脉严重的扭结和迂曲或无可行的肱/桡动脉

病变部位有蒂的血栓

临床禁忌证

严重肾功能损害而无法安全使用造影剂

存在抗血小板药物使用禁忌证

手术过程

关于颈动脉手术术前以及术后操作过程见框 24.2。对于一个刚刚起步的中心,建议所有的这些评价应在操作前执行。当然,框 24.2 中的诊断测试在操作后重复进行也是必要的。

框 24.2　颈动脉手术术前及术后操作过程

- 适当的医疗和神经功能评价
- 术前做头颅 CT 或 MRI 了解解剖特性
- 正式的神经系统评估和术前及术后完成美国国立卫生研究院(NIH)卒中量表
- 一些术者仍然推荐在颈动脉血管成形术和支架植入术前做一个完整的脑血管造影检查。然而,随着 MRI 的普遍应用,造影似乎不那么重要。在我们中心很少进行 4 根血管的造影
- 支架植入术前及术后超声检查排除新鲜血栓并作为后续随访的基线
- 300mg 或 325mg 的阿司匹林和 75mg 的氯吡格雷口服,每天 1 次。不同于冠状动脉介入治疗,颈动脉支架植入术的目标不仅是防止支架植入后血栓形成,而且要避免支架植入前形成新鲜血栓。这些新鲜血栓可能在术中造成栓塞,所以阿司匹林和氯吡格雷的治疗至少应在手术 1 周前开始

手术过程

步骤 1:血管穿刺

　　股动脉途径最常用 4F 或 5F 的穿刺鞘。在解剖结构复杂或计划选择远端脑保护系统时,可使用 5~12F 12cm 的动脉鞘。如果髂动脉有病变则使用 23cm 的动脉鞘,如果存在腹主动脉瘤则使用 40cm 动脉鞘。患者使用肝素控制活化凝血时间(ACT)在 200~250s。

步骤 2:主动脉造影

　　5F 的猪尾导管通过 0.035 英寸的导丝进入升主动脉。主动脉弓造影后识别主动脉的解剖,获得血管的走行图帮助 5F 乳内动脉导管或 JR

导管进入颈总动脉（CCA）。在 CCA 插管之前应仔细抽吸并用盐水冲洗确保血管内没有任何碎片或血栓。

步骤 3a：颈动脉穿刺置管和选择性血管造影（长鞘管法）

通常使用 5F 的右冠状动脉诊断导管或猎头导管插入到颈总动脉。在亲水性导丝的指引下导管进入颈外动脉（ECA）。此时数字血管造影（路径图）显示颈外动脉的起源。交换一根 0.035 英寸的导丝，我们通常选择 Amplatz 硬导丝。诊断导管沿着导丝交换为一根 6F 90cm 的保护鞘，然后进入 CCA 下面的分支。轻轻地操作鞘管，以免造成 CCA 开口撕裂或动脉粥样硬化碎片移位。抽吸和冲洗保持没有空气。

步骤 3b：颈动脉的穿刺置管和选择性血管造影（导引法）

我们更倾向于采用无接触技术降低颈总动脉栓塞或夹层的风险：8F 多功能（MP）导管在标准 0.035 英寸导丝导引下在先前获得的路线图下小心进入主动脉弓。然后 0.035 英寸亲水导丝进入导管直到其近端提示退出导管。轻柔地旋转导管进入颈总动脉："回血"仔细冲洗，通过动脉鞘注射造影剂留下病变影像。动脉造影的角度选择在可以充分暴露血管分支及狭窄最严重的位置。然后，在干预过程中，最有用的投影不仅显示出最大狭窄，而且投影出颈内动脉（ICA）和 ECA 的分叉部分以及那些骨性标志。

步骤 4：颅内血管造影

以横向和前后头侧 30°，投照体位对颅内血管造影，这些血管造影的前后比较对于介入后颅内血管栓塞的进一步补救治疗是至关重要的。

步骤 5：脑保护装置

颈动脉支架植入术的主要并发症是血管远端栓塞。因此，所有患者都使用脑保护装置（接下来的章节对此进行了详细说明）。一般来说，远端病变必须放置过滤器或闭塞球囊，近端病变需放置闭塞球囊。

步骤 6：预扩张

预扩张可提高支架输送系统在狭窄较重或钙化病变的通过性。通常在 0.014 英寸导丝导引下，在病变处会用一个 2mm 或 3mm 的单轨或同轴的球囊完成血管成形术，附着在过滤器或远端吸收球囊，或通过一根单独的 0.014 英寸的导丝导入近端吸收球囊进行脑保护。对于预扩张，血管成形球囊是在低压下膨胀的。很罕见的情况下(严重狭窄或钙化),脑保护装置导入前也要进行预扩张。这种情况下在球囊膨胀 2~3 分钟前要给予阿托品(1mg,静脉注射)以防止心动过缓。

步骤 7:自膨胀式支架植入

将球囊系统换为支架系统,支架的直径应该比被支架覆盖的颈段最粗部分大 1~2mm。最常见的支架直径为 6mm(如果支架仅仅植入 ICA)或 8mm 和 10mm。虽然 ICA 比 CCA 的直径小 2~3mm,ICA 中植入稍大的支架不会引起问题。覆盖 ECA 是安全的,很少引起 ECA 闭塞。支架应足够长来完全覆盖病变,通常支架长度为 3cm 或 4cm。

步骤 8:支架植入术后管理

支架植入后球囊应该以标准的压力扩张,仔细观察是否有心动过缓及高血压症:在球囊膨胀 1~2 分钟前给予阿托品(1mg,静脉注射)来防止心动过缓。球囊直径应与 ICA 远端支架的直径相同。颈动脉支架后扩张支架没有必要且不推荐。如果 ECA 明显狭窄或闭塞,若不引起症状,则不需要治疗。血管造影可判断远端病变、夹层及血栓等并发症。

第 9 步:移除脑保护装置

几乎所有目前可用的过滤装置都可以使用回收导管移除。在闭塞球囊的情况下,需在闭塞球囊放气和回收之前,用至少 2 管 20mL 的 MO·MA 注射器吸走颈动脉内的碎片。行包括颅内分支的颈动脉血管造影记录最终结果并排除远端栓塞。

综合治疗

连续监测患者的心率、血压、神经系统状态,介入治疗后的监测必须是强制性的。维持适当的血压在恢复期很重要。球囊扩张时血压一般会下降,所以术前即使患者有严重的高血压也不需要降低血压。球囊扩张后,收缩压应该<140mmHg。较低的血压是合适的,特别是在支架植入术前存在非常严重的狭窄和(或)对侧闭塞的病例。因为这些患者颅内出血的风险较高,当 ACT<180s 可将动脉鞘拔出。

血管入路

标准的方法是通过股动脉途径；然而，当入路存在问题时，可以使用其他方法。

经肱动脉和桡动脉入路

穿刺（桡动脉和肱动脉）或切开（肱动脉）是根据标准的技术进行。我们喜欢双侧颈总动脉都通过右手臂。经由一个 5F 或 6F 动脉鞘被置入。颈总动脉的置管通常使用 JR 导管或者左乳内动脉导管。如果这些都非常困难，一般会使用 Sidewinder 导管。当导管进入左或右颈总动脉开口，可置入具有亲水涂层（Terumo）导丝，随后沿导丝置入 6F 的长动脉鞘。主动脉弓未延长的患者，右肱动脉和右颈总动脉之间的角度不适合经肱入路，而主动脉弓延伸的患者这一角度往往更有利（图 24.1）。

颈椎入路直接穿刺

技术

患者躺于治疗床上，肩部垫上垫子，头转向一侧准备穿刺。使用多普勒超声定位，并标记颈动脉分叉部位。最佳穿刺侧位于锁骨以上 1.5~2cm。针尖必须在颈动脉分叉处注入造影剂。如果

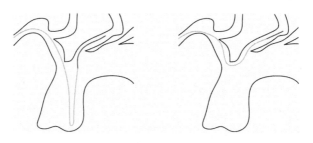

图 24.1 从右侧肱动脉入路进入左颈总动脉；左颈总动脉可以通过右肱动脉使用 Sidewinder 导管进入[5]。

位置正确,更换 5F 或 6F 的穿刺鞘通过 0.035 英寸导丝。手术后撤出鞘管,轻压 10~15 分钟。不应给予鱼精蛋白。

经心尖入路

技术

患者主动脉弓有"hostile",表现为胸主动脉未展开,角度向下,与起源于升主动脉的无名动脉成一个锐角。尽管多次尝试,这些因素导致 10F 的动脉鞘不能进入无名动脉。无论是右肱动脉入路还是开放手术入路都不被认为是一个可以接受的选择。由于其他中心曾报道过经心尖主动脉瓣的经验,所以该病例经心尖入路被认为是可行的。对于起源于升主动脉的无名动脉角度,采用 10F 的动脉鞘通过右颈总动脉是相当顺利的。覆膜支架沿 0.035 英寸 J 形导丝进入时方便且容易[6]。

指南

策略

操作关键是慢慢地沿着导丝向前送入导管,保证导丝一直在颈动脉远段。上段胸主动脉的左侧壁可以用来支撑导管进入颈动脉。导管前进的同时必须认识到导管在主动脉弓"坏"和"好"的曲线。导管沿着导丝利用搏动的血液慢慢地向前。重复导管前进、回撤导丝这个动作,直到导管安全地放置在动脉中。如果血管近段严重迂曲,可以被导丝拉直。导管在前进的过程中也可以旋转,顺时针旋转或者逆时针旋转取决于主动脉弓形成的曲线。指导患者深呼吸有助于伸长和拉直大血管。在短时间内,向前推送导管到达血管远段。另一个重要的方法是轻轻地后撤主动脉弓内的导管使导丝向前。这减少了主动脉弓内的曲线,防止硬导丝从导管脱落到升主动脉,但主动脉弓内过度操纵易引起远端栓塞。

操作要点

* 头臂动脉的穿刺置管

通常首选 5F 的 JR 导管或左乳内动脉导管。Headhunter H1 和 Bentson/Hannafee JB1 导管具有相同的形状,这种导管是在主动脉弓上沿着 0.035 英寸的亲水导丝前进,可避免损伤主动脉弓的内膜,防止导管头端受限。在升主动脉,导管旋转 180°使导管头端处于垂直的位置。此后,导管被轻轻地拉了回来。通常这种操作会将导管头端带入头臂干动脉。如果左颈总动脉是靶血管,应将导管进一步慢慢地拉远。这时将导管逆时针旋转 20°以使导管头端稍稍在前,这有助于进入左颈总动脉。为了固定左侧颈总动脉内的导管,再次顺时针旋转导管 20°使导管头端垂直或稍稍向后。

如果我们使用其中一种导管未能成功,通常使用 Simmons 或 Sidewinder 导管。这种导管可以在升主动脉形成环,回撤导管使导管头端进入主动脉弓血管(首先是头臂干动脉)。相反,使用 Vitek 导管会在降主动脉形成环。有类似形状的导管是 Mani 导管。通过推入导管到升主动脉,使导管头端进入左侧锁骨下动脉、左颈总动脉,最后进入左侧头臂干动脉。

** 右颈动脉的接合技术

通常右颈动脉介入是通过推入右锁骨下动脉的导管和逆时针旋转进入右颈总动脉开口。

如果颈内动脉需要置管,将导管头端再一次旋转到健侧,然而弯曲颈部使颈内动脉与颈总动脉一致。导管头端向后,插入导丝。导管沿着导丝前进,导管的头端定位在 C2 的水平。切忌不要将导管送至更远,因为这可能会导致痉挛。如果患者存在颈动脉环,那么导管应位于该环的下方(图 24.2)[7]。

** 为什么导管不能通过迂曲的动脉

导管不能到达颈动脉是一个主要的问题,坚持向前推送导管会使导管在主动脉形成环或导管前端翻转回到主动脉(图

24.3)。上述问题的物理学和力学机制在表 24.1 中讨论。这些机制和解决方案可广泛应用于任何血管床的仪器中,包括冠状动脉、颈动脉或肾动脉及其一级分支。举例的插图是基于异常的左侧颈总动脉。

　　为解决软导丝支撑力较弱的问题,导丝必须深入血管使硬的部分到达合适的部位。如果导丝的支撑力不够,则换用一根更硬的导丝[5]。

　　针对动脉起源为锐角的问题,一根硬导丝可以将锐角拉直并帮助导管前进。

　　为解决导丝和导管内面过度摩擦的问题,导管在前进的同时应该回撤导丝(图 24.4)。这种操作可以明显减少导丝和导管

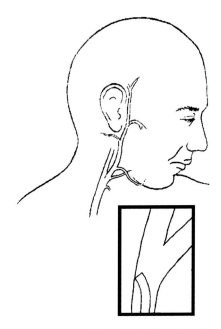

图 24.2　颈内动脉插管:颈部弯曲,该动作使颈内动脉与颈总动脉相一致。注意导管的尖端位置,指向后方(插图)。(Adapted from Gerlock and Mirfakhraee[5] with permissiom.)

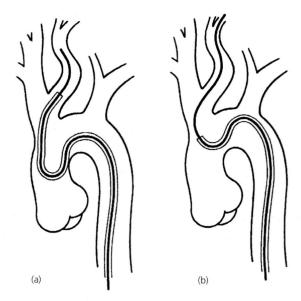

(a)　　　　　　　　　(b)

图 24.3　通过导丝推进导管：(a)导管在主动脉形成环。(b)导管头端翻转回来进入主动脉。(Adapted from Gerlock and Mirfakhraee[5] with permissiom.)

内面的摩擦力。另一种方法是更换一种直径更小的导丝，虽然导丝不会提供相同的支持力；然而如果主要问题是摩擦力较大而不是支持小，它将有助于推进导管[5]。

对于导管末端成锐角的问题，固定导丝，导管沿着导丝前进同时轻轻旋转导管。目标是通过导管自身适应这些角度来拉直远端的血管（图 24.5）。在困难的情况下，可能会使用上述 2~3 项操作来使导管头端到达需要的位置。

未能推进导管的原因通常包括与成角相关的不同机制、过度摩擦或严重迂曲。表 24.1 描述了主要机制和相关的纠正策略。

*** 坏瘤颈多导丝技术

特别是在主动脉弓 Ⅲ 型或异常颈动脉起源（牛主动脉弓）的老年患者，标准方法有时很难进入严重迂曲或钙化的动脉。如

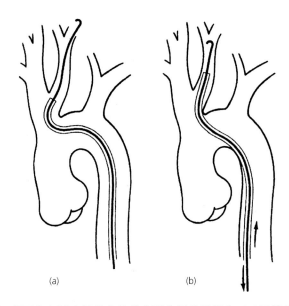

图 24.4　图示如何减少导丝和导管内面之间的摩擦力:(a)导管头端左颈总动脉口和导丝头端在左颈内动脉。(b) 导管推进的同时回撤导丝。(Adapted from Gerlock and Mirfakhraee[5] with permissiom.)

果导管没有被"踢"回,这些动脉的导丝不会前进,所以必须考虑替代策略。

　　在这种情况下,我们更喜欢使用所谓的多导丝技术。一个"坏瘤颈"可采用多导丝技术治疗:首先进行主动脉弓造影,将5F 的左乳内动脉诊断导管置入颈总动脉。通过路线图技术注射

表 24.1　导管推进的策略

技巧	策略
导丝缺乏支撑力	选择更硬的导丝(Terumo 硬导丝、Supracor、Amplatz 等)
颈动脉起源过度成角	选择硬导丝或多导丝技术
导丝与导管的摩擦力	推进导管的同时回撤导丝
导管远端过度弯曲	导管推进的同时旋转导管

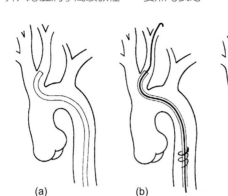

图 24.5 通过血管壁调整导管前端:(a)导管的尖端在左侧颈动脉口。(b) 固定导丝,导管沿导丝旋转向前运动。(c) 导管沿着导丝进入血管。(Adapted from Gerlock and Mirfakhraee[5] with Elsevier.)

6mL 造影剂,术者尝试将 0.035 英寸的 Terumo 软导丝进入 ECA。然后更换一个 8F 的 MP 导管。如果第一次尝试将 8F 的 MP 导管插入颈总动脉远端失败,应该送入第二根甚至第三根 Terumo 软导丝进入 ECA 以使导管进入 ICA(图 24.6)。

*** **存在闭塞性 ECA、CCA 病变位于分叉下或 CCA 开口病变的动脉入路**

当 ECA 存在闭塞、严重的病变位于分支下或者位于颈动脉开口,放置一个 7F 90cm 的鞘管进入 CCA 可能面临特殊的挑战。如果可能的话,避免使用 0.038 英寸的硬导丝,因为这很可能破坏死斑引起远端栓塞。如果可能的话,使用 5F 的诊断导管沿着 0.038 导丝引导前进到血管远端,在这种情况下,导引导丝和 5F 的导管先通过病变。这项操作仅用于患者的颈动脉手术风险高且风险收益比率仍然倾向植入支架的患者。对于颈动脉开口病变,首先应扩张 CCA 的开口,以便鞘管可以通过。分叉的部分应该首先植入支架,颈总动脉起始处应受限进行扩张以便鞘管通过。分叉处放置支架,开口病变支架放在"出口"处。

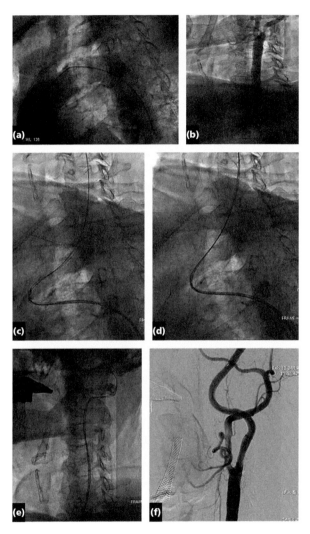

图 24.6 多导丝技术:(a)主动脉造影:主动脉弓Ⅲ型。(b)使用 5F 的诊断性导管进行颈动脉造影。(c)更换 8F 的 MP 导管,随后送入三根 0.035 英寸的亲水导丝至颈外动脉。(d,e)沿着三根亲水导丝推进导管。(f)成功植入颈动脉支架和最终的造影成功。

血管造影

导管进入动脉后,缓慢注入少量造影剂确认导管位置,以确保良好的血供以及血管内膜下没有造影剂。向头臂动脉注射少量造影剂(每次注射少于 6mL,手动注射 3~6mL/s)。通过大量造影剂创建一个动脉期、中间混合期和静脉期,因此模糊早期充盈静脉和其他疾病。

一些术者通常进行 4 根血管造影以检查介入治疗或挽救治疗的血管情况。我们通常不这样操作以免造成额外的风险,尤其是进行 MRA 时。当然,MRA 不提供颅内血管功能情况的信息。如果 ICA 提供对侧血流,ICA 暂时性阻塞行球囊扩张可引起惊厥发作。另一方面,仍然有可能植入支架。

保护装置

颈动脉支架植入术的主要限制是血管远端栓塞。球囊扩张、支架植入术和导丝导管的操纵可松解栓塞碎片,但可能导致脑缺血事件。为了防止这种灾难性事件的发生并改善总体结果,常使用两种保护装置:远端过滤器和近端吸收装置。

过滤器装置

不同的过滤设备通常有类似的保护机制。一般过滤篮的膜材料附在距离标准的 0.014 英寸导丝远端一个固定的距离。操作未展开的过滤器通过病变处并在颈动脉虹吸部远端打开。常用的设备见表 24.2,如图 24.7 至图 24.9 所示。

设备

Angioguard XP/Angioguard RX

Angioguard 过滤器(图 24.7)由一个降落伞式过滤器(安装在 300cm 或 180cm 长、0.014 英寸的导丝上)、输送导管和回撤导管组成。大多数介入专家推荐使用短线单轨设备。过滤器的直径为 4~8mm,适用于直径在 3.5~7.5mm 的血管。滤膜是由聚氨酯制成的,滤孔的直径为 100μm。过滤器有 8 个镍钛合金的框架,其

表 24.2　常用的过滤设备

名称	膜材料	血管范围	回撤导管	导管大小 (F)
Angioguard XP/RX	聚氨酯	3.5~7.5	需要	8
Filterwire EX/EZ	聚氨酯	3.5~5.5	需要, 成角	8
Emboshield RX	–	3~6	需要, 5.5F	–
SpiderRX	Windsock 型 镍钛合金 导丝	3~7	需要	6
RX Accunet	聚氨酯	4.5~7.5	不需要	6/8

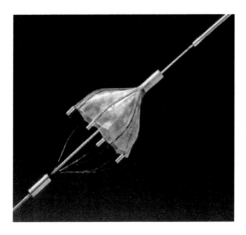

图 24.7　血栓过滤保护伞。

中 4 个存在不透明的标记。展开的外鞘是一种快速交换系统,其横截面为 3.2~3.9F。

过滤导丝 EX/EZ

　　这种过滤器(图 24.8)依靠一个偏心的镍钛合金环安装在 0.014 英寸导丝上。由于这一设计,粒子进入过滤器不会被框架阻碍。该设备的最新型号(Filterwire EZ)较之前具有更好的血管壁定位。滤膜由聚氨酯制成,滤孔直径为 110μm。输送导管的外径为 3.2F。过滤器有一种型号适用于直径为 3.5~5.5mm 的血管。它可以通过一个 4.3F 的回撤导管或者任何 0.018 英寸的兼容

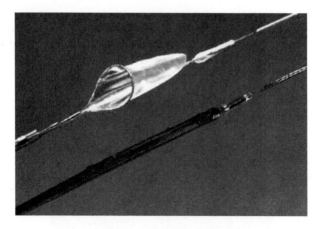

图 24.8 过滤导丝装置。

球囊导管回撤。

SpideRX(ev3)

　　SpideRX 血管过滤系统(图 24.9)由一个镍钛合金网构成的风向袋式过滤器篮组成。该滤波器的设计和 EPI 滤波器有相似之处。然而,该装置有不同的型号(3~7mm)。在过滤器入口有一扣环,确保打开后更好的血供。沿着系统内提供的导丝及导管过滤装置通过病变后,输送导管的横截面是 3.2F。回撤导丝,过滤装置沿着传送导管到达狭窄的部分。

吸收装置

　　吸收设备是基于 CCA 和 ECA 关闭顺应性球囊,并在 ICA 建立逆向血流(图 24.10)。最近,最常用的系统(MO.MA 装置)被

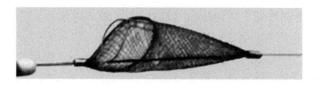

图 24.9 SpiderRX 装置。

证明是非常有效的,30 天主要的卒中率为 0.9%[7,8]。常用的普通吸收系统的特点见表 24.3。

Gore Neuro 保护系统

该装置通过在 ICA 建立逆向血流防止远端栓塞(图24.10)。它包含一个 9F 的导管,远端有一个球囊,球囊在颈总动脉扩张。为了避免血液从 ECA 流向 ICA,通过导管内腔在导丝上安装一个分离球囊阻塞 ECA。导管近端安装了一个静脉鞘。由于 ICA 远端和静脉系统之间的压力差,建立逆向血流。过滤器位于动静脉短路处,避免形成的栓塞碎片进入静脉系统。

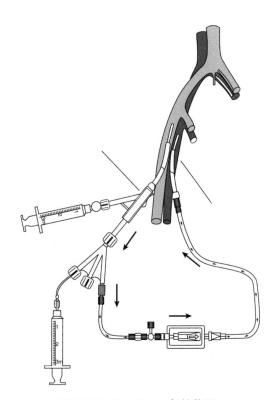

图 24.10　Gore Neuro 保护装置。

表 24.3　常用的吸收系统

名称	导管大小(F)	分离球囊	静脉鞘	机制
Gore Neuro 保护系统	9	需要	需要	颈外和颈总动脉吸收；不需要抽吸；由于静脉和动脉之间的压差导致逆向血流
MO.MA	9	不需要	不需要	颈动脉吸收，从导管抽吸

优势和局限性

这种技术的主要优点是手术过程中栓子不能进入大脑，这种保护在越过病变前开始，这对于含有新鲜血栓的病变是特别重要的（图 24.11）。术者可以选用导丝越过病变。对于长血管远端问题不存在风险（图 24.12）。这种技术的缺点是某些患者需要使用 9F 的动脉鞘且存在球囊吸收不耐受。与远端球囊吸收技术（PercuSurge）相比，术中造影是合适的。循序渐进地实现这些步骤比 PercuSurge 技术简单且快速，因为球囊放气前不需要吸引导管。

MO.MA（球囊导管）

该装置与 Gore Neuro 保护系统具有一些相似性。ECA 吸收

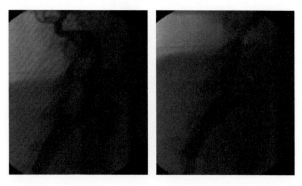

图 24.11　病变合并新鲜血栓的血管造影：在这种情况下可使用近端血栓吸引保护系统装置。

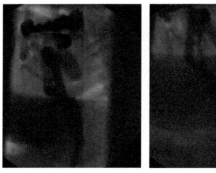
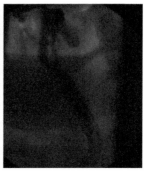

图 24.12 严重狭长病变的血管造影：这可能很难将远端保护系统置入颈内动脉，我们建议使用近端吸引系统。

球囊固定在 9F 的导管上，可更快且更可靠地安置。这意味着在导管头端的球囊和外周吸收球囊之间的固定距离在大多数情况下是适合于人体解剖的。远端球囊能够阻断血管达 6mm（ECA），近端达 13mm（CCA）（图 24.13）。不是连续的逆向血流流向静脉系统，在不同的步骤之间或是最后一步使用注射器抽吸去除血栓碎片。与 Gore Neuro 保护系统一样，该装置术中造影是可能的。术者可以使用任何一种导丝穿过病变，如不能耐受该过程可以逐步地进行。

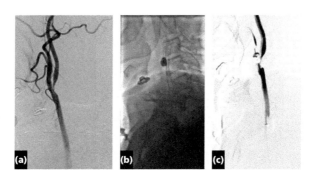

图 24.13 含新鲜血栓的颈动脉病变。(a)MO.MA 支架治疗。(b)标记颈总动脉和(c)颈外动脉两个膨胀的球囊。

保护系统的选择

　　神经保护系统应该有解剖标准和临床选择标准:病变包含新鲜血栓和不包含对侧血管疾病,使用吸收系统是可取的;然而,存在对侧血管疾病或闭塞,滤过装置可能更适合。

球囊血管成形术

　　严重狭窄或颈动脉次全闭塞性疾病,甚至是存在血栓的病变,可以使用冠状动脉的 2.0mm、2.5mm 或 3.0mm×20mm 或 30mm 球囊在标准压力下扩张。在这种情况下,如果预扩张是必要的,对于一个过滤导丝没有固定在一个导丝(如 SpideRX)或很不稳定的病变,则应使用近端吸收系统。

支架

　　在过去的几年里,可用颈动脉支架的数量不断增加并且有了重大改进,以满足特定需求的颈动脉支架植入。颈动脉支架植入的第一年主要使用球囊扩张支架。后来由于支架压碎导致大脑血流障碍不得不放弃这种技术。自那时以来,介入干预可以选择自膨胀式镍钛合金支架和不锈钢支架。支架的选择取决于动脉解剖和病变的具体特征。所有的镍钛合金支架都是由一个镍钛诺激光管构成的。依据不同环之间桥梁的数量,镍钛合金支架可以分为闭孔型与开孔型。常用的支架的主要功能描述见表 24.4。

鉴别差异

　　对于非常曲折的血管通路,低交叉度的输送导管是很重要的。目前不同支架之间的交叉度没有明显的差异。

　　在曲折的病变中,灵活而富有弹性的支架是必需的,以避免血管的矫直和支架末端动脉的扭结。具有高灵活性的支架是开孔型镍钛合金支架。网装支架输送系统目前灵活性最高。

　　为了完成 ICA 和 CCA 之间更流畅的转换,发明了锥形支架,这种锥形支架的特点是远端直径更小。目前可用的所有支架

表 24.4　常用支架的特性

名称	支架材料	支架大小 (mm)	透视 缩减	开孔型	弹性
Carotid Wallstent	不锈钢	6~10	是	否	是
Xact	不锈钢	7~10	是	否	否
RX Acculink	镍钛合金	5~10[a]	否	是	是
Sinus-carotid	镍钛合金	7~9[a]	否	是	是
Protege RX	镍钛合金	6~10[a]	否	是	是
Cristallo ideale	镍钛合金	7~11[a]	否	是	死
Precise RX	镍钛合金	5~10	否	是	是

[a] 锥形支架。

均提供这些功能。

　　治疗严重钙化的病变推荐使用径向力高的支架。一般来说，闭孔型支架具有较高的径向力。闭孔型支架治疗潜在高血栓风险的病变可以提供更好的支撑作用。

设备

颈动脉网装支架

　　颈动脉网装支架完全打开时直径为 6~10mm，长度为 22~37mm。植入血管的支架长度，应依据压缩的程度而定。这也意味着只要支架固定在输送系统就会更长。支架展开期间依据血管的直径而缩短，例如一个直径 10mm、长度 31mm 的支架（完全打开）只要被压缩在输送系统中长度为 60~70mm。支架植入 9mm 的血管，长度应为 40mm。如果是植入 8mm 的血管，长度则为 49mm。

　　这是一种快速交换系统，而且 0.014 导丝可兼容。该输送系统的外直径为 5F 或 5.9F，取决于支架的直径。支架网眼设计提供了高斑块覆盖。缺点是这种支架比开孔型镍钛合金支架更易使血管拉直。

Xact 颈动脉支架

Xact 颈动脉支架是一种镍钛合金支架,这种支架有两种不同的形状。直支架直径为 7~10mm、支架长度 20~30mm;锥形支架直径有 6~8mm、7~9mm、8~10mm,支架长度 30~40mm。

该支架的横剖面是 5.7F,拥有快速交换传递系统。Xact 支架具有一个闭环的设计,使它比其他镍钛合金支架更加硬。它适用于比较直的血管段。

RX Acculink

这种开环的镍钛合金支架也有两种不同的形状。直支架直径 5~10mm,支架长度 20~40mm;另外一种锥形支架直径为 6~8mm、7~10mm(长度分别是 30mm 和 40mm),快速交换系统兼容 0.014 英寸导管和 6F 鞘管。

Sinus-carotid-RX/Conical RX

这是另一种有两种配置的镍钛合金支架。直支架直径为 6~9mm,支架长度 20~40mm,锥形支架直径 6~9mm、7~10mm,长度 30mm 或 40mm。支架是开环设计。支架的末端要比中间具有更高的径向力。一个特殊的特点是支架连接到 5F 的传输系统直到支架被释放,在整个传输过程中支架都不会"远跳"。

Precise RX 镍钛合金支架系统

Precise 支架具有快速交换系统,其外径是 5~6F,可兼容 0.014 英寸和 0.018 英寸导丝。开环的镍钛合金支架直径为 5~10mm, 长度为 20~40mm。该支架具有较高的柔韧性和灵活性。

Protégé RX(ev3)

这种镍钛合金支架有直支架和锥形支架两种设计。直支架直径为 6~10mm,长度为 20~60mm。锥形支架直径为 8~6mm 或 10~7mm,长度为 30mm 或 40mm。支架在植入时并不缩短。准确位置释放技术避免了支架过早地释放。

Cristallo ideale

这是一个 5F 的快速交换系统。直支架直径为 7mm、9mm 或

11mm,长度为 20~40mm。锥形支架直径为 7~10mm 和 6~9mm,长度为 30mm 或 40mm。这种支架中间有一个稍小的尺寸,支架近端和远端有稍大的尺寸(更灵活)。

支架后扩张

自膨胀式支架的正常膨胀比过度膨胀更安全,过度膨胀通过支架网眼挤压动脉粥样硬化性斑块造成栓塞,10%~15%的残余狭窄不引起临床症状。重要的是,没有必要过度扩张支架去消除支架外造影剂填充的溃疡。血管造影表现没有预后意义,随访的血管造影已经证明一段时间后这些病变完全纤维化愈合。重要的是,没有必要过度扩张支架使残余狭窄为 0%。支架覆盖 ECA 不引起问题。如果 ECA 支架扩张后闭塞,血管可通过支架网眼,使用冠状动脉球囊技术后会重新开放。

先进技术

** 主动脉夹层扩张到颈动脉

急性主动脉夹层是一种影响主动脉的最常见的自然灾害。高达 1/3 的患者可发生主动脉分支闭塞伴主动脉夹层动脉瘤,与过早死亡和严重并发症风险增加相关。手术是首选治疗,但具有很高的发病率和死亡率。术后脑卒中是一个独立的预测晚期死亡率的因素,术后并发症的处理一直存在争论。在手术或支架植入术完全修复病变前颈动脉支架是一个可行的选择,保护装置的使用可能是有问题的,因为难以确定真假腔;然而,他们可能不是非常有用,因为夹层和动脉粥样硬化斑块具有不同的性质和病理生理学。判断导丝进入真腔的迹象:仔细地评价主动脉造影,使用一个软导丝和少量的造影剂在正确的体位及透光度下评价主动脉和颈动脉的关系,而不能为了成功强制性地向前推进导丝(图 24.14 和图 24.15)。

*** 颈动脉严重的扭曲和闭塞

对于颈动脉疾病,即使在过去,颈内动脉远端卷曲或扭曲被

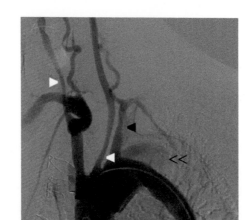

图 24.14　主动脉夹层扩展到颈动脉(箭头)。

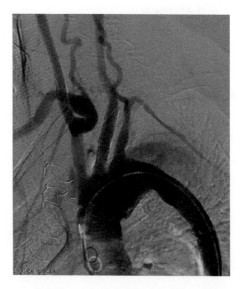

图 24.15　成功植入支架的右侧颈内动脉和左侧颈总动脉。

认为是颈动脉支架手术的禁忌证,因为它被认为干扰了远端足够的血栓保护,最近的研究表明这并不影响颈动脉支架植入术的结果,不应被视为颈动脉支架植入术的一种禁忌证。此外,在 ICA 成功进行支架植入术后,有时可出现新的扭结或者先前扭曲明显增加的情况。如果血流受到严重的限制,植入第二个支架被认为是一种选择:在这种情况下,分段的镍钛合金支架提高了假体与血管解剖的一致性,应考虑选择支架(图 24.16)。

并发症

血栓形成和栓塞的并发症

血管内行动脉内膜切除术的优点包括立即诊断和治疗这些并发症的能力,并且患者可以保持清醒,允许关闭神经监测。对于急性血栓形成,局部动脉内溶栓可以使用机械以及化学方法进行破坏凝块。必须极其小心避免血管穿孔。只有非常灵活富有弹性的微导管和软导丝可用于颅内血液循环。当前指南推荐使用脑保护装置并已被广泛应用,尽管并没有充分证明有明显的好处。

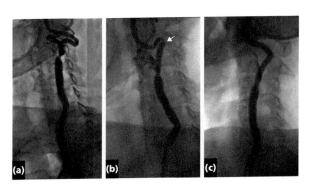

图 24.16 (a)严重的扭曲和颈内动脉疾病。(b)第一个支架植入后血流损伤提示之前的扭曲进一步恶化。(c)第二个镍钛合金支架重新建立了一个良好的血流。

颈动脉痉挛

通过使用 0.014~0.018 英寸的导丝可以使导丝诱发现象最小化。硝酸甘油可以成功地治疗颈动脉痉挛，但是通常它都会自然消失。

支架内再狭窄

大多数情况下颈动脉支架内再狭窄的概率不足 10%[9]。在随访中应进行仔细的多普勒超声评价，注意速度测量的改变来自先前的支架，对于原发狭窄速度和狭窄之间的相关性不能准确计算。可疑的病例可行 CTA 或 MRA。很少会在有临床指征前行重新经皮腔内血管成形术。在这种情况下治疗较硬的支架端的狭窄需要球囊扩张或一个额外的支架。

颈动脉穿孔和夹层

这些并发症很可能发生在支架植入术之前或之后过度球囊扩张的情况下，特别是在非常曲折或钙化的动脉。如果主要分支有破裂的危险，可以延长球囊膨胀时间，甚至可以使用覆膜支架，然而也需要额外的支架以避免夹层情况下血流中断（图 24.17）。

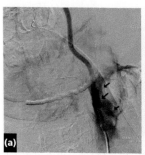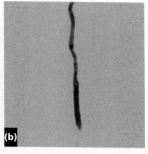

图 24.17　(a)颈动脉支架植入过程中，颈总动脉破裂。(b)支架植入后结果。

脑高灌注综合征

一旦发生颅内出血,脑高灌注综合征可能是致命的。参与综合征发展的主要机制包括受损大脑的自动调节和脑血流动力学中再次血管化的变化。这些与过度抗凝、血压控制不佳、颅内血管操作和最近一次卒中(3 周)后植入支架的综合作用有关[10]。终止操作,逆转抗凝治疗并且控制高血压。操作者应该熟悉颅内血管造影的特点。对于意识突然丧失之前缺乏颅内血管闭塞的严重头痛,应该提醒操作员这个毁灭性的事件。幸运的是,通过小心地选择患者和强制注意上述技术和抗凝问题,脑出血是非常罕见的。

脑保护设备相关的并发症

脑保护装置也可能导致问题。ICA 所有设备放置的远端可能会引起痉挛或夹层。很少使用额外的球囊扩张和(或)支架植入术来解决这个问题。通过植入的支架很难检索这些设备。可能会出现过滤器不能充分贴于血管壁。相比之下,闭塞设备的主要缺点是对侧颈内动脉闭塞或高度狭窄的患者和颅内脉络发育不良的患者不耐受。闭塞设备的一个特殊缺点是需要一个更大的鞘,而更大的鞘可能导致血管通路问题。

** 过滤装置移除困难

有时因血管弯曲或血管内支架的相对位置造成的成角,而使过滤装置的移除变得困难。当狭窄上方的颈内动脉变得弯曲,先前存在的扭转可能恶化,此时应选择指引导管技术和带有角度回收导管的过滤器(如过滤网或者闭塞装置),轻柔地用指引导管或过滤回收导管成功地回收过滤器。或者,当支架植入后出现的新的扭转不能使用给定的指引导管回收过滤器时,可用 4F 或 5F 135cm JR 或 MP 造影导管,通过指引导管或长动脉鞘插入,改变支架和过滤器之间的角度而将过滤器移除。

参考文献

1. Zhou W, Bush RL, Lin PL, et al. Fibromuscular dysplasia of the carotid artery. *J Am Coll Surg* 2005;**200**:807.
2. Biondi A, Katz JM, Vallabh J, Segal AZ, Gobin YP. Progressive symptomatic carotid dissection treated with multiple stents. *Stroke* 2005;**36**: e80–2.
3. Trimarchi S, Nienaber CA, Rampoldi V, et al. International Registry of Acute Aortic Dissection Investigators. Contemporary results of surgery in acute type A aortic dissection: The International Registry of Acute Aortic Dissection experience. *J Thorac Cardiovasc Surg.* 2005 **129**:112–22.
4. Goldstein LB, Adams R, Becker K, et al. Primary prevention of ischemic stroke: a statement for healthcare professionals from the Stroke Council of the American Heart Association. *Circulation* 2001;**103**: 163–82.
5. Gerlock A, Mirfakhraee M. Difficulty in catheterization of the left common carotid arteries. In: Gerlock A, Mirfakhraee M (eds), *Essentials of Diagnostic and Interventional Angiographic Techniques*. Philadelphia: WB Saunders, 1985: 106–19.
6. Harjai KJ, Anderson J. Repair of right carotid artery pseudoaneurysm in a patient with hostile aortic Arch through left ventricular approach. *J Interven Cardiol* 2008;**21**:239–41.
7. Reimers B, Sievert H, Schuler GC, et al. Proximal endovascular flow blockage for cerebral protection during carotid artery stenting: results from a prospective multicenter registry. *J Endovasc Ther* 2005;**12**: 156–65.
8. Ansel GM, Hopkins LN, Jaff MR, et al Investigators for the ARMOUR pivotal trial. safety and effectiveness of the INVATEC MO.MA proximal cerebral protection device during carotid artery stenting: results from the ARMOUR pivotal trial. *Catheter Cardiovasc Interv* 2010;**76**:1–8.
9. Chakhtoura EY, Hobson RW, Goldstein J, et al. In-stent restenosis after carotid angioplasty-stenting: incidence and management. *J Vasc Surg* 2001;**33**:220–5.
10. Moulakakis KG, Mylonas SN, Sfyroeras GS, Andrikopoulos V. Hyperperfusion syndrome after carotid revascularization. *J Vasc Surg* 2009; **49**:1060–8.

第 25 章
髂动脉狭窄

Timothy C. Dy, Gianluca Rigatelli, Paolo Cardaioli, Rosli Mohd Ali, Aravinda Nanjundappa

难点

主髂动脉疾病是心血管动脉粥样硬化一种很常见的表现，与冠状动脉疾病和主髂动脉粥样硬化有明显的相关性，一项世界范围内的疾病筛查(包括冠心病)，应该尽早实施[1]。随着血管成形术与主髂动脉支架植入术效果良好,血管内诊断治疗已经成为大多数患者的一线治疗方法。

非侵入性评估

踝/肱指数(ABI)

外周动脉疾病(PAD)最新指南将患者分为有症状与无症状两组。对于两组患者,踝/肱指数(ABI)均是最重要的检查。ABI<0.9 属于异常情况,高度提示典型的外周动脉疾病。对于无症状患者,当高度怀疑 PAD 并且静息状态下 ABI 处于正常范围(0.9~1.3)时,运动状态下的 ABI 可能会有帮助[2]。

有或无 ABI 的平板运动试验

运动试验对于以下情况是极为有效的:①静息状态下 ABI 正常时明确下肢 PAD 的诊断;②客观地记录评估下肢 PAD 或者跛行患者的症状限制程度;③客观地评估跛行干预治疗

后的功能改善情况；④于存在下肢劳累症状的患者中鉴别诊断跛行与假性跛行；⑤提供客观的数据证明运动的安全性，以及在为跛行患者开始正规运动疗法之前提供个体化治疗处方。

超声检查

多普勒超声检查对于以下方面是有效的：①精确评估下肢 PAD 的定位及其严重程度；②监测下肢 PAD 病变的进展；③血管重建术后提供定量随访结果。不幸的是，在主髂动脉部分，超声的有效性受肥胖患者狭窄的声窗以及腹部血管位置较深限制。

计算机断层扫描血管造影术

计算机断层扫描血管造影术（CTA）需要血管内注射碘造影剂，从而使血管显影。血管成像由多横断面图像构成，然后以最大亮度来投射，类似于标准的动脉成像。图像可在三维空间内旋转，并且可从任何角度投射观察。这种技术在主髂动脉部分尤其适用，因为多普勒超声技术经常因为技术困难而难以达到观察要求。

磁共振血管成像术

四肢磁共振血管成像术（MRA）经常用于确定解剖定位以及 PAD 狭窄程度。MRA 的评估是基于动脉成像，类似于标准的动脉成像术。MRA 评估的精确度取决于 MRA 技术及其与哪种标准来对比。MRA 技术在不断发展和进步，它包括二维时间成像、三维成像、对比成像（包括钆成像、减影）、心电门控技术及跟踪造影。这些技术各有优势与不足，从而可以联合应用。MRA 尤其适合应用于肾功能不全的老年患者，但是在植入金属修复体与心脏起搏器的患者中不宜使用[2]。

侵入性评估

* 诊断性主髂动脉血管造影术

数字减影血管造影术(DSA)是明确正常血管解剖与血管病理学的"金标准",一直是最容易使用以及推广最为广泛的检查。由于可能发生末梢血管栓塞以及膝下远端血流对于髂动脉支架通畅率近期或远期的影响,在检查前后应该进行下肢动脉造影术来排除以上并发症的发生[3]。

技术

一般的技术操作包括当平板放射设备就位后,将 4F 或 5F 猪尾导管放在高于肾动脉部位,或者心电设备就位后可以放在肾动脉之下[3]。使用数字减影技术以 10~12mL/s 的速度注射 25~30mL 造影剂,从而确定主髂动脉分叉以及髂外动脉。选择同侧倾斜 20°~30°位,以防出现偏心性病变。使用压力梯度设备并且手动回抽>30mmHg,探查是否存在明显的狭窄。在 L1~L2 水平放置一个有边孔的导管。使用最小剂量的造影剂,尤其是在行主髂动脉血管造影术同时行冠状动脉造影术和(或)其他部位血管造影术时。当需要详细明确髂内动脉和髂外动脉关系时,使用对侧 20°成角和尾侧 20°成角来注射(图 25.1)。

血管内超声

当病变严重程度及长度无法明确或者怀疑开口病变时,需要使用血管内超声(IVUS):6F 外周血管内导管,或者有时在髂动脉严重扩张病例,可以使用 9F 心内超声探头[4,5]。

支架技术

入路

血管入路常选择同侧股动脉[6,7]。有时会选择对侧血管入路,尤其是完全闭塞病变或者同侧股动脉存在病变时。尽可能使用

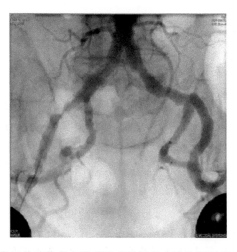

图 25.1　70 岁冠状动脉多支病变患者行冠状动脉造影过程中行主髂动脉血管造影术。

同侧血管入路。选择 6~7F 鞘管（长度 23cm 以上）。更长的鞘管便于造影剂充分显影，并且可获取最佳的视角来观察病变，即使造影剂在组织压下倒流。这样可以避免在对侧使用猪尾导管来定位支架和球囊（图 25.2 和图 25.3）。

导丝

　　导丝的选择是极为重要的一步。多数病例使用 0.35 英寸软头导丝，但是在个别僵硬病变，这种导丝并不容易通过。在这些病变中，在使用 0.035 英寸导丝系统之前，可以使用 0.014 英寸冠状动脉高支撑亲水导丝和小冠状动脉球囊扩张病变。对于严重弯曲、钙化或狭窄病变导致球囊难以通过时，可以使用更硬的导丝，如 0.035 英寸 Supracor 或者 Super Stiff Amplatz 导丝。在这些病变中，通过亲水性交换导管如 4F，Glidecath 导管来将 0.035 英寸工作导丝交换成更硬的导丝是非常实用的。

　　当使用亲水导丝时，必须注意导丝头端的使用。在透视下沿头端前进，避免头端进入异常的肾动脉中（可能会造成严重的肾脏损害）。导丝头端塑形成一个大 C 形而不是 J 形。这种

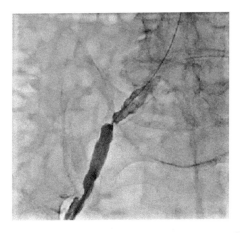

图 25.2 7F 23cm 鞘管通过股动脉植入髂外动脉中,0.035 英寸软头导丝通过髂外动脉一处狭窄病变。

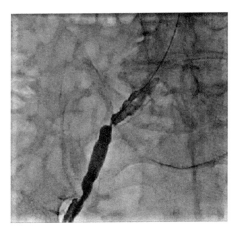

图 25.3 通过 7F 23cm 鞘管注入少量造影剂使病变显影,这样可以使用路线图技术准确定位支架位置。

形状通常可在通过病变时避免造成血管损害,但是仍然可能偶然进入其他血管分支。将导丝置入较少分支的胸部降主动脉,以减少导丝进入边支的可能,并且减少损伤其他器官血管分支的机会。

球囊

对于非临界狭窄病变,通常采用直接支架术。但是,有时还需要进行预扩张。在罕见的非常坚硬的狭窄病变中,使用一个型面不高的、0.014 英寸单轨冠状动脉球囊,2.5~3.5mm×20~30mmHg 压力可以帮助支架推进。在其他病例中,适合于病变长度的标准的 0.035 英寸外周球囊, 可以使用 4~6mm×20~30mm 压力。建议使用 Indeflator 来扩张球囊。以 1atm/3~4s 的速度缓慢释放球囊,并观察病变情况。如果患者主诉疼痛,停止扩张球囊,因为疼痛极有可能提示血管损伤或者破裂。一般来说,不够尺寸的扩张球囊(1~2mm)可能要考虑充分的病变塑型甚至是在钙化病变中,因为球囊可以扩张超过标准的压力。这不仅有利于支架通过病变部位,而且利于支架在病变部位的充分扩张。

支架

支架植入是目前髂动脉介入治疗的标准措施。合适的支架选择受制于短期与长期临床结果的获得。局灶性钙化病变应该使用高径向力支架:8~10mm×20~30mm 不锈钢球囊对于局灶性狭窄及开口病变均是最合适的选择(图 25.4)。球囊扩张型支架因其射线不透光性可精确植入。它们在最小缩短的情况下即可过度扩张。长程弥漫软斑块应用 8~10mm×40~80mm 自膨胀式镍钛合金球囊即可达到良好的效果:其敞开式电解槽可以减少远端闭塞,达到血管解剖的最佳构型(图 25.5)。

操作要点

** 推荐的支架定位

如果预期使用球囊扩张支架,可以尽可能使用路径引导技术。注射 5~8mL 造影剂来确保髂动脉开口可见,尤其是当髂动脉开口也要被覆盖时。在腹主动脉内放置球囊扩张支架超过髂动脉开口 2~3mm,可以确保充分的开口覆盖。在透视下缓慢扩张支架:如果在扩张过程中支架移位,必要时可以轻轻地回拉或

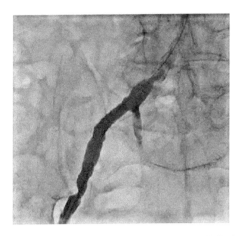

图 25.4　一个 8mm×30mm 的球囊扩张不锈钢支架准确定位到病变处,并且显影充分。

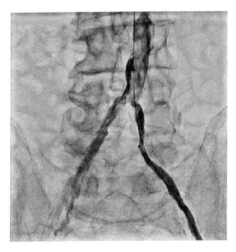

图 25.5　一名冠状动脉多支病变并 50m 跛行的患者行冠状动脉支架术同时行主动脉造影,可见左髂总动脉一处长的弥漫病变,病变处压力梯度为 35mmHg。

者推进支架,检查支架定位,然后再次慢慢地扩张支架(图 25.6 至图 25.8)。一项可选的技术可以借助鞘管扩张器推进其通过病

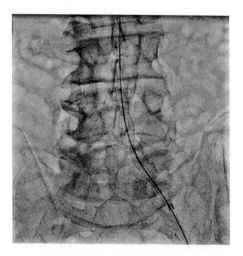

图 25.6　自膨胀式支架通过 7F 23cm 鞘管放置并覆盖开口及整个病变。

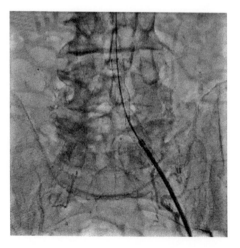

图 25.7　鞘管已轻松通过扩张器进入支架内,并且可以安全允许球囊进入支架内。

变处进入远端腹主动脉,借助路径引导技术拍摄造影片,将支架植入鞘管内,回拉鞘管,同时保证支架位置正确并且扩张放置。如果可能,尽量避免对吻该支架与自膨胀式支架:这样可能会更

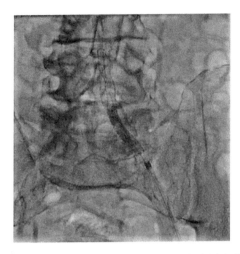

图 25.8 球囊在标准压下慢慢扩张,直到患者主诉疼痛症状。

困难,更难处理,并且达不到预期效果[8]。

当操作对吻支架技术时,同时使用相同扩张器放置支架(对于大多数支架一般使用 8~9atm)。收缩球囊,在腹主动脉内推进球囊至支架远端,然后高压(10~12atm)充分扩张球囊以充分扩张开口处支架。最后一个步骤应该谨慎进行,以防此处存在主动脉远端病变。在这些病例中,应该考虑在主动脉远端放置对吻支架及支架术内的病变。如果支架末端 4~6mm 留置在主动脉内,不用特别担心:一般是无妨的,并且许多术者更倾向于这种情况(图 25.9 至图 25.11)[9]。这样仅仅只是再造了主髂动脉分叉的隆突,向头侧对向最初分叉病变,并且没有临床并发症。最后主动脉造影检查最终结果,使用诊断性猪尾导管(带数字减影)技术评估结果及是否有主动脉损伤。或者,在两侧对吻支架中,两侧同时进行鞘管注射就足够了。

肱动脉入路

在一些罕见的病例中,手术无法通过股动脉入路完成。新的手术入路已经在血管内介入技术中被广泛推荐,比如肾动脉及颈动脉介入技术的桡动脉入路、锁骨下动脉瘤及主动脉瘤修复术的腋路。不幸的是,腋路经常需要外科切开术,而桡动脉入路的直径在术前需要精确测量以便使用大尺寸鞘管时减少血管并发症。最近报道了1例经桡动脉入路行同侧髂动脉支架植入术[10,11]。肱动脉入路具有较大优势,可以适应较大尺寸的导管,并且在大部分患者中容易到达主髂动脉部分。在严重钙化病变或者主动脉扭曲病变中,介入设备可以通过使用硬导丝从而经肱动脉入路到达主髂动脉分叉部位。使用4F导管通过导丝并且用更长的鞘管(接近85cm)更换导管可以避免主动脉损伤。除了更加安全, 这项技术比使用两根不同的导管具有更强的支撑力,在锁骨下动脉处减少了对血管壁的压力, 可以促进硬支架导管或硬球囊通过,甚至可以通过扭曲或者钙化的主动脉,避免移出支架。

在无长鞘管的情况下,可以使用冠状动脉导管(Judkins右或者多功能6F导管)搭配一根90cm长的鞘管(图25.9至图25.11)。在经肱动脉入路的支架对吻技术中,将6F Brite Tip鞘管插入双侧肱动脉,然后一根标准4F或者5F Judkins右诊断性导管通过一根260cm 0.038英寸Terumo硬导丝植入双侧鞘管。如果合适

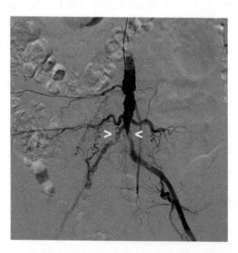

图25.9 左前斜20°位主髂动脉造影示严重主髂动脉闭塞病变(箭头)。

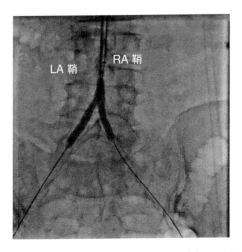

图 25.10　支架对吻：两枚 6.0mm×39mm 球囊扩张支架通过长 6F 的肱动脉导管。

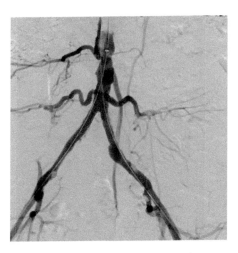

图 25.11　支架对吻后最终造影结果。

的话，长交换导丝也可以使用。操作双侧导管到达主动脉分支，在髂总动脉开口操作导丝通过病变并且进入同侧表浅股动脉。经导丝推进导管通过闭塞处，用两根 260cm 0.038 英寸 Supracor 导丝更换 Terumo 导丝。同样地，也可以使用长交换硬导丝。为了推进支架前行同时避免支架移出的风险,可以考虑使用两根 90cm 的 6F Shuttle Flexor 指引长鞘管。它们可以通过硬导丝,直到抵达髂总动脉开口处。可以使用路径引导技术来确定开口部位,从而准确放置支架(图 25.12 至图 25.14)。

Z 字形导丝技术

在一些罕见的情况下,导丝偏移会妨碍后扩球囊或者鞘管到达之前放置的支架处。"Z"字形导丝技术可以解决导丝偏移的问题。弯曲提前设置在导丝上,当球囊或鞘管推进时,设备的前缘可以提拉支架支撑部位,然后轻松地推进至支架内(图 25.15)。

慢性完全闭塞

由于再狭窄率与再闭塞率增加,髂动脉慢性完全闭塞(CTO)一般通过外科手术来达到治疗目的。然而,对于不适合行外科手术治疗或者拒绝行外科治疗的患者,经皮血管重建术仍然值得考虑。

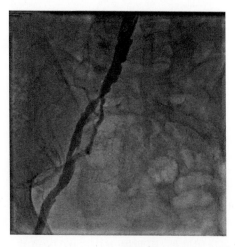

图 25.12　髂动脉血管造影术:通过肱动脉入路推进诊断性导管。

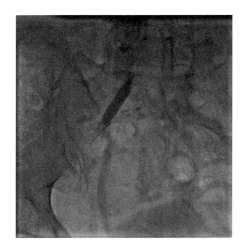

图 25.13 使用长 90cm 6F 鞘管更换导管后,将一根 260cm 软头导丝推进通过病变部位,随即支架在路径引导技术下准确放置。

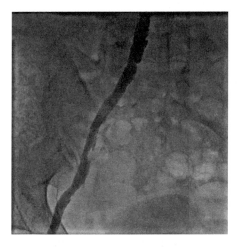

图 25.14 通过 90cm 6F 鞘管直接显影显示最终结果。

诊断性血管造影术

手术治疗之前,充分的病变评估是关键。闭塞的范围应该

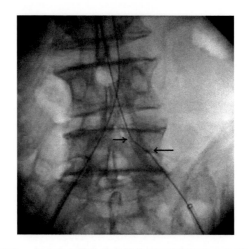

图 25.15   图示一名对吻后髂动脉支架使用"Z"字形技术的患者。其中因导丝弯曲,球囊及鞘管无法推进到支架支撑的更远端部分,以至于无法进行左髂动脉支架的后扩。箭头所示支架内故意造成的角度,从而可从支架支撑中提起球囊的最前端边缘。

记录在诊断评估中。CT 或者 MR 血管成像术经常有助于评估慢性完全闭塞。在没有非侵入性检查方法的情况下,诊断性血管造影需要包括一个以上血管入路,从而精确记录病变的长度(图 25.16)。

难点

髂动脉慢性完全闭塞病变成功行经皮介入治疗最大的困难是病变两侧存在厚的纤维帽。使用 0.035 英寸亲水导丝,比如 Terumo Guidewire,经常会推进到纤维帽的一端尽头,因其有一处头端。如果慢性完全闭塞病变全长均能够顺利通过,那么其余部分的手术就可以通过标准的血管成形术及支架技术来完成。然而,从病变对侧尽头通过纤维帽经常很难处理,因为该头端指向了对侧方向,并且容易使导丝在腔内弯曲,从而进入另外一个解剖平面(图 25.17 和图 25.18)。

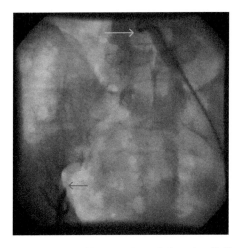

图 25.16　使用左乳内动脉导管通过对侧股动脉入路及鞘管通过右侧股动脉入路注射造影剂,从而使诊断性髂动脉血管造影充分显像慢性完全闭塞病变的精确范围。

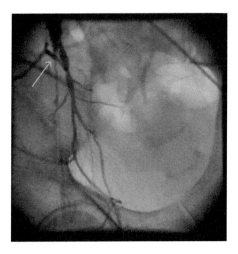

图 25.17　通过左侧入路的右髂动脉血管造影显示存在桥血管的髂外动脉慢性完全闭塞病变(箭头)。

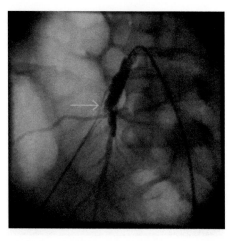

图 25.18　CTO 病变全程经同侧入路顺利通过,只在 CTO 病变近端血管进入纤维帽入口处稍有阻力(箭头)。亲水导丝在血管中偏离管腔,并且完全打折重叠。

操作要点

**"Body floss"技术

在这些情况中,从两侧入路接近 CTO 病变(一个从上面,一个从下面进入)是唯一成功行髂动脉血管重建术的方法。同侧入路可以通过股动脉入路建立,而到达 CTO 病变上端部分的入路可以通过对侧股动脉或者肱动脉建立。这种选择决定于预期可以获得的支撑与需要的支撑的比较。一般来讲,使用 6F 或者 7F 多用途导管或者长鞘管通过肱动脉入路可以提供更多的支撑,因为这样可以允许设备以最小的成角同轴进入髂动脉。

将一根亲水导丝(如 0.035 英寸 Terumo Glidewire)装载于一根亲水导管中(如 Terumo Glidecath)。这样的系统通过同侧股动脉推进,直到到达病变的一端。继续推进导丝触碰病变来探查病变,即使导丝发生对折。当导丝触碰病变形成 J 形后,只要 J 形或者对折导丝进入 CTO 病变,导丝 J 形部分就会进入病变部位。如果 J 形头端不能向前推进反而使导丝偏移远离病变,可以选择纤维帽另外一个区域进行探查，直到导丝弯曲部分进入病变部位。

当在病变内时，Glidecath 导管通常可以很容易地通过导丝进入病变中心部位。多次尝试通过病变的上端，然而最终的结果却是在髂内总动脉进入另外一个解剖平面（图 25.18）或者进入远端腹主动脉。这就是用一个相似的系统通过病变上端的原理，通过弯曲导丝进入斑块部位，然后推进导丝弯曲部分进入病变中段，随后跟进的导管进入。

病变的中段通常比两端要软，因为其是由半组织化的血栓组成。在这种病变中，通常可以通过操作及弯曲导管从而成排毗邻推进。出现这种情况时，可以回拉插入肱动脉或者对侧股动脉导管中的导丝，并且同侧股动脉导管内的导丝可推进到另一根导管的头端和主动脉末端，因此建立了一个真腔到真腔的路径。这种导丝可以被塑形，自发地创造了一种"Body floss"。当这种情况发生时，血管成形术及支架技术可以很容易实现（图 25.19 至图 25.29）。

*** 使用导丝的硬头端

在极少的情况下，并且在严格的透视指引下和多重直角视野确认下，亲水导丝硬头端可以用来横穿 CTO 病变的末段（图 25.17 和图 25.28）。这应当作为最后一种解决措施，并且要充分考虑可能出现的并发症，如血管穿孔或破裂。

并发症

并发症虽然罕见，但有可能发生，甚至是致命的[12,13]。并发症包括末梢血栓、支架移位、髂动脉夹层及髂动脉破裂。

穿孔

在心导管室中，覆膜支架的实用性是髂动脉支架植入术重要的先决条件，同样大号闭塞球囊也可以保证患者在到达手术室之前是稳定的。植入支架的监测应该由超声多普勒甚至 CTA、MRA 来保证。

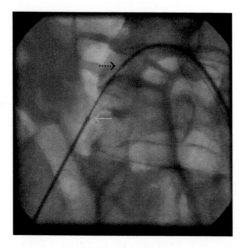

图 25.19　"Body floss"技术操作：通过导管(箭头)推进亲水导丝进入 CTO 病变，然后通过对侧入路插入第二根导管进入 CTO 病变(点状箭头)，最终塑形导丝通过对侧鞘管。

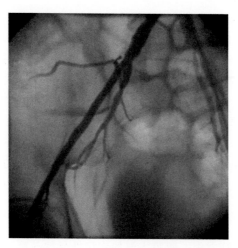

图 25.20　图 25.19 在放置并后扩张的自膨胀式镍钛合金支架后，手术完成。

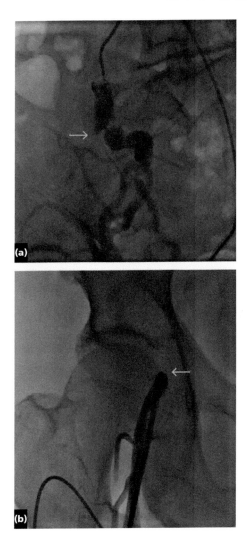

图 25.21　(a)另外 1 例 CTO 病变通过左侧入路行血管成形术。(b)鞘管注射造影剂显像 CTO 病变远端范围。

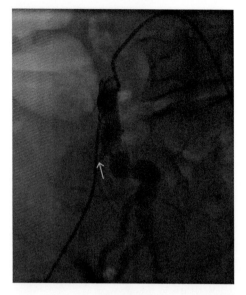

图 25.22 箭头示亲水导丝与导管的进入,并且接近形成了一种解剖平面。

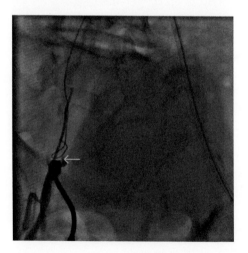

图 25.23 箭头示亲水导丝无法从上面穿过病变的远端。注意 CTO 病变中存在从股动脉入路的原始导管。

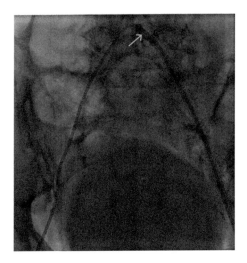

图 25.24 静止图像显示同侧导管成功通过,不但进入左髂内动脉的近端,而且进入到翻山鞘管的一端(箭头),同时使用了"Body floss"技术,亲水导丝退出同侧导管而进入到对侧导管中。点状箭头示对侧导管头端进入翻山鞘管内。

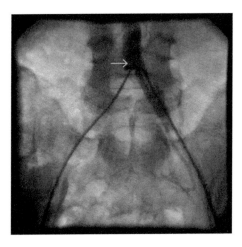

图 25.25 使用导丝的硬头端逆行入路通过 CTO 病变的终端。

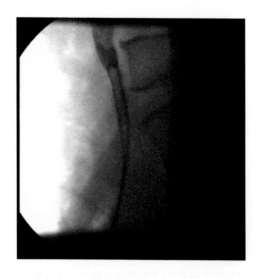

图 25.26 通过对侧导管注射造影剂确认导丝在腔内的位置。

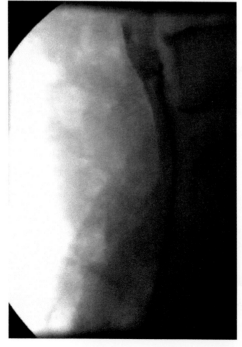

图 25.27 将导丝从同侧导管中移出后，血液成功抽出，记录压力，随后通过同侧导管注射造影剂确认腔内位置。

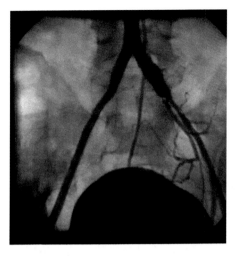

图 25.28　使用常规球囊行血管成形术，从髂总动脉至髂外动脉放置重叠支架，手术完成。

急性/亚急性闭塞

虽然很罕见，但是髂总动脉或髂外动脉仍可能会发生急性或亚急性闭塞，尤其是诊断性股动脉检查或者长期主动脉反搏发生髂动脉夹层的情况下[9]。当急性闭塞发生时，应进行即时溶栓治疗，一般通过逆行对侧或者肱动脉入路使用 5F 或 6F 导管注入。出现亚急性闭塞时，可进行血栓切除术或流变溶栓。末梢血栓过滤器应尽快应用，一般通过股动脉经对侧入路放置 6mm 或 8mm 过滤器。血小板受体拮抗剂如糖蛋白 II b/ III a 受体拮抗剂可能有帮助，如果机械血栓清除术后存在明显血栓残留，一般建议使用。

髂动脉破裂

当髂动脉发生破裂或穿孔时，建议及时球囊填塞、积极的抗凝药逆转，包括鱼精蛋白逆转肝素及新鲜冰冻血浆或者血小板输注。血管损伤时球囊填塞一般需要使用球囊压迫 15~20 分钟。如果不成功，则需要植入覆膜支架。如果存在明显的出血，应进行输血。手术修复作为最后一项救助措施，可能存在明显风险（图 25.29）。

操作要点

控制损伤

尽可能使用肱动脉入路植入导管以减少出血。在亚急性血栓病例中，首先使用 6F 大管腔导管进行血栓切除术，然后使用任何可能的血栓切除术导管：这样可以保证尽可能去除血栓（图 25.30）。当使用流变导管时（一般是 6F 外周装置），一定保证每次抽吸不超过 200~250mL，以防溶血现象出现。

病例选择

腹股沟下血流供注不足是导致直接支架植入术治疗 TASC B 型（TransAtlantic Intre-Society Consensus）和 C 型髂动脉病变减少的主要风险因素。血流供注不足、髂外动脉疾病、女性是髂动脉支架植入术后不良预后的独立预测因素，因此应该评估术后血栓与血流供注不足，以决定是否进行外科血运重建：严格的病例筛选是必要的。

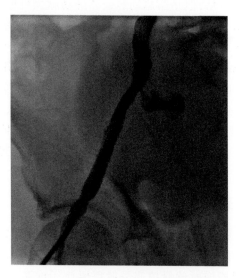

图 25.29 右髂动脉穿孔，可见造影剂渗出。

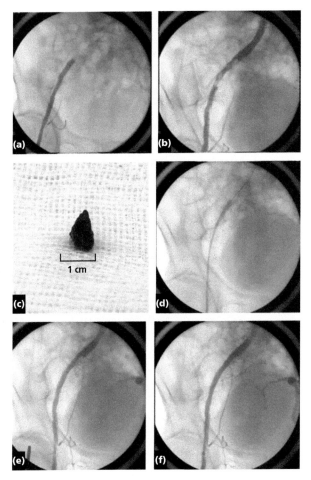

图 25.30　(a)冠状动脉手术后患者长期球囊反搏导致的右髂总动脉亚急性闭塞。(b)注射替罗非班 12 小时后。(c)手动血栓抽吸。(d)球囊填塞。(e)残留的血管夹层被(f)球囊扩张支架覆盖。

参考文献

1. Rigatelli G, Rigatelli G. Vascular profile of patients with multivessel coronary artery disease. *Int J Cardiol* 2006;**106**:5–40.
2. Hirsch AT, Haskal ZJ, Hertzer NR, et al. ACC/AHA Task Force on practice guidelines (Writing Committee to develop guidelines for the management of patients with peripheral arterial disease): endorsed by the

American Association of Cardiovascular and Pulmonary Rehabilitation. National Heart, Lung, and Blood Institute; Society for Vascular Nursing; TransAtlantic Inter-Society Consensus; and Vascular Disease Foundation. *Circulation* 2006;**113**:e463–654.

3. Rigatelli G, Rigatelli G. Malpractice in invasive cardiology: Is angiography of abdominal aorta or subclavian artery appropriate in patients undergoing coronary angiography? A meta analysis. *Int J Cardiovasc Imaging* 2005;**21**:591–8.

4. Buckley CJ, Arko FR, Lee S, et al. Intravascular ultrasound scanning improves long-term patency of iliac lesions treated with balloon angioplasty and primary stenting. *J Vasc Surg* 2002;**35**:316–23.

5. Navarro F, Sullivan TM, Bacharach JM. Intravascular ultrasound assessment of iliac stent procedures. *J Endovasc Ther* 2000;**7**:315–9.

6. Krajcer Z, Howell MH. Update on endovascular treatment of peripheral vascular disease: new tools, techniques, and indications. *Tex Heart Inst J* 2000;**27**:369–85.

7. Rigatelli G, Cardaioli P, Giordan M, et al. Peripheral vascular disease endovascular management in patients scheduled for cardiac surgery: a clinical-angiographic approach. *Int J Cardiovasc Imaging* 2006;**22**:305–10.

8. Mouanoutoua M, Maddikunta R, Allaqaband S, et al. Endovascular intervention of aortoiliac occlusive disease in high–risk patients using the kissing stents technique: long-term results. *Catheter Cardiovasc Interv* 2003;**60**:320–6.

9. Rigatelli G, Giordan M, Cardaioli P, et al. Iliac artery thrombosis after aortic balloon counterpulsation: treatment with intraarterial tirofiban, manual thrombectomy and stenting. *Int J Cardiol* 2006;**112**:387–8.

10. Rigatelli G, Magro B, Maronati L, et al. An improved technique for gaining radial artery access in endovascular interventions. *Cardiovasc Revasc Med* 2006;**7**:46–7.

11. Flachskampf FA, Wolf T, Daniel WG, Ludwig J. Transradial stenting of the iliac artery: a case report. *Catheter Cardiovasc Interv* 2005;**65**:193–5.

12. Kudo T, Chandra FA, Ahn SS. Long-term outcomes and predictors of iliac angioplasty with selective stenting. *J Vasc Surg* 2005;**42**:466–75.

13. Timaran CH, Prault TL, Stevens SL, Freeman MB, Goldman MH. Iliac artery stenting versus surgical reconstruction for TASC (TransAtlantic Inter-Society Consensus) type B and type C iliac lesions. *J Vasc Surg* 2003;**38**:272–8.

第 26 章

腹股沟下和膝关节下经皮介入治疗

Jasrai Gill, Robert Dieter, John Lopez, Gianluca Rigatelli, Thach N. Nguyen, Paolo Cardaioli, Prakash Makham, Aravinda Nanjundappa

难点

在腹股沟韧带水平,髂外动脉延续为股总动脉(CFA),远端发出旋髂浅动脉和腹壁下动脉。随后在股骨头边缘较低水平,CFA发出股深动脉(PFA)和股浅动脉(SFA)。位于侧方的PFA是供应远端血管侧支血流的重要来源。严重的PFA闭塞病变合并严重的SFA病变可以导致肢体严重缺血(CLI)。临床医生必须了解这种情况,所以在处理SFA时PFA应保持通畅。胫动脉或膝下动脉为小腿的腓肠肌、比目鱼肌以及足动脉弓供血。虽然这些血管是PAD的常见发病部位,但是单支小腿动脉的单发或多发狭窄很少引起跛行。然而,在无髂股动脉近段血流受限时,通常严重的三支膝下动脉(胫前动脉、腓动脉和胫后动脉)病变同时存在时可以引起症状。在保肢的情况下,多数患者将合并不同程度的多发病变[1,2]。

非侵入性评估

踝/肱指数

踝/肱指数(ABI):数值<0.3~0.4时出现严重跛行。踝动脉压

力<50mmHg 时出现溃疡不愈或坏疽。对于糖尿病患者而言,由于动脉钙化使得 ABI 过度升高导致可能错误评估病情,而足趾收缩压则尤为适用。踝动脉压力<30mmHg,提示 CLI 并预示着不良的组织活力。其他检查方法包括多普勒超声、CT 血管造影(CTA)和磁共振血管造影(MRA)[3]。

彩色多普勒超声作为一种有吸引力的替代扫描技术已经被推荐使用,并且通过专家操作可以提供大部分的基本解剖信息和一些功能信息(例如通过血管狭窄处的流速梯度)。超声下可见下肢动脉树,并且可以准确测量和评估病变长度和狭窄程度以及血流速度。但是这项技术的准确性与检查的时长和技师的操作技术相关。此外,对技师而言,小腿动脉超声是具有挑战性的[3]。

多层扫描 CTA(MDCTA)正广泛用于 PAD 的初步诊断评估和治疗计划的制订。多层 MDCTA 为屏气时整个下肢和腹部在亚毫米分辨率下的快速成像。虽然目前缺乏 MDCTA 相关的前瞻性研究,但是最新的研究数据显示 MDCTA 的敏感性、特异性和精度可以与血管造影媲美。MDCTA 的主要局限包括碘对比剂的使用(每次检查>120mL)、辐射照射和钙化影响。钙化可能导致"晕状伪影",并妨碍对实际钙化节段的评估。支架植入的动脉段也可导致明显的伪影,而妨碍充分评估病变[3]。

在许多家医疗中心,MRA 已成为辅助诊断 PAD 患者和制订治疗计划的优选成像技术。MRA 的优点包括其安全性和在一种模式下完成整个腹部、骨盆和下肢的快速高分辨率三维成像的能力。MRI 的三维特性意味着技师可以任意旋转成像模型,并在无限的层面上进行病变评估。MRA 用于介入前制订治疗计划和评估血管病变的介入治疗适应证。术前行 MRA 检查可以最小化碘对比剂的使用和辐射的照射量。周围血管内支架植入可能会更易产生伪影,从而导致这些血管节段的病变难以评估。然而, 支架植入对信号缺失的影响大小与金属合金的种类密切相关,镍钛合金支架产生的伪影最小。与 CTA 相比,血管钙化在

MRA 检查中不会产生伪影,并且这可能意味着在糖尿病和慢性肾脏疾病患者中检查弥漫性血管钙化存在潜在优势。对比增强 MRA 诊断 PAD 的敏感性和特异性均大于 93%。多项研究已经证明,对比增强 MRA 较彩色多普勒超声对 PAD 有更好的鉴别诊断能力[3]。

侵入性评估

目前,造影剂造影技术仍然是术前患者分层的重要诊断工具。造影时通常推荐病变范围的完整成像。数字减影血管造影(DSA)技术被推荐用于对比剂血管造影研究,因为这项技术比常规的末梢减影对比剂造影技术有更强的成像能力。信息的流入和流出模式还有病变的特征可能影响治疗策略的确定。从技术角度来看,导管越接近将要成像的靶血管,成像越清晰,而且造影剂的用量越少。因此,选择性和超选择性导管的放置位点对成像质量的优化非常有用。尤其推荐用于肾功能不全或在更靠近病变的位置快速推注对比剂而远段闭塞血管成像不良的情况。直角角度采集图像信息的方法已经成为冠状动脉造影的原则,但在外周血管成像中不太普遍,主要是因为完整的诊断性外周血管造影已经覆盖了很大的范围(相对于冠状动脉造影)。然而,在某些显著病变存在或不存在的疑问和不确定的方面,成角成像可以用于更好地描述和确定病变的严重程度,并明确其对临床表现的潜在影响[3]。

血管造影术的并发症包括动脉夹层、动脉栓塞、造影剂肾衰竭以及入路并发症(如假性动脉瘤、动静脉瘘、血肿)。这些问题已经随着操作技术的改善大大减少,包括使用非离子型造影剂、DSA、使用和不使用血管扩张剂时通过动脉狭窄处的腔内压力测量(使用血管舒张剂前显著的收缩压峰值差是 5~10mmHg,使用血管扩张剂后是 10~15mmHg),以及更为尖端的成像投影和保存技术[3]。

血管入路

逆行穿刺和交换技术

股总动脉采用标准穿刺和 4F 鞘入路。经腹主-髂动脉造影后,用于诊断的 4F Judkins 右导管或更佳的 4F 乳内动脉导管应通过 0.035 英寸的 Terumo 导丝推进至动脉分叉处,轻轻旋转导丝至对侧髂动脉。一旦导丝被推进至 CFA,导管应轻轻推进通过导丝;对侧动脉的选择性血管造影就可以开始了。在经皮介入治疗的病例中,刚性适度的 0.035 英寸导丝应通过诊断性导管和导管本身推进,与股动脉鞘一起,可以与交换直导丝或预制的 5F 或 6F 长鞘交换。股骨逆行入路的局限性见框 26.1。

顺行入路

了解病变位置和确定单侧病变后,顺行入路为通向靶血管的最直接入径。局部麻醉后,在透视引导下于股骨头中 1/3 处进行股动脉穿刺,同样的位置也是逆行入路的部位。因为股动脉触诊常常只会导致 PFA 穿刺率过低,透视引导是首选的方式。一旦穿刺针内可见血液回流,4F 或 5F 鞘应在透视下进入血管。如果感觉有阻力,应该预先弯曲导线背面光滑的 J 形尖端,从而可以通过更轻度的动脉病变或钙化动脉。通过从穿刺针注入极小量的造影剂获得造影图像是一种可选方式,但是非直接注入而是通过一个短的连接导管注入造影剂,从而

框 26.1　股动脉逆行入路的局限性

- 通过股动脉、腘动脉、胫腓动脉 TASC 分级 D 级病变时支撑力弱
- 导管、导丝和球囊导管长度有限
- 合并陡峭的股动脉分叉、双侧髂总动脉支架、主动脉股动脉移植和主动脉瘤模块化支架移植时血管入路受限

避免了穿刺针在动脉腔移动。在造影图像引导下,将导丝送至 SFA 处(图 26.1)。

顺行入路的优势和局限性见框 26.2,SFA 直接穿刺和入路的适应证见框 26.3,一项病例报道如图 26.2 所示。

肱动脉和桡动脉入路

在特定情况下,尤其是髂动脉疾病合并 SFA 近段狭窄,肱动脉甚至桡动脉入路也是一种选择,应根据患者的体型选择。通过冠状动脉导管进入动脉入路, 并在诊断性的 4F Judkins 右导管或 Amplatz 左或右 1.0 导管辅助下推进一根标准的 0.035 英寸导丝至降主动脉后, 将一根 5F 或 6F 90cm 长的亲水鞘管通过导丝推进至选定的髂股动脉。在此类情况下,介入设备应包括球囊和具有至少 120cm 长杆的支架。

血管成形术和支架植入术

传统的血管腔内治疗股腘动脉病变的方法包括球囊成形术和(或)球囊扩张术或不锈钢制或目前使用最多的镍钛制的自膨胀式金属裸支架。在股腘动脉病变的治疗中,球囊扩张和支架植入术治疗跛行和狭窄有相当的远期通畅率[4]。常规球囊血管成形术被认为是治疗有 2~3 支血管径流的非钙化局部狭窄病变的首选。这种病变根据 TASC(泛大西洋协作组)分型为 A 型、B 型病变,具有较高的手术成功率。其主要缺点是弹性回缩、夹层和再狭窄。在开口病变、钙化病变和流速差的弥漫性病变中应用有限[5]。

球囊膨胀式不锈钢支架在 SFA 和腘动脉中的应用可获得良好的初步结果,但与常规球囊血管成形术相比晚期通畅率只有小幅的增加。支架植入术适用于球囊扩张术后血流受限的明显残余狭窄的病变和复杂的长病变。球囊扩张支架(特别是在 SFA 远段)与晚期支架变形、机械压缩和再狭窄相关,并导致晚期手术失败。较新的镍钛合金自膨胀式支架可改善术后 1 年和 3 年的通畅率,并能够在 SFA 远段或腘动脉

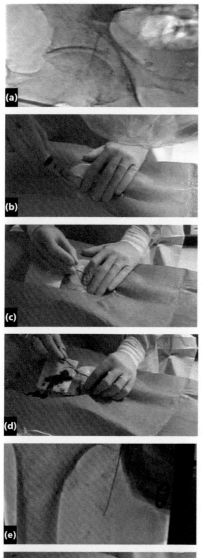

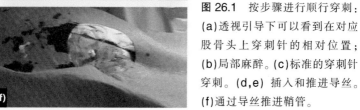

图 26.1　按步骤进行顺行穿刺：(a)透视引导下可以看到在对应股骨头上穿刺针的相对位置；(b)局部麻醉。(c)标准的穿刺针穿刺。(d,e) 插入和推进导丝。(f)通过导丝推进鞘管。

框 26.2　顺行入路的优势和局限性

- 达到和通过病变的成功率高
- 可至足动脉病变
- 操作新手学习曲线长和辐射暴露量高
- 肥胖患者和高血肿风险患者的手术过程烦琐
- 多普勒超声引导下微穿刺针方式最佳

框 26.3　直接中-浅度股动脉穿刺和入路的适应证

- 短段 SFA 近段钙化或开口闭塞病变
- 顺行或逆行股动脉入路失败
- 双侧髂动脉支架植入需行股总动脉成形术的患者
- 近段至表面的股动脉闭合装置并发症
- 旋髂动脉或腹壁下动脉医源性损伤；需行栓塞治疗

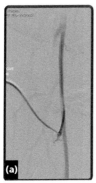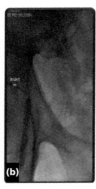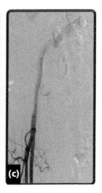

图 26.2　一名 82 岁的女性患者接受了从右侧股动脉入路进行的经皮主动脉瓣置换术。术后 2 天，患者右侧下肢出现Ⅱa 期急性缺血。右下肢的踝/肱指数为 0.22。股总动脉造影显示穿刺部位急性闭塞。逆行交换入路不成功，所以患者接受 (a) 右侧股浅动脉穿刺。(b) 股总动脉近段成功行球囊扩张术。(c) 右髂股动脉血运重建。

等血管弯曲部位释放。然而,因晚期机械疲劳和支架再狭窄其使用常受限。目前,针对这些新技术的作用,尚没有长期的对比数据[4]。

内膜下血管成形术

该技术由制造通道和下垂的灵活的方向导丝(通常为镍钛合金)通过长段弥漫性动脉段组成。方向导丝专用于制造夹层,但是最终在真腔内重新定向。通过内膜下血管成形术的方法,非常复杂的解剖亚群(包括长段闭塞、高度钙化闭塞、弥漫性串联病变和平头 SFA 闭塞),可有效地通过导丝并实施治疗。内膜下血管成形术失败通常是因为不能从夹层再次进入真腔。为了提高内膜下血管再通的成功率,开发了一些目前可以应用的新设备。在一根新的导管即先锋导管内通过使用血管内超声(IVUS)明确血流流动辅助定位远段真腔,从而引导穿刺针再次进入真腔。通过定位在真腔内的导管指引一根 0.014 英寸的导丝进入真腔内完成血管再通。用于再次进入真腔的 Outback 导管是一根兼容的 6F 导管,在透视下通过 22G 中空鞘管进入远段血管内[6]。

经皮腔内斑块旋切术

动脉内膜旋切术

这项技术避免了球囊扩张术常引起的气压伤和斑块移位。从动脉内膜旋切术的发展历程看,它与过高的再狭窄率相关,然而通过新的技术改进可以达到更好的早期和晚期临床预后。

严重的 SFA 钙化病变仍然难以使用旋切术治疗,难以切除钙化并且增加血栓形成的风险。

SliverHawk 旋切导管作为目前使用最多的旋切器械可用于新发和再狭窄性动脉粥样硬化病变的治疗。根据血管的大小和病变的长度有几种选择类型。SliverHawk 导管沿着一根 0.014 英寸的导丝并根据病变的部位选择顺行或逆行入路推进。虽然根据导管的粗细推荐使用 7F 或 8F 鞘管,但是我们发现每一型号的导管选择更小号的鞘管更安全。旋切刀以 8000 转/分旋转,导管缓慢平稳地推进并穿过病变,从血管壁切除斑块。行旋切术时,推荐导管每次仅推进一个头锥的长度,以减少远端血栓形成的风险。当旋切术完成后,推进控制杆,封闭切割头至导管内,下一步时再重新打开装置。撤回导管,旋转切割头保护帽30°以处理斑块的另一部分。这一操作顺序可以根据需要多次重复。在重复 2~6 次后,根据病变的长度,必须撤回和清洗导管。动脉斑块碎屑必须从头锥中移除。清洗后,该导管可以重新插入,并继续旋切[7]。

准分子激光成形术

准分子激光成形术使用强烈爆发式的紫外线(UV),以持续短脉冲实现每脉冲 50mm 的穿透深度。这项技术的优势在于可以通过光化学作用而不是热损伤来直接破坏分子键,不会造成热损伤的风险,也在技术发展进程中限制了持续波动热尖式激光在外周血管闭塞病变中的使用。小型激光的尺寸(最大探头制造一个 2.5mm 的腔)限制了 SFA 术中辅助血管成形术或其他介入治疗中达到足够管腔直径的要求[8]。

腔内成形术

腔内成形术可联合同时对动脉壁输送冷热能量形成的血管扩张力。两种方式都是通过氧化亚氮替代常用的造影剂和盐水混合物来充满导管管腔的。实验证明,这种方式诱导了平滑肌细胞和参与再狭窄过程的其他细胞系的凋亡[4,6]。

股动脉疾病的支架或球囊治疗

局部狭窄或闭塞病变通常容易通过一个球囊:动脉比例略小于 1mm 和 30mm 短或 40mm 长球囊的高压(>16atm)扩张治疗。如果出现血流限制性解剖或扩张结果不满意,使用短球囊扩张或自膨胀式支架可以治疗成功。很长的闭塞(>80mm)通过腔内或内膜下技术再通后可以作为 120~150mm 或 200mm 长球囊高压扩张的第一步。重要的是要保持球囊充气至少 4~5 分钟,以及使用吗啡或联合镇痛药治疗最终的腿疼。如果结果仍不理想或仍有血流限制性解剖存在,则可以使用长的灵活的自膨胀式支架治疗[9]。

SFA 的慢性完全闭塞

大多数长期 SFA 闭塞病变始于近端残端,随之通过 PFA 供应的侧支循环至不同程度的远端病变血运重建。近端残端血管造影评估需要一个 35°~40°同侧血管造影。在此成像中,可以确定近端残端长度和选择可行的入路,包括顺行、对侧甚至肱动脉入路。如果近端残端或帽<3~5cm,SFA 开口处的处理则必须考虑到设备的选择问题[10]。

穿刺近端硬帽

慢性完全闭塞(CTO)的初始段通常使用支撑导管(如 Glide 或 Quickcross 导管)和一根成角或直行的硬导引导丝穿过。罕见情况下,术者可以选择硬度更大的导丝如 Confianza,或使用导引导丝末段背部或 Frontrunner 导管。在支撑导管还未再次进入真腔时不能行血管造影, 否则将使血管内膜下显影而破坏血管远端显像。对于近端帽难以通过的患者,术者可以尝试通过腘动脉入路(逆行腘动脉操纵杆)再通[11]。

技术:SafeCross 导丝

SafeCross 导丝具有光学相干反射的独特属性。该导丝偶联的射频能量由尖端输送,如果从近处传感器获得反射信号确定管腔位置,将显示为绿色信号灯。当反射信号为红色,射频能量将不能输送,提示导丝靠近血管腔壁。这项技术的优势是腔内残留空间的理论优势,从而减少了长闭塞病变的解剖平面。某些解剖情况下,有利于该技术的使用。以下三种临床情况中,血管腔内使用 SafeCross 导丝可能会产生更大的成功[4,6]。

1. SFA 无可见残端的平头闭塞;
2. 膝关节处的闭塞病变;
3. 闭塞病变位于有明显侧支循环的部位。

穿过 SFA 的长慢性完全闭塞病变

大多 SFA 长闭塞病变由局部近端帽和远端纤维帽内的长段终末残端病变组成。一些术者使用一根成角的硬导引导丝并通过 Glide 或 Quickcross 直导管支撑制造一个小的环路。应确保此环路不能大于 5~6mm(多数 SFA 的直径)。如果环路大小增加,常提示内膜下存在明显的夹层。导丝环路增大时,再次进入真腔的成功率增加。当导丝环路增加时,术者应该停止推进导丝,回撤导丝至支撑导管内,然后通过支撑导管用此导丝探测,并从此探测点通过一个较小的导丝环路再次进入闭塞病变[4,6]。

再次进入远端病变

当导丝尖端靠近远端帽时,如果可能的话,在尝试通过环路再次进入真腔之前,术者应先回撤导丝,并在无导丝环路处再次探测。如果导丝不能从此处进入真腔,则不应继续制造一个伴有更多夹层的更远端内膜下通道。这是使用再进入设备的部位。使用引导导丝进一步剥离内膜将导致内膜下通路的形成,减少再次进入真腔的可能性。在再次进入真腔的基础上,术者应该能够通过支撑导管移除导丝并吸入血液。如果发生这种情况,术者应通过导管用稀释的造影剂行血管造影,以评估远端解剖情况[4]。

操作要点

** 再次进入股动脉闭塞病变的特殊技术

有时因存在严重钙化和长闭塞病变,内膜下再通时再次进入真腔是非常具有挑战性的。应在假设介入治疗失败并强制保留腘动脉外科血运重建机会之前再次进入真腔。进入真腔的技术包括:

1. 使用再进入器械是有帮助的,但是不够灵活而且价格昂贵(图 26.3);

2. 在 4F Bernstein 导管内使用一根硬的冠状动脉导丝制造内膜片穿孔并获得真腔(Cross-it 200~300,图 26.4);

3. 使用 Terumo 导丝的后背部,预制成 J 形;

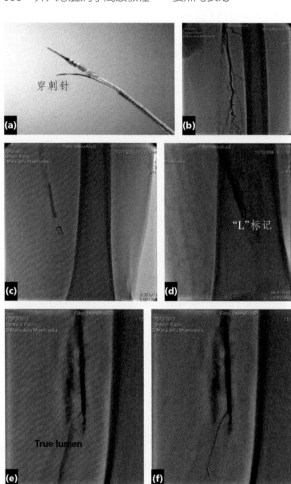

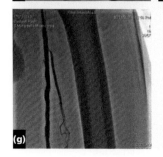

图 26.3 （a）重返真腔导管：穿刺针从导管侧面推出易于定位。（b）基线血管造影显示股浅动脉严重钙化闭塞。（c）内膜下空间内的球囊扩张。（d）针定位过程：将"L"标记指向SFA。（e）从针孔内注射造影剂确认血管真腔的正确位置。（f）导丝穿过针。（g）支架植入和球囊后扩张后的最终造影结果。

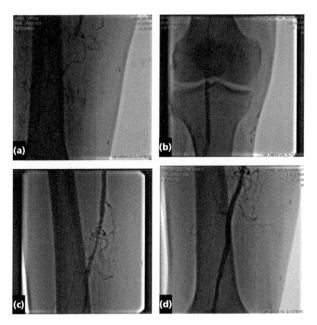

图 26.4　(a) 糖尿病和冠状动脉疾病患者的长期闭塞病变。(b) 使用一根 Bernstein 导管和一根 Cross-it 300 导丝用于内膜下再通。(c) 球囊扩张术后结果。(d) 6mm×150mm 自膨胀式支架植入后的最终造影结果。

4. 在导丝中心芯部暴露后，使用一根 V18 导丝的近端终点，并用 Klemer 钳去除导丝近段松弛的亲水层。

最后两种技术仅当其他途径没有效果和没有手术指征时小心使用。

急性股动脉闭塞病变的再通

股腘动脉的疾病谱不仅包括慢性闭塞性疾病，也包括较少发生的由于斑块栓塞或医源性治疗 (如有创导管检查术后使用弹力绷带等) 引起的急性缺血。这种现象的发生是由慢性动脉损伤机制引起。动脉内溶栓是球囊取栓治疗急性下肢缺血的替代治疗。经皮治疗包括血栓抽吸导管或流变溶栓术[12,13]。

此技术包括从对侧逆行或同侧顺行股动脉入路和一根 0.035 英寸软导丝穿过闭塞病变。如果急性血栓形成，动脉内溶栓或抗血小板药物(替罗非班、依替巴肽等)应通过导管的侧孔输注。如果是亚急性血栓形成,则应用导丝穿过一条连接 50mL 注射器的 6F 大腔导管吸引新鲜血栓。为了使结果最优,可以使用一套外周 6F 设备如 AngioJet 进入 3~6 条通道(为避免老年患者溶血,最大血量为 200~300mL)以完全恢复血流。球囊扩张血管成形术也可用于抗血栓形成(图 26.5)。

栓子保护装置的放置

使用一根 0.035 英寸的锥形亲水 Quick-Cross 导管(CROSSER 高超声波能量跨 CTO 病变装置)穿过所有的 SFA 和桥血管病变、血栓和 CTO 病变,随后行导丝 Quick-Cross 导管交换。

鉴别差异

我们认为此种穿越栓塞血管腔中央部的方法将最大限度地减少利用传统的 J 形导丝技术穿越血管腔非中央部或血管外膜下平面所致的栓塞风险。随后这种穿越中央腔的技术将有助于栓子保护装置(EPD)的输送和将术者任意选择外周血管介入(PVI)方式最大化。通过 Quick-Cross 导管将 EPD 过滤器输送至超过最远段病变 10~15mm 的位置。此三脚架式过滤装置对患者作用温和,并且通过上述方式可省略 2~3 步和省略交换术而使其易于输送。

操作要点

** 过滤器型号

相应血管的过滤器型号不能过大。精确匹配血管腔过滤器的型号或仅有小于 1mm 的差别,这将最小化血管损伤和血管痉挛的发生。

** 腘动脉下 EPD 装置

这些血管容易发生痉挛,因此应在动脉内使用最大剂量的硝酸甘油、维拉帕米和抗痉挛药物,并推荐使用腘动脉下 EPD 装置。此三脚架式 EPD 装置的型号为 3~7mm。腘动脉下 EPD 应避免型号过大或有移位以减少并发症的产生。

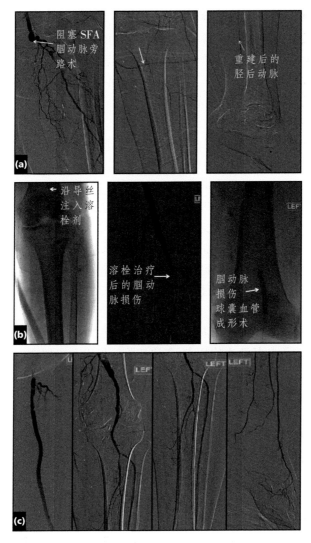

图 26.5　一名 59 岁的女性,患有高血压、糖尿病、肥胖、高胆固醇血症和吸烟史,因左足趾坏疽于 1999 年行左股腘动脉旁路术。随后旁路术失败,再次行股腘动脉旁路假体移植术。目前左腿静息痛 1 周。基线踝/肱指数为 0.10。(a)基线血管造影显示股浅动脉闭塞和模糊的远段重建后的胫后动脉成像。(b)该患者接受溶栓治疗 12 小时和腘动脉血管成形术。(c)最后造影显示三支血管供应血流至足部。

** 最小化 EPD 装置的移动

放置 EPD 过滤器后,为避免并发症的发生必须最小化 EPD 的移动。在所有的外周介入术的替换和操作过程中,始终保持过滤器在整个透视视图中。最小化 EPD 导丝移动如果失败,将增加血管痉挛和内膜损伤的发生率。

** 过滤器置入术后造影

获取带有过滤器的最终放大的详细血管造影,以确定所有栓塞碎屑进而制订 EPD 的抓取策略。部分过滤器的抓取推荐使用 0.035 英寸 Quick-Cross 导管用于所有血管造影确定栓塞碎屑的情况。在过滤器取出过程中,通过抓取含过滤器"口"处的马蹄形不透光标记的 Quick-Cross 导管,有助于部分过滤器的抓取。内部的 Quick-Cross 导管亲水边缘和导管直径大于其内的三脚器抓取装置,有助于部分过滤器的抓取,因此在抓取血栓满篮的过滤器过程中减少了栓塞碎屑挤出的可能。

** 过滤器导丝支撑

三脚过滤器导丝易于输送并足够支撑大多数的外周介入术的施行,包括激光旋切术、斑块切除旋切术和支架植入。每次交换时必须保持过滤器导丝湿润以最小化过滤器移动,并有助于施行外周介入术。过滤器装置与 CSI 轨道旋切系统不能同时使用。

**"满篮"

如果在末次造影前过滤器装满了血栓("满篮"),由于难以"清除""满篮"血栓,则要部分抓取过滤器和重新定位第二个新过滤器。对于长 SFA 支架内血栓形成或血栓旁路移植,行复杂外周血管介入术是不常见的。如果造影剂注射过程中任意时间出现血液缓流,应考虑过滤器处可疑栓塞形成。糖蛋白(GP)Ⅱb/Ⅲa 受体拮抗剂可用于所有因可疑大斑块血栓负荷而行周围血管介入术的情况和高风险远段血栓形成的病例。

** 充分的着陆空间

必须确定一条合适尺寸的相对无病变的血管。在腘动脉中远段，胭动脉下三分叉处至少 5~10mm 以上是大多数病例的理想着陆空间。

EPD 技术的适应证

用于以下"高血栓形成风险"的临床情况：

1. 伴有充分的着陆空间的所有旁路桥血管闭塞、血栓形成和伴有大斑块或血栓负荷的任意桥血管狭窄；

2. 伴有充分着陆空间的所有 SFA 支架内闭塞、血栓形成和大多数长 SFA 支架内再狭窄；

3. 由于常有大量的"新鲜"血栓并有更高的血栓形成风险而致症状急性(<2 周)恶化的患者；

4. 最复杂的长 SFA 的 TASC 分型 C 型和 D 型病变伴有充分单支径流的胭动脉；

5. 任意伴有一支充分滤过靶血管远段和 CTA 或血管造影确定的高度溃疡病变的髂动脉、CFA、SFA 或胭动脉。我们发现，术前 CTA 显示的病变形态有助于确定远段高血栓形成风险的病变；

6. 胭动脉下≥3mm 的血管为受损的远段血管节段或区域供血的严重下肢缺血(CLI)患者；

7. 伴严重近段 SFA 病变和单支血管径流充足的胭动脉段的严重下肢缺血(CLI)患者[14]。

胭动脉下疾病的血管腔内治疗

下肢动脉疾病最严重的表现是 CLI，即渐进性多发动脉粥样硬化和常涉及任意或所有三支颈动脉的多发狭窄和闭塞。临床表现包括静息痛和不愈合的溃疡。除非通向足部的径流通道恢复，否则组织不能愈合；通常引发的后遗症包括截肢。TASC Ⅱ报告称，对于 CLI 和胭动脉下闭塞的患者，当通向伴有合并疾病的足部径流可以重建以及拥有手术结果成功的预测指标即闭塞病变段较短和治疗血管较少时，越来越多的证据支持此类患者行经皮腔内成形术(PTA)[3,5]。

膝下血管的常规血管成形术和直接支架植入术

CLI 被定义为:①需要镇痛治疗的持续反复的静息痛和踝关节收缩压<50mmHg 和(或)趾动脉收缩压 <30mmHg;②和(或)溃疡、坏疽或足部不愈合创伤[15]。

经皮腔内斑块旋切术

作者建议小腿动脉狭窄病变行无预扩张的经皮腔内斑块旋切术,而闭塞病变应使用相对小号的球囊扩张以确保导丝在腔内穿过闭塞病变,并且由于潜在穿孔风险而强烈反对将旋切术用于导丝穿至闭塞病变内膜下的情况。他们指出,此套设备不能用于膝下伴有中部动脉硬化引起的相关血管直径严重受限的患者(例如那些合并糖尿病或慢性血透的患者)。他们还提出警示,当应用此套设备治疗分叉病变,尤其是胫前动脉的分支病变时,应注意潜在的夹层和穿孔现象[16]。

必须强调的是,血管腔内介入不能排除后续的旁路手术或重复治疗或其他血管腔内介入等任一情况的发生。因此,CLI 血管腔内介入治疗的失败显然是归于接受后续的发生率和死亡率都有限的保肢再介入治疗。

操作要点

*** 腘动脉和足动脉入路

尽管很少使用,但是当股浅动脉和胫动脉顺行血运重建不成功、无手术适应证,尤其是治疗糖尿病足综合征时,腘动脉和足动脉入路是股浅动脉和胫动脉逆行血运重建的一种可行的选择。同时同侧顺行穿刺需要获得一个动脉环路用于获得完全血运重建。

** 腘动脉穿刺

为避免穿刺至腘静脉,腘动脉穿刺应在多普勒超声引导下进行。患者取仰卧位准备。在多普勒超声检查下可视化定位腘动脉而不是腘静脉的位置或在此之后用笔标记穿刺针穿刺位置。腘动脉穿刺部位应该直接压迫止血,但常常通过对股动脉入路在穿刺部位行 5~7 分钟的顺行长球囊扩张止血,并以俯卧位复原,确保完全再通和血管止血。腘动脉穿刺要点和技巧如框 26.4 所示。

***"经侧支"入路

这种入路基于使用导丝创建一条从一支动脉通过侧支循环至另一支动脉的环路。这条环路直接用于逆行法开通动脉或者作为顺行法进一步尝试重新开通血管的"路线图"。当近段闭塞病变残端不明显、靶血管近段管腔出现剥离的内膜片或穿孔阻碍导丝推进,或当远段病变不适合行使逆向经皮穿刺时,可使用该项技术(图 26.6 至图 26.8)[17]。

** 足动脉穿刺

患者完成常规术前准备后,用短导管直接经皮穿刺足背动脉,通过穿刺针推进一根 0.014 英寸的冠状动脉导引导丝,随后继续进行无鞘球囊扩张。手术完成后,使用一个 3~3.5mm 的冠状动脉球囊通过同侧股动脉顺行入路进入,应该通过 5~7 分钟的球囊扩张予人工压迫止血。

*** 联合使用冠状动脉和外周动脉介入器械治疗胫动脉和足动脉闭塞病变

胫动脉和足动脉与冠状动脉尽管不完全相同,但却十分类似。对于考虑完全再通的动脉,当外周介入标准导丝甚至是专用导丝(Terumo,V18 等)和球囊均未能通过病变时,使用冠状动脉导丝和球囊十分有效。同样地,冠状动脉支架尤其是钴铬合金支架

框 26.4 腘动脉入路的穿刺要点和技巧

- 适用于有难度的 SFA 和 CFA 钙化病变
- 需要俯卧位:病态肥胖患者穿刺困难时
- 最好在超声引导下行微穿刺
- 避免膝关节下穿刺
- 警惕腘窝处血肿,导致神经卡压
- 由于闭合装置的使用具有潜在危害如远段血栓形成、急性下肢缺血和静脉卡压,因此没有明确的适应证
- 监测生命体征,尤其是饱和度的检测;避免过度镇静

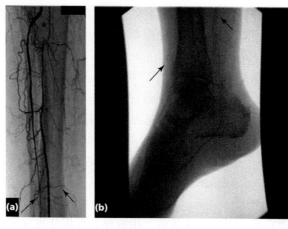

图 26.6 基线血管造影示胫前和胫后动脉闭塞(箭头)及胫腓干处闭塞(*)。

可以成功用于胫腓动脉血流受限病变。用于膝下动脉血运重建的冠状动脉导丝、球囊和支架的完整列表如表 26.1 所示。

*** 足动脉环路技术

特别是在糖尿病合并足部溃疡的患者,足动脉弓应在一根 V18 导丝或冠状动脉导丝逆行进入对侧动脉的辅助下从胫前或胫后动脉获得再灌注(足底环路技术[5],图 26.9);通常采用专用的长球囊进行扩张,但对于十分紧密、难以穿过的病变则使用冠状动脉 2.0~3.0mm 直径的球囊。专用的长球囊包括用于膝下和足底或踝动脉的长 100~200mm Sterling 或 Amphirion 外周球囊,以及 1.5、2.0、3.0×20、30、40mm 的 Sprinter 冠状动脉球囊。

*** 足动脉旋磨技术

当专用球囊甚至冠状动脉球囊均未能通过足动脉和踝动脉时,使用 1.25~1.5 旋磨头的旋磨术可使足动脉和踝动脉再通获得最大成功(图 26.10)。需要注意的是,当用冠状动脉导丝交换标准的旋磨导丝时,应通过一根神经科介入专用微导管或一根中间可过导丝的 1.25mm 冠状动脉球囊进行交换,以避免丢失导丝和交换位置。

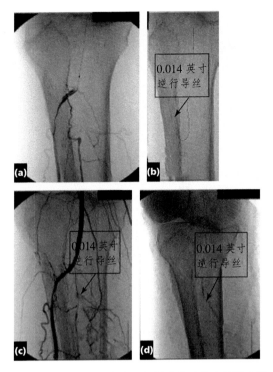

图 26.7　(a)通过 2.0mm OTW 球囊进行腘动脉远段选择性造影,显示胫腓干处闭塞近段无明显残端,一条生长良好的侧支伸向腓动脉;(b)使用一根 0.014 英寸亲水导丝和 2.0mm OTW 球囊通过侧支逆行进入胫腓干闭塞病变处;在球囊支撑下,首次使用导丝通过侧支(箭头)。(c,d)通过逆行方式,导丝穿过胫腓干闭塞病变(箭头)。

下肢深静脉血栓形成的处理

　　治疗深静脉血栓(DVT)的静脉入路包括右侧或左侧颈内静脉、股总静脉、腘静脉和足静脉。随着时间的推移,同侧腘静脉成为入路位置。通过留置导管局部给予溶栓药物以及支架植入,可从根本上纠正触发 DVT 的病变(图 26.11)。

技术

　　患者在操作台上取俯卧位,为避免误穿至相邻的腘动脉,需

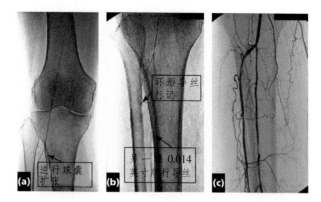

图 26.8 (a)2.0mm OTW 球囊行胫腓干逆行球囊扩张。(b)在原位留置环形导丝做标记,用另一根 0.014 英寸亲水导丝通过逆行血管成形术创建的通路以顺行方式推进(箭头)。(c)用 3.0mm OTW 球囊行胫腓干血管成形术的结果。

表 26.1 膝下血运重建器械

导丝	公司	用途
Pilot 150	雅培全球血管器械公司	腔内再通
Whisper MS/ES		腔内再通/再入真腔 [a]
Cross-it 100~200		再入真腔 [a]
球囊		
Sprinter 1.5~3.5mm× 15~20~30mm	美敦力股份有限公司	钙化病变的球囊扩张
Sprinter NC		完全钙化纤维化病变的球囊扩张
Quantum	波士顿科学	球囊扩张堵漏
支架		
Integrity 2.5~3.5mm× 23~30mm	美敦力股份有限公司	胫腓动脉支架植入
Falcon 2.5~3.5mm× 20~26mm	雅培腔内技术	胫腓动脉支架植入

[a] 血管内膜下成形术后。

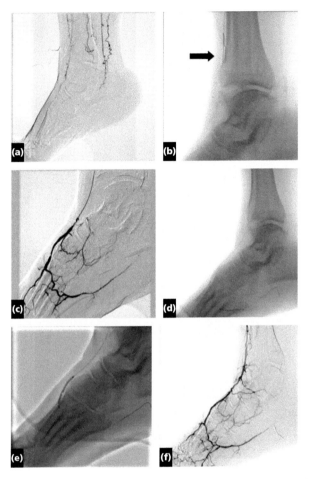

图 26.9　示足底动脉环路技术:(a) 胫前和胫后动脉闭塞伴足动脉灌注不足。(b)使用 0.018 英寸的环形亲水导丝(箭头)完成胫前动脉内膜下再通。(c)通过向中央可过导丝的 1.5mm×20mm 冠状动脉球囊注射造影剂行选择性足动脉和足动脉弓血管造影,以确定是否再次进入成功。(d)通过足动脉弓的动脉环路。(e)球囊扩张。(f)最终造影结果。

在超声引导下用一支小型回声针穿刺腘静脉。穿刺针应从中间向侧面成角,并且为了最小化穿刺至动脉的风险,穿刺应在距中线平均 1~2cm 的距离内进行。通常插入 5F 的鞘管,以便随后交

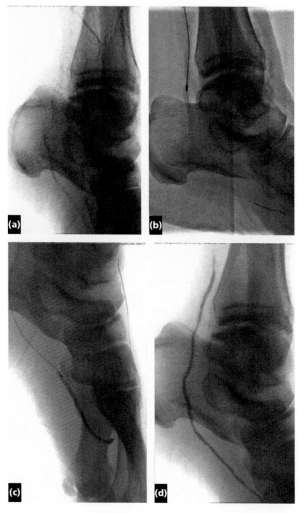

图 26.10   (a)使用混合器械进入踝动脉中严重钙化的长闭塞病变。(b)冠
状动脉球囊尝试无果后,使用 1.5mm 旋磨头的冠状动脉旋磨器开通,2mm ×
30mm 冠状动脉球囊进行扩张。(c)然后使用 2mm×100mm 的长球囊完成扩
张。(d)最终获得良好结果。

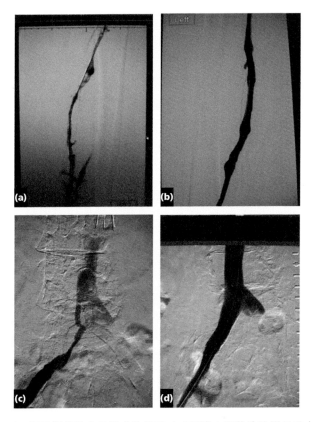

图 26.11　图示深静脉血栓形成的处理：(a)基线左股静脉造影显示大量血栓形成。(b)药物及机械作用联合清除血栓后的左股静脉；(c)支架植入前的左髂静脉。(d)支架植入后的左髂静脉。(Courtesy of Dr Anas Safadi, Merrillville IN.)

换所有的导管和导丝。通过同轴导管、灌注导管和(或)多侧孔导管给予患者溶栓治疗[18]。

并发症

入路并发症

当采用对侧入路时，操作者应避免过多的鞘管操作以免远端栓塞。当采用顺行穿刺时,穿刺针应以 45°角同轴方向插入穿刺点以避免术中鞘管扭曲。操作者应确保使用透视技术来确定股骨头位置,从而避免穿刺点过高或过低。穿刺点过高可导致腹膜后出血,穿刺点过低则导致术中血栓形成[5]。

操作要点

*** 避免斑块清除并发症

当进行 SFA 斑块切除术时,操作者应在始终切成四扇后采图,以避免切壁过深或造成穿孔。操作者要始终注意不能在动脉弯曲处和血管严重钙化处过度切入。当遇到阻力时,操作者不能强行向远端推进器械,而应稍微施加压力前行,并慢慢旋转导管至一阻力更小的平面。然后返回至阻力平面,再试一次。操作者应在切除一个头锥长度后收起较大的器械(例如,如果头锥长度为 4cm,则应每次收起 4cm)。单支血管径流严重钙化的病变行经皮斑块旋切术时,一些操作者选择使用远端保护装置[5]。

*** 避免激光经皮斑块旋切术并发症

如果有任何的阻力产生,操作者决不能推进激光导管。当操作者遇到阻力时,应回撤导管并使激光在有阻力处作用几秒钟,或者使用小号导管[5]。

** 避免血管成形术并发症

操作者应始终根据动脉的大小选择合适的球囊尺寸。操作者决不能过度扩张球囊。行血管成形术时,应对患者的反应保持敏感。如果患者有任何的抱怨但是疼痛较轻,操作者应在球囊扩张或支架植入后扩张时降低压力[5]。

穿孔

对于 SFA 轻度穿孔(尤其是导丝所致穿孔),许多操作者选择继续操作并减少或逆转抗凝治疗。对于膝下轻度穿孔,操作者应逆转抗凝治疗并使用 Ace 带从体外压迫以避免骨筋膜室综合征的发生。对于旋切术造成的穿孔,操作者常常可以使用数分钟的长球囊低压力压迫和逆转抗凝治疗来处理此类状况。如果数次尝试后仍不起作用，则可以使用覆膜支架植入，例如Viabahn[5]。

动脉痉挛

操作者常常会遇到胫/腓动脉痉挛,使用腔内硝酸甘油可以缓解症状。如果首次尝试后不能缓解,操作者可以直接通过导管推进几个100μm硝酸甘油至痉挛动脉。操作者也可以尝试联合使用硝酸甘油和钙离子拮抗剂以达最大效果。一些操作者则选择半衰期长的罂粟碱缓解痉挛[5]。

急性血栓形成

操作者可以使用机械血栓清除导管(如 Expor 导管)或流变血栓清除导管如(Angiojet 导管)处理围术期血栓形成,也可以选择通过灌注导管局部输注数分钟或快速输注溶栓药物(图26.12)。激光血栓清除术也是一种选择[5]。

远端栓塞

操作者可以使用人工抽吸导管,如 Dive、Pronto 和 Quick Cat 导管。如果操作不成功,可尝试使用低剖面血管成形球囊处理栓

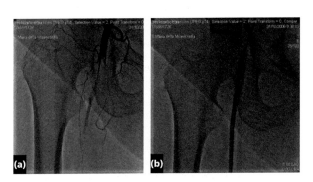

图 26.12 (a)心脏介入术后使用压力绷带导致的股浅动脉急性闭塞。(b)人工抽吸、流变血栓清除术及球囊血管成形术后血流恢复。

塞。如果仍有残余栓塞,操作者可以考虑长期和(或)弹丸式使用 GPⅡb/Ⅲa 受体拮抗剂抗凝治疗[5]。

骨筋膜室综合征

骨筋膜室综合征是指一个密闭空间的压力升高足以限制组织灌注和氧气供应,常常发生在下肢的一个骨筋膜间隔室。通常是由于长时间缺血和原发的缺血性损伤和再灌注所致。

参考文献

1. Makam P, Nguyen P. Infrainguinal and infragenicular interventions. In: *Practical Handbook of Advanced Interventional Cardiology: Tips and tricks*, 3rd edn. Oxford: Blackwell, 2008: 438–52.

2. Lumsden AB, Davies MG, Peden EK. Medical and endovascular management of critical limb ischemia. *J Endovasc Ther* 2009;**16**(suppl II):31–62.

3. Norgren L, Hiatt WR, Dormandy JA, et al. Inter-society consensus for the management of peripheral arterial disease (TASC II). *J Vasc Surg* 2007;**45**(1 suppl):S5–67.

4. Lyden S, Shimshak T. Contemporary endovascular treatment of the superficial femoral and popliteal arteries: An integrated device-based strategy. *J Endovasc Ther* 2006;**13**(suppl II):41–51.

5. Hirsch AT, Haskal ZJ, Hertzer NR, et al. ACC/AHA 2005 guidelines for the management of patients with lower extremity PAD executive summary, a collaborative report from the American Association for Vascular Surgery/Society for Vascular Surgery, Society for Cardiovascular Angiography and Interventions, Society for Vascular Medicine and Biology, Society of Interventional Radiology, and the ACC/AHA Task Force on Practice Guidelines. *J Am Coll Cardiol* 2006;**47**:1239–312.

6. Das T. Crossing peripheral CTOs: A look at today's options, from guidewires to re-entry devices. *Endovasc Today* 2006;**9**:50–6.

7. Radvany M, Kiesz RS. Plaque excision in management of lower extremity peripheral arterial disease with the SilverHawk atherectomy catheter. *Semin Interven Radiol* 2008;**25**:11–18.

8. Laird J, Zeller T, Gray BH, et al. Limb salvage following laser-assisted angioplasty for critical limb ischemia: Results of the LACI multicenter trial. *J Endovasc Ther* 2006;**13**:1–11.

9. Rigatelli G, Cardaioli P. Endovascular treatment of femoro-popliteal obstructive disease. *Minerva Cardioangiol* 2007;**55**:125–32.

10. Weaver FA, Comerota AJ, Youngblood M, Froehlicj J, Hosking JD, Papanicolaou G. Surgical revascularization versus thrombolysis for nonembolic lower extremity native arterial occlusions: results of a prospective randomized trial. The STILE investigators. Surgery versus thrombolysis for ischemia of the lower extremity. *J Vasc Surg* 1996; **24**:513–21.

11. Korn P, Khilnani NM, Fellers JC, at al. Thrombolysis for native arterial occlusions of the lower extremities: clinical outcome and cost. *J Vasc*

Surg 2001;**33**:1148–57.

12. Berczi V, Deutschmann HA, Schedlbauer P, Tauss J, Hausegger KA. Early experience and midterm follow-up results with a new rotational thrombectomy catheter. *Cardiovasc Interven Radiol* 2002;**25**:275–81.

13. Kasirajan K, Gray B, Beavers FP, et al. Rheolytic thrombectomy in the management of acute and subacute limb-threatening ischemia. *J Vasc Interven Radiol* 2000;**12**:413–21.

14. Allie C, Ingraldi A, Patlola R, et al. Clinical insights into the use of embolic protection devices during lower extremity peripheral vascular interventions *J Invasive Cardiol* 2009;**21**:418–22.

15. Dorros G, Jaff MR, Dorros AM, Mathiak LM, He T. Tibioperoneal (outflow lesion) angioplasty can be used as primary treatment in 235 patients with critical limb ischemia: five-year follow-up. *Circulation* 2001;**104**:2057–62.

16. Feiring AJ, Krahn M, Nelson L, et al. Preventing leg amputations in critical limb ischemia with below-the-knee drug-eluting stents: the PaRADISE (PReventing Amputations using drug eluting StEnts) trial. *J Am Coll Cardiol* 2010;**55**:1580–9.

17. Fusaro M, Agostoni P, Biondi-Zoccai G. "Trans-collateral" angioplasty for a challenging chronic total occlusion of the tibial vessels: A novel approach to percutaneous revascularization in critical lower limb ischemia. *Catheter Cardiovasc Interv* 2008;**71**:268–72.

18. Mewissen M, Seabrook G, Meissner M et al. Catheter-directed thrombolysis for lower extremity deep venous thrombosis: report of a national multicenter registry. *Radiology* 1999;**211**:39–49.

第 **27** 章

先天性心脏病的经皮介入治疗

Gianluca Rigatelli, Zhang Shuang Chuan, Nguyen Thuong Nghia, Nguyen Lan Hieu, Do Huan Quang

> **难点**
>
> 　　儿童先天性心脏病的治疗策略明显改善,患者获得长期存活,使得成年患者数量呈指数级增长。在过去的 20 年里,新的介入技术和工具迅速发展,如今不需要外科手术,在导管室便可治疗大多数常见的先天性心脏病。本章节详细介绍经皮介入治疗成年患者常见的先天性心脏病,包括房间隔缺损(ASD)、动脉导管未闭(PDA)和主动脉缩窄。

房间隔缺损

　　继发孔型房间隔缺损是一种最常见的先天性心脏病,占先天性异常的 10%,活产婴儿发病率为 1/1500[1]。继发孔型房间隔缺损是由第一房间隔/原发房间隔的缺失、穿孔或缺损导致。这种缺损类型通常为偶发,与遗传异常有关,如 Holt-Oram 综合征(心手综合征)和 5 号染色体变异。

　　经皮房间隔封堵术经历了一系列的完善和改进, 其基本操作变化不大, 即通过股动脉鞘管将一个带有金属框架和纤维补片的自膨胀双盘结构封堵器送入继发孔型房间隔缺损。将封堵器从鞘管中推出,封堵器膨胀并在隔膜两侧形成补片,夹住房间隔缺损周围组织的边缘。内膜长入覆盖封堵器将其永久封闭。由于需要边缘组织,房间隔缺损封堵术仅限于继发孔型房间隔缺损,不适合原发孔型(无下后缘)或静脉窦型(无上缘)房间隔缺损。近年来随着技术的发展,房间隔缺损封堵术已经成为继发孔型 ASD 的首选治疗方法。

早期并发症发生率小于 9%,包括短暂性心律失常、血管损伤或无症状封堵器栓塞。严重并发症很罕见,包括封堵器表面血栓形成、需安装起搏器的心脏传导阻滞和心脏穿孔[2]。

适应证

房间隔缺损封堵术的适应证为超声心动图显示伴有右室容量负荷过重的所有继发孔型房间隔缺损。伴有运动耐量明显下降或不明原因卒中史的患者应行封堵术, 即便对高龄患者也能提高最大耗氧量[3]。儿童(包括婴幼儿)的房间隔缺损能够被封堵器封闭。然而,最佳治疗年龄是 2~4 岁。

禁忌证

房间隔缺损封堵术没有绝对禁忌证,除了伴有左房活动性栓塞和缺损直径大于 40mm 的患者,封堵器直径大于 30mm,主动脉侵蚀的风险会增加。已知对器械植入材料尤其对镍钛记忆合金的过敏反应,是一种极其罕见的情况,并不是绝对禁忌证:之前报道过"封堵器综合征"[4],但在迄今为止的文献中并未提及需要移除植入器械的真正过敏反应。对于处于高凝状态的患者,尤其是那些有动脉血栓形成倾向的凝血紊乱患者,应十分小心, 因为封堵器植入后的纤维化过程会使血栓形成的风险明显提高。有明显左心室功能障碍的患者术后应严密监测,因为可能发生急性左心房高压并导致肺水肿。封堵术后立即使用利尿剂对于此类患者可能有帮助。伴有肺动脉高压的患者应十分小心,但只要存在基线的左向右分流则可能获益。

手术过程

目前有四种封堵器可用于房间隔缺损封堵术,包括 Amplatzer、Button、CardioSEAL 和 STARFlex Helix(表 27.1)。迄今为止最常用的、能够关闭最大房间隔缺损的封堵器是 Amplatzer。不同于其他类型的封堵器,Amplatzer 具有一个可膨胀至缺损边缘的腰部/中心支架,由框架和填补材料填充,可提高较大房间隔缺损的稳定性和完全关闭率。其尺寸可达 4cm,能够关闭3.8cm 的缺损。

术前评估和管理

对于年龄较大的青少年或成年患者,术前应行多切面经食管超声心动图(TEE),明确房间隔的结构。继发孔型房间隔缺损很少为圆形,在多个平面研究缺损大小对全面理解其解剖结构至关重要。记录足够的房间隔周缘(>3mm,尤其在后下方入口部分),评估其他缺损、组织股或间隔动脉瘤伴穿孔十分关键(图 27.1)。

表 27.1 卵圆孔未闭(PFO)和房间隔缺损(ASD)封堵器的比较

设备		框架	材料	尺寸	输送鞘
Amplatzer PFO		镍钛诺丝	涤纶织物	18、25、35	9
□ASD				4~40	6~12
Button PFO		铁氟龙涂层的不锈钢丝	聚氨酯泡沫	25~30	7~9
□ASD				25~60	9
CarioSEAL		MPN35	涤纶织物	17~40	10
Guardian Angel		镍钛诺丝	涤纶织物	18~30	10
Helix		镍钛诺丝	聚四氟乙烯	15~35	9
PFO Star		镍钛诺丝	海绵塞子	15~35	10

操作要点

** 识别不同类型的房间隔缺损

识别所有的肺静脉,尤其是右上肺静脉是十分必要的,因为部分型肺静脉异位回流和静脉窦型房间隔缺损密切相关。然而,如今继发孔型房间隔缺损和相关的肺静脉异位回流并不是行房间隔封堵术的禁忌证。当缺损已被封堵器关闭,总手术时间就会减少。静脉窦型房间隔缺损不应行封堵术,因为这会使异位引流静脉的外科手术修复变得复杂。

由于封堵器植入后少数会发生房性心律失常,应行静态 ECG。建议常规行抗凝、抗血小板、麻醉和抗生素预防。

技术:显示结构

常规穿刺股静脉, 放置一根 8F 或 10F 的鞘管, 送入一根 Berman 球囊导管或多功能导管行右心导管检查, 测量上腔静脉、右心房、右心室和肺动脉的压力和血氧饱和度,计算左向右分流量,排除肺动脉高压和其他病理,尤其是异常肺静脉。取正位 20°右前斜位(ROA)和 20°头位及侧位 70°左前斜位(LAO)和 10°足位行右上肺静脉血管造影(此体位可使造影剂沿房间隔流下, 是显示房间隔缺损的最佳投影体位)。24mL 的造影剂以 24mL/s 的速率注入。侧位投影能够很好地显示房间隔缺损,而正位投影可显示左心室游离壁,因此两者均可用于指导封堵器输送(图 27.2)。经食管超声心动图或心腔内超声心动图均可用于评估房间隔缺损,指导封堵器的植入以及术后疗效评价。

操作要点

** 重塑导管头端以送入房间隔缺损

将一根多功能 1~5F 诊断导管和一根标准 J 形头端的 0.035 英寸指引导丝送入左心房。或者送入远端 3cm 处成 45°角的 0.035 英寸加硬直导丝的末端,沿该导丝将 Berman 导管穿过房间隔缺损。Berman 导管头端成"曲棍球"状而朝向左后方,穿过房间隔缺损。顺时针旋转导管,将头端送入右上肺静脉。

球囊测量房间隔缺损的直径。将 Berman 导管换为 JR-4 或 Bentson 头端导管,指引 0.035 英寸导丝经房间隔缺损进入左上

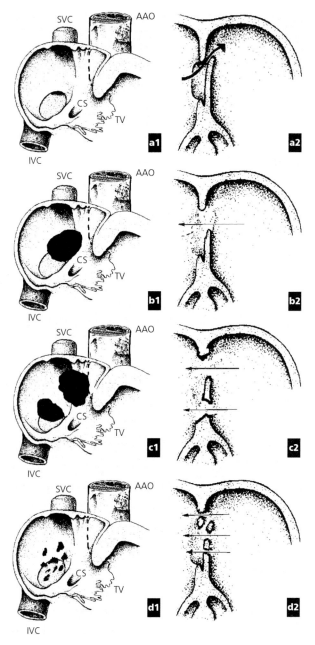

图 27.1　不同类型的继发孔型房间隔缺损(孤立的、多发)示意图。

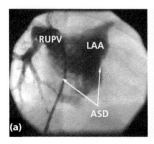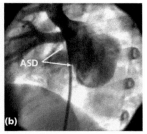

图 27.2　继发孔型房间隔缺损前后位及侧位造影。

肺静脉。沿导丝推送顺应性测量球囊(AGA 医药有限公司和镍钛诺医疗技术均可使房间隔缺损测量球囊的直径达到 3.5 cm)穿过房缺,充盈球囊直到球囊中部有"腰征"出现。行正位和侧位血管造影测量伸展直径,而超声心动图的测量结果可能不准确。

目前使用一根冰探针,尤其是机械 360°扫描探针或 90°电子探针,不需测量球囊便可准确测量缺损的大小(图 27.3)[6]。

** 检测其他缺损

当缺损已被球囊阻塞后,行超声心动图仔细评估隔膜的多发缺损,确认球囊完全阻塞房间隔缺损,以保证伸展直径测量的精确性。心腔内超声心动(ICE)是更好的选择,可提高患者的舒适度,减少深度镇静和对回声操作人员的需要。一般来说,心腔内超声心动图与有经验者通过经食管超声心动图来评估房间隔的效果相当;而且对于复杂的房间隔缺损,行心腔内超声心动图检查效果更好[7],包括>25~30 mm 的缺损、多发缺损、多穿孔房间隔缺损、双边缘不足或缺乏的房间隔缺损,卵圆窝不完整面的胚胎残留、边缘松软或动脉瘤边缘。

技术:选择封堵器的尺寸

总的来说,应选择可有效覆盖缺损的最小规格封堵器,以减少异物量以及对房室(AV)瓣膜或肺静脉/上腔静脉血流等心内结构的干扰。血管造影和超声测量隔膜总长度,以确保能够安全适合患者心房的最大封堵器尺寸。具体的尺寸由封堵器类型

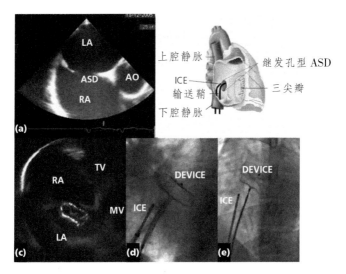

图 27.3 送入输送导管和心腔内超声心动图(ICE)探针至右心房:(a)经食管超声心动图显示缺损位于卵圆窝。(b)心腔内超声心动图显示房间隔缺损在卵圆窝位置缺乏边缘周围组织。(c)向前送入输送导管穿过房间隔缺损,心腔内超声心动图探针放在缺损前方。(d)打开封堵器的左心房盘片。(e)完全打开封堵器。LA,左心房;MV,二尖瓣;RA,右心房;TV,三尖瓣。

而定。总的来说,Cardio SEAL STARFlex、Button 和 Helix 封堵器尺寸约为缺损直径的 2 倍。Amplatzer 封堵器型号大小为支架的腰部直径,应比伸展直径大 2~4mm。

操作要点

** 选择封堵器的类型

经食管超声心动图和心腔内超声心动图测量缺损边缘的长度和厚度对封堵器类型的选择非常重要。主动脉侧边缘较短并不是使用 Amplatzer 家族封堵器的禁忌证,但它会增加主动脉受累的风险,因此选择其他更软的、含金属量更少的封堵器(如 Helex)可能会更安全。类似地,边缘肥厚(边缘厚度>11mm)或伴脂肪瘤的房间隔缺损(多见于高血压或年长患者),由于腰部长度固定,为 Amplatzer 封堵器的相对禁忌证。这种情况下一种更柔软的封堵器在生理上可能是更好的选择。

** 选择封堵器的尺寸

房间隔缺损的伸展直径越小,越不需要大尺寸的封堵器,尤其对于 Amplatzer 封堵器。当房间隔缺损<16mm,通常选择与伸展直径相同的封堵器;当房间隔缺损为 17~32mm,选择大于伸展直径 2mm 的封堵器;而对于>32mm 的房间隔缺损,封堵器直径应比伸展直径大 4mm。若缺损边缘不足,尤其位于下方、后方或前上方时(回声短轴上的主动脉区域),应选择大于伸展直径 3mm 或 4mm 的封堵器。其他封堵器的选择也是一样的。对于边缘不足的缺损,若房室大小允许,则选择接近伸展直径 2.5 倍的封堵器。

*** 心腔内超声心动图引导下的封堵术

在大部分导管室,心腔内超声心动图正取代经食管超声心动图,前者可避免全身麻醉及其相关发病率,并能增加患者的舒适度。带有彩色多普勒(AcuNav)的电子设备和带有 360°扫描的机械设备,能够测量卵圆窝或房间隔缺损的周缘,以便选择合适的封堵器尺寸。主动脉侧边缘和房间隔总长度的测量至关重要,因为当主动脉侧边缘太短或封堵器太大时,存在封堵器冲击主动脉壁的风险。由于一些缺损成椭圆形,选择两个正交平面来测量卵圆窝或房间隔缺损的直径(图 27.4)。心腔内超声心动图和经食管超声心动图具有相同的分辨率和精确度[8]。

技术:放置输送鞘管

根据封堵器的类型,可选择不同的鞘管尺寸(范围为 6~12F)。由于空气栓塞仍然是主要问题并能够导致严重并发症,必须适当地冲洗鞘管。推荐用一根头端弯曲的鞘管,不需指引导丝便可直接从右心房进入左心房。沿着导丝将长鞘管送入右心房,撤回导丝和内扩张鞘管,冲洗鞘管,排尽空气。将鞘管经房间隔缺损送入左心房,便于封堵器植入。对于小的缺损,输送鞘管的头端位于左心房中央;而对于较大的缺损,鞘管头端位于右或左上肺静脉的开口处。

操作要点

** 有孔房间隔缺损的鞘管放置

对于有孔或多发性缺损的封堵术,应调整鞘管位置。在这种情况下,穿过缺损确切位置并合理放置鞘管是手术成功的关键。

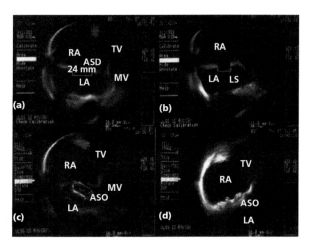

图 27.4 (a)心腔内超声心动在四室平面上监测 ASD 封堵术;(b)主动脉瓣平面(c)封堵器的放置,和(d)释放。ASD,房间隔缺损;ASO,Amplatzer 间隔封堵器;LA,左心房;MV,二尖瓣孔;RA,右心房;TV,三尖瓣孔。

为了保证鞘管穿过球囊所测量的缺损处,应将一根 0.035 英寸的长导丝穿过缺损并送入上腔静脉,然后沿着导丝将长鞘管交换为球囊测量导管。在将鞘管送入左心房以及移除扩张器和导丝时,应持续冲洗鞘管。避免这些较大鞘管上的负吸引力。保持鞘管远端显著低于患者心脏水平以促进血流被动回流。监测患者呼吸,确保在呼气相清理鞘管以降低空气栓塞的风险。在鞘管和封堵器植入期间给予鼻插管补充氧气,一旦发生空气栓塞可减少死亡率。对于多穿孔的房间隔缺损,心腔内超声心动图效果良好。在心腔内超声心动图监测下将不同的导丝穿过孔洞,可选择出位于卵圆窝最中心的导丝,从而允许使用一种而不是多种封堵器完成手术(图 27.5)[9]。

技术:封堵器的放置

肝素化盐水浸泡封堵器,检查有无裂缝。将其压缩到负载导管中持续冲洗,去除残留气体后插入输送鞘管中。将鞘管头端送入左心房中央部,打开封堵器的左心房伞面。通过血管造影术和

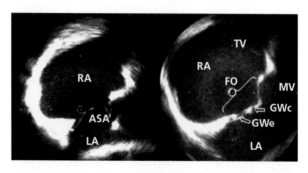

图 27.5 右图显示多孔动脉瘤继发孔型 ASD 的心内封堵术；左图显示用不同的指引导丝穿过最中心的孔，选择最佳位置植入单个封堵器。ASA，房间隔动脉瘤；FO，卵圆窝；LA，左心房；RA，右心房；MV，二尖瓣；TV，三尖瓣；GWc 和 GWe，不同孔洞的不同指引导丝。

超声心动图标记来确保封堵器不在肺静脉打开或压在左心房的顶端。

操作要点

** 如何垂直于房间隔定位鞘管

通常鞘管和房间隔之间的角度相当锐利，封堵器进入房间隔变得困难，并且经常会导致封堵器边缘脱落，尤其在前上部位（特别是当主动脉侧边缘有限时）或者上腔静脉部位（尤其是缺损处于高位时）。顺时针旋转鞘管使鞘管头端朝向后方和前方以改善夹角，使封堵器更好地垂直于房间隔。向后上方弯曲鞘管，改善封堵器的排列（Cook 公司目前有一种头端为此形状的鞘管，即 Lock-Hausdorf 鞘管）。

将封堵器的左心房盘面拉回至房间隔，但不像卵圆孔未闭封堵术那样紧贴，因为这样会使封堵器脱出到右心房中。对于 CardioSEAL STARFlex 型封堵器，稍微将封堵器的中心针送入间隔的左心房面以便于右心房面圆盘的输送。在右心房面圆盘输送过程中，Amplatzer 和 Helix 封堵器位于房间隔中心部。

** 最终检查封堵器的位置

缺损越严重，在右心房盘片输送过程中，越应保持封堵器中心位于左心房,以防止左心房盘片脱落至右心房。在右心房盘片输送后,封堵器释放之前,行全面的超声心动图检查评估封堵器位置及其与周围组织的关系。仔细评估新出现的三尖瓣或二尖瓣反流、残余左向右分流以及上腔静脉或右上肺静脉阻塞。对于 STARFlex 封堵器,必须确保所有结构位于间隔的适当位置。对于 Amplatzer 封堵器,房间隔必须位于两个圆盘周部之间。少许用力推拉输送杆,分离两个圆盘可促进封堵器就位,并确保其稳定性。封堵器位置合适便可释放封堵器并撤去输送杆。

技术:植入后的评估

右心导管重复测量压力和血氧饱和度,确保术后血流动力学稳定,检查残余分流。行肺动脉主干或右肺动脉血管造影,24mL 的造影剂以 24mL/s 的速率注入,以确定封堵器位置,评估残余左向右分流。取正位(通常为右前斜位 15° 和足位 10°)和侧位(左前斜位 75° 和足位 5°)投影评估封堵器位置。封堵器释放后,应重复行超声心动图,评估最终封堵器的位置和残余分流。

操作要点

** 严重肺动脉高压患者的房间隔缺损封堵术

有严重肺动脉高压的患者通常是经导管治疗继发孔型房间隔缺损的禁忌证。年龄较大的患者,失代偿性右心衰竭可能会加重,这通常是由肺动脉高压引起的,因长时间过高的肺动脉血流导致。最近建议在此类患者的管理中加入带孔封堵器,肺动脉高压会显著降低,短期内可获益。通过 ASO 的腰部扩张一个 4~6mm 的非顺应性冠状动脉球囊,制造一个 4~6mm 的小孔(图 27.6)。

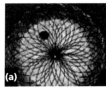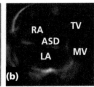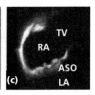

图 27.6　手术步骤;(a)植入之前将 Amplatzer 封堵器打孔。(b)心腔内超声心动指引导丝显示继发孔型房间隔缺损。(c)在颈内动脉上显示有孔封堵器。ASD,房间隔缺损;LA,左心房;MV,二尖瓣;RA,右心房;TV,三尖瓣。

另外，它可通过一种镍钛合金的手术结扎线形成小孔的边界而固定，或者离开新形成的孔洞最终纤维化而自发关闭，使肺动脉压缓慢降低，预计当封堵器和开窗被纤维化过程完全覆盖[10]。

动脉导管未闭

动脉导管未闭(PDA)是胎儿时期降主动脉近端和左肺动脉近端之间的正常血流通道，来自右心室的缺氧血绕过肺部，直接经降主动脉泵出至胎盘氧化。动脉导管在新生儿出生 12 个小时内会自行关闭，动脉导管壁内的平滑肌收缩迁移，增厚的内膜垫进入管腔，使动脉导管功能性关闭。出生后 3 周动脉导管最终关闭，形成动脉导管索，并通过内皮的折叠、内弹力膜的紊乱以及内皮下出血坏死来永久封闭动脉导管。这一过程导致动脉导管纤维化。该闭合过程在 1/2000 的活体婴儿中不完全，占先天性心脏病的 10%[11]。

该技术很简单，通过股静脉顺行或股动脉逆行途径将封堵器或血管闭塞线圈送入 PDA。一旦植入封堵器械，便在生理上阻断了动脉导管的血流。植入后前 6~8 周内，肺动脉和主动脉的内皮细胞会覆盖封堵器或线圈，永久性地关闭动脉导管。

禁忌证

伴有全身性肺动脉高压(HTN)和右向左分流的患者禁止行动脉导管未闭封堵术。如果在导管放置过程中观察到肺动脉高压，则应暂时阻断导管血流，准确评估肺动脉高压的程度和肺血管床的反应性。放置第二根股静脉鞘管，以便在动脉导管未闭球囊阻塞的同时测量肺动脉压力，计算肺血管阻力。如果存在基线的左向右分流以及球囊阻塞时肺动脉压力降低，则提示可行动脉导管未闭封堵术。

手术过程

由于导管形态各异，现有多种不同的封堵器类型可供选择。最常见的是漏斗形：导管的主动脉侧粗大而肺动脉侧细小；也存在其他形态,包括肺动脉侧无狭窄的"管状",主动脉侧和肺动脉侧均狭窄的"复杂型",以及一种短的"窗状"(成人多见)[12]。需采用不同的封堵工具和技术来有效地处理这些不常见的 PDA 解剖类型。本章节将重点介绍漏斗形 PDA 两种最常见的封堵术。对于<4mm 的 PDA,最常用的技术是逆行放置栓塞线圈。对于较大的 PDA,顺行放置 Amplatzer 导管封堵器是首选方法。下面将分别描述这两种技术。

经导管 PDA 封堵术的成功率非常高,完全封闭率超过 96%[13]。手术大约需要 2 个小时,6 个小时可出院,手术 48 小时内可完全恢复活动。弹簧圈封堵术后不需要进行抗凝或抗血小板治疗,尽管大部分中心推荐 Amplatzer 动脉导管阻塞和封堵术后 4~6 个月内每日服用阿司匹林。手术并发症并不常见,发生率小于 5%[14]。线圈或封堵器封堵后,若存在残余分流引起出血导致的贫血,需要重复导管治疗并放置额外的栓塞线圈。PDA 弹簧圈封堵术的主要并发症是线圈栓塞至肺部;然而,这是一种技术问题,发生在植入时或植入后,随着术者的经验积累,这种并发症的发生率显著降低。这与线圈的尺寸不够大或线圈移位有关。极少数患者线圈可从肺动脉栓塞位置被诱捕而从体内移除,且无并发症。装置栓塞、血栓和导管动脉瘤的报道率小于 1%。

术前评估/管理

在导管术前应行全面的体格检查和经胸超声心动图来做出诊断。较大的动脉导管未闭在左锁骨下区域可闻及持续性杂音,脉搏显著,脉压增宽。小的动脉导管未闭可能仅有收缩期射血杂音,脉搏和脉压正常。超声显示异常的收缩期左向右彩色血流经 PDA 进入肺动脉主干或左肺动脉远端。该操作需要获得完全血细胞计数(CBC)和类型。推荐进行抗凝、抗血小板、麻醉和抗生素预防等常规处理。

操作要点

** 收缩期血流模拟动脉导管未闭

识别超声所见的从肺动脉主干前壁喷射至后方的彩色血

流,伴收缩期或连续性杂音。这是一个小的冠状动脉肺动脉瘘,但很容易被误认为是动脉导管未闭。

技术:显示解剖结构

应根据 PDA 的尺寸和所使用的封堵术来调整手术操作。小的动脉导管未闭可仅用一根 5F 或 6F 的股动脉鞘管通过逆行导管进行处理。较大的动脉导管未闭则同时需要股动脉和股静脉入路。将 35mL 的造影剂以 35mL/s 的速率推入猪尾导管,在侧平面上行降主动脉近端血管造影以确定 PDA 的解剖结构(图 27.7)。对于小的动脉导管未闭,将猪尾导管交换为一根 5F 或 6F 的指引导管,Bentson 导管或 JR-4,管腔直径为 0.038 英寸。将导管送至降主动脉近端并朝向前方或左方。通常导管本身可穿过 PDA 进入肺动脉主干,尤其是当导管头端向前弯曲时。如果导管不能通过 PDA,则将 0.035 英寸直导丝的柔软头端送入肺动脉主干,沿着该导丝送入导管。测量肺动脉主干和降主动脉内的压力和血氧饱和度,确定导管位置并记录左向右分流量。

操作要点

** 确定 PDA 最窄直径的位置

如果血管造影不能很好地显示 PDA 最窄直径位置,可在从肺动脉主干压至降主动脉压下降过程中,通过导管远端和骨与气

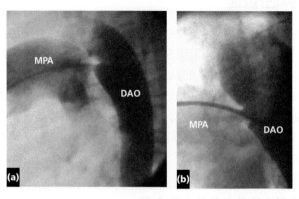

图 27.7　侧位投影下降主动脉血管造影显示一个典型的漏斗形和窗状 PDA。

管空气柱体表标志的关系来定位。较低的肺动脉主干压至降主动脉压的急剧压力变化与 PDA 最窄直径有关。在正、侧位投影下，这种典型情况出现在气管空气柱前方边缘处或其前方。

对于较大 PDA，将一个 7F 的球囊或多功能导管通过右心进入肺动脉分支，测量压力和血氧饱和度并计算分流量。在肺动脉主干远端顺时针旋转导管，使其穿过 PDA 前进。如果这种方法不容易进入，送入一根柔软的指引导丝（如 0.035 英寸的 Terumo）穿过 PDA 前进，在导丝支撑下送入导管。

*** 术前通过 MRI 显示解剖结构

MRI 在心血管介入领域已经成为一种不可替代的成像技术，尤其对于先天性或结构性心脏病。MRI 可准确地显示导管的形状和直径，尤其对微小或匍行 PDA，也可以显示其他潜在的先天畸形，这多与 Botallo 管有关。另外，它可提供显示 PDA 和肺动脉关系的三维重建图像（图 27.8）。

*** 术前三维旋转血管造影显示解剖结构

三维数字减影血管造影已经成为一种评估脑血管的有效方式，并在指导脑动脉瘤腔内修复和其他脑部介入领域得到了广泛应用。对于先天性心脏病，它可选择出最好的血管造影视角，

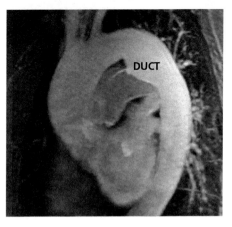

图 27.8　一个微小的症状性 Botallo 管的 MRI。

避免使用过多的造影剂。三维旋转数字减影技术(RDSA)进行主动脉血管造影,40mL 的造影剂以 10mL/s 的速率注入(80帧完成 180°的旋转)。这有利于操作者筛选出测量动脉导管的最佳投影位(图 27.9)。可重复进行通过三维旋转重建技术选择的斜位和头足位投影,以获得最佳数字减影视角来指导介入手术[15]。

*** 从主动脉穿过动脉导管未闭

如果从肺动脉主干穿过动脉导管未闭存在困难,可用一根指引导管从降主动脉中逆行穿过。通过现位于肺动脉主干的逆行导管放置一个 10mm 的勒除圈,套住从肺动脉主干的顺行导管中突出的 0.035 英寸直导丝的柔软头端。然后通过逆行导管将顺行导管穿过 PDA 拉出定位。

技术:选择封堵器的大小

对于直径<4mm 的较小 PDA,可用 Gianturco 栓塞线圈封闭。有很多可选的导丝直径(0.018、0.025、0.035、0.038 或 0.052英寸)、线圈直径(3~15mm)和导丝总长度(3~15cm)。大多数情况下选择直径为 0.038 英寸的线圈,虽然 0.052 英寸的线圈可用于较大 PDA,0.035 英寸的线圈可用于较小的 PDA。选择的

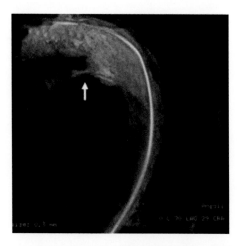

图 27.9 主动脉旋转数字血管造影的三维重建(箭头)。

弹簧圈直径应为 PDA 最窄直径的 2 倍或多倍。至少 4 圈(1 圈位于 PDA 肺动脉侧,其余位于主动脉壶腹侧),因此长度应≥4×π×线圈直径,例如,最窄直径为 2.5mm 的 PDA 可被 0.038 英寸、7cm 长,线圈直径为 5mm 的环形线圈(共 4.4 圈)关闭。

对于≥4mm 的 PDA,可使用 Amplatzer 封堵器。这种自膨胀式镍钛记忆合金封堵器含有一个更宽的主动脉侧固定盘,比腰部宽 2mm, 长度为 5~8mm (图 27.10)。腰部直径范围为 4~14mm。封堵器腰部直径应比 PDA 最窄直径宽 2mm,因此该装置可关闭最窄直径达 14mm 或 15mm 的动脉导管。例如,一个最窄直径为 5.7mm 的动脉导管能够被一个直径为 10~8mm、长度为 8cm 的 Amplatzer 封堵器关闭。

操作要点

** 使用更少的线圈进行封堵术

若采用较厚、更僵硬的 0.052 英寸栓塞线圈,可将 PDA 最窄直径与弹簧圈直径的比例降至 1.7。实际上,这些 0.052 英寸的线圈可有效关闭直径达 7mm 的较大 PDA,尤其是通过 7F 长鞘管同时放置两根 0.052 英寸的线圈。

技术:鞘管的放置

对于 PDA 逆行弹簧栓子封堵术,需要在股动脉中放置 5F 或 6F 短鞘管。对于顺行 Amplatzer PDA 关闭术,需将一根头端弯曲(180° 经隔膜形) 的 6F 或 7F 长鞘管穿过 PDA 送入降主动脉。一旦端侧孔导管顺行穿过 PDA 送入腹主动脉近端,通过导管放置一根 0.035 英寸 J 形头端的交换导丝。撤回导管和短鞘管,沿着导丝将长鞘管从股静脉通过右心送入降主动脉。

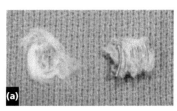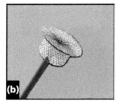

图 27.10　动脉导管未闭的封堵器和线圈。

操作要点

** 将鞘管插入右心室流出道

为了便于鞘管通过右心室流出道(RVOT)并减少移位,顺时针旋转鞘管直到它进入右心室流出道以免卡在隔缘肉柱上。若鞘管通过困难,可使用一根加硬的导丝(如 0.038 英寸导丝或 Amplatzer 超硬导丝)或使用逆行指引导管和一个 10mm 的镍钛勒除线圈,套住降主动脉中的导丝头端。

技术:封堵器的放置

对于 PDA 逆行弹簧栓子封堵术,需要将 Bentson 指引导管或 0.038 英寸的 JR-4 头端穿过 PDA 送入肺动脉主干。荧光透视指导手术, 侧位血管造影显示动脉导管的解剖结构。用一根 0.035 英寸直导丝将栓塞线圈安装入导管,前进或"推动"线圈至负载导管远端。前进 0.035 英寸的推动导丝,将线圈的一圈送出导管头端,然后缓慢撤回整个导管/线圈/推动导丝系统,将送出的一圈放置在 PDA 肺动脉侧。当送出的线圈部分与血流接触,轻微旋转或打开(输送钢丝)可改变线圈形状。然后固定推动导丝,沿着导丝撤回导管,使得线圈近端暴露在主动脉壶腹侧,同时保持线圈远端位于 PDA 肺动脉侧。撤回导管,完全暴露线圈近端,线圈从导管头端弹出,盘绕在主动脉壶腹周围。当降主动脉内形成第二个环时,送入推动导丝,以便可控地释放主动脉壶腹侧的线圈近端。

操作要点

** 放置第二个线圈时避免第一个线圈栓塞

输送线圈的近端部分时,仔细观察线圈的肺动脉侧,若有多余线圈进入肺动脉,则大力撤回导管和推动导丝,避免整个线圈栓塞至肺动脉。若线圈的肺动脉侧变得越来越小,线圈滑入主动脉,则稳定推动导丝,或前进推动导丝以保持线圈远端位于肺动脉中,避免线圈栓塞至降主动脉。

线圈植入后 10~15 分钟,通过指引导管行血管造影术,导管头端位于主动脉导管壶腹的下缘并指向前方和左侧。若有严重残余分流,则需要植入第二个线圈。造影剂呈喷射状通过线圈,造影剂填充肺主动脉干 5mm 或者更多的造影剂通过现有线圈的肺动脉侧,均提示存在严重残余分流。第二个线圈直径应比初始线圈小 2mm,长度为 3 圈或 4 圈。为了使现有线圈穿过PDA,指引导管应位于主动脉导管壶腹下缘并指向肺动脉。将0.035 英寸直导丝的柔软末端通过现有线圈轻轻送入肺动脉。这可能需要多次尝试,每次尝试都要轻微调节指引导管的位置/方向来寻找残余的缺损。

✻ 避免指引导丝和植入线圈缠绕

穿过初始线圈时应小心使用不可转向的导丝。末端柔软的指引导丝头端不可避免地会在线圈中旋转,使植入线圈盘曲在指引导丝周围,两者缠绕在一起,导致植入线圈移位。

一旦直导丝通过肺动脉,则沿导丝送入指引导管。第二个小线圈和第一个线圈的输送方法相似。有时还需要第三个线圈完全关闭 PDA。

对于 Amplatzer 封堵器,顺行送入长鞘管至降主动脉中部并固定,直到封堵器进入鞘管头端。此操作可防止在封堵器前进过程中鞘管通过 PDA 脱落到肺动脉主干中。然后撤回整个系统,直至鞘管头端位于导管壶腹水平的降主动脉后壁。固定封堵器的位置,撤回鞘管,仅打开封堵器的主动脉侧伞面。然后回撤整个系统使主动脉侧伞面紧贴主动脉壶腹。经股动脉将猪尾导管送入胸降主动脉,侧位血管造影显示封堵器的主动脉侧位置合适,固定推动钢丝,撤回鞘管,打开 PDA 处的腰部。

✻ 释放封堵器之前检查位置

术中行血管造影评估封堵器的肺动脉侧。若肺动脉侧突出>3mm 或者存在左肺动脉阻塞的证据,应将封堵器取回重新植入。重复降主动脉血管造影,若封堵器位置良好,旋转输送钢丝,释放封堵器,并保持轻微张力固定输送钢丝。

✻ 封堵器关闭动脉导管未闭

Amplatzer 或 CardioSEAL STARFlex 封堵器可有效关闭窗型动脉导管。该技术和上述 Amplatzer 封堵器类似。

技术：植入术后评估

重复血流动力学监测,尤其注意测量左肺动脉、肺动脉主干、主动脉横弓和降主动脉的压力,以确保无左肺动脉或降主动脉近端阻塞。侧位投影下(35mL 的造影剂以 35mL/s 的速率注入)通过猪尾导管行胸降主动脉近端血管造影,评估封堵器的最终位置和关闭情况。预计通过 Amplatzer 封堵器会发生一些残余分流,因为数小时内纤维沉积在积物上才能完全闭合 PDA(图 27.11)。

缩窄

主动脉缩窄是降主动脉近端的局限性狭窄, 最常发生于动脉韧带部位,位于左锁骨下动脉起源部位的远端,占所有先天性心脏病的 7%,可导致上肢高血压和左心室高压,若不及时治疗

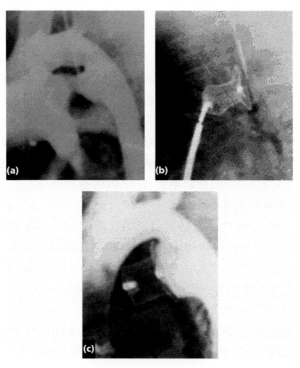

图 27.11 Amplatzer 动脉导管阻塞期间、之前和之后的 PDA 侧位血管造影。

最终会导致心室衰竭。初步评价全身性高血压时应考虑此病的可能,体格检查发现股动脉搏动减弱同时与桡动脉搏动相比有延迟,上下肢血压有差异即可诊断该病。在左胸骨上界和左后部通常可闻及 2/6 级收缩期喷射性杂音。增厚的内膜和中间嵴从后方突出,由侧面进入主动脉管腔[16]。高速血流冲击远端主动脉壁,导致此处内膜增生和弹力层破坏。囊性中层坏死伴紊乱和内弹力层缺失通常发生在主动脉近端,也可能延伸至降主动脉。这种异常可能导致晚期动脉瘤形成。机体对缩窄的代偿反应是从无名动脉、颈动脉和锁骨下动脉发出的侧支血管绕过梗阻位,通过肋间动脉连接到低于缩窄部位的胸主动脉上。由于侧支循环导致的肋间动脉扩张,患有严重主动脉缩窄的成年患者胸片上可见肋骨切迹。

禁忌证

缩窄处压力差<20mmHg 且无侧支血流、高血压、左室肥大或异常的运动性高血压反应的患者不需治疗。应排除颈动脉起源处主动脉横弓显著发育不全和阻塞的患者。有高手术风险的罕见患者可行闭塞颈动脉支架修复。然而,对于大部分有此病变的患者,应行外科手术修复。伴有动脉瘤的患者应十分小心。在这种情况下使用覆膜型主动脉支架可能会起作用,尽管目前此类数据有限。

手术过程

血管造影设备和主动脉缩窄的修复支架在近 20 年内显著发展。专为较大支架植入而设计的球囊以及具有足够径向长度、适合成人胸主动脉大小的支架近几年才出现。目前存在三种大的支架类型, 两种不锈钢材质和一种铂金材质, 直径可达 18~25mm,有足够的径向长度,可充分覆盖缩窄部位。

术前评估/管理

包括上肢和下肢血压的全面体格检查是十分必要的。若体格检查不明确,超声心动图有助于诊断。然而,超声通常不能很好地显示阻塞部位的解剖细节,经常会高估缩窄程度。导管术前确定缩窄部位的解剖结构对于治疗术式的选择十分关键。主动脉横弓发育不良或者第三弓"纽结"的患者,支架修复的效果不佳,最好选择外科手术治疗。

MRI 及 MRA 是显示主动脉弓解剖结构的最佳成像技术,并能提供功能数据,包括基于血流速度和侧支血流百分比来估计阻塞程度,可以很好地指示缩窄的生理意义。此外 MRI 还可显示缩窄的大小、位置和长度等解剖细节,便于选择合适的扩张球囊和支架尺寸。可获得全血细胞计数。在球囊扩张和支架植入过程中保持血液备用。建议使用抗血小板、抗凝、麻醉和抗生素预防的常规方案。此外,因为拉伸主动脉会引起急性中度疼痛,应在球囊扩张或支架植入前即刻静脉注射阿片制剂、芬太尼。高血压患者抗高血压药物服用至手术当天早晨。若急性高血压发展,则在球囊扩张或支架植入后即刻给予短效静脉注射 β 受体阻滞剂。

注意事项

　　**该操作出现重大并发症的可能性相对较高,术者在努力提高手术经验的同时务必严格进行患者筛查。同时,医院心胸外科必须有开展急诊手术的能力。

技术:显示解剖结构

常规行右和左心导管术检查。由于该手术动脉内需用大尺寸的鞘管,推荐缝合关闭股动脉穿刺点,因此应确保鞘管插入点位置合适。用饱和度或稀释法测量心脏指数,这在球囊扩张和支架植入之前和之后都很重要,以便正确解释所测量的缩窄部位狭窄程度。记录跨缩窄段压差的下降。

操作要点

**测量缩窄区域的压力梯度

缩窄区域的压力梯度主要取决于病变的横截面积、长度和通过病变处的血流量。严重缩窄的患者若存在大量侧支血管限制了通过病变的血流量，则升主动脉至胸主动脉的压差可能很小。尽管存在侧支血管，仍然会造成左心室负荷显著增加，以及上肢高血压。

通过猪尾导管行主动脉横弓远端血管造影。取左前斜位 15°加足位 10°，配合 35mL 的造影剂以 35mL/s 的速率注入行直接侧位投影。然后仔细测量主动脉横弓远端的直径、缩窄区域的直径、缩窄区域的长度、远端正常血管的直径、左锁骨下动脉起源部位和缩窄部位之间的距离以及左锁骨下动脉的直径(图 27.12)。

*** 三维旋转血管造影术显示解剖结构

旋转数字减影血管造影具有三维重建能力，可描绘主动脉最大狭窄位置，准确显示锁骨下动脉开口，对于异常血管的显影更具优势。用 40mL 的造影剂以 10mL/s 的速率注入，行主动脉血管造影(80 帧完成 180°的旋转)。

技术:选择球囊和支架尺寸

球囊直径不应超过其能接触到的缩窄周围的正常主动脉的最小直径。换句话说，我们的目标是将缩窄扩张到相连的正常主动脉的最小直径，而不是更宽。选择的球囊直径为缩窄处直径的2.5~3.5 倍。若导丝和球囊远端位于无名动脉或左锁骨下动脉中，则球囊直径不应超过无名动脉或锁骨下动脉近端的正常血管直径。这些操作细节能够减少动脉瘤的形成以及血管破裂的风险。

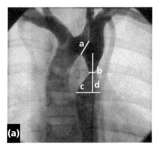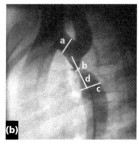

图 27.12　主动脉缩窄的侧位和前后位血管造影，以及测量的关键值。

操作要点

** 缩窄的连续扩张

若缩窄严重,即病变处直径小于正常主动脉直径的1/4(一名体型正常的成年人,主动脉横弓远端直径为20mm,则缩窄区域直径≤5mm),完全修复应分2~3步进行,每次间隔3个月,以保证手术期间主动脉能够充分愈合。第一次手术为球囊扩张及支架植入,并将缩窄区域直径扩张至2.5倍(此例中植入支架并扩张到12mm)。3个月后将患者植入的支架扩张到周围正常主动脉大小(此例中支架应扩张至20mm)。

仔细选择球囊,应足够长可以在病变处保持稳定,又不会延伸到主动脉弓周围或大量进入头颈血管中。通常来说,3cm或4cm的球囊是最佳选择。球囊应为耐刮材质,首选球囊扩张式支架。手术过程中需要安装支架,注意不要损坏球囊。一些术者主张采用双球囊输送导管,它包含一个直径为外球囊一半的内球囊。内球囊可使支架充分均匀扩张,防止支架两端成喇叭形张开,并可在扩张外球囊之前调整支架位置。它的确可协调球囊间的连续扩张,但相比于单用球囊法,双球囊技术并没有显著优势。

支架直径应适合正常和异常的主动脉,对于大部分成年人来说,直径范围在18~22mm。支架长度应足够短,同时保证在扩张缩短后能够完全覆盖缩窄区域。不必要的支架长度可能由于支架植入之后非顺应主动脉长度增加从而成为一种劣势,这会影响血压,尤其是对运动的耐受性。

**MRI 兼容支架的优点

尽管目前不易获得,铂或镍钛支架因MRI兼容性可能优于不锈钢支架,可后续评估缩窄部位,这在不锈钢支架植入后不能完成。

技术:鞘管和导丝的放置

导丝的位置对优化球囊和支架的定位以及减少并发症风险来说十分重要。应采用一根相对较硬的交换导丝,我们倾向于头端短而柔软的 Amplatz 导丝。导丝首选位置是左锁骨下动脉[若其起源部位和缩窄部位有足够的距离(1.5cm)],可使球囊/支架平直送入,避免导丝/鞘管/球囊暴露到颈动脉中,从而减少神经系统并发症的风险。若缩窄部位和左锁骨下动脉起源点之间的距离太短,或左锁骨下动脉近端的直径太短而不能接受扩张/植入球囊的远端,则应将导丝放在右侧无名动脉或锁骨下动脉中。尽管当送至颈动脉起源部位时需要将输送系统立刻低于血管起源点,但基本上可使球囊/支架平直送入。若右侧无名动脉因其尺寸过小或起源迂曲,可将一根顶端导丝放置在左心室顶端。

操作要点

** 导丝的最佳位置

一些术者主张将导丝放在降主动脉,而这会导致导丝不经意插入冠状动脉或通过主动脉瓣脱落,导致明显移位。如果需要将导丝放在左心室,选择尽可能短的球囊,避免在球囊扩张或支架植入期间拉直主动脉弓。

输送鞘管应直并且足够长,便于通过股动脉到达缩窄部位。对于支架植入术,输送鞘管应比单用球囊成形术时的鞘管直径增加 1~2 英寸(鞘管尺寸通常达到 10~12F)。将鞘管固定在缩窄部位或略低于缩窄部位,尤其当导丝位于右侧无名动脉或左心室时,可减少神经系统并发症的发生率。然后用肝素化盐水持续冲洗鞘管,减少凝块形成的风险。

技术:球囊和支架定位

用合适的扩张器在体外操作台上打开支架,使之不接触球囊材料而轻易地滑向输送球囊(处于负压状态)。手压在球囊上,然后球囊负压释放支架。将长鞘管送入腹主动脉,支架球囊系统前进至鞘管的远端,仅使球囊远端突出鞘管。鞘管和球囊/支架系统穿过病变,将鞘管撤回到缩窄部位下方。取侧位投影手推造影剂至鞘管内行血管造影,显示缩窄区域、锁骨下动脉起源部位以及支架位置。支架应位于缩窄中央,注意支架近端边缘远离锁骨下动脉起源部位。

操作要点

** 锁骨下动脉监禁是没有问题的

如果有绝对必要的话,可将锁骨下动脉交叉监禁来有效放置缩窄部位的支架。由于锁骨下动脉与主动脉弓约成90°,且这些大型支架的间隙非常大,不会阻塞锁骨下动脉。最近还没有锁骨下动脉"监禁"后出现坏死或远端血栓的报道。若锁骨下动脉监禁,则支架植入后至少12个月内推荐每日服用阿司匹林。

将鞘管沿球囊导管撤回至球囊近端。在扩张过程中鞘管可稳定球囊位置,防止射血冲击力引起球囊移位。尤其在支架中心已经靠近缩窄部位中心,在输送前定位球囊和支架时注意这个问题。开始缓慢扩张支架,直到支架两端部分打开。如果有必要的话,此时仍然可以调整球囊位置。然后进行充分扩张,注意不要超过球囊的爆破压。

用高压力球囊进行后扩张

在首次植入支架之后,放置一个高压力球囊,后扩张残留的腰部,效果优于高压力扩张最初植入的球囊。从新植入的支架中移除破裂的球囊存在困难,植入支架后高压力扩张的效果通常优于最初植入时扩张。

技术:植入后的评估

球囊扩张或支架植入术后,应重复血流动力学评估,包括通过饱和度或热稀释法来测量心脏指数。沿导丝送入"Y"形适配器来固定导丝远端的位置,测量跨扩张和(或)支架植入的缩窄段的收缩压差的下降值。

操作要点

准确测量压力梯度

为了准确测量压力值和获得最佳图像,一旦猪尾导管穿过缩窄点前进良好,应将猪尾导管的导丝交换为0.025英寸的Rosen或Amplatz导丝。

然后将猪尾导管送至缩窄近端行血管造影。取左前斜位15°加足位10°侧位投影,将25mL造影剂以25mL/s的速率注入(速率和体积应减少到可通过导丝和"Y"形造影器安全使用注射器的程度)。若术中血管造影显示可能存在动脉瘤或造影剂外漏,则可能需要其他的投影角度。

主动脉缩窄和动脉瘤的覆膜支架植入术

在手术之前所有的患者及其家属均知情同意。所有的患者均行全身麻醉。用一根 8F 鞘管行股动脉插管之后静脉注射肝素(100~5000IU/kg)。7 例为经皮介入,其他 4 例为手术。一根 6F 多功能导管沿着一根柔软的指引导丝(0.035 英寸的 Terumo 指引导丝)穿过狭窄段送入。然后将一根标准的 0.035 英寸 260cm 的导丝交换为猪尾导管,并测量降主动脉中的 8F 股动脉鞘管和猪尾导管之间的峰值压力梯度。在三种不同的投影(前后位、侧位和左前斜位)下行主动脉弓血管造影,猪尾导管端孔毗邻狭窄区域。接下来测量:①主动脉缩窄区域的直径和长度;②在横膈膜水平的降主动脉直径;③锁骨下动脉水平的主动脉直径;④主动脉横弓的直径。球囊的直径应与锁骨下动脉起源水平的远端主动脉弓内径相等。若主动脉弓远端发育不良,则选择主动脉弓横的直径作为球囊直径。当发现一个邻近的主动脉缩窄,用冠状动脉球囊进行主动脉段的预扩张。在这些病例中,最大扩张程度达到狭窄区域直径的 6~8 倍,选择比预期支架长度更长的球囊导管。根据血管受累长度选择支架长度,从低于左锁骨下动脉的位置 (若左锁骨下动脉在之前的手术中被破坏,则用左颈总动脉)到主动脉缩窄部位以下 10~15mm 处的距离决定支架长度。采用双球囊或 Crystal 球囊。Mullins 穿隔膜长鞘管比单用球囊的鞘管长 3~4F,尺寸范围从 10~13F。Mullins 鞘管通过一根放置在降主动脉或右锁骨下动脉的 0.035 英寸硬导丝交换。

如前所述,覆膜支架是在裸支架外包裹一层具有自膨性能的聚四氟乙烯[5-8],长度为 22~45mm。仅用 8Zig 覆膜支架,安装到合适的球囊上。充盈支架,扩张缩窄部位的褶形支架,充盈压为 4~6atm。在支架植入期间和植入后,通过鞘管或猪尾导管行血管造影,评估手术效果,监测任何夹层或者主动脉破裂。术后记录跨缩窄段压差。4 名患者外科手术缝合股动脉,7 名患者使用人工压力止血[17]。

参考文献

1. Sam'anek M. Children with congenital heart disease: probability of natural survival. *Pediatr Cardiol* 1992;**13**:152–8.
2. Chessa MM, Carminati M, Butera G, et al. Early and late complications associated with transcatheter occlusion of secundum atrial septal defect. *J Am Coll Cardiol* 2002;**39**:1061–5.
3. Suchoń E, Podolec P, Tomkiewicz-Pajak L, et al. Cardiopulmonary exercise capacity in adults with atrial septal defect. *Acta Cardiol* 2002;**57**:75–6.
4. Rigatelli G, Cardaioli P, Giordan M, et al. Nickel allergy in interatrial shunt device-based closure patients. *Congenit Heart Dis* 2007; **2**:416–20.
5. de Lezo JS, Medina A, Romero M, et al. Effectiveness of percutaneous device occlusion for atrial septal defect in adult patients with pulmonary hypertension. *Am Heart J* 2002;**144**:877–80.
6. Rigatelli G, Cardaioli P, Braggion G, et al. Transesophageal echocardiography and intracardiac echocardiography differently predict potential technical challenges or failures of interatrial shunts catheter-based closure. *J Interven Cardiol* 2007;**20**:77–81.
7. Rigatelli G, Dell'avvocata F, Cardaioli P, et al. Five-year follow-up of transcatheter intracardiac echocardiography-assisted closure of interatrial shunts. *Cardiovasc Revasc Med* 2011;**12**:355–61.
8. Rigatelli G, Cardaioli P, Giordan M, et al. Transcatheter intracardiac echocardiography-assisted closure of interatrial shunts: complications and midterm follow-up. *Echocardiography* 2009;**26**:196–202.
9. Zanchetta M, Rigatelli G, Pedon L, Zennaro M, Carrozza A, Onorato E. Catheter closure of perforated secundum atrial septal defect under intracardiac echocardiographic guidance using a single amplatzer device: feasibility of a new method. *J Invasive Cardiol* 2005;**17**: 262–5.
10. Dell'Avvocata F, Rigatelli G, Cardaioli P, Giordan M. Home-made fenestrated amplatzer occluder for atrial septal defect and pulmonary arterial hypertension. *J Geriatr Cardiol* 2011;**8**:127–9.
11. Mitchell SC, Korones SB, Berendes HW. Congenital heart disease in 56,109 births: incidence, and natural history. *Circulation* 1971;**43**: 323–32.
12. Krichenko AL, Benson N, et al. Angiographic classification of the isolated, persistently patent ductus arteriosus and implications for percutaneous catheter occlusion. *Am J Cardiol* 1989;**63**:877–80.
13. Wang JK, Liau CS, Huang JJ, et al. Transcatheter closure of patent ductus arteriosus using Gianturco coils in adolescents and adults. *Catheter Cardiovasc Interv* 2002;**55**:513–18.
14. Rigatelli G, Zamboni A, Cardaioli P. Three-dimensional rotational digital angiography in a complicated case of patent ductus arteriosus transcatheter closure. *Catheter Cardiovasc Interv* 2007;**70**:900–3.
15. Faella HJ, Hijazi ZM. Closure of the patent ductus arteriosus with the amplatzer PDA device: immediate results of the international clinical trial. *Catheter Cardiovasc Interv* 2002;**51**:50–4.
16. Edwards JE, Christensen NA, Clagett OT, et al. Pathologic considerations in coarctation of the aorta. *Mayo Clin Proc* 1948;**23**:324–32.
17. Butera G, Heles M, MacDonald ST, Carminati M Aortic coarctation complicated by wall aneurysm. *Catheter Cardiovasc Interv* 2011;**78**: 926–32.

索 引